Atlas of Neurotology and Lateral Skull Base Surgery

神经耳科与侧颅底手术图谱

原著 K. P. Morwani
　　　Narayan Jayashankar
合著 Suresh Sankhla
　　　Madhuri Mehta
　　　Sanjay Behari
　　　Prepageran Narayanan
主审 汤文龙
主译 张洪钿　黄传平　余永佳

中国科学技术出版社
·北京·

图书在版编目（CIP）数据

神经耳科与侧颅底手术图谱 /（印）莫瓦尼（K.P Morwani），（印）纳拉扬·贾亚山（Narayan Jayashankar）原著；张洪钿，黄传平，余永佳主译 . — 北京：中国科学技术出版社，2022.4

书名原文：Atlas of Neurotology and Lateral Skull Base Surgery

ISBN 978-7-5046-9312-9

Ⅰ . ①神… Ⅱ . ①莫… ②纳… ③张… ④黄… ⑤余… Ⅲ . ①神经耳科学—外科手术—图谱 ②颅底—外科手术—图谱 Ⅳ . ① R651.1-64 ② R764.4-64

中国版本图书馆 CIP 数据核字 (2021) 第 239322 号

著作权合同登记号：01-2021-5662

Copyright © 2015 of the original English language edition by Thieme Medical and Scientific Publishers Private Limited., Uttar Pradesh, India
Original title: *Atlas of Neurotology and Lateral Skull Base Surgery*
by K. P. Morwani / Narayan Jayashankar
Suresh Sankhla / Madhuri Mehta / Sanjay Behari / Prepageran Narayanan

《神经耳科与侧颅底手术图谱》（第 1 版）由印度北方邦的 Thieme Medical and Scientific Publishers Private Limited. 于 2015 年出版，版权归其所有。原著：[印] K. P. 莫瓦尼（K. P. Morwani），[印] 纳拉扬·贾亚山卡（Narayan Jayashankar）；合著：[印] 苏雷什·桑赫拉（Suresh Sankhla），[印] 马杜里·梅塔（Madhuri Mehta），[印] 桑杰·贝哈里（Sanjay Behari），[马来西亚] 普利帕格兰·纳拉雅南（Prepageran Narayanan）。

策划编辑	宗俊琳　延　锦
责任编辑	延　锦
文字编辑	方金林
装帧设计	佳木水轩
责任印制	徐　飞

出　　版	中国科学技术出版社
发　　行	中国科学技术出版社有限公司发行部
地　　址	北京市海淀区中关村南大街 16 号
邮　　编	100081
发行电话	010-62173865
传　　真	010-62179148
网　　址	http://www.cspbooks.com.cn

开　　本	889mm×1194mm　1/16
字　　数	344 千字
印　　张	14.5
版　　次	2022 年 4 月第 1 版
印　　次	2022 年 4 月第 1 次印刷
印　　刷	天津翔远印刷有限公司
书　　号	ISBN 978-7-5046-9312-9 / R·2817
定　　价	180.00 元

（凡购买本社图书，如有缺页、倒页、脱页者，本社发行部负责调换）

译校者名单

主　审　汤文龙

主　译　张洪钿　黄传平　余永佳

副主译　陈为为　林　宁　罗　霜　张卫民

译校者（以姓氏笔画为序）

王　凤　内蒙古国际蒙医医院神经外科
王小峰　渭南市中心医院神经外科
王建村　张家界市人民医院神经外科
云　强　内蒙古自治区人民医院神经外科
龙建武　厦门医学院第二附属医院神经外科
付　强　新疆医科大学第一附属医院神经外科
冯　刚　深圳大学总医院神经外科
刘关政　开封市中心医院神经外科
刘健刚　南方医科大学附属深圳医院神经外科
齐洪武　联勤保障部队第九八〇医院神经外科
孙文栋　保定市第一中心医院神经外科
杨　凯　晋中市第一人民医院神经外科
吴　科　西昌市第一人民医院神经外科
吴　亮　宁夏医科大学总医院神经外科
吴炳山　安徽医科大学第一附属医院神经外科
余永佳　广西医科大学第一附属医院神经外科
张卫民　湖南脑科医院
张洪钿　解放军总医院神经外科医学部
张瑞剑　内蒙古自治区人民医院神经外科
陈为为　安徽医科大学第一附属医院神经外科
林　宁　安徽滁州市第一人民医院神经外科
林晓宁　厦门大学附属中山医院神经外科
罗　霜　成都市第五人民医院神经外科

周洪龙　南昌大学第二附属医院神经外科
郜彩斌　宁夏医科大学总医院神经外科
段英俊　内蒙古国际蒙医医院神经外科
黄传平　南方医科大学南方医院神经外科
戚举星　南京大学附属盐城医院神经外科
魏　攀　成都市龙泉驿区第一人民医院神经外科
瞿良华　安徽医科大学第一附属医院神经外科

内容提要

　　本书引进自世界知名的 Thieme 出版社，由多位资深颅底外科医生结合多年的大量解剖实践与深厚的临床知识精心打造，国内 20 余家医院近 30 位专家联袂翻译而成，可作为学习掌握侧颅底外科手术的实用参考书。相较于其他侧颅底外科著作仅罗列手术照片和手绘图片来阐述相关知识，本书著者将病变如何破坏正常解剖结构的描述与切除这些病变所需的手术技术相结合，每种手术入路均以相关病变为例，通过大量与手术过程相一致的解剖照片来展示术中细节，所有解剖照片及手术步骤照片均配有简明的阐释说明，以便帮助读者更好地理解相关细节。全书共 19 篇 32 章，编排独具特色，图文对应，阐释简明，非常适合广大耳科医生、神经耳科医生和神经外科医生作为学习侧颅底外科手术时的参考，是一部不可多得的临床案头必备工具书。

原书著者名单

原 著

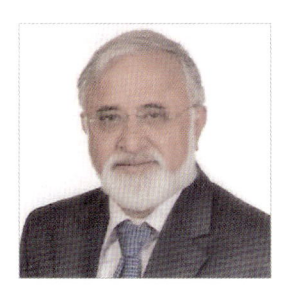

K. P. Morwani
Consultant Otorhinolaryngologist and Skull Base Surgeon
Nanavati Superspeciality Hospital/Fortis Hiranandani Hospital/Hinduja Healthcare Surgical,
Mumbai, India

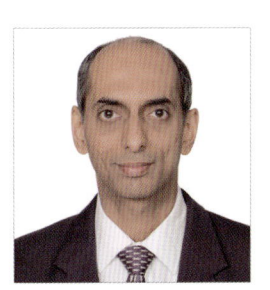

Narayan Jayashankar
Consultant Otorhinolaryngologist and Skull Base Surgeon
Nanavati Superspeciality Hospital/Hinduja Healthcare Surgical,
Mumbai, India

参编者

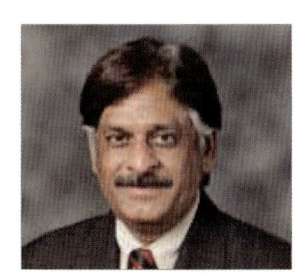

Suresh Sankhla
Consultant Neurosurgeon,
Nanavati Superspeciality Hospital,
Mumbai, India
Former President,
Skull Base Surgery Society of India

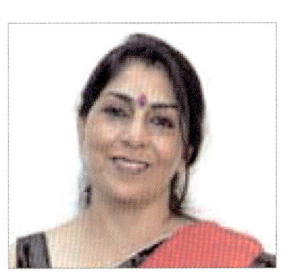

Madhuri Mehta
Director,
Department of Otorhinolaryngology-Head & Neck Surgery,
Jindal Institute of Medical Sciences,
Hisar, Haryana,
India

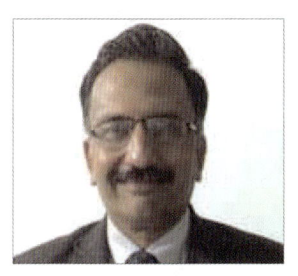

Sanjay Behari
Professor and Head,
Department of Neurosurgery,
Sanjay Gandhi Postgraduate Institute of Medical Sciences,
Lucknow, India

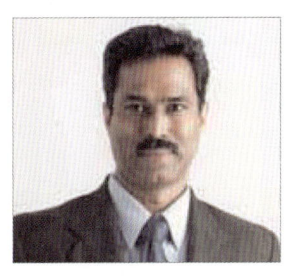

Prepageran Narayanan
Professor and Chairman,
Department of Otolaryngology-Head & Neck Surgery,
University Malaya Medical Center,
University Malaya,
Kuala Lumpur, Malaysia

译者前言

由于解剖结构复杂，外科手术难度大，侧颅底区域一度被认为是手术禁区。近 30 年来，多学科的协作，影像技术、手术器械和介入放射学的发展均促进了侧颅底外科在临床诊断与治疗方面的发展。随着耳神经外科医生与颅底神经外科医生之间的协作加深，目前已创建了许多新入路来应对各种病变。创建这些入路的目的在于以最小的损伤获得最佳的治疗效果。侧颅底外科已发展成为一个全新的专业领域，并为传统神经外科提供了各种替代方案。

K. P. Morwani 教授与 Narayan Jayashankar 教授均为世界著名神经耳科与颅底外科专家，由他们及其同事共同编写的 *Atlas of Neurotology and Lateral Skull Base Surgery* 一书，是一部基于他们近 30 年临床经验编写而成的神经外科手术图谱。书中收集了大量与手术过程相一致的解剖照片，用于展示术中细节，这使得本书比该领域的其他图书更为珍贵。

本书是多位资深颅底外科医生多年来大量解剖实践与临床知识的智慧结晶，是理解侧颅底外科手术的优秀著作之一。感谢参加本书翻译工作的专家、学者的不辞辛劳。感谢中国科学技术出版社在图书出版过程中给予的支持和帮助。特别感谢汤文龙教授在百忙之中对全书进行审阅。在此，向所有为本书出版付出努力的朋友表示衷心的感谢。

尽管翻译过程中我们反复斟酌，希望能够准确表达原著本意，但由于中外语言习惯及规范术语表述有所差别，中文翻译版中可能存在表述不当或欠妥之处，敬请各位同道及读者不吝赐教，予以指正。在此致谢。

解放军总医院神经外科医学部 张洪钿

原书前言一

本图谱凝聚了我从事侧颅底手术领域以来 30 余年的经验，致力于为外科医生和医学生提供详尽的参考资料。这一点尤其重要，因为要获得该领域的专业知识并非轻而易举。这一过程非常耗时，需要现场观摩该领域业内专家的操作。因此，尽量多进行尸体解剖训练十分重要，这需要投入大量时间、金钱和精力。

与我相识相交近 20 年的 Narayan Jayashankar 博士，对颅底外科手术的热爱和付出，使得本图谱得以顺利出版。与其他常见侧颅底外科图书仅展示手术照片，然后用手绘图片来进一步阐明不同，Narayan Jayashankar 博士在进行尸体解剖时付出了大量心血，并设法收集了与手术步骤相一致的解剖步骤照片。这些照片使本书比该领域的其他图书更具优势。

我非常感谢 Suresh Sankhla 博士的贡献，他在过去 10 年中一直担任我的神经外科助理。我还要感谢 Sanjay Behari 博士和 Prepageran Narayanan 博士的贡献。特别感谢 Madhuri Mehta 博士的突出贡献，以及在编写本书期间的支持。

我相信，相比于其他任何现有资源，本图谱将更好地帮助读者理解侧颅底手术的概念。

K. P. Morwani, *MS*

原书前言二

Atlas of Neurotology and Lateral Skull Base Surgery 有助于为耳科医生、神经耳科医生和神经外科医生提供对各种手术入路处理相关病变的理解。如今，通过神经耳科医生与神经外科医生的合作，选择相关的神经外科或侧颅底外科入路来处理各种病变已成为可能。这些入路的目的是获得最佳治疗效果，实现最小创伤，甚至无伤残。侧颅底手术本身已发展成为一个重要专业，并为传统神经外科入路提供了备用入路。

该图谱详细、深入地描述了各种入路的手术步骤。仅阅读有关这些入路的文字描述只会给读者留下更多的想象空间。因此，我们添加了许多解剖照片及手术步骤照片，以便读者更好地理解相关手术入路。每种入路方法至少以一种病变为例来证明其实用性。我们整合了病变如何破坏正常解剖结构的照片描述和切除这些病变所需的手术技术。同时，我们也尽力使读者意识到为确保获得良好效果需要避免潜在的"陷阱"。

我在日常工作中，花费了很多时间来整理这本图谱。初稿的准备包括手术、拍照、反复修订文本、图表标注及其他相关方面，我必须承认，整个过程是一次很好的学习经历。

我衷心感谢我的家庭，他们给予我人生中最大的支持。我要感谢我的父母 Jayashankar 和 Bhagyalakshmi，他们在我编写本书期间不断给予我祝福和鼓励。然而本书尚未完成，我的父亲就不幸离世了。谨以本书献给我亲爱的父亲！

我要感谢我的妻子 Geetha 对我及家庭的关爱与支持，使我可以自在追求自己的学术兴趣。我要感谢我的两个孩子 Shreya 和 Rishabh，他们可爱的笑容照亮了我的生活！我还要感谢姐姐 Hema 及我没有提及的诸位家人。

我要感谢我的老师 K. P. Morwani 博士，他一直是我的指路明灯。他被誉为印度侧颅底手术之父，我很幸运能适逢其时地成为他的学生。他拥有丰富的知识阅历，同时愿意给予我机会，这些帮助我缩短了我的学习曲线。

我要感谢神经外科同事 Suresh Sankhla 博士的合作、支持和付出。Madhuri Mehta 博士、Sanjay Behari 博士和 Prepageran Narayanan 博士也以自身丰富的经验为本图谱做出了贡献。

我要感谢我的亲密好友，感谢他们不畏艰难地一直陪伴着我。我还要感谢医院所有的住院医生，他们多年来一直默默地协助我进行各种手术及解剖工作。

Narayan Jayashankar,
DNB (National Board of Examinations), DORL

目 录

第一篇 乳突手术与鼓室切开术

第 1 章 乳突皮质切除术 ········· 001

第 2 章 后鼓室开放术和扩大后鼓室开放术 ········· 004

第 3 章 开放式乳突切除术 ········· 007

第二篇 面神经解剖及其毗邻关系

第 4 章 面神经解剖及其毗邻关系 ········· 010

第三篇 扩大经迷路入路

第 5 章 扩大经迷路入路 ········· 015

第四篇 鼓室球瘤的治疗

第 6 章 鼓室球瘤 ········· 026

第五篇 颞下窝入路

第 7 章 颞下窝入路 A 型 ········· 030

第 8 章 颞下窝入路 B 型 ········· 044

第 9 章 颞下窝入路 C 型 ········· 050

第六篇 岩-枕经乙状窦入路

第 10 章 岩-枕经乙状窦入路 ········· 055

第七篇 经耳蜗入路

第 11 章 改良经耳蜗入路 A 型 063
第 12 章 经耳囊入路 072
第 13 章 改良经耳蜗入路 B 型 075
第 14 章 改良经耳蜗入路 C 型 077

第八篇 颅中窝手术入路

第 15 章 颅中窝手术入路 079
第 16 章 扩大颅中窝入路 085
第 17 章 小骨窗颅中窝入路 089
第 18 章 经 Kawase 入路的前岩骨切除术 096

第九篇 乙状窦后入路

第 19 章 枕下乙状窦后入路 106

第十篇 微血管减压

第 20 章 三叉神经痛的微血管减压术 114

第十一篇 远外侧入路治疗脑脊髓交界处病变

第 21 章 极外侧经枕髁入路治疗枕骨大孔区病变 119

第十二篇 一半一半入路

第 22 章 一半一半入路到达颅底 130

第十三篇 颞骨切除术在恶性肿瘤中的应用

第 23 章 颞骨外侧切除术 136

第 24 章　颞骨次全 / 全切除术 ·· 141

第十四篇　眩晕的手术治疗

第 25 章　内淋巴囊减压术 ·· 152
第 26 章　经乳突迷路切除术 ··· 156
第 27 章　乙状窦后入路前庭神经切断术 ··· 158

第十五篇　颈动脉体瘤的手术治疗

第 28 章　颈动脉体瘤的手术治疗 ··· 163

第十六篇　一期经乳突引流术治疗耳源性颅内脓肿

第 29 章　一期经乳突引流术治疗耳源性颅内脓肿 ··· 167

第十七篇　经颧上鼓室前入路

第 30 章　经颧上鼓室前入路面神经减压术 ··· 180

第十八篇　面部重塑

第 31 章　面部重塑 ·· 189

第十九篇　侧颅底外科的听力重建

第 32 章　侧颅底术后的听力重建手术选择 ··· 201

索引 ·· 211

第一篇 乳突手术与鼓室切开术
Mastoid Surgery and Tympanotomy

第1章 乳突皮质切除术
Cortical Mastoidectomy

Narayan Jayashankar 著
瞿良华 译
张卫民 张洪钿 校

【适应证】

1. 乳突皮质切除术是各种手术的第一步，如内淋巴囊减压术、人工耳蜗植入术和经迷路入路手术。
2. 以乳突腔内肉芽组织病为主要病因的耳源性脓肿单期引流术。
3. 急性融合性乳突炎。

【手术步骤】

1. 辨认 Henle 棘、Macewan 三角和颞线。颧弓根部有两支，下支沿着乳突顶部向后延伸，代表颞线。
2. 沿着颞线平行于颅中窝底自前向后开始磨除。同样地，沿乳突后缘平行于乙状窦走行进行磨除直至乳突尖。注意辨认乙状窦，尤其当其向前倾时。乙状窦的位置随着气房逐步地被磨除，通过颜色变化来识别。前方从 Macewan 三角区域至乳突尖，平行于外耳道后壁进行磨除但不能破坏它。这三条边界之间的气房是乳突皮质气房，可以安全磨除。我们认为，向鼓窦磨除过程中，应行广泛的乳突皮质切除以辨认重要结构。避免仅在 Macewan 三角这一狭小空间内向鼓窦方向磨除骨质，以防止对周围各种结构（像外耳道后壁、低位的颅中窝硬脑膜及外半规管，面神经的第二膝部或听小骨）造成危险（图 1-1 至图 1-3）。
3. 磨除乳突皮质气房。向上磨除骨质识别出乳突天盖。乙状窦上方的气房被磨除以轮廓化出乙状窦的骨板。同样，外耳道后壁和乳突尖处的气房也被磨除。鼓窦是最大的气房，位于 Macewan 三角深部约 1.25cm 处。打开鼓窦便可见到外半规管，并可通过气房下方的颜色变化来识别（图 1-4）。

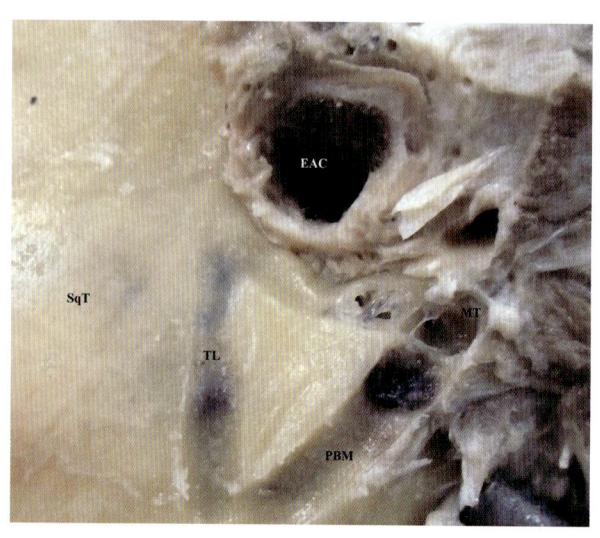

▲ 图 1-1 初始磨除开始时乳突骨边界的广角视图
EAC. 外耳道；MT. 乳突尖；PBM. 乳突后缘；SqT. 颞骨鳞部；TL. 颞线

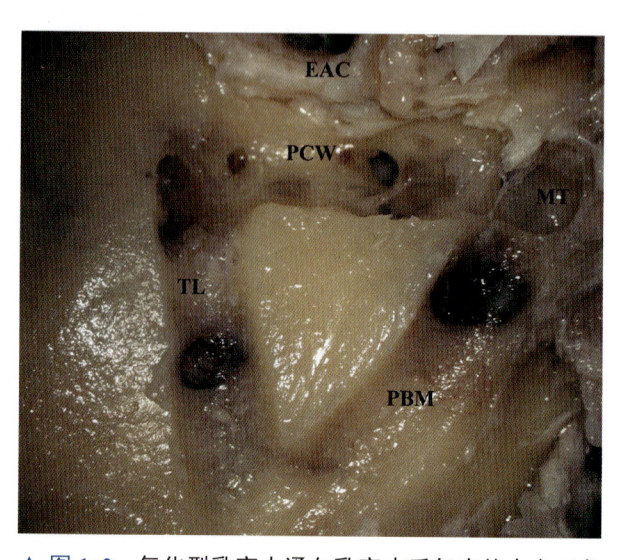

▲ 图 1-3 气化型乳突中通向乳突皮质气房的中心三角骨，注意寻找前倾的乙状窦或低位硬脑膜
EAC. 外耳道；MT. 乳突尖；PBM. 乳突后缘；PCW. 外耳道后壁；TL. 颞线

▲ 图 1-2 乳突皮质切除术的初始磨除视图
EAC. 外耳道；MT. 乳突尖；PBM. 乳突后缘；PCW. 外耳道后壁；TL. 颞线

▲ 图 1-4 确定上界、后界和前界，向内侧磨除骨质以识别鼓窦。明确界线有助于实施广泛的乳突皮质切除术
An. 鼓窦；lsc. 外半规管；MT. 乳突尖；PCW. 外耳道后壁；SS. 乙状窦；Tm. 乳突天盖

4. 广泛显露鼓窦识别鼓窦入口。可以看到砧骨短脚。去除外半规管、后半规管和前半规管表面的气房。窦脑膜角处气房被磨除。继续磨除迷路下气房，其内侧界为覆盖于颈静脉球表面的骨壁。面神经管乳突段表面的气房也同样被磨除（图 1-5 和图 1-6）。

5. 如前所述，尽管在乳突皮质切除术中去除所有气房并轮廓化出结构并非必需，但在尸体解剖练习中进行这样的操作是必要的，在神经耳科手术中尤其重要。

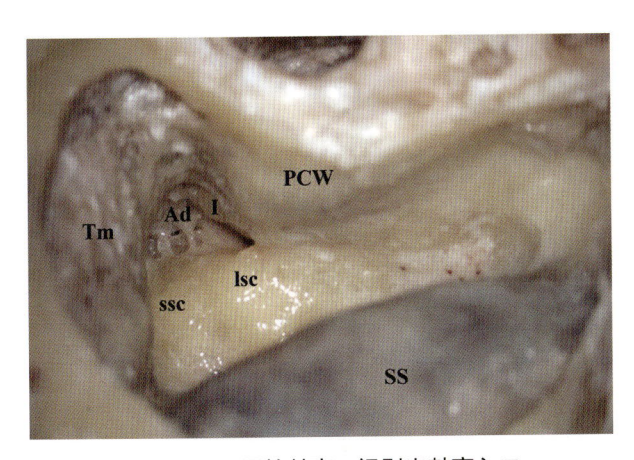

第 1 章 乳突皮质切除术
Cortical Mastoidectomy

▲ 图 1-5 开放鼓窦，识别出鼓窦入口

Ad. 鼓窦入口；I. 砧骨（短脚）；lsc. 外半规管；PCW. 外耳道后壁；SS. 乙状窦；ssc. 前半规管；Tm. 乳突天盖

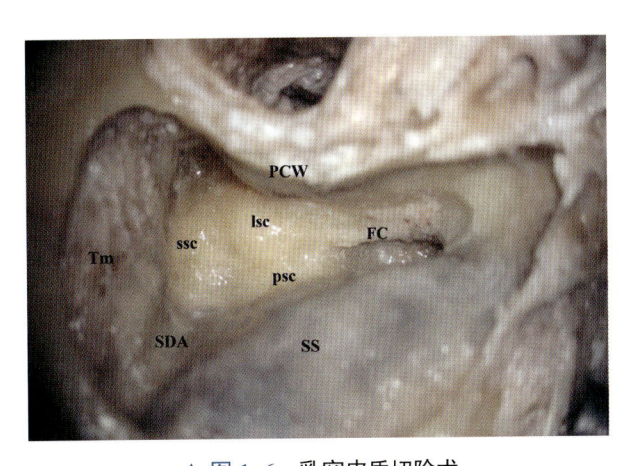

▲ 图 1-6 乳突皮质切除术

FC. 面神经管（乳突段）；lsc. 外半规管；PCW. 外耳道后壁；psc. 后半规管；SDA. 窦脑膜角；SS. 乙状窦；ssc. 前半规管；Tm. 乳突天盖

第 2 章 后鼓室开放术和扩大后鼓室开放术
Posterior Tympanotomy and Extended Posterior Tympanotomy

Narayan Jayashankar　著
瞿良华　译
张卫民　张洪钿　校

一、后鼓室开放术

【适应证】

1. 人工耳蜗植入术。
2. 面神经减压术。

【手术步骤】

1. 如第 1 章所述，进行充分的乳突皮质切除术。
2. 这个入路重点关注的是面神经的乳突（垂直）段。面神经第二膝走行在外半规管前表面的凹槽中。在第二膝，面神经位于外半规管顶端的内侧（较深），紧邻砧骨短脚。它向下穿过茎突孔，在该处垂直于二腹肌嵴和二腹肌后腹。面神经的乳突段从第二膝段到茎乳孔以 10°～15° 的微角度向外侧走行。值得注意的是，在后鼓室开放术中，仅需要识别乳突段，而无须识别面神经的第二膝段。从砧骨短脚下方开始磨除，平行于面神经的垂直段，使用金刚砂钻头向下磨除。金刚砂钻头的直径始终大于面神经管直径，且不能垂直于面神经走行方向来磨除。术中进行充分的冲洗以便在磨除过程中靠近面神经管时，可见面神经颜色发白。我们应该能够在覆盖面神经管的相当薄的骨质中识别出面神经的乳突段而不显露它（图 2-1）。
3. 再次使用金刚砂钻头来识别鼓索的起源和走行。鼓索总是起源于面神经乳突段的下半段。
4. 磨除鼓环和面神经乳突段之间的气房，留下一层薄骨保护砧骨短脚（砧骨窝）。
5. 后鼓室开放术入路呈三角形。其边界为面神经内侧、鼓索外侧和砧骨窝上方。即使

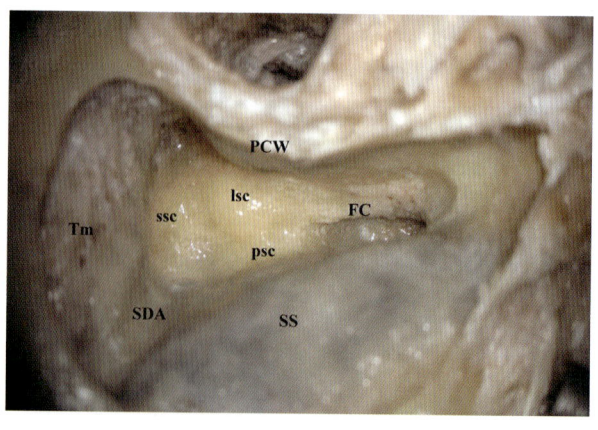

▲ 图 2-1 乳突皮质切除术和面神经垂直（乳突）段的识别

FC. 面神经管（乳突段）；lsc. 外半规管；PCW. 外耳道后壁；psc. 后半规管；SDA. 窦房角；SS. 乙状窦；ssc. 前半规管；Tm. 乳突天盖

在非常硬的骨质中，通常我们会找到一个气房，就在面神经第二膝段外侧。这个气房指引我们到中耳。

6. 一旦识别出面神经和鼓索，就可以使用较小的金刚砂钻头完全打开面隐窝。应从三角形的最上部分，正好在砧骨窝的下方开始打开，因为它是面隐窝最宽的部分。磨钻的方向应始终朝向砧镫关节而不要无意间碰到它。后鼓室开放术扩大至鼓面角。面神经乳突段前部的骨质也磨薄以充分显露鼓室窦。应注意旋转钻杆不要触及面神经管（图 2-2 至图 2-4）。

7. 面隐窝入路完成后，我们能够看到锥隆起、镫骨肌肌腱、镫骨上部结构、完整的圆窗、鼓室窦和鼓岬（图 2-5）。

8. 在耳蜗手术中，电极可直接通过圆窗插入，或者在圆窗的前下方进行分离式耳蜗造孔术。作者更倾向于采用圆窗入路。在这种方法中，首先是将圆窗前上方的悬垂骨质全部磨除，显露出完整的圆窗。然后，用钩针无创地去除圆窗膜。圆窗的后下边缘有一骨嵴。为了磨除该嵴，以由内而外的方式使用磨钻，尽量避免骨屑进入内耳。窗口的大小取决于所用植入物的类型（图 2-6）。

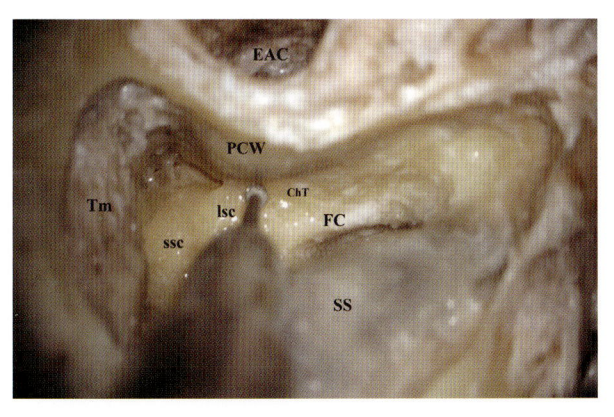

▲ 图 2-2　后鼓室开放术中最初进入中耳的区域
ChT. 鼓索；EAC. 外耳道；FC. 面神经管（乳突段）；lsc. 外半规管；PCW. 外耳道后壁；SS. 乙状窦；ssc. 前半规管；Tm. 乳突天盖

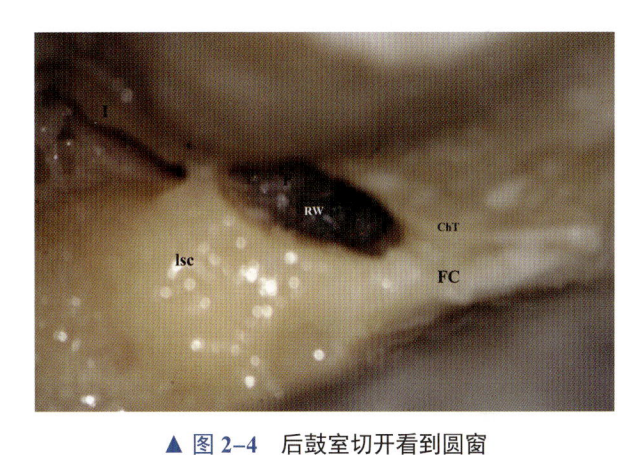

▲ 图 2-4　后鼓室切开看到圆窗
ChT. 鼓索；FC. 面神经管（乳突段）；I. 砧骨；lsc. 外半规管；P. 鼓岬；RW. 圆窗龛

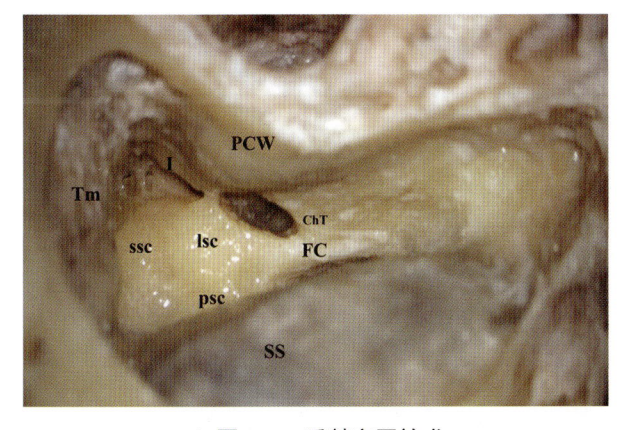

▲ 图 2-3　后鼓室开放术
ChT. 鼓索；FC. 面神经管（乳突段）；I. 砧骨；lsc. 外半规管；PCW. 外耳道后壁；psc. 后半规管；SS. 乙状窦；ssc. 前半规管；Tm. 乳突天盖

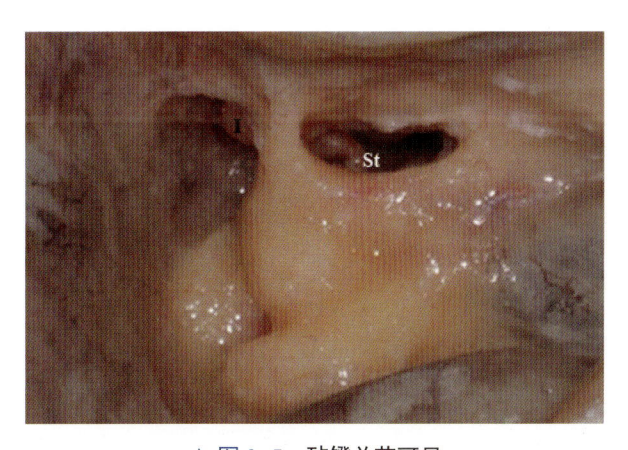

▲ 图 2-5　砧镫关节可见
I. 砧骨；St. 镫骨（图片由 Rahul Agrawal 博士提供）

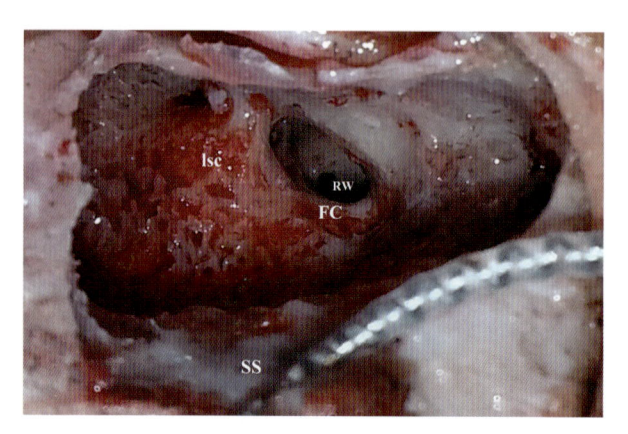

▲ 图 2-6 用于耳蜗植入的后鼓室开放术（右侧）

FC. 面神经管（乳突段）；lsc. 外半规管；RW. 圆窗；SS. 乙状窦（图片由 Deepak Dalmia 博士提供）

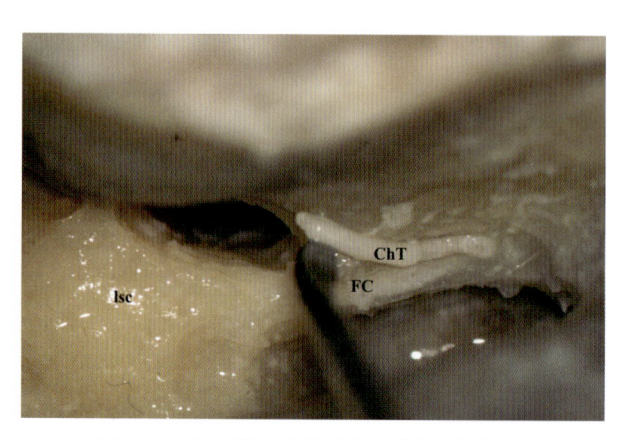

▲ 图 2-8 将切断的鼓索从其走行的骨槽中分离

ChT. 鼓索（已切断）；FC. 面神经管（乳突段）；lsc. 外半规管

二、扩大后鼓室开放术

【适应证】

扩大后鼓室开放术用于 B 级鼓室球瘤（鼓室副神经节瘤）。

【手术步骤】

1. 如本章前面所述，进行后鼓室开放术。
2. 去除覆盖在鼓索上的薄骨。使用显微剪将鼓索在尽可能远离其起点的位置切断（图 2-7）。
3. 将切断的鼓索从其凹槽中向其起点方向提起。磨除鼓环和面神经管乳突段之间的骨质以显露下鼓室（图 2-8 至图 2-10）。

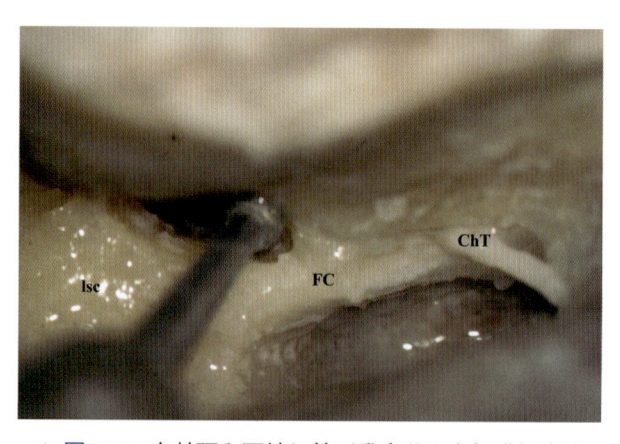

▲ 图 2-9 在鼓环和面神经管（乳突段）之间进行磨除

ChT. 鼓索（已切断）；FC. 面神经管（乳突段）；lsc. 外半规管

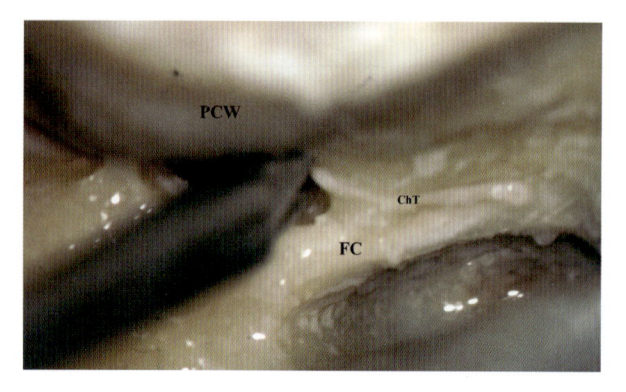

▲ 图 2-7 切断鼓索

ChT. 鼓索；FC. 面神经管（乳突段）；PCW. 外耳道后壁

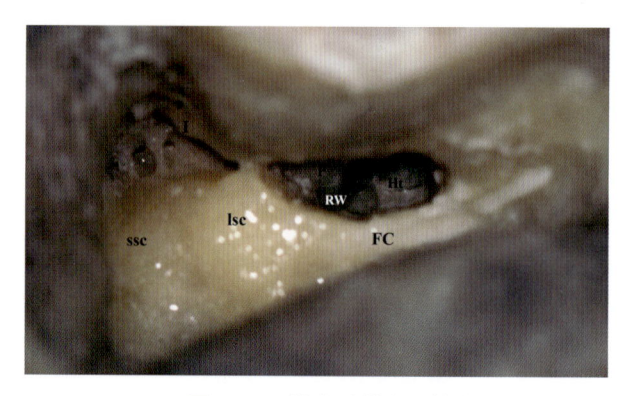

▲ 图 2-10 扩大后鼓室开放术

FC. 面神经管（乳突段）；Ht. 下鼓室；I. 砧骨；lsc. 外半规管；RW. 圆窗；ssc. 前半规管

第 3 章 开放式乳突切除术
Canal Wall Down Mastoidectomy

Narayan Jayashankar 著
瞿良华 王 凤 林 宁 译
张卫民 张洪钿 校

【适应证】

1. 作为各种神经耳科手术的初始步骤，如颞下窝入路和经耳蜗入路。
2. 自鼓室侵犯乳突腔的胆脂瘤。但是，在胆脂瘤中，我们更喜欢采用由内而外的乳突切除技术，本质上指的是从上鼓室到鼓窦/乳突的胆脂瘤。

【手术步骤】

1. 行单纯乳突皮质切除术，如第 1 章所述（图 3-1）。
2. 上鼓室的解剖结构通过进行上鼓室切开术得到显露。磨除外耳道上壁和鼓室天盖之间的骨质以显露砧骨体和锤骨头。从内侧（深）到外侧（表面）进行该区域骨质的磨除，以避免无意中损伤听骨链。在上鼓室识别出齿突。它是来自鼓室天盖的垂直骨柱，就位于锤骨头的前部。上鼓室前间隙位于齿突前方。未能去除齿突可致上鼓室前间隙病变的残留（图 3-2 至图 3-4）。
3. 向下磨除外耳道的后壁和上壁，行开放式乳突切除术。面神经桥是位于听骨外侧前拱柱和后拱柱之间的骨质。该桥很薄弱。

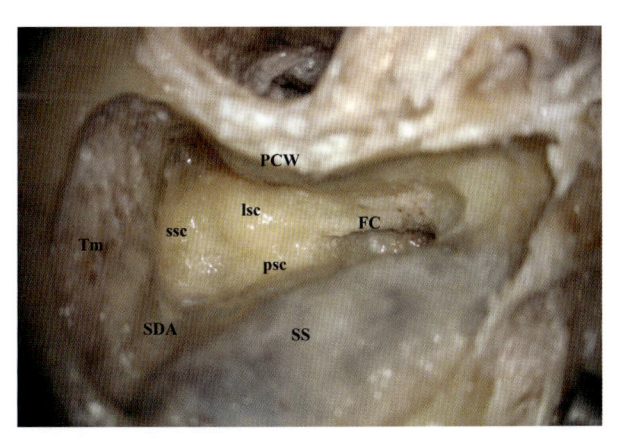

▲ 图 3-1 乳突皮质切除术
FC. 面神经管（乳突段）；lsc. 外半规管；PCW. 外耳道后壁；psc. 后半规管；SDA. 窦脑膜角；SS. 乙状窦；ssc. 前半规管；Tm. 乳突天盖

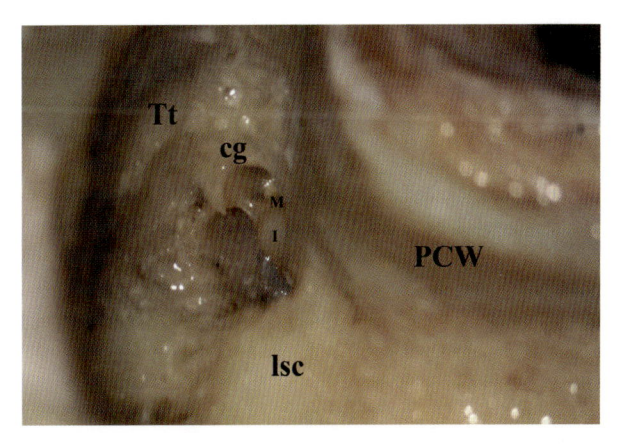

▲ 图 3-2 开放部分上鼓室
cg. 齿突；I. 砧骨；lsc. 外半规管；M. 锤骨；PCW. 外耳道后壁；Tt. 鼓室天盖

用刮匙刮除最后一块薄薄的骨质，以防止磨钻的振动传递至听骨，特别是在听骨链完整的情况下（图 3-5 至图 3-8）。

4. 外耳道后壁向下磨至面神经管（乳突段）的水平。如前所述，骨质颜色逐渐变白色表明面神经在面神经管内的位置。还可以看到鼓索的起点，并保留鼓索。面神经乳突段前方的骨质也被磨除以最大限度地显露鼓室窦。磨除前拱柱以打开上鼓室前间隙。磨除外耳道底部使其与乳突的底部位于同一平面（图 3-9）。如果需要，可以切除乳突尖。

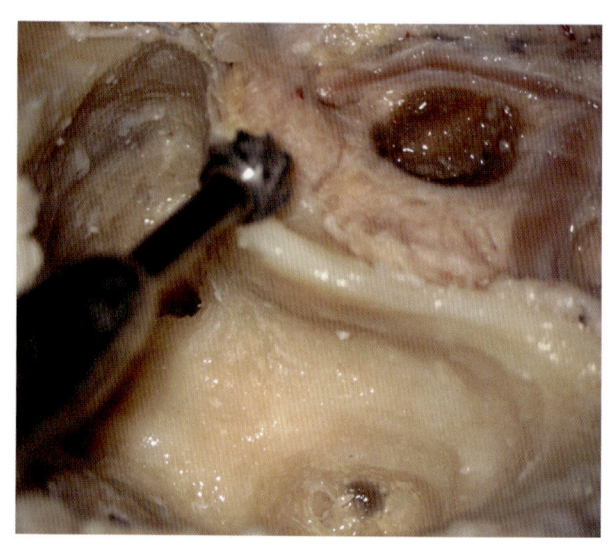

▲ 图 3-5　用切割钻头磨除外耳道骨壁

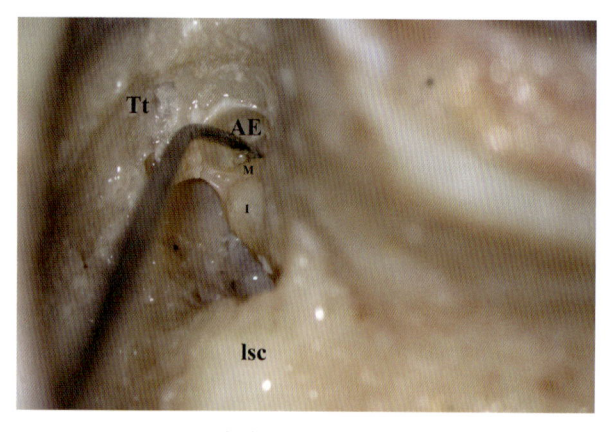

▲ 图 3-3　磨除齿突，显露上鼓室前间隙
AE. 前鼓室；I. 砧骨；lsc. 外半规管；M. 锤骨；Tt. 鼓室天盖

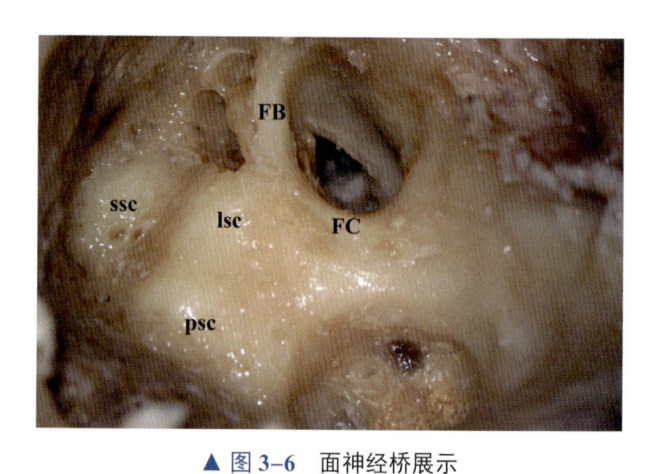

▲ 图 3-6　面神经桥展示
FB. 面神经桥；FC. 面神经管；lsc. 外半规管；psc. 后半规管；ssc. 前半规管

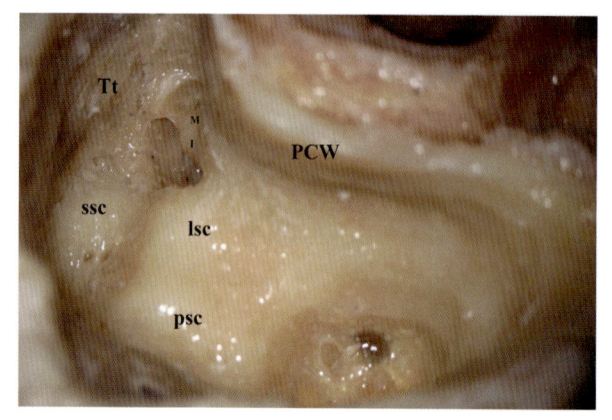

▲ 图 3-4　乳突皮质切除和上鼓室切除术后的视图
I. 砧骨；lsc. 外半规管；M. 锤骨；PCW. 外耳道后壁；psc. 后半规管；ssc. 前半规管；Tt. 鼓室天盖

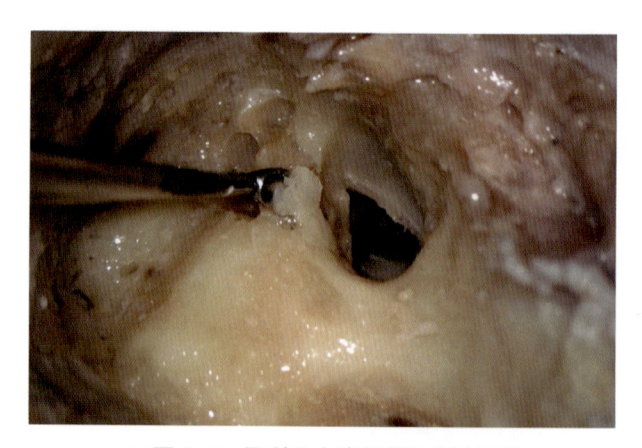

▲ 图 3-7　用刮匙去除菲薄的面神经桥

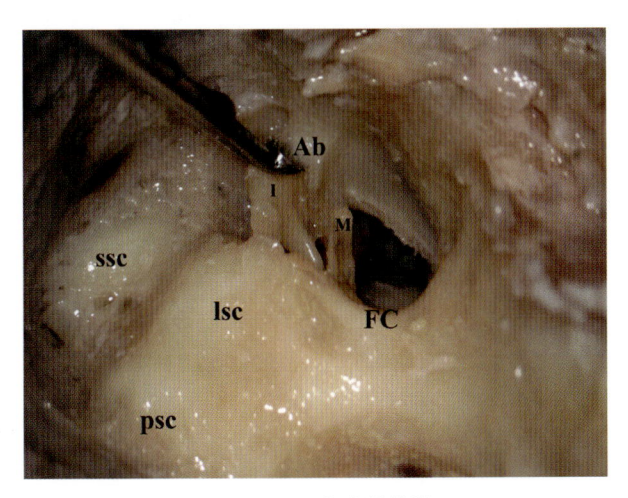

第3章 开放式乳突切除术
Canal Wall Down Mastoidectomy

▲ 图 3-8 去除前拱柱
Ab. 前拱柱；FC. 面神经管（乳突段）；I. 砧骨；lsc. 外半规管；M. 锤骨；psc. 后半规管；ssc. 前半规管

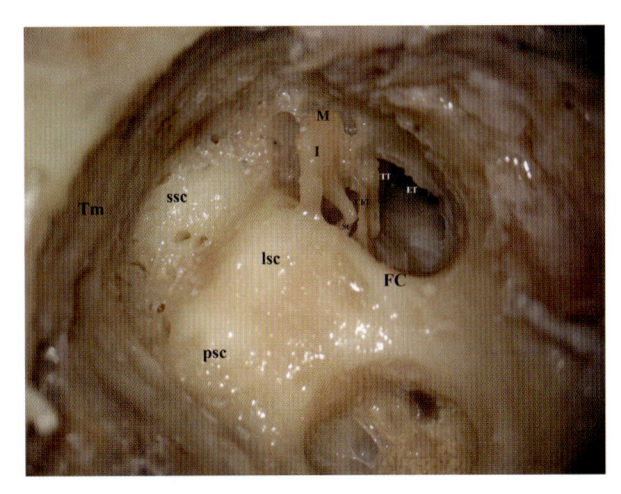

▲ 图 3-9 开放式乳突切除术
ChT. 鼓索；ET. 咽鼓管；FC. 面神经管（乳突段）；I. 砧骨；lsc. 外半规管；M. 锤骨；psc. 后半规管；ssc. 前半规管；St. 镫骨；Tm. 乳突天盖；TT. 鼓膜张肌

009

第二篇 面神经解剖及其毗邻关系
Facial Nerve Anatomy and Relationships

第 4 章 面神经解剖及其毗邻关系
Facial Nerve Anatomy and Relationships

Narayan Jayashankar 著
瞿良华 罗 霜 译
张卫民 张洪钿 校

进行侧颅底手术时，面神经的解剖至关重要。从外周到起源描述面神经帮助读者由浅及深地了解其解剖关系。

1. 面神经的主干从其出口茎乳孔处被识别。已描述了几个标志点来定位面神经的主干。主干位于耳屏点和乳突尖连线的垂直平分线上。它位于二腹肌后腹的前内侧。用手指触摸时，在茎突底部和乳突尖之间很容易识别出茎乳孔区域（图 4-1）。

2. 在茎乳孔区域，面神经垂直于二腹肌嵴。当面神经走行在迷路下乳突（垂直）段的过程中，它位于后半规管壶腹端前部一段可变的距离内，而这取决于乳突骨的气化程度。当面神经向鼓室（水平）段走行时，它向前弯曲，被称为面神经的第二膝。第二膝的面神经走行在外半规管前内侧的骨槽中。

3. 在后半规管的壶腹状末端前方区域向上至茎乳孔区域进行磨除，以识别垂直走行的面神经管。用大于面神经管直径的金刚砂钻头逐步磨除。充分冲洗以防止骨屑积聚。当接近面神经管时，我们注意到由于面神经管中存在面神经，骨质的颜色会发白（图 4-2）。

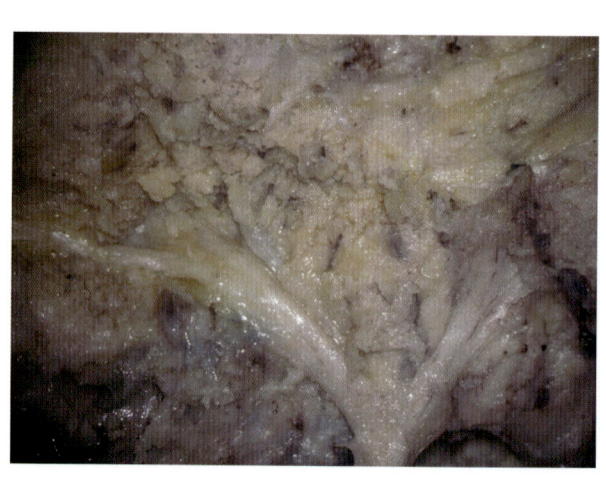

▲ 图 4-1 面部的主干在腮腺（右侧）处分为上下两分支

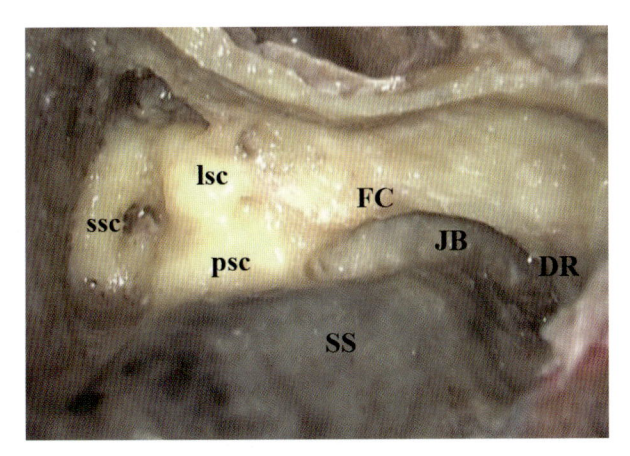

第 4 章 面神经解剖及其毗邻关系
FACIAL NERVE ANATOMY AND RELATIONSHIPS

▲ 图 4-2 面神经的乳突（垂直）段
DR. 二腹肌嵴；FC. 面神经管（乳突段）；JB. 颈静脉球；lsc. 外半规管；psc. 后半规管；SS. 乙状窦；ssc. 前半规管

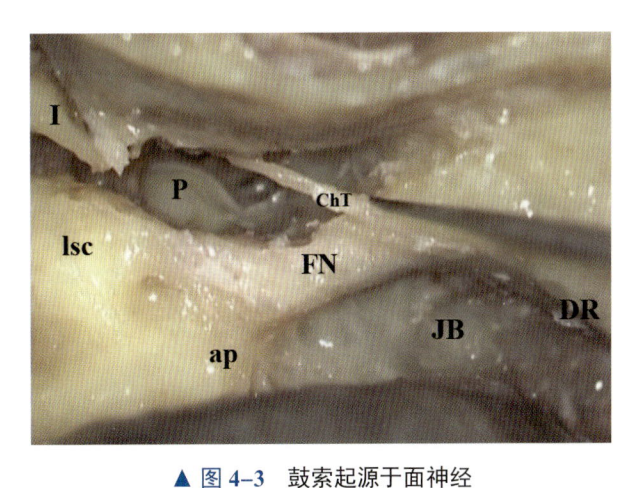

▲ 图 4-3 鼓索起源于面神经
ap. 后半规管壶腹端；ChT. 鼓索；DR. 二腹肌嵴；FN. 面神经（乳突段）；I. 砧骨；JB. 颈静脉球；lsc. 外半规管；P. 鼓岬

4. 行扩大后鼓室开放术的同时保持鼓索完整，以展示其解剖。鼓索起自面神经垂直段的下 1/3，朝中耳方向走行。因此，也可以向后追溯到鼓索的起源以识别面神经乳突（垂直）段。还要注意，面神经沿一条线走行，该线平分位于其深部的颈静脉球（图 4-3）。

5. 面隐窝已磨开。磨薄面神经管垂直段前表面的骨质显露出鼓室窦，以了解其周围的解剖结构。面神经的垂直段位于圆窗的后外侧（图 4-4）。

6. 已行开放式乳突切除术。鼓索起源于面神经的乳突段，向前走行于砧骨长脚和锤骨柄之间，进一步向前在岩鼓裂中走行（图 4-5）。

7. 在茎乳孔处，面神经被骨膜覆盖。已去除砧骨和锤骨。在第二膝，面神经位于后方锥隆起底端的稍外侧（镫骨肌肌腱）。还可以看到面神经第二膝走行于外半规管前内侧面的凹槽中（图 4-6 和图 4-7）。

8. 面神经鼓室段走行于砧骨和锤骨内侧。外半规管壶腹端的最前端与面神经的鼓室段相邻，其从第二膝到膝状神经节走行于匙突上方（图 4-8 和图 4-9）。

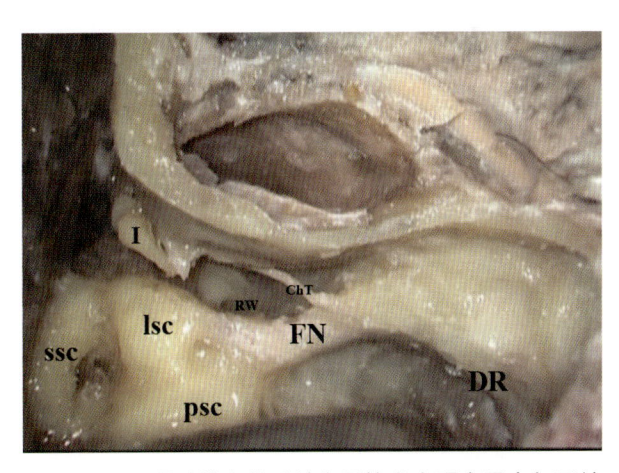

▲ 图 4-4 通过扩大的后鼓室开放术来观察圆窗与面神经（乳突段）的关系，保留鼓索完整以展示解剖
ChT. 鼓索；DR. 二腹肌嵴；FN. 面神经（乳突段）；I. 砧骨；lsc. 外半规管；psc. 后半规管；RW. 圆窗；ssc. 前半规管

9. 膝状神经节代表面神经鼓室段的前部末端，其在该处向后急剧弯转成为面神经的迷路段，在膝状神经节发出岩浅大神经（图 4-10）。

10. 面神经迷路段朝前半规管壶腹末端走行。在气化良好的乳突中，该段可由经乳突径路追踪。但是，在大多数情况下，颅中窝入路是追踪该段面神经的理想方法。

011

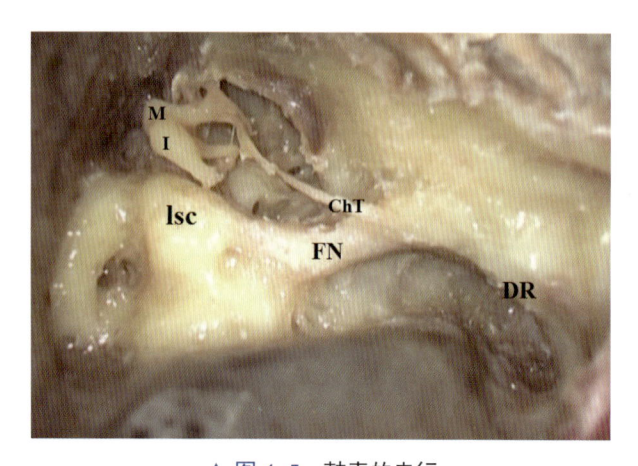

▲ 图 4-5 鼓索的走行

ChT. 鼓索；DR. 二腹肌嵴；FN. 面神经（乳突段）；I. 砧骨；lsc. 外半规管；M. 锤骨

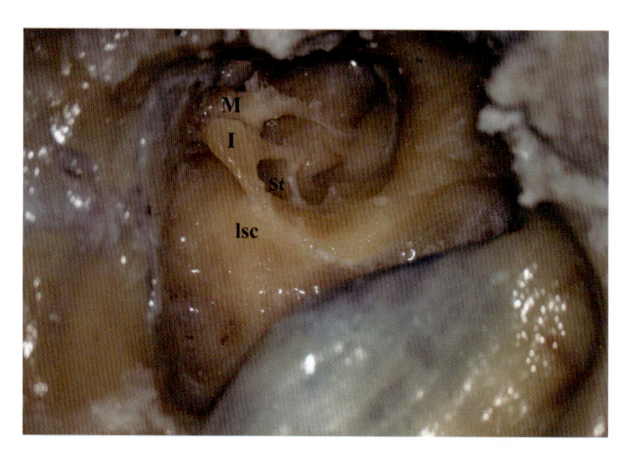

▲ 图 4-8 锤骨和砧骨的位置，面神经鼓室段位于它们的内侧

I. 砧骨；lsc. 外半规管；M. 锤骨；St. 镫骨

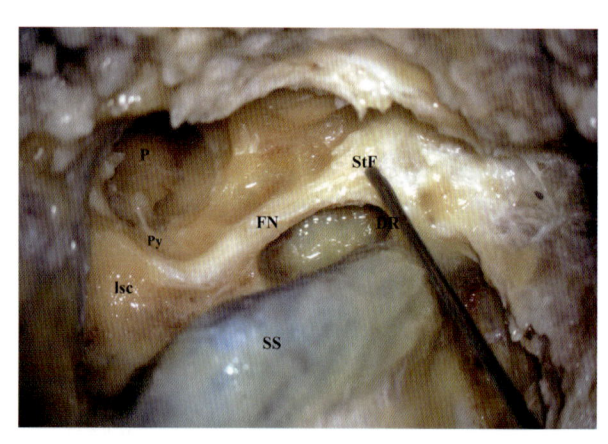

▲ 图 4-6 茎乳孔处覆盖面神经的骨膜

DR. 二腹肌嵴；FN. 面神经；lsc. 外半规管；P. 鼓岬；Py. 锥隆起；SS. 乙状窦；StF. 茎乳孔

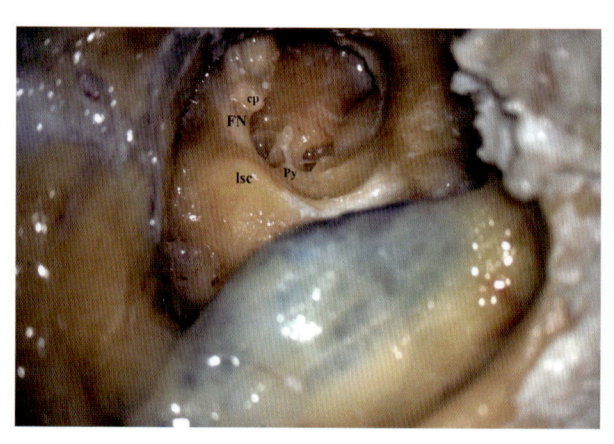

▲ 图 4-9 去除砧骨和锤骨以了解面神经的鼓室段（水平段）走行

cp. 匙突；FN. 面神经（鼓室段）；lsc. 外半规管；Py. 锥隆起

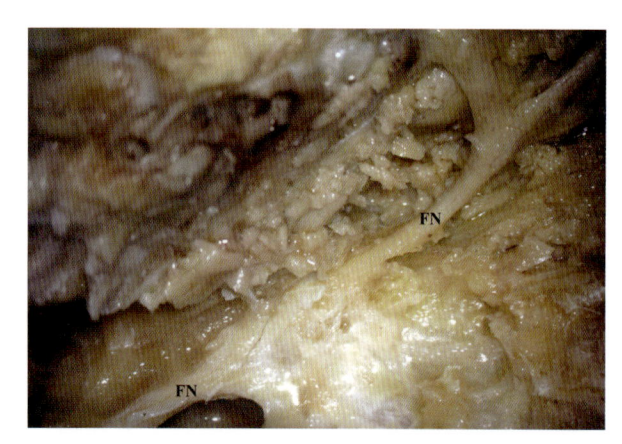

▲ 图 4-7 展示面神经从乳突段至腮腺内主干的连续性（已切除乳突尖）

FN. 面神经

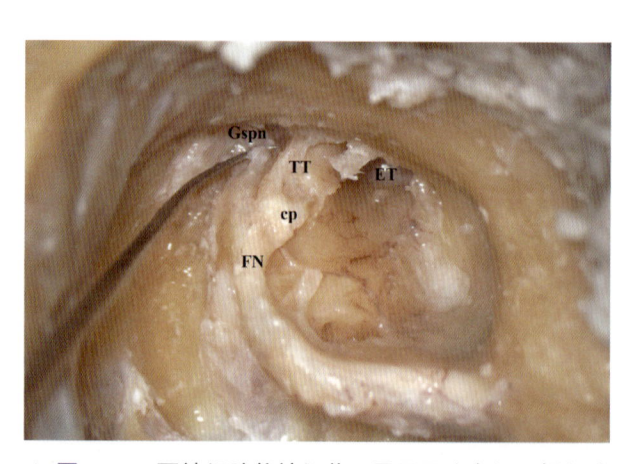

▲ 图 4-10 面神经膝状神经节，显示了改良经耳蜗入路的初始步骤

cp. 匙突；ET. 咽鼓管；FN. 面神经；Gspn. 岩浅大神经；TT. 鼓膜张肌管

第 4 章 面神经解剖及其毗邻关系
Facial Nerve Anatomy and Relationships

11. 然后，面神经在内听道中向内侧走行。在内听道的外侧端，它位于前庭上神经的前面。在内听道，神经的走行如下：面神经位于前上方，蜗神经位于前下方，前庭上神经位于后上方，前庭下神经位于后下方。在内听道底，面神经与前庭上神经被一垂直嵴（也称 Bill 嵴）分隔开。前庭上神经与前庭下神经被横嵴分隔开（图 4-11 至图 4-13）。

12. 面神经在脑桥小脑三角和脑干区域位于前庭蜗神经的前面。经迷路或乙状窦后入路中须牵开前庭蜗神经，以识别前庭蜗神经-面神经复合体中的面神经（图 4-14）。

13. 在图中可以看到面神经-前庭蜗神经发自脑干。小脑前下动脉襻位于面神经-前庭蜗神经近端附近。还可以看到后组脑神经的走行方向（图 4-15）。

14. 面神经的血供如图所示。面神经的颅内段和内听道段由小脑前下动脉（AICA）供血。AICA 起源于基底动脉，在前庭蜗神经-面神经复合体上方形成一个血管襻并滋养它们。该襻可以位于脑桥小脑三角，或者可以朝向或部分进入内听道。AICA 发出内听动脉，其又发出数支细小分支反过来供应内听道内的面神经和听神经。迷路段和膝状神经节由脑膜中动脉（MMA）的岩浅支及直接发自

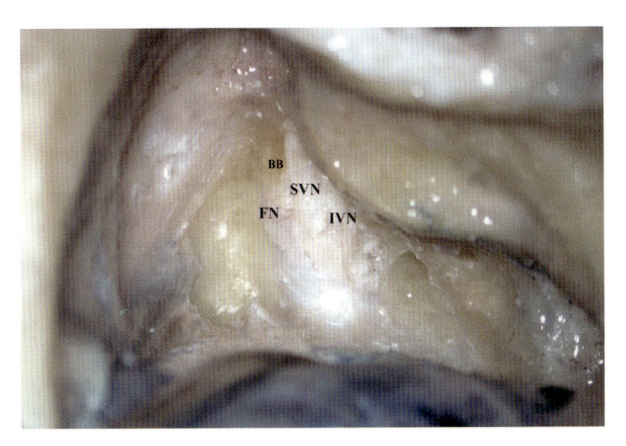

▲ 图 4-11 经迷路入路内听道视图（内听道的硬脑膜完整）
BB. Bill 嵴（垂直嵴）；FN. 面神经；IVN. 前庭下神经；SVN. 前庭上神经

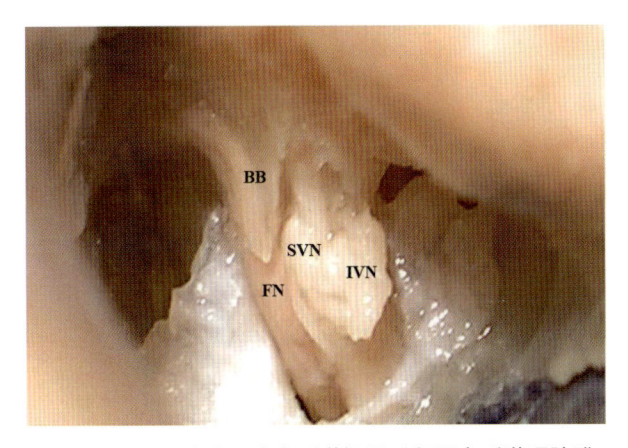

▲ 图 4-13 经迷路入路内听道视图（翻开内听道硬脑膜，前庭上神经和前庭下神经被切断并翻向内侧）
BB. Bill 嵴（垂直嵴）；FN. 面神经；IVN. 前庭下神经；SVN. 前庭上神经

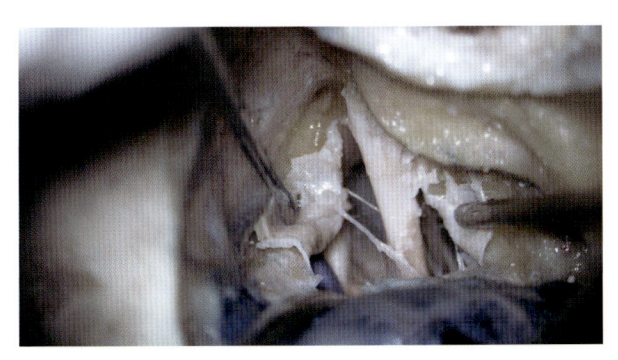

▲ 图 4-12 开放内听道和脑桥小脑三角硬膜，显露面神经-前庭蜗神经复合体（经迷路入路）

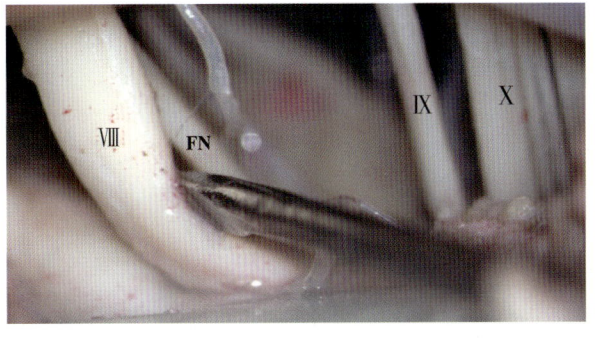

▲ 图 4-14 牵开前庭蜗神经以显示前面靠近脑干的面神经（枕下乙状窦后入路）
FN. 面神经；Ⅸ. 舌咽神经；Ⅷ. 前庭蜗神经；Ⅹ. 迷走神经

013

颈内动脉的一些小分支供血。脑膜中动脉的岩浅支就在脑膜中动脉进入棘孔后发出,随岩浅大神经一起走行,并发出多个细小分支至膝状神经节、面神经的部分迷路段和鼓室段。它与茎乳动脉吻合。茎乳动脉起自耳后动脉或枕动脉,在茎乳孔处面神经的内侧形成一个襻。回返支随耳后神经一起离开该管。茎乳动脉襻的弓部发出两个分支。其中一支分成细小分支,沿着面神经管供应面神经。主升支位于面神经管内面神经的内侧,并沿面神经管的内侧(底)向乳突段发出细支。在面神经的第二膝段,茎乳动脉襻的分支围绕在神经周围至鼓室段的外侧,然后供应鼓室段。它与岩浅动脉吻合,在面神经的乳突和鼓室段周围形成动脉环。在颞外走行中(除茎乳孔),面神经由前面所述的茎乳动脉的主要回返支供应。它也接受来自颅外的耳后动脉、枕动脉、颞浅动脉和面横动脉的分支(图4-16)。

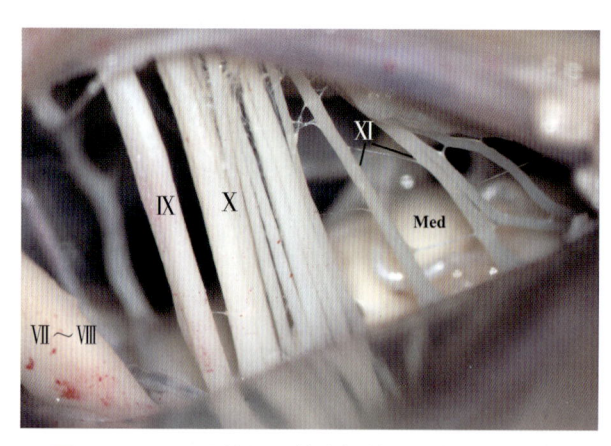

▲ 图4-15 可见面神经-前庭蜗神经发自脑干(枕下乙状窦后入路)
Ⅸ.舌咽神经;Med.延髓;Ⅶ～Ⅷ.前庭蜗神经和面神经;Ⅹ.迷走神经;Ⅺ.副神经

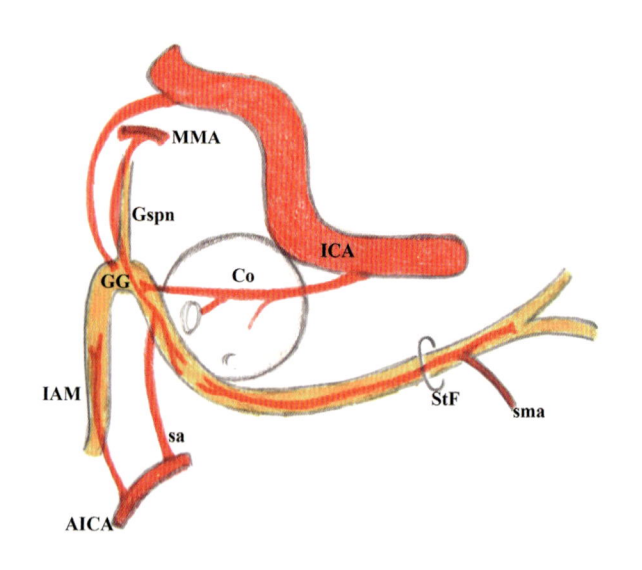

▲ 图4-16 面神经的血供
AICA.小脑前下动脉;Co.耳蜗;GG.膝状神经节;Gspn.岩浅大神经;IAM.内听道;ICA.颈内动脉;MMA.脑膜中动脉;sa.弓状下动脉;sma.茎乳动脉;StF.茎乳孔(图片由Madhuri Mehta博士提供)

第三篇 扩大经迷路入路
Enlarged Translabyrinthine Approach

第5章 扩大经迷路入路
Enlarged Translabyrinthine Approach

K. P. Morwani　　Narayan Jayashankar　　Suresh Sankhla　著

齐洪武　译

张卫民　张洪钿　校

【适应证】

1. 术前无实用听力的任何大小的前庭神经鞘瘤。
2. 大于2.5cm的前庭神经鞘瘤，与术前听力水平无关（由于可用听力保留率低于11%）。
3. 无实用听力的脑桥小脑三角区脑膜瘤或表皮样囊肿。

【手术步骤】

图5-1显示了左侧前庭神经鞘瘤的T_2和强化后的T_1 MRI图像。

1. C形切口起自耳廓附着处上方2cm，在耳后沟处向后延伸4cm并弯曲向下至乳突尖下方。皮肤切口深达皮肤和皮下组织，止于肌骨膜层。皮瓣向前缝合，避免使用牵开器（图5-2和图5-3）。

2. T形的肌骨膜切口。水平支沿颞线延伸。在耳后沟和皮肤切口之间水平支的中点做一垂直切口。必须注意的是，肌骨膜的切口支不能与皮肤切口重叠（防止脑脊液漏）（图5-4）。

3. 肌骨膜瓣与前、后及上方皮缘缝合以显露乳突皮质。避免使用乳突牵开器，因为它会妨碍舒适的磨除骨质，尤其是在深部磨除的时候（图5-5和图5-6）。

4. 进行扩大乳突皮质切除术。将颅中窝硬脑膜和乙状窦轮廓化，仅在其上留下蛋壳状的薄层骨。硬脑膜角广泛显露。开放鼓窦直至显露出砧骨短脚。去除外半规管、后半规管和前半规管周围的乳突气房并显露它们。磨除面后区的气房识别颈静脉球；其上留下薄层骨壳。去除乳突尖气房和外耳道后壁气房（图5-7）。

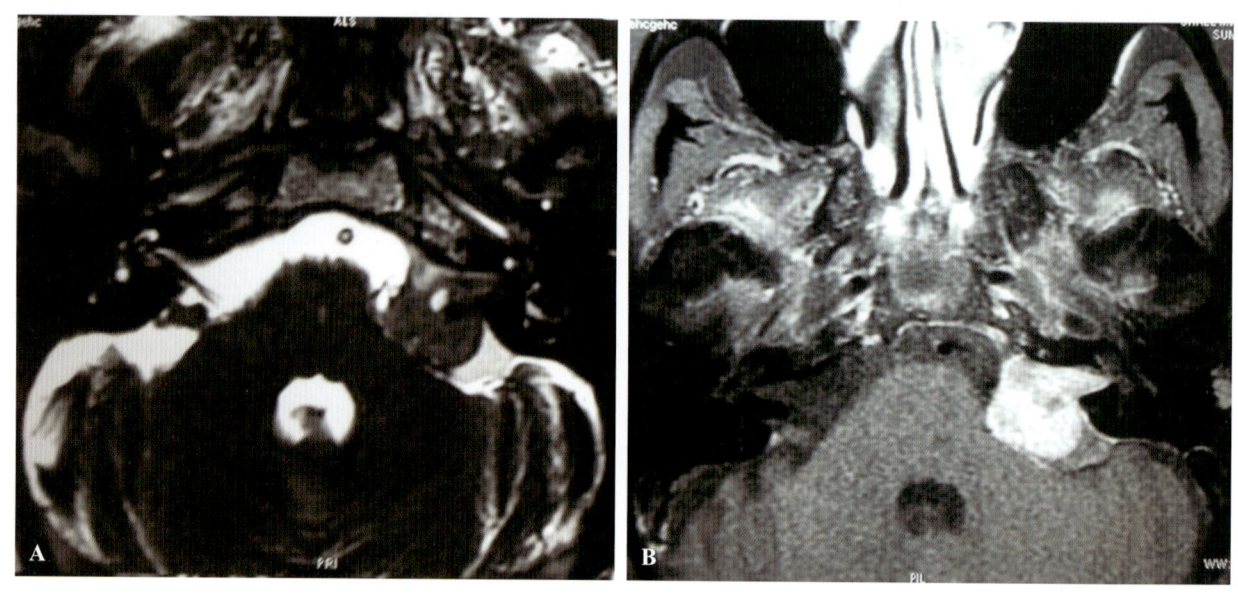

▲ 图 5-1　左侧前庭神经鞘瘤的 T_2 和强化后的 T_1 MRI 图像

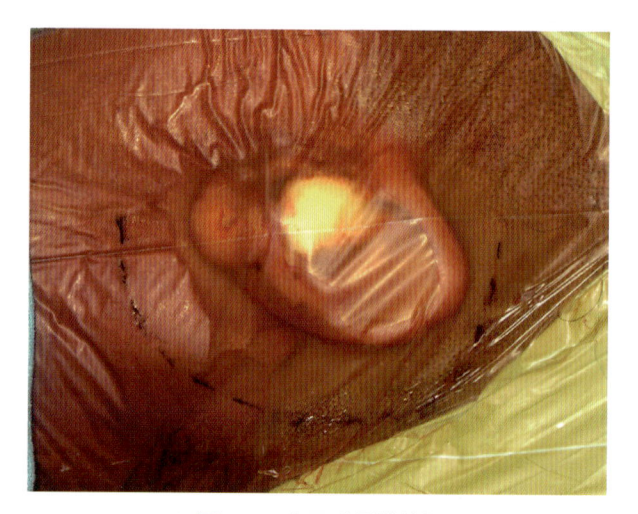

▲ 图 5-2　左耳后区域的切口

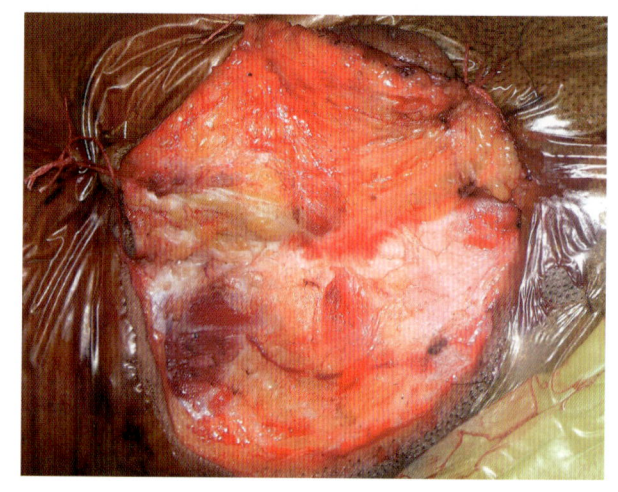

▲ 图 5-3　提起皮肤及皮下组织瓣向前缝合

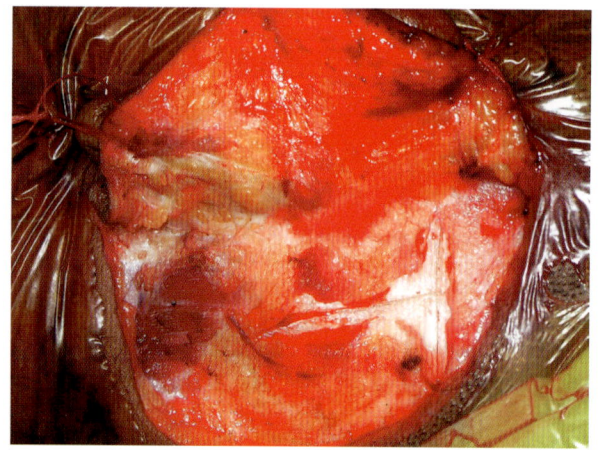

▲ 图 5-4　T 形肌骨膜切口

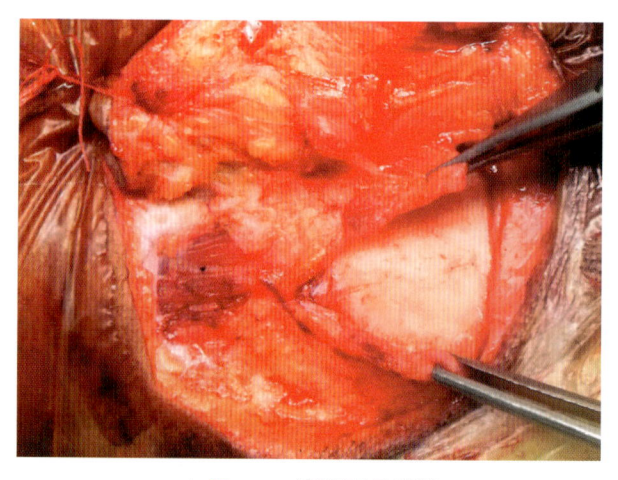

▲ 图 5-5　剥离肌骨膜瓣

第 5 章 扩大经迷路入路
Enlarged Translabyrinthine Approach

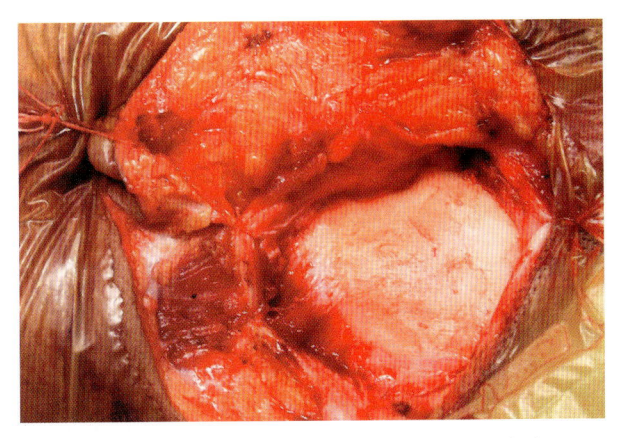

▲ 图 5-6 缝合固定肌骨膜瓣以广泛显露乳突皮质

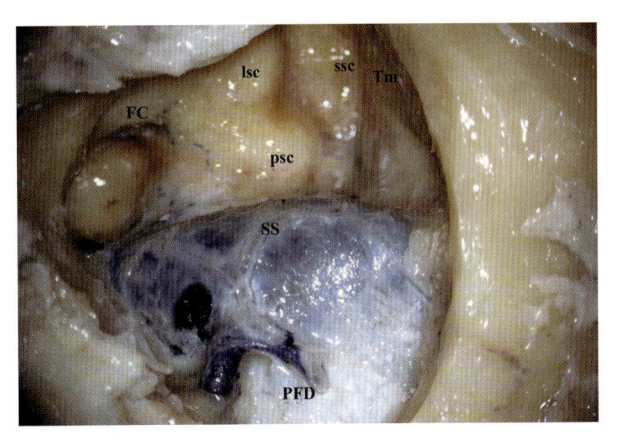

▲ 图 5-8 显露乳突导静脉和乙状窦后方硬脑膜
EV. 导静脉；FC. 面神经管；lsc. 外半规管；PFD. 颅后窝硬脑膜（乙状窦后）；psc. 后半规管；SS. 乙状窦；ssc. 前半规管；Tm. 乳突天盖

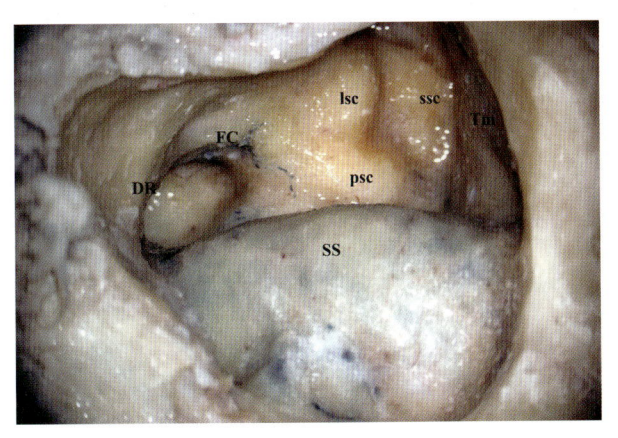

▲ 图 5-7 扩大乳突皮质切除术
DR. 二腹肌嵴；FC. 面神经管；lsc. 外半规管；psc. 后半规管；SS. 乙状窦；ssc. 前半规管；Tm. 乳突天盖

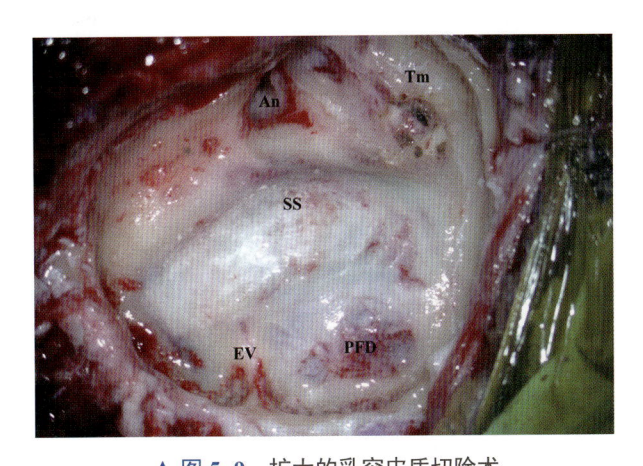

▲ 图 5-9 扩大的乳突皮质切除术
An. 乳突窦；EV. 导静脉；PFD. 颅后窝硬脑膜（乙状窦后方）；SS. 乙状窦；Tm. 乳突天盖

5. 磨除乙状窦后方约 2cm 的骨质，显露乙状窦后方的颅后窝硬脑膜。双极在远离乙状窦处电凝位于该区域的乳突导静脉并切断它。万一切断处太靠近乙状窦，导致出血可用可吸收止血纱布填塞乳突导静脉入乙状窦的入口来控制。可吸收止血纱布像沙漏一样塞入裂口处，部分在管腔内，部分留在管腔外（图 5-8 和图 5-9）。

6. 如果遇到高位颈静脉球，则将其减压，在其顶部使用大块止血纱将其与骨膜层一起向下推离，并用骨蜡将其固定在适当位置。

7. 轮廓化面神经乳突段，其上留一薄层骨质。

8. 如果遇到乙状窦前置的情况，则制作 Bill 骨岛以便于牵拉。这是通过在乙状窦表面的隆起上留一薄层的骨帽，同时需对周围的乙状窦和颅后窝硬脑膜进行减压来完成的。用冲洗吸引管牵拉 Bill 岛，有助于改善迷路切除术中显露的空间和角度（图 5-10 至图 5-12）。

9. 或者，对乙状窦连同乙状窦后和乙状窦前的颅后窝硬脑膜一起减压。垂直于乙状窦的侧壁凸起以双极电凝进行电灼。这有助于乙状窦的回缩，进而减少其隆起（图 5-13 和图 5-14）。

10. 保留变薄的颅中窝硬脑膜骨板和覆盖颅后窝硬脑膜内侧毗连迷路的薄骨板，直到完成迷路切除术，以防止在磨除的过程对硬脑膜造成损伤。

11. 迷路切除术是通过连续磨除后半规管、外半规管和前半规管开始的。注意防止磨钻滑过外半规管隆起并无意中损伤面神经的第二膝段（图 5-15 和图 5-16）。

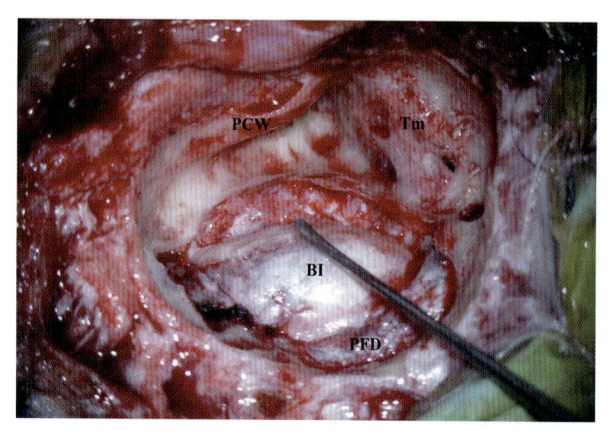

▲ 图 5-10 在乙状窦表面制作 Bill 岛并向内侧牵拉
BI. 乙状窦表面的 Bill 岛；PCW. 外耳道后壁；PFD. 颅后窝硬脑膜；Tm. 乳突天盖

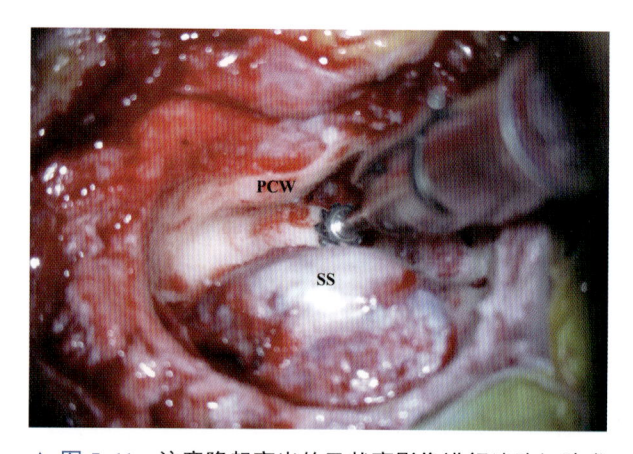

▲ 图 5-11 注意隆起突出的乙状窦影像进行迷路切除术的视野和角度
PCW. 外耳道后壁；SS. 乙状窦

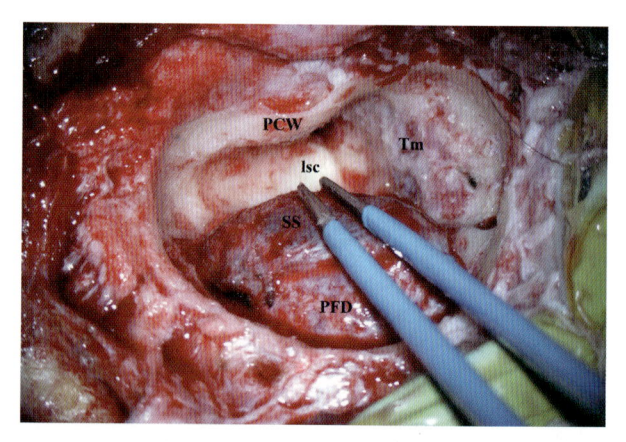

▲ 图 5-13 在乙状窦表面使用双极电凝以使其隆起变平
lsc. 外半规管；PCW. 外耳道后壁；PFD. 颅后窝硬脑膜（乙状窦后方）；SS. 乙状窦；Tm. 乳突天盖

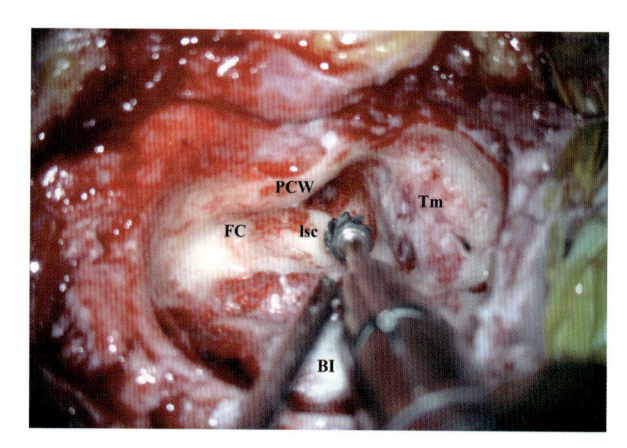

▲ 图 5-12 注意向内侧下压乙状窦之后改善了迷路切除术视野和角度，对比图 5-11
BI. 乙状窦表面的 Bill 岛；FC. 面神经管；lsc. 外半规管；PCW. 外耳道后壁；Tm. 乳突天盖

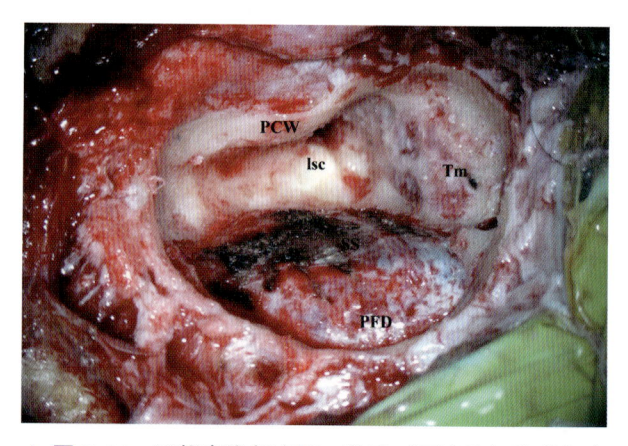

▲ 图 5-14 乙状窦隆起变平，注意对于迷路切除术角度和术野的改善
lsc. 外半规管；PCW. 外耳道后壁；PFD. 颅后窝硬脑膜（乙状窦后方）；SS. 乙状窦；Tm. 乳突天盖

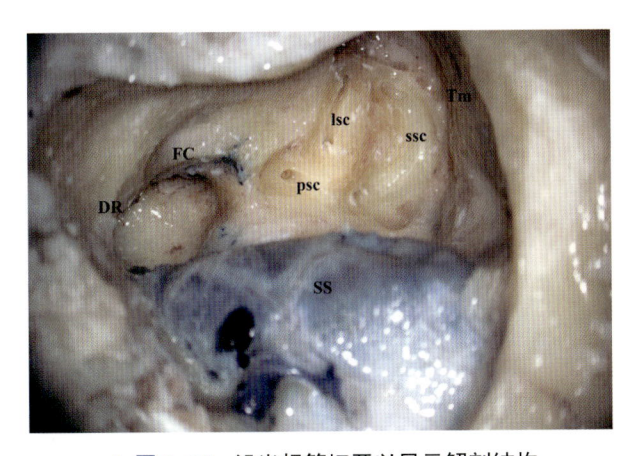

第 5 章 扩大经迷路入路
Enlarged Translabyrinthine Approach

▲ 图 5-15 沿半规管切开以显示解剖结构
DR. 二腹肌嵴；FC. 面神经管；lsc. 外半规管；psc. 后半规管；SS. 乙状窦；ssc. 前半规管；Tm. 乳突天盖

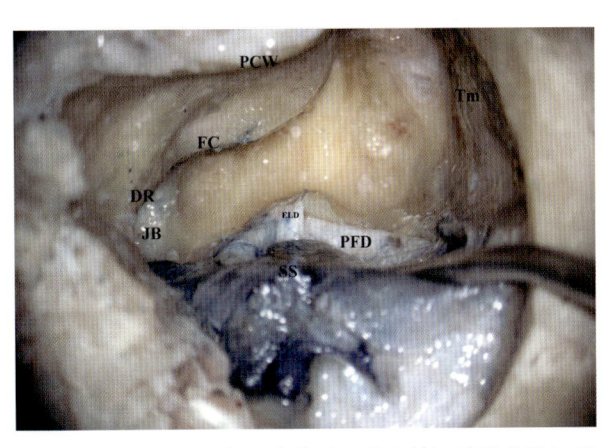

▲ 图 5-17 沿颅后窝硬脑膜（乙状窦前）辨认内淋巴囊和内淋巴管
DR. 二腹肌嵴；ELD. 内淋巴管；FC. 面神经管；JB. 颈静脉球；PCW. 外耳道后壁；PFD. 颅后窝硬脑膜（乙状窦前方）；SS. 乙状窦；Tm. 乳突天盖

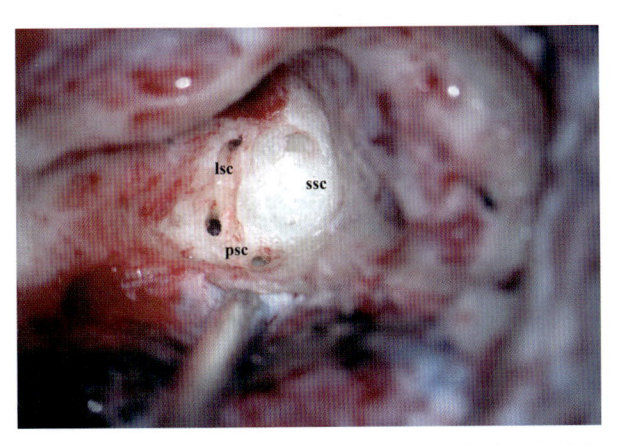

▲ 图 5-16 在迷路切除术开始时，可以看到半规管的管腔
lsc. 外半规管；psc. 后半规管；ssc. 前半规管

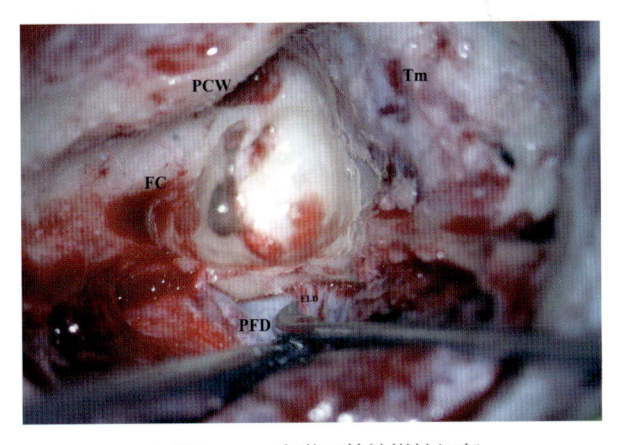

▲ 图 5-18 内淋巴管被锐性切断
ELD. 内淋巴管；FC. 面神经管；PCW. 外耳道后壁；PFD. 颅后窝硬脑膜（乙状窦前）；Tm. 乳突天盖

12. 外半规管及前半规管壶腹的菲薄前唇保持完整直到分离结束，以分别保护位于正前方的面神经的鼓室段和迷路段。

13. 在磨除后半规管时，可识别通向前庭的内淋巴管，此处必须锐性切断以解除其与颅后窝硬脑膜的粘连（图 5-17 和图 5-18）。

14. 打开前庭并去除前庭神经上皮，此时重要的是不要将镫骨底板从前庭窗移开，这样可以防止形成脑脊液漏通道。如果意外造成镫骨底板被移开，应使用脂肪或骨膜将其填塞封闭（图 5-19）。

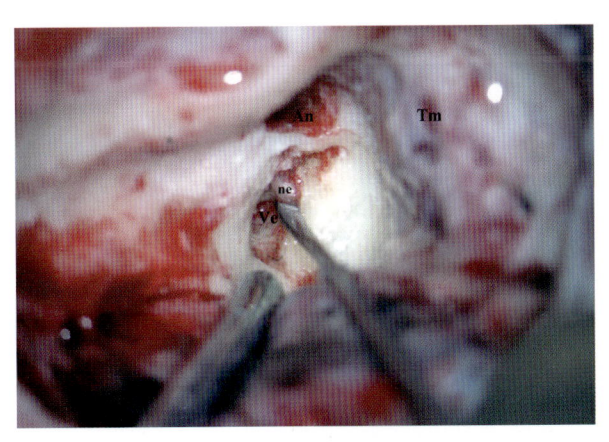

▲ 图 5-19 打开前庭可见神经上皮
An. 乳突窦；ne. 神经上皮；Tm. 乳突天盖；Ve. 前庭

019

15. 这时，去除覆盖颅中窝硬脑膜和岩上窦的薄层骨质。颅中窝、颅后窝任何部位骨质的去除，都需要仔细磨除其上骨质直到薄如蛋壳，用 Freer 剥离子轻压硬脑膜使其与表面的骨质分离，在两者之间形成一平面，然后将变薄的骨质剥离，显露下面完整的硬脑膜。在磨除内听道上方区域时，在颅中窝硬脑膜内侧面留下一层完整薄骨壳，以防止对硬脑膜造成损伤，这一点会进一步描述（图 5-20）。

16. 以自外向内的方向磨除前庭内侧的骨质，以划定内听道区域，而不显露内听道硬膜。朝覆盖内听道骨质方向磨除颅后窝硬脑膜上方的骨质，可辨认出内耳门（图 5-21 和图 5-22）。

17. 内听道的下界可以通过与之相邻的面后气房两者之间的色差来清楚地分辨。相较于面后气房区域相对发白的外观，内听道表面骨质呈淡黄色。同样，内听道的上界从颅中窝硬脑膜被一气房群分隔，这跟之前所述截然不同。

18. 在内听道下界与颈静脉球之间的面后气房群向深部岩尖方向磨除。耳蜗导水管在这个区域被识别，它是位于其下方的

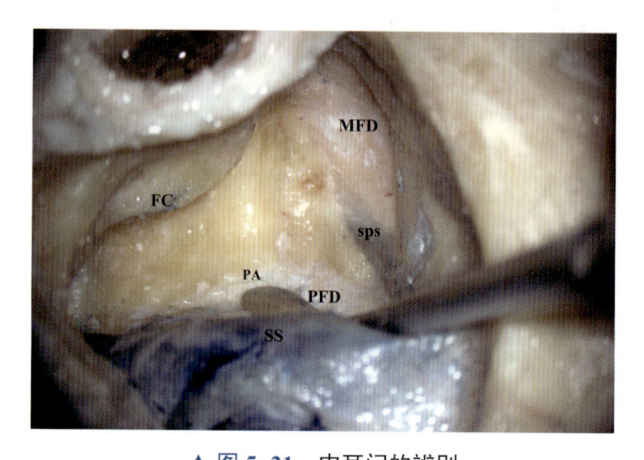

▲ 图 5-21 内耳门的辨别
FC. 面神经管；MFD. 颅中窝硬脑膜；PA. 内耳门；PFD. 颅后窝硬脑膜；sps. 岩上窦；SS. 乙状窦

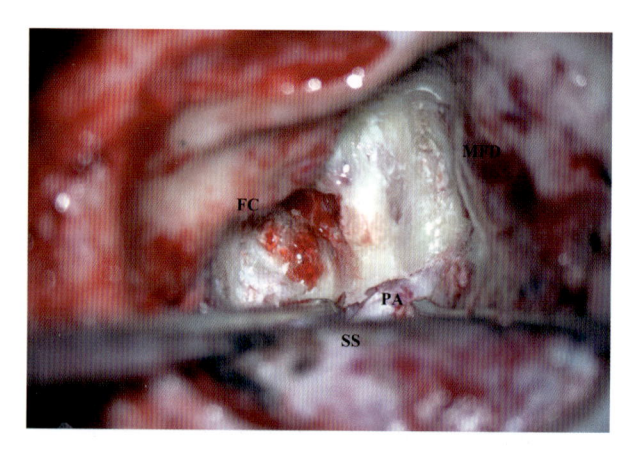

▲ 图 5-22 识别内耳门（内听道的内侧末端）
FC. 面神经管；MFD. 颅中窝硬脑膜；PA. 内耳门；SS. 乙状窦

舌咽神经的重要标志。同样地，向岩尖方向磨除位于内听道上界和颅中窝硬脑膜层之间的气房群。未充分去除该区域的骨质，会妨碍对三叉神经、肿瘤的上极和前极的良好显露和控制。这些区域的磨除有助于实现内听道附近的环向控制，也有助于控制肿瘤的前部（图 5-23 和图 5-24）。

19. 在扩大的经迷路入路中，向岩尖方向磨除内听道周围 270° 的骨质是一个重要步骤，超出此范围，在 300°～360° 范围内磨除形成了该入路经岩尖延伸的基础，这些扩展有助于获得对上至桥前池

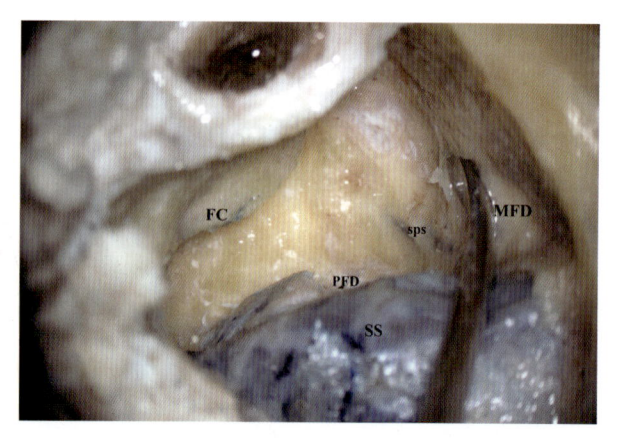

▲ 图 5-20 去除颅中窝硬脑膜和岩上窦表面骨质
FC. 面神经管；MFD. 颅中窝硬脑膜；PFD. 颅后窝硬脑膜（乙状窦前方）；sps. 岩上窦；SS. 乙状窦

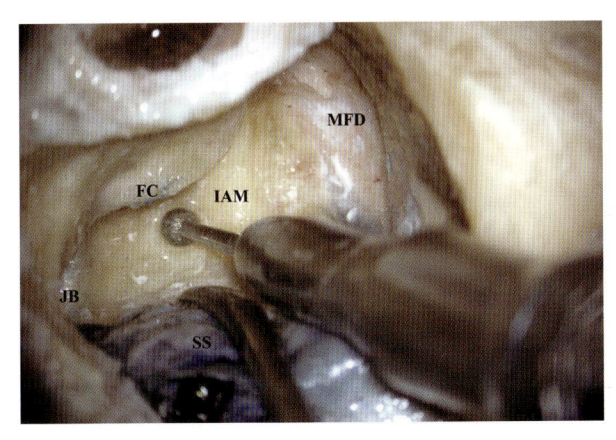

第 5 章 扩大经迷路入路
Enlarged Translabyrinthine Approach

▲ 图 5-23 在内听道下唇与颈静脉球之间向岩尖磨除
FC. 面神经管；IAM. 内听道；JB. 颈静脉球；MFD. 颅中窝硬脑膜；SS. 乙状窦

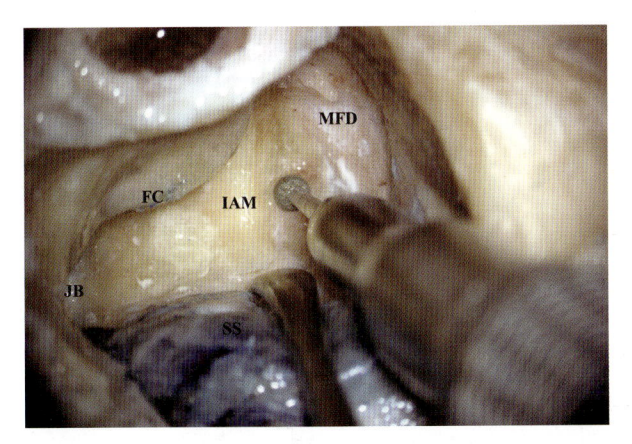

▲ 图 5-24 在内听道上唇与颅中窝硬脑膜硬之间向岩尖方向磨除
FC. 面神经管；IAM. 内听道；JB. 颈静脉球；MFD. 颅中窝硬脑膜；SS. 乙状窦

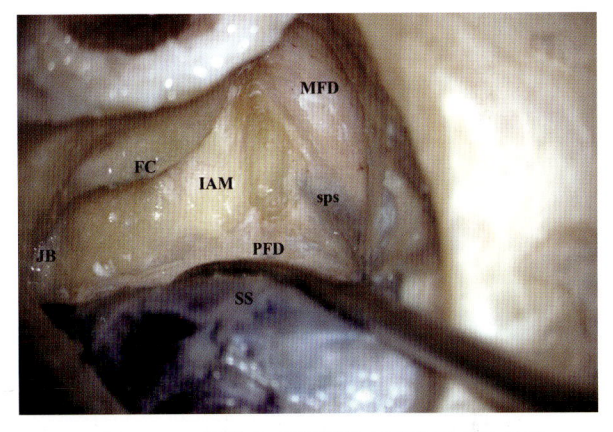

▲ 图 5-25 覆盖内听道硬膜表面的蛋壳化骨壳
FC. 面神经管；IAM. 内听道；JB. 颈静脉球；MFD. 颅中窝硬脑膜；PFD. 颅后窝硬脑膜（乙状窦前方）；sps. 岩上窦；SS. 乙状窦

22. 用镰状刀或神经缝合剪将内听道硬脑膜平行于其内部结构并靠近其下缘切开。有时可以看到使内听道变宽的肿瘤从内听道硬膜中涌出来（图 5-30）。

23. 上方骨质去除不充分将妨碍对三叉神经的最佳显露和控制，而下方骨质去除不充分将妨碍对后组脑神经的最佳显示和保护。因此，在向下延伸的肿瘤中，骨质磨除要直至颈静脉球。如果需要，行颈静脉球减压并向下压以获得对肿瘤下界的控制（图 5-31）。

病变的控制。

20. 在此阶段，颅中窝硬脑膜、内听道周围的颅后窝硬脑膜包括乙状窦前、岩上窦、乙状窦、乙状窦后约 2cm 内的硬脑膜被完全减压。保留一薄层骨壳保护颈静脉球（图 5-25）。

21. 将覆盖内听道的骨质沿与内听道平行方向由外向内磨除，使其薄如蛋壳，去除内听道外侧末端处的骨质显露水平嵴和垂直嵴。从内听道轻轻剥离最后的骨壳以显露其下方的结构（图 5-26 至图 5-29）。

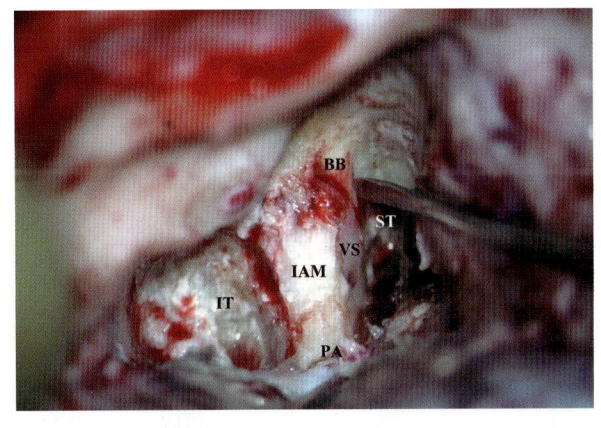

▲ 图 5-26 前庭神经鞘瘤使内听道扩大，内听道外侧端可见 Bill 嵴。注意，磨除内听道上部及下部有助于获得对内听道内结构 270°～300° 的控制
BB. Bill 嵴（垂直嵴）；IAM. 内听道；IT. 内听道下唇与颈静脉球之间的下槽；PA. 内耳门；ST. 内听道上唇与颅中窝硬脑膜之间的上槽；VS. 前庭神经鞘瘤（内听道内）

021

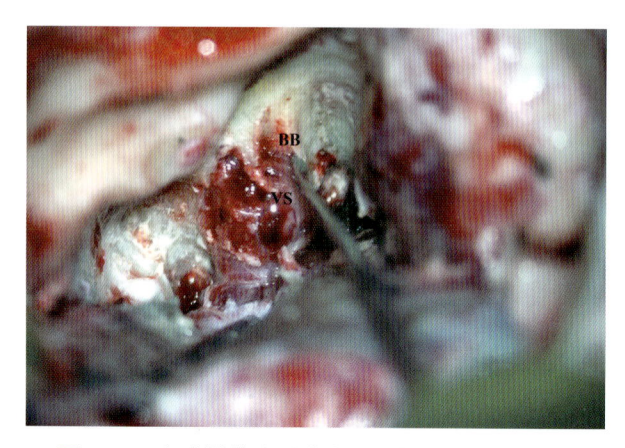

▲ 图 5-27 去除覆盖内听道表面的薄层骨质，显露位于内听道内的前庭神经鞘瘤

BB. Bill 嵴（垂直嵴）分离前庭上神经与面神经；VS. 前庭神经鞘瘤（内听道内）

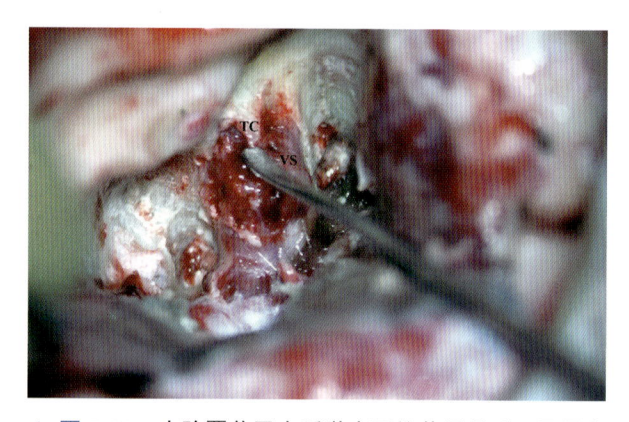

▲ 图 5-28 去除覆盖于内听道表面的薄层骨质，显露内听道内前庭神经鞘瘤

TC. 横嵴分离前庭上神经与前庭下神经；VS. 前庭神经鞘瘤（内听道内）

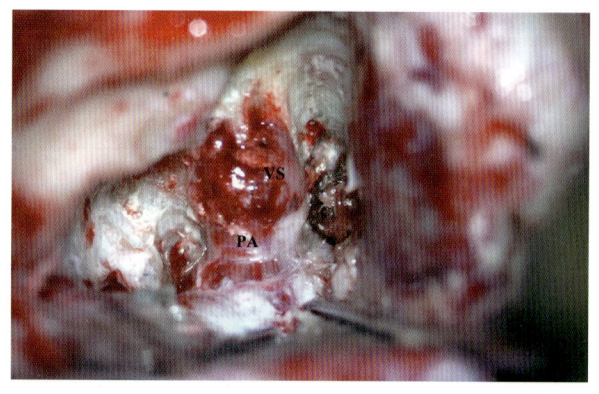

▲ 图 5-29 看见前庭神经鞘瘤从内听道延伸至脑桥小脑三角

PA. 内耳门；VS. 前庭神经鞘瘤

24. 如图所示切开颅后窝硬脑膜，向后翻折，显露脑桥小脑三角。平行于岩上窦的内侧走行切开硬脑膜上切口，直至前方骨质磨除的界限。硬膜下缘的切口从乙状窦下端前方开始，沿颈静脉球的曲线朝前方界限切开，然后环绕内听道口周围后与硬膜上切口汇合。切开区域用双极电凝烧灼，以避免切开的硬脑膜边缘出血。一旦切开硬脑膜，就应在硬脑膜和颅内结构之间放置保护材料，以防止硬脑膜切开过程中意外损伤颅内结构。小脑前下动脉（AICA）尤其如此，

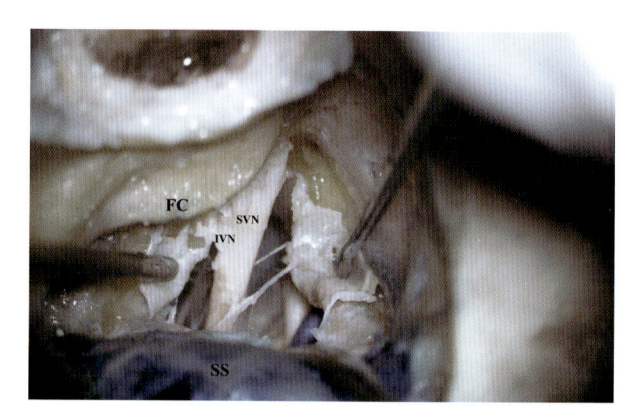

▲ 图 5-30 向上方和下方显露内听道硬膜

FC. 面神经管；IVN. 前庭下神经；SS. 乙状窦；SVN. 前庭上神经

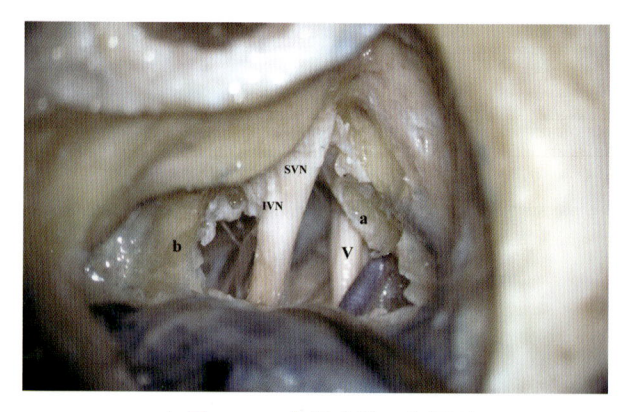

▲ 图 5-31 脑桥小脑三角视图

a. 此处骨质去除不充分会妨碍对肿瘤上极及三叉神经的最佳控制；b. 此处骨质去除不充分，妨碍对肿瘤下极及后组脑神经的最佳控制；IVN. 前庭下神经；SVN. 前庭上神经；V. 三叉神经

第 5 章 扩大经迷路入路
Enlarged Translabyrinthine Approach

它在硬脑膜下切口附近容易损伤（图 5-32）。

25. 在脑桥小脑三角处开放肿瘤下极上方的蛛网膜层，有助于打开外侧脑池释放脑脊液。这样会使小脑塌陷，从而广泛显露脑桥小脑三角。

26. 首先从内听道底识别上壶腹神经，然后用钩针将其向内侧分离，以便之后可以追踪到前庭上神经。开始时从外侧开始分离有助于早期识别并保留面神经，在这个区域，垂直嵴（Bill 嵴）将其与前庭上神经分隔开。水平嵴将前庭上神经与前庭下神经分隔开。在内听道底将前庭上、下神经翻向内侧，有助于依次识别和保护面神经和蜗神经（图 5-33 和图 5-34）。

27. 在脑桥小脑三角追踪肿瘤包膜 – 蛛网膜界面，剥离肿瘤包膜表面的蛛网膜，游离肿瘤，同时保留脑桥小脑三角肿瘤内侧脆弱的神经血管结构。如果脑桥小脑三角区的肿瘤部分较大，则打开包膜，逐步切除肿瘤内容物，直至包膜塌陷，肿瘤的外周边缘可见，这样在解剖蛛网膜的同时更容易处理位于脑桥小脑三角的肿瘤（图 5-35）。

28. 绝不应粗暴或猛烈地牵扯肿瘤包膜，这可能会导致重要的神经血管结构受损。

29. 面神经和后组脑神经可在其脑桥和脑干的起始处识别。在分离肿瘤的这个阶段使用神经监测仪也是有帮助的。小心地将肿瘤包膜从面神经上分离开，在我们的病例中，超过 98% 的病例是可以做到

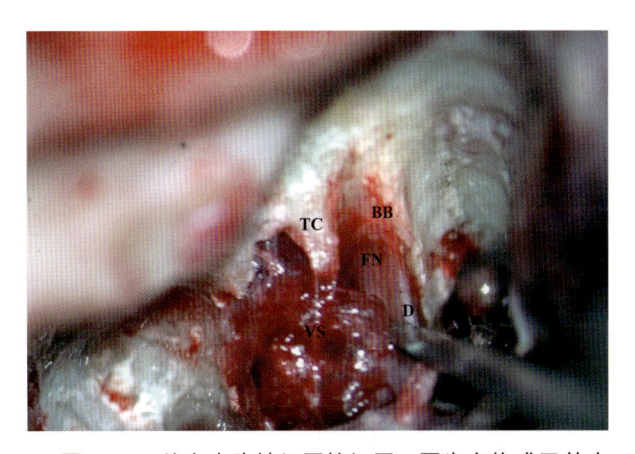

▲ 图 5-33 从上壶腹神经开始切开，因为它构成了前庭上神经。注意，面神经在内听道底由 Bill 嵴保护
BB. Bill 嵴；D. 内听道硬膜；FN. 面神经；TC. 横嵴；VS. 前庭神经鞘瘤

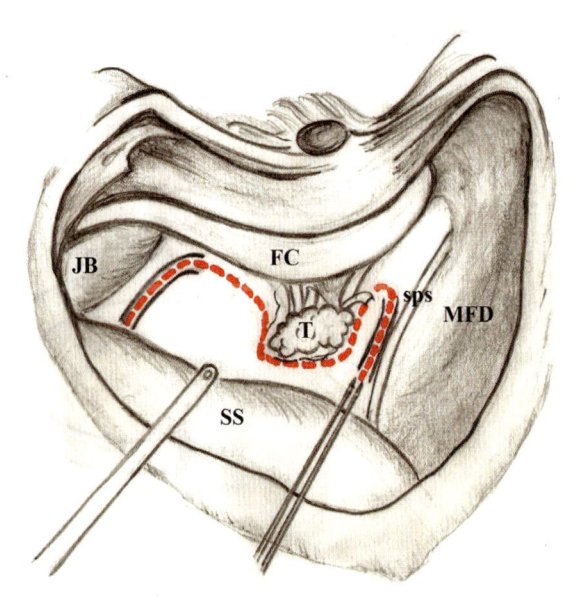

▲ 图 5-32 颅后窝硬脑膜切口
FC. 面神经管；JB. 颈静脉球；MFD. 颅中窝硬脑膜；sps. 岩上窦；SS. 乙状窦；T. 肿瘤（内听道内）（图片由 Madhuri Mehta 博士提供）

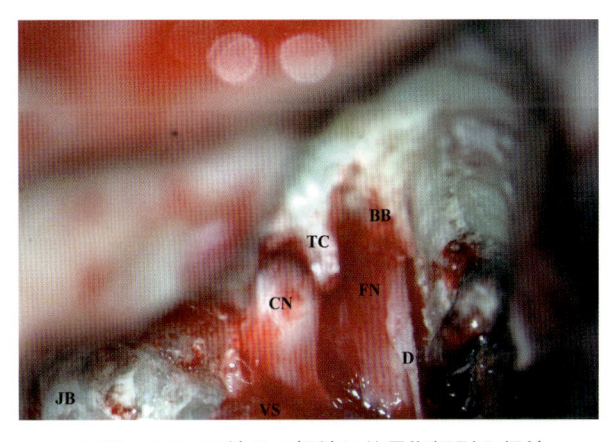

▲ 图 5-34 面神经和蜗神经的早期识别和保护
BB. Bill 嵴；CN. 蜗神经；D. 内听道硬脑膜；FN. 面神经；JB. 颈静脉球；TC. 横嵴；VS. 前庭神经鞘瘤

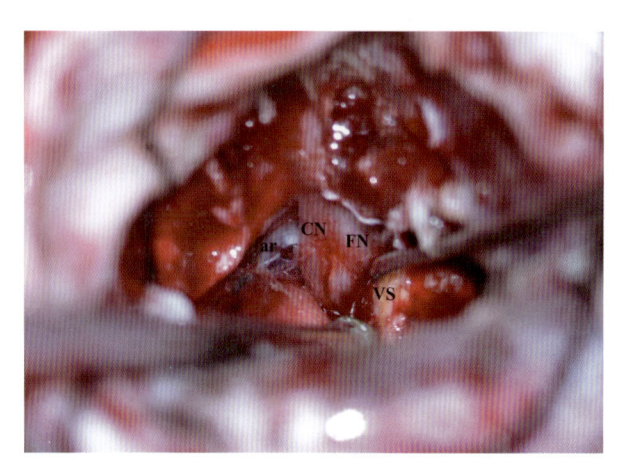

▲ 图 5-35　沿着肿瘤蛛网膜界面分离前庭神经鞘瘤
ar. 脑桥小脑三角蛛网膜；CN. 蜗神经；FN. 面神经；VS. 前庭神经鞘瘤

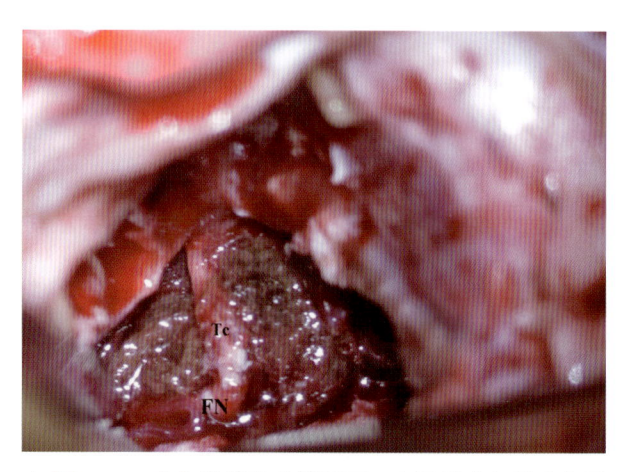

▲ 图 5-36　有包膜粘连的情况下，少量肿瘤包膜残存于面神经（少见）
FN. 面部神经；Tc. 肿瘤包膜

这一点的。然而，如果肿瘤的包膜与面神经粘连紧密，则可以保留黏附于面神经上的包膜，但需要注意不要留下大的包膜或肿瘤本身（图 5-36）。

30. 除面神经外，还必须保留蜗神经，以便后续将进行的听力重建。这对于 Ⅱ 型神经纤维瘤病及中青年患者来说尤为重要（图 5-37）。

31. 仅在绝对不可避免的情况下使用双极电凝。在渗血的神经表面放置脑棉片，加以轻柔的压力并用温盐水冲洗棉片表面，在大多数情况下可以达到良好的止血效果。在某些情况下，可能需要在渗血的神经表面使用放置薄层的可吸收止血纱布来防止颅内渗血。

32. 可以使用从腹部或大腿采集的脂肪来填塞术腔，用一小块脂肪严密填塞上鼓室，骨屑（在开始磨除乳突皮质时收集的）覆盖在脂肪表面以密封，显露在术腔内任何位置的气房均需用骨蜡仔细封填（图 5-38）。

33. 用脂肪条来消除空腔。脂肪条以一部分位于硬膜内，而其余部分位于乳突腔内的方式放置。脂肪条对硬脑膜开口形成

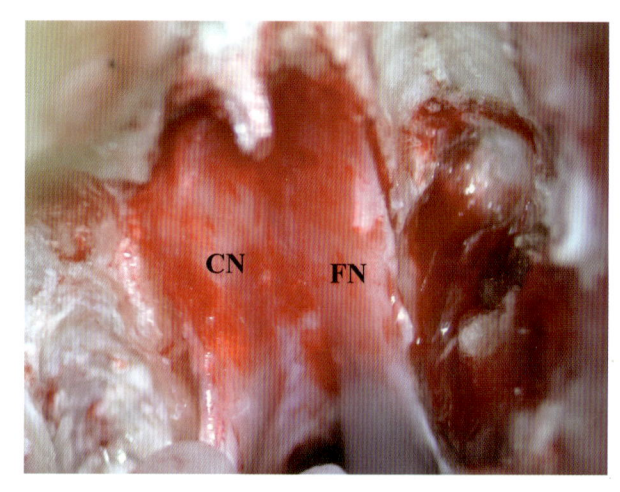

▲ 图 5-37　保留面神经和蜗神经
CN. 蜗神经；FN. 面神经

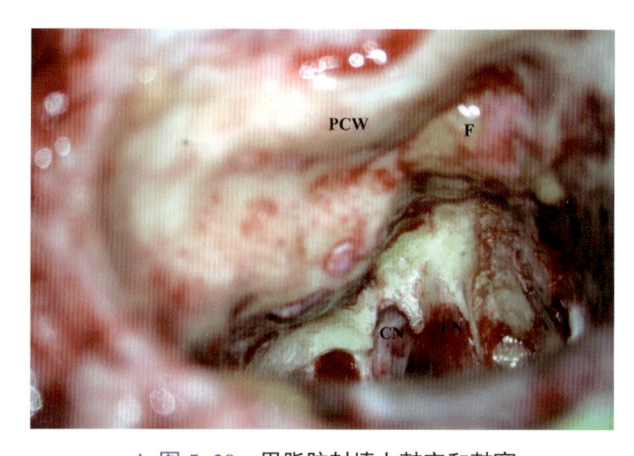

▲ 图 5-38　用脂肪封填上鼓室和鼓窦
CN. 蜗神经；F. 脂肪；FN. 面部神经；PCW. 外耳道后壁

软木塞状封闭。注意不要把脂肪塞入脑桥小脑三角过深，对脑干产生额外的压力。脂肪条也应小心地放置，以避免其脱垂到脑桥小脑三角（图 5-39）。

34. 在脂肪条的周围使用纤维蛋白胶。
35. 肌骨膜层以水密方式缝合（图 5-40）。
36. 分别缝合皮下组织和皮肤层（图 5-41）。

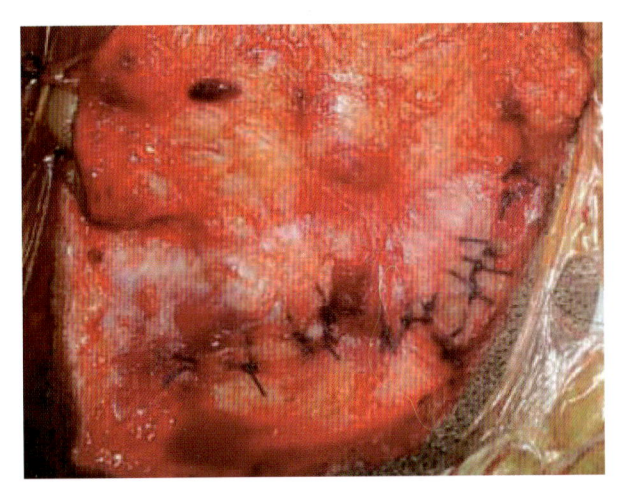

▲ 图 5-40　缝合肌骨膜层

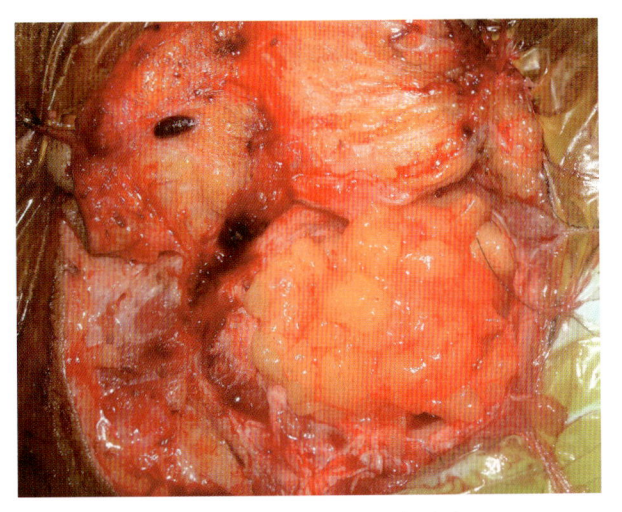

▲ 图 5-39　术腔由脂肪条填充

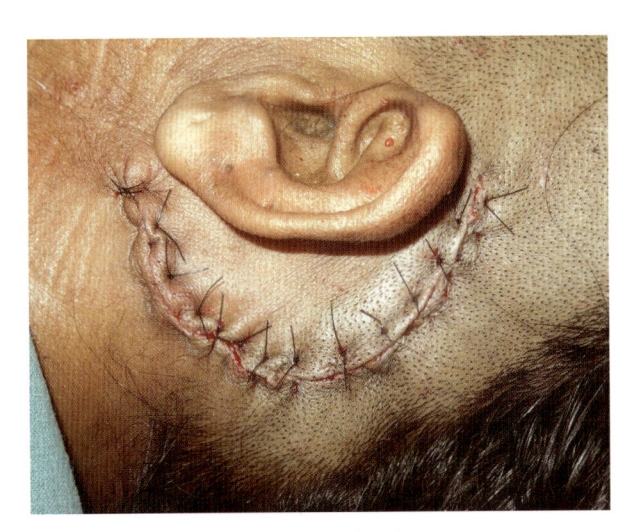

▲ 图 5-41　缝合皮肤

技巧与要点

- 乙状窦后方约 2cm 区域的颅后窝硬脑膜减压，有助于保持乙状窦前硬脑膜松弛并改善从脑桥小脑三角切除肿瘤的角度。
- 向岩尖方向磨除内听道的上部及下部骨质，有助于获得对肿瘤前极的控制。根据病变情况的需要，可对内听道周围进行 270°、300°～320°、360° 的磨除。
- 扩大经迷路入路有助于对内听道底面神经的早期识别，以及从内听道外侧端甚至是前庭向内侧进行肿瘤的分离和切除。这有助于内听道外侧端肿瘤的完全切除和面神经的良好保留。
- 如文中所述，脂肪严密填充并封闭上鼓室间隙，再加上多层水密缝合，使得术后脑脊液漏发生率不足 1%。

第四篇 鼓室球瘤的治疗
Management of Glomus Tympanicum Tumors

第 6 章 鼓室球瘤
Glomus Tympanicum Tumors

Narayan Jayashankar　Madhuri Mehta　著
齐洪武　吴　科　译
张卫民　张洪钿　校

【适应证】

A 型球瘤（副神经节瘤）（鼓室球瘤 A_1 型和 A_2 型）。

【手术步骤】

1. A_1 型肿瘤可采用经外耳道入路，而 A_2 型肿瘤采用耳后入路更好。图 6-1 显示左侧 A_2 型鼓室球瘤的 CT 扫描。
2. 耳后切口从耳廓的上极至乳突尖。皮肤和皮下组织向上提起至外耳道，留下肌骨膜层。
3. 沿骨性外耳道做环形切口，包括耳道的上、后及下壁。
4. 从骨性外耳道外侧端的内侧行耳道切开。可见位于鼓膜下方的红色肿块。耳道切开延伸至外耳道前下壁（图 6-2 和图 6-3）。
5. 掀起鼓膜耳道瓣直至鼓环下方约 80% 的周缘，仅保留前上部鼓环的完整附着。在掀起的过程中，从锤骨柄上锐性分离鼓膜耳道瓣。或者完全将鼓膜耳道瓣整体全部游离下来并保存于生理盐水中，待肿瘤切除后再还纳于原位（图 6-4 和图 6-5）。
6. 行外耳道成形术，以便显露肿瘤的边界（图 6-6 和图 6-7）。

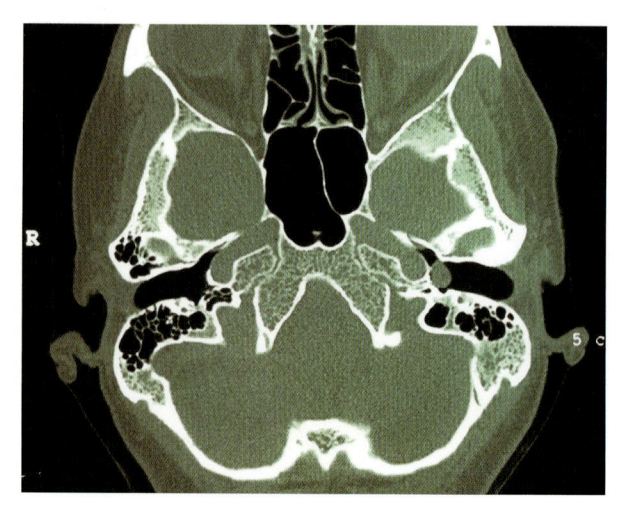

▲ 图 6-1　左侧 A_2 型鼓室球瘤，耳后入路如文中所述

第 6 章 鼓室球瘤
Glomus Tympanicum Tumors

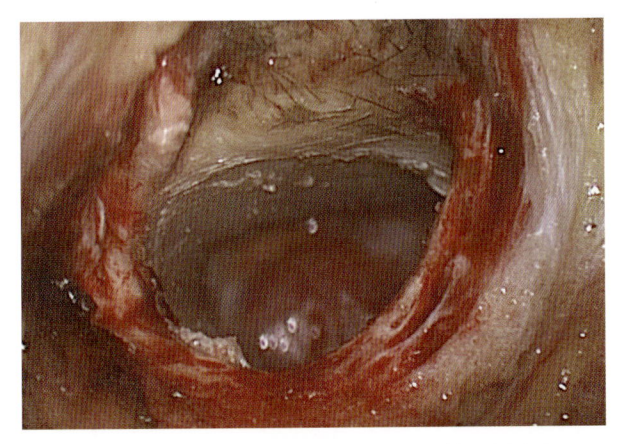

▲ 图 6-2 耳道切口刚好位于 Henle 棘内侧水平

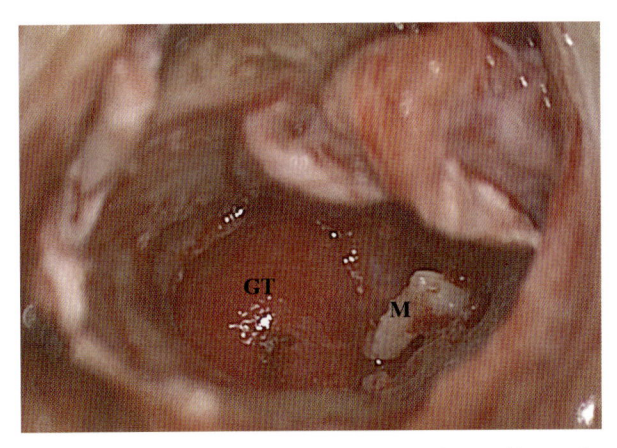

▲ 图 6-5 将 80% 周缘的鼓膜耳道瓣掀起直至鼓环下方

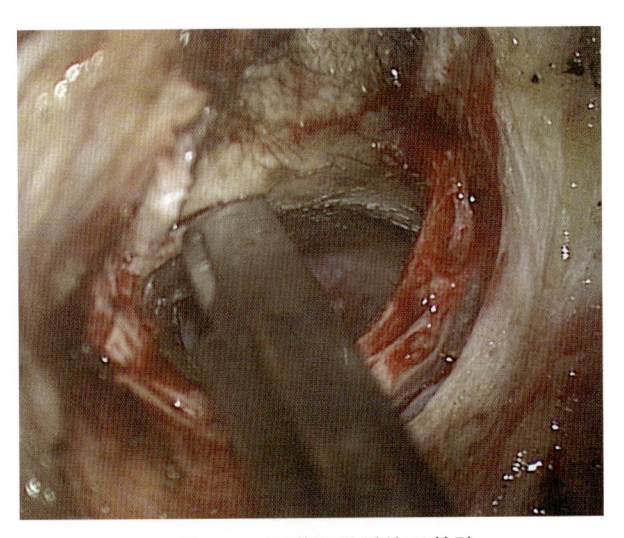

▲ 图 6-3 耳道切开延伸至前壁

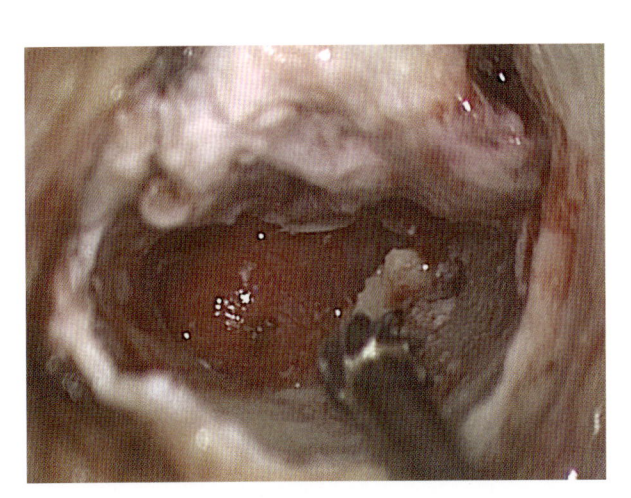

▲ 图 6-6 扩大磨除骨性外耳道以显露肿瘤的边界

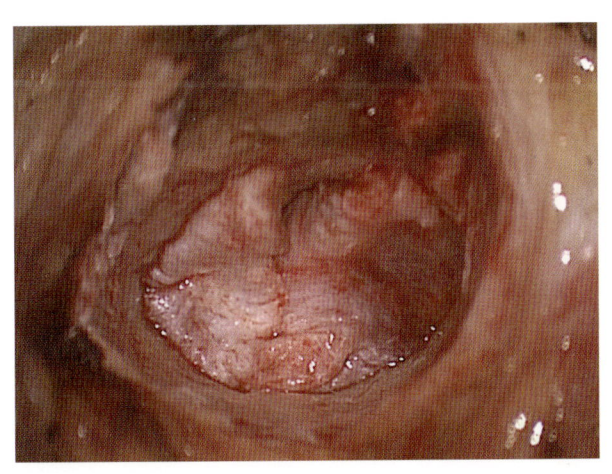

▲ 图 6-4 鼓膜耳道瓣除前上方一小部分区域外，几乎整个周缘都被掀起

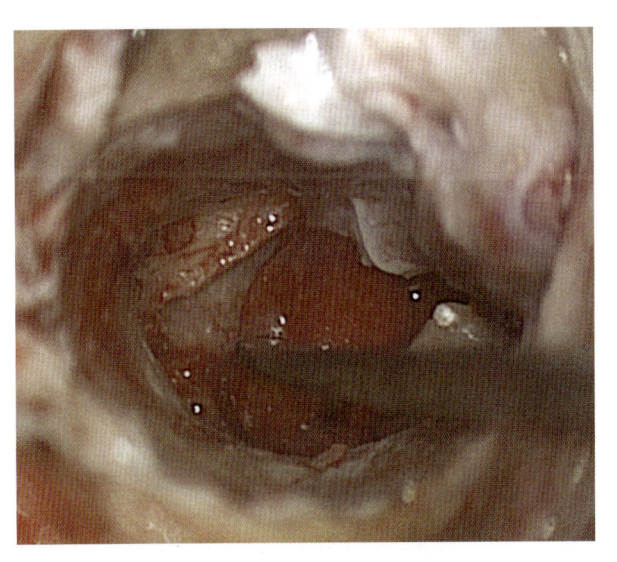

▲ 图 6-7 在所有象限可见肿瘤的边界

027

7. 对肿瘤表面行双极电凝，这有助于缩小肿瘤，并易于在相对无血的术野内进行肿瘤的分离。在紧邻面神经鼓室段缺损的区域使用双极电凝时应格外小心。
8. 从听小骨之间小心地分离肿瘤而不破坏听骨。通常是从上到下进行分离。
9. 确认并电凝肿瘤生长的鼓岬区域，并切除肿瘤（图 6-8 至图 6-11）。
10. 如果听小骨已被肿瘤破坏，则行听骨链成形术。
11. 将颞肌筋膜移植物置于鼓膜耳道瓣的下方（图 6-12）。
12. 吸收性明胶海绵填塞外耳道。
13. 缝合耳后切口。

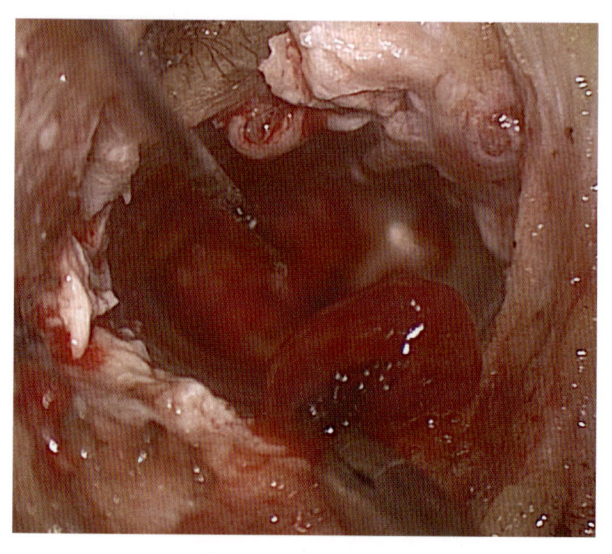

▲ 图 6-10　整块切除肿瘤

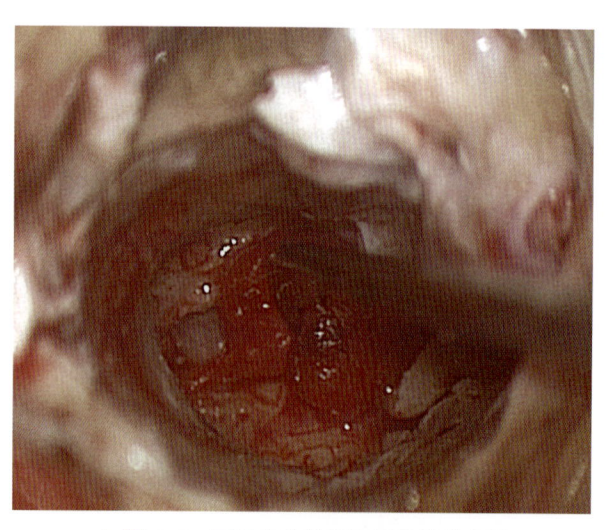

▲ 图 6-8　可见来自鼓岬表面的滋养血管

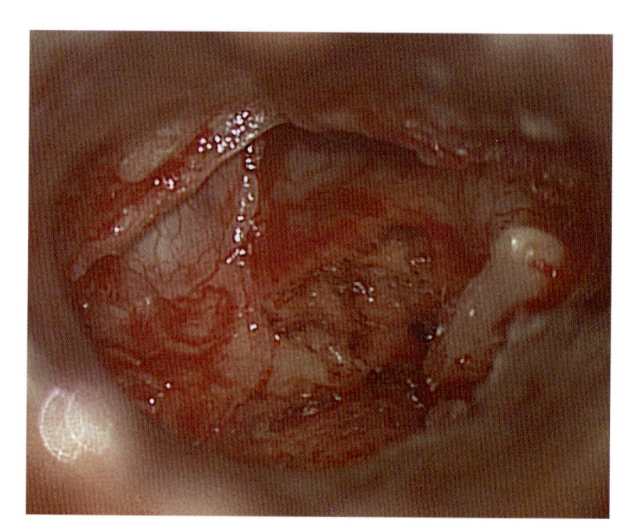

▲ 图 6-11　肿瘤切除后的中耳腔

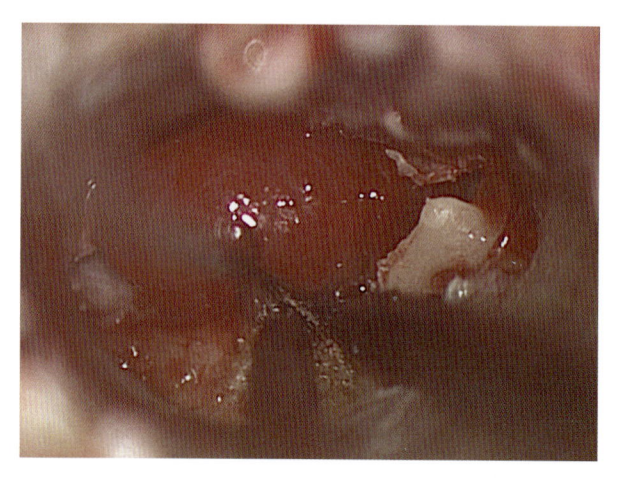

▲ 图 6-9　双极电凝来自鼓岬的滋养血管

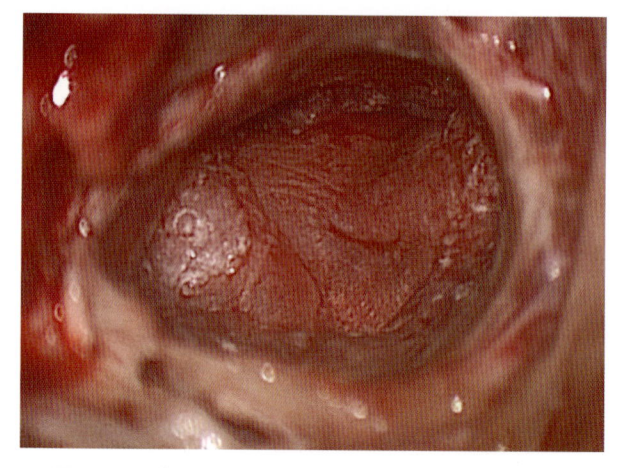

▲ 图 6-12　将颞肌筋膜移植物置于下方，然后还纳鼓膜外耳道瓣

技巧与要点

- 扩大骨性外耳道直至超过肿瘤的边界，这对于显露进而完全切除肿瘤至关重要。
- 肿瘤最好是整块切除，而不是分块切除。
- 如果存在听骨链不连续，需要同期进行处理。

第五篇 颞下窝入路
Infratemporal Fossa Approaches

第 7 章 颞下窝入路 A 型
Infratemporal Fossa Approach Type A

K. P. Morwani　Narayan Jayashankar　著
郜彩斌　译
张卫民　张洪钿　校

【适应证】

1. 颈静脉球瘤 C 型和 D 型（Fisch 分类法）。
2. 颈静脉孔脑膜瘤。
3. 颈静脉孔神经鞘瘤。然而，这些病例大多采用岩枕经乙状窦（POTS）入路。
4. 部分岩骨胆脂瘤。
5. 斜坡脊索瘤（下斜坡）。

【手术步骤】

以下是破坏的右侧颈静脉孔区的 CT 扫描和未累及颈内动脉岩部右侧颈静脉孔区颈静脉球的 MRI 增强扫描（图 7-1 和图 7-2）。

1. 采用耳后切口，自耳廓上极起，经耳后沟后 3cm，沿乳突后缘行至乳突尖。进一步向舌骨大角方向延伸行至下颌骨下缘以下 3cm（图 7-3）。
2. 掀起耳后区皮肤和皮下组织，留下肌骨膜层。在颈部，在颈阔肌下的平面进行分离。
3. 颈部耳大神经走行从胸锁乳突肌后缘上 1/3 和下 2/3 交界处开始，越过胸锁乳突肌外侧面，再进一步向上走行，垂直平分下颌角和乳突尖连线的中点。这在分离颈阔肌下的平面过程中必须保留（图 7-4）。
4. 通过切开外耳道的上方、后方和下方，形成一个矩形肌骨膜瓣，从而使肌骨膜瓣位于前方。然后，掀起至外耳道（图 7-5）。
5. 在 Henle 棘水平环形横断外耳道。切开的外耳道外侧部分的皮肤形成一层，与软骨分离，形成一个皮筒。用两根缝线固定，一针在上，另一针在下（图 7-6 和图 7-7）。
6. 然后向外耳翻出皮筒并缝合。它形成外耳道盲袋状封闭的第一层（图 7-8 和图 7-9）。
7. 然后将以前方为蒂的肌骨膜瓣缝合于外耳道前壁的软组织上。这就形成了外耳道盲袋状封闭的第二层（图 7-10）。

第 7 章 颞下窝入路 A 型
Infratemporal Fossa Approach A

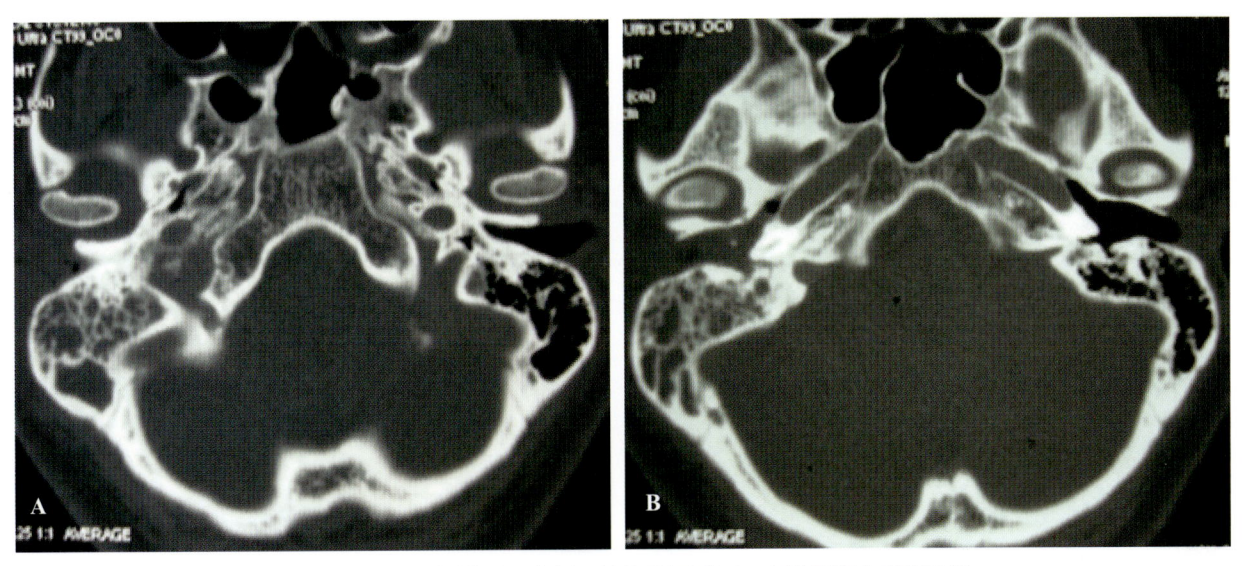

▲ 图 7-1 CT 扫描显示右侧颈静脉孔区破坏，未累及颈内动脉岩部

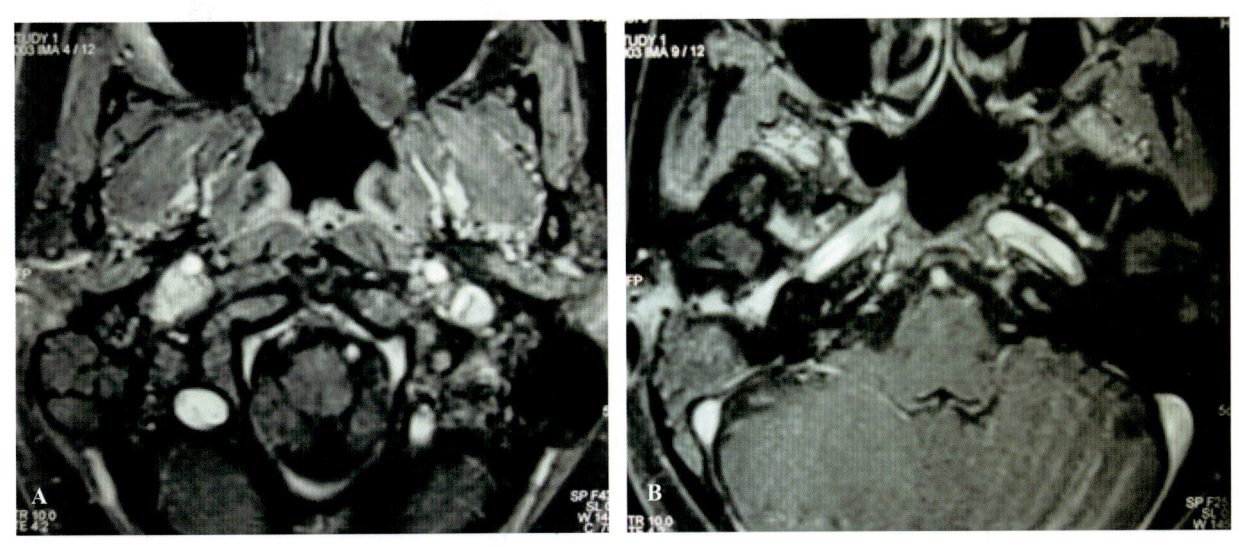

▲ 图 7-2 MRI 增强扫描显示右侧颈静脉孔区的颈静脉球瘤，未累及颈内动脉岩部

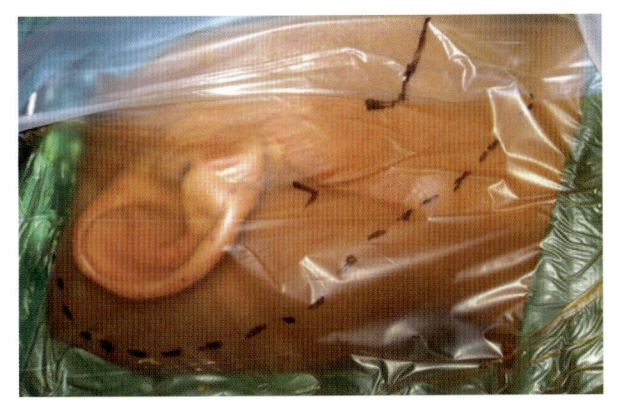

▲ 图 7-3 切口（右侧）

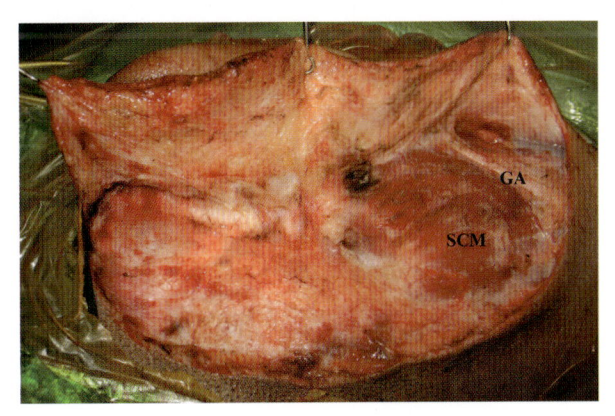

▲ 图 7-4 耳大神经在上颈部的走行
GA. 耳大神经；SCM. 胸锁乳突肌

031

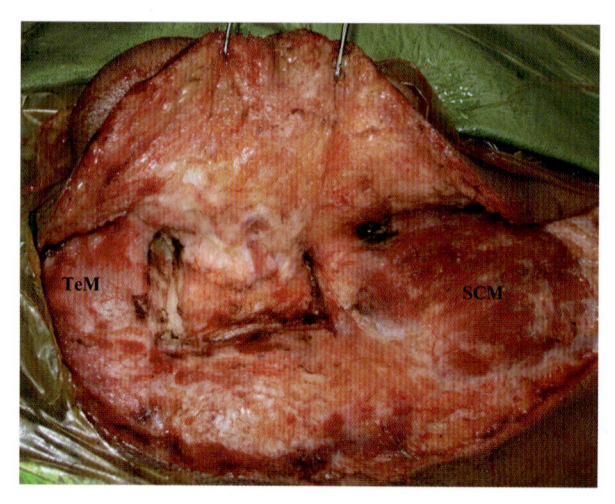

▲ 图 7-5　矩形肌骨膜瓣用于外耳道盲袋封闭的第二层
SCM. 胸锁乳突肌；TeM. 颞肌

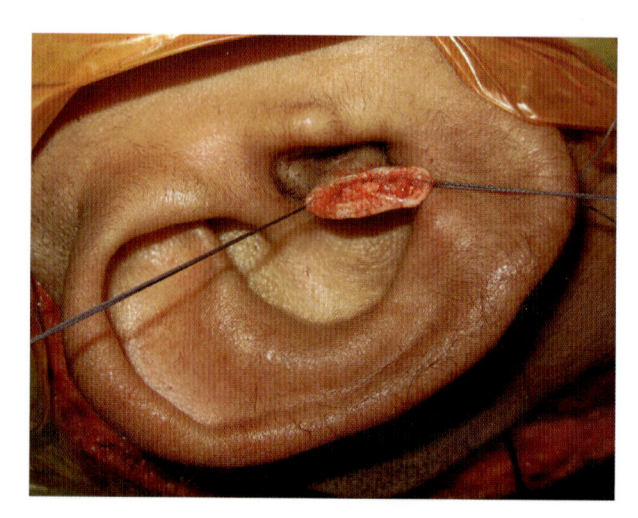

▲ 图 7-8　外耳道皮筒外翻

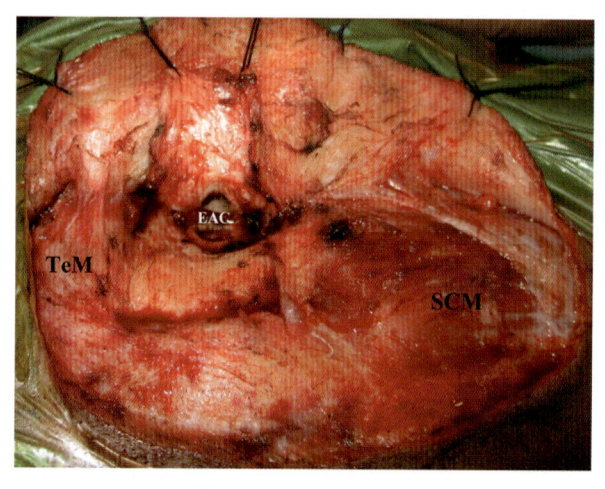

▲ 图 7-6　环形横断外耳道
EAC. 外耳道；SCM. 胸锁乳突肌；TeM. 颞肌

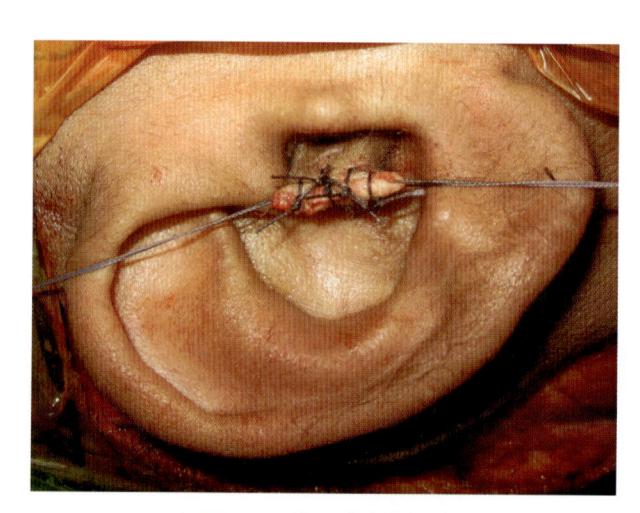

▲ 图 7-9　外耳道盲袋状缝合

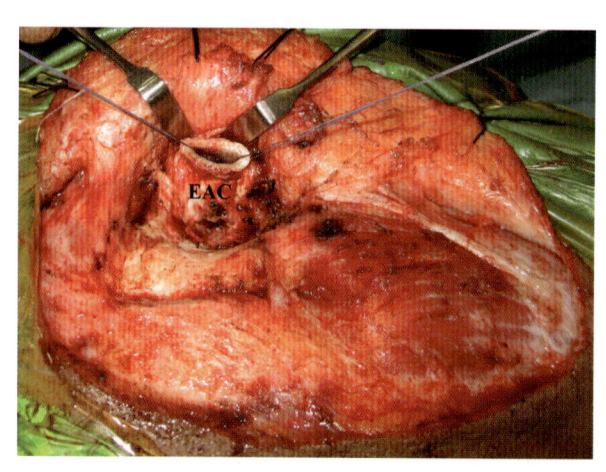

▲ 图 7-7　软骨从横断外耳道外侧部分的皮肤分离
EAC. 外耳道

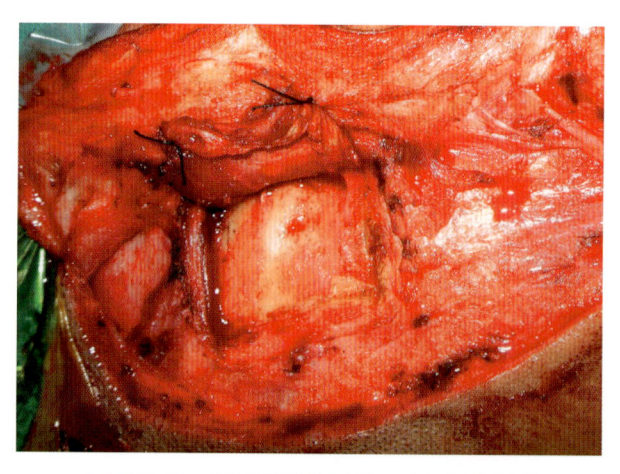

▲ 图 7-10　外耳道肌骨膜第二层盲袋状封闭

第 7 章 颞下窝入路 A 型
Infratemporal Fossa Approach Type A

8. 肌骨膜瓣切口沿颧弓根部向后在颞线上方切开，形成一个以后下方为蒂的肌骨膜瓣。在乳突的后缘，锐性分离胸锁乳突肌和二腹肌后腹的纤维，显露出该区域。然后将胸锁乳突肌前缘向后牵开（图 7-11）。

9. 在颈部识别颈外动脉、颈内动脉及颈内静脉。颈内静脉很容易在寰椎横突的前方定位。颈内动脉就在进入颅底骨管入口之前向内侧成角。头皮静脉装置的塑料管（去掉针头端和注射器端）松散地放在它们周围（图 7-12）。

10. 在颈部识别脑神经Ⅸ、Ⅹ、Ⅺ和Ⅻ。当离开颅底时，舌咽神经在最外侧，舌下神经在最内侧。

11. 舌下神经首先位于颈内静脉的内侧，然后在颈内静脉和颈内动脉之间走行，然后在颈内动脉和颈外动脉外侧走行，朝舌体的方向一直深入到二腹肌肌腱。舌咽神经位于舌下神经的上前方。迷走神经走行于颈内静脉和颈内动脉之间。副神经向后方走行，浅至颈内静脉的浅层，深至胸锁乳突肌，并在其上 1/3 和下 2/3 的交界处穿入。枕动脉跨过副神经的外侧。

12. 接下来在颞骨外面神经出茎乳孔处，识别并显露面神经主干。腮腺内的上、下干也被分离至其远端并游离（图 7-13）。

13. 先前已经切断的外耳道内侧半的皮肤连同鼓膜一起切除。

14. 行开放式乳突切除术。保留颅中窝硬脑膜和乙状窦上方的蛋壳样薄层骨质。必须小心去除乙状窦前后的骨质。轮廓化面神经乳突段，在其表面留下一层蛋壳样骨质（图 7-14 和图 7-15）。

15. 在小心地取出砧骨和锤骨之前，需要先使砧锤关节和砧镫关节脱位。在拔出锤骨之前，需要切断附着在锤骨颈的鼓膜张肌肌腱。如果需要，也可以通过切断镫骨脚来去除镫骨板上结构，留下镫骨脚板（图 7-16 至图 7-20）。

16. 然后将面神经的鼓室段直至膝状神经节轮廓化（图 7-21）。

17. 通过磨除二腹肌嵴，然后向外侧延伸磨除乳突尖前壁和后壁，切除乳突尖。然后用强力镊将其固定，在其下表面锐性分离有助于移除乳突尖（图 7-22 至图 7-24）。

18. 然后确认面神经从乳突段到颞外段主干的连续性。注意，保持茎乳孔处面神经周围的骨膜完整（图 7-25 和图 7-26）。

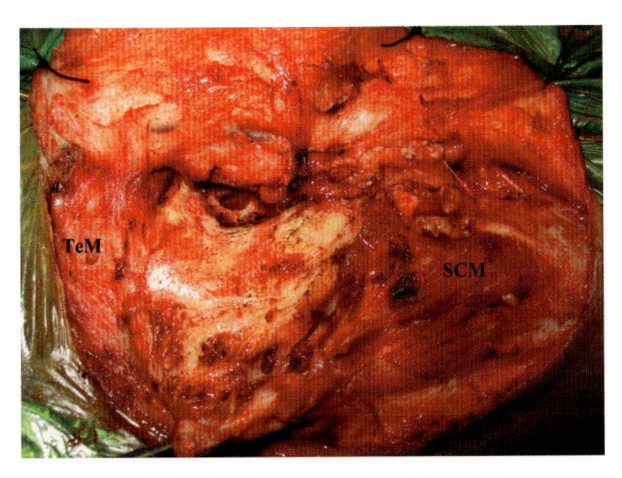

▲ 图 7-11 以后下方为蒂的肌骨膜瓣
SCM. 胸锁乳突肌；TeM. 颞肌

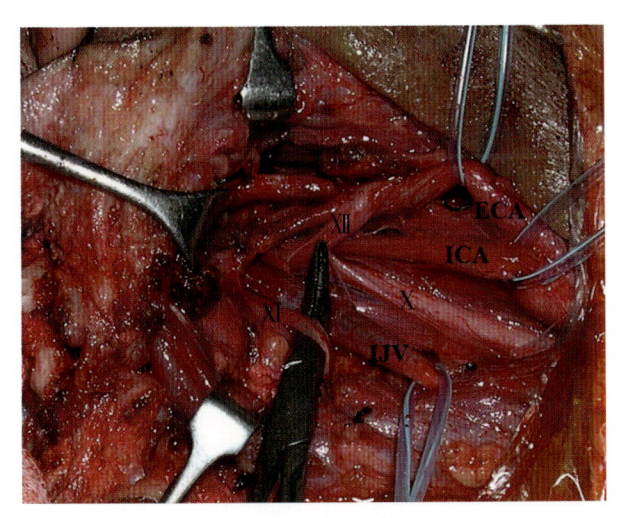

▲ 图 7-12 在颈部识别大血管和后组脑神经
ECA. 颈外动脉；ICA. 颈内动脉；IJV. 颈内静脉；Ⅹ. 迷走神经；Ⅺ. 副神经；Ⅻ. 舌下神经

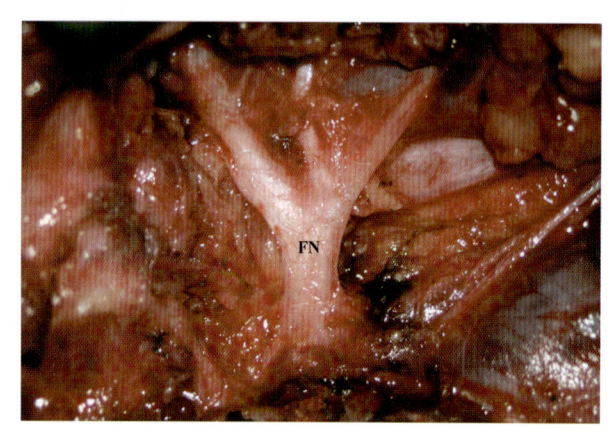

▲ 图 7-13 茎乳孔远端的面神经主干，有上、下两个分支
FN. 面神经

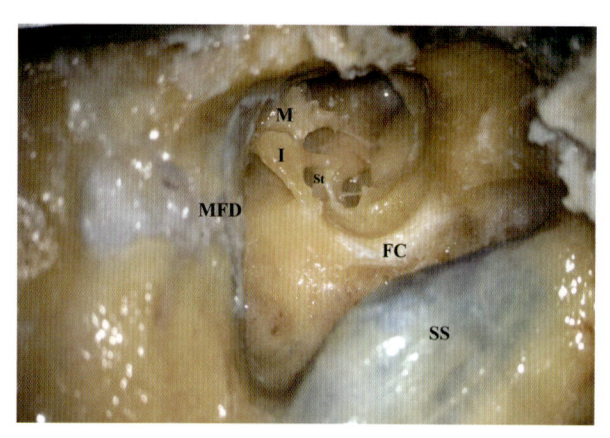

▲ 图 7-14 开放式乳突切除术
FC. 面神经管；I. 砧骨；M. 锤骨；MFD. 颅中窝硬脑膜；SS. 乙状窦；St. 镫骨

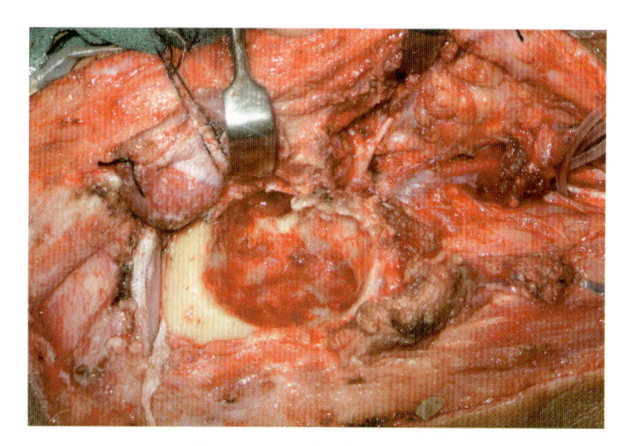

▲ 图 7-15 开放式乳突切除术

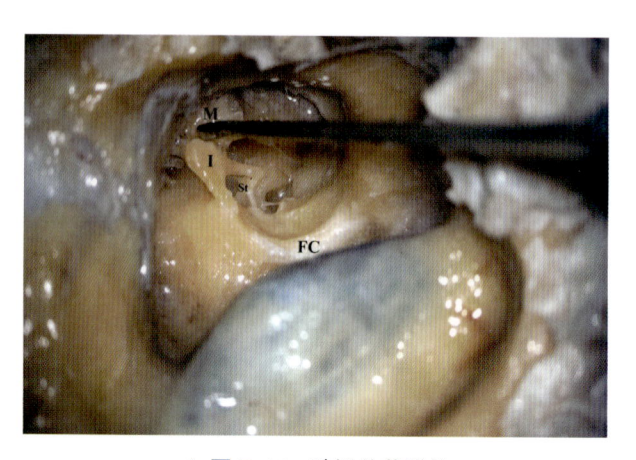

▲ 图 7-16 砧锤关节脱位
FC. 面神经管；I. 砧骨；M. 锤骨；St. 镫骨

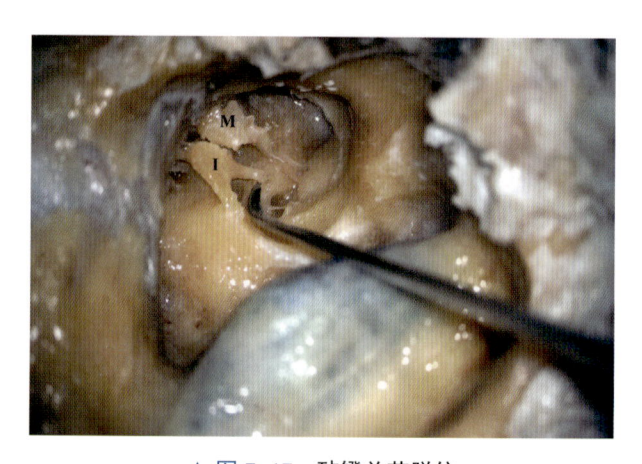

▲ 图 7-17 砧镫关节脱位
I. 砧骨；M. 锤骨

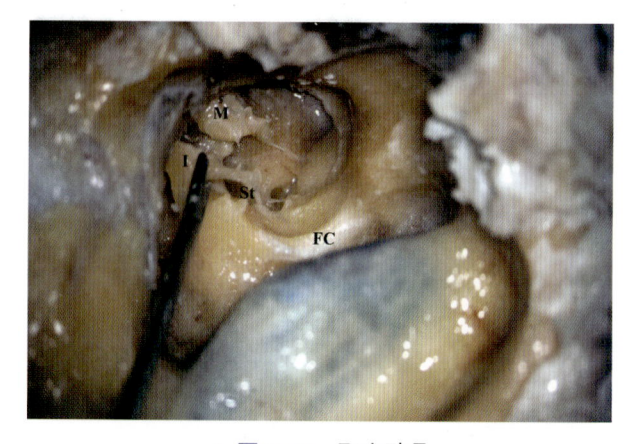

▲ 图 7-18 取出砧骨
FC. 面神经管；I. 砧骨；M. 锤骨；St. 镫骨

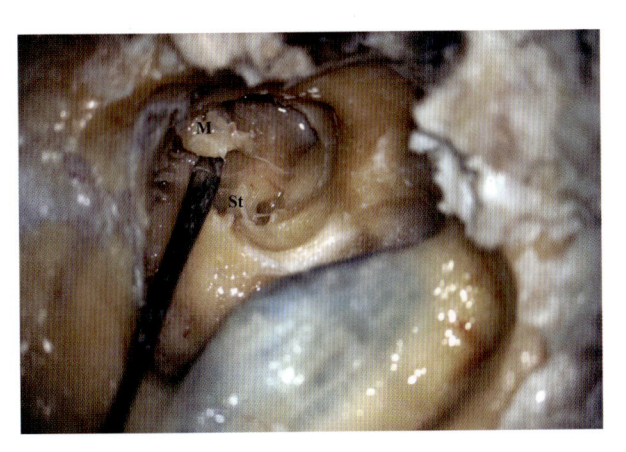

第 7 章 颞下窝入路 A 型
Infratemporal Fossa Approach Type A

▲ 图 7-19 切断鼓膜张肌肌腱
M. 锤骨；St. 镫骨

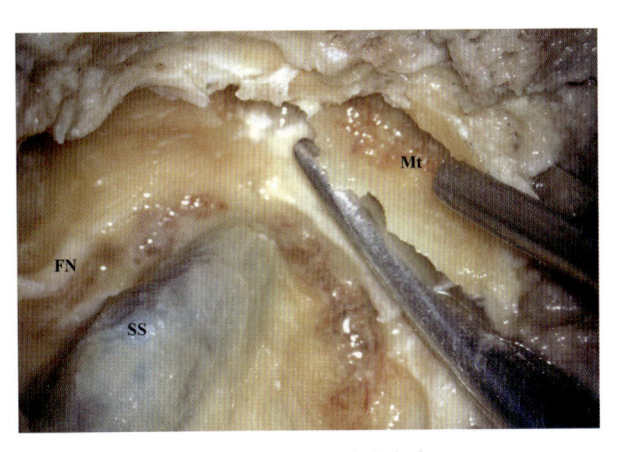

▲ 图 7-22 切除乳突尖
FN. 面神经；Mt. 乳突尖；SS. 乙状窦

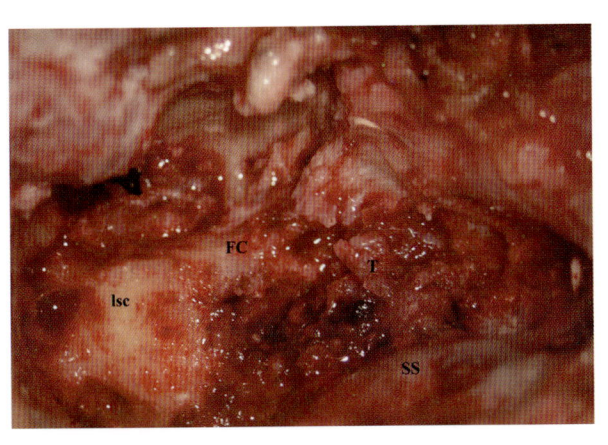

▲ 图 7-20 乳突腔及中耳内可见血管球瘤
FC. 面神经管；lsc. 外半规管；SS. 乙状窦；T. 肿瘤

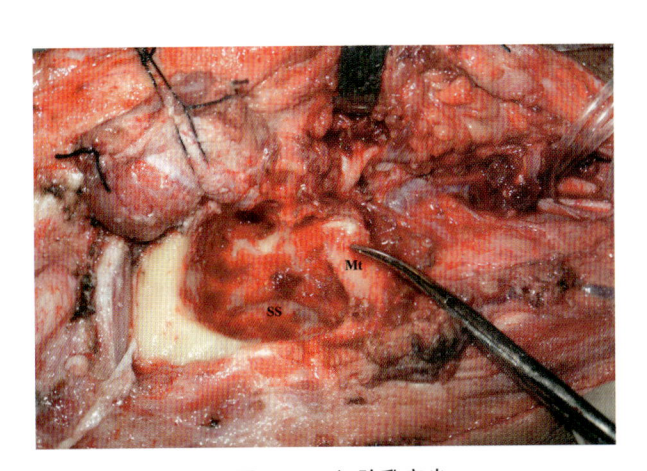

▲ 图 7-23 切除乳突尖
Mt. 乳突尖；SS. 乙状窦

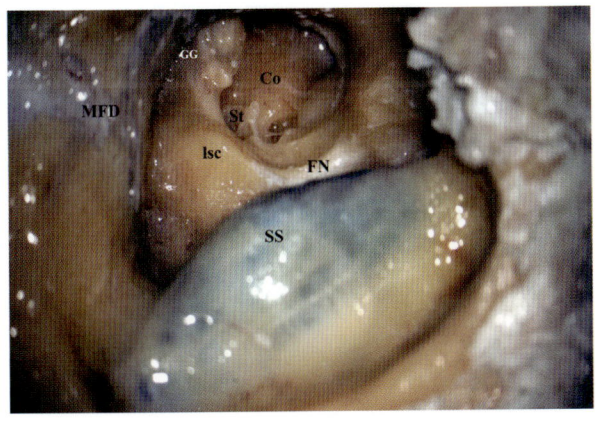

▲ 图 7-21 面神经乳突段和鼓室段的轮廓化
Co. 耳蜗；FN. 面神经；GG. 膝状神经节；lsc. 外半规管；
MFD. 颅中窝硬脑膜；SS. 乙状窦；St. 镫骨

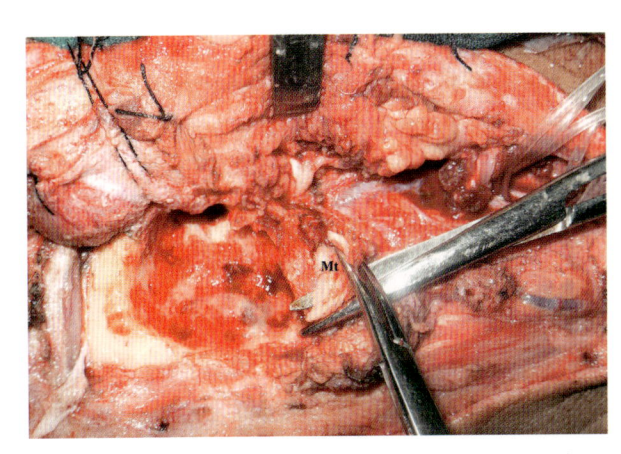

▲ 图 7-24 从下方的二腹肌附着处锐性分离乳突尖
Mt. 乳突尖

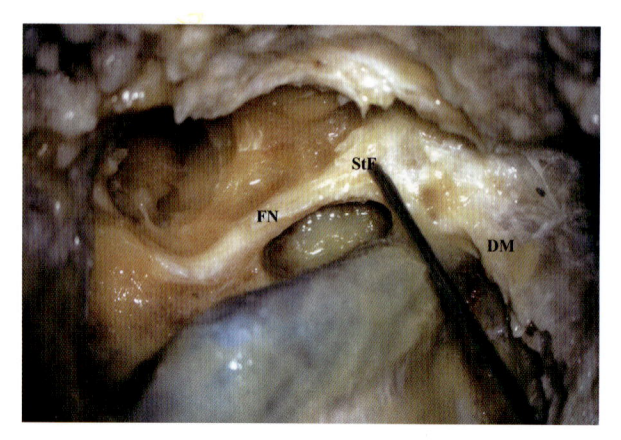

▲ 图 7-25 茎乳孔面神经出口周围的骨膜
DM. 二腹肌（后腹附着处）；FN. 面神经；StF. 茎乳孔

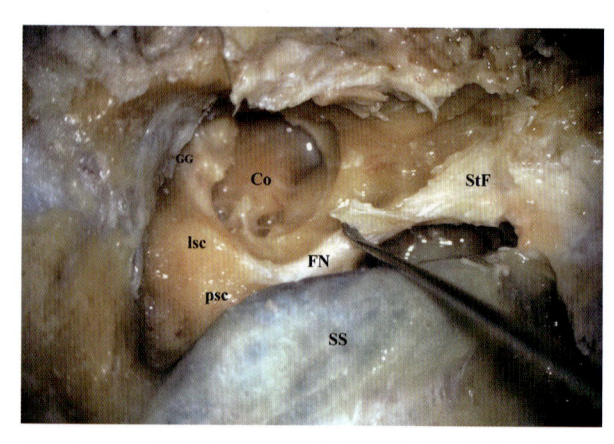

▲ 图 7-27 剥离覆盖于面神经的鼓室段和乳突段表面的蛋壳样薄层骨质进行减压
Co. 耳蜗；FN. 面神经；GG. 膝状神经节；lsc. 外半规管；psc. 后半规管；SS. 乙状窦；StF. 茎乳孔

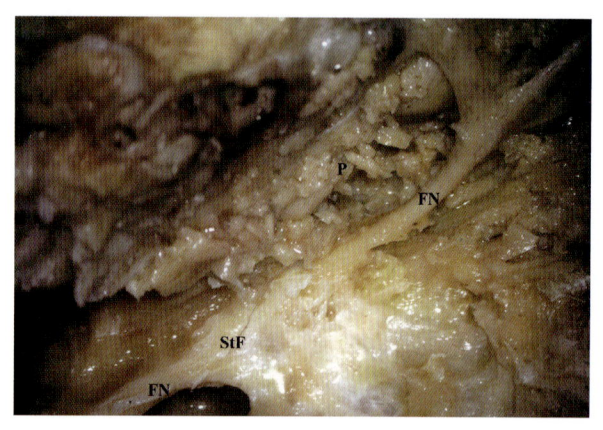

▲ 图 7-26 追踪面神经在乳突段和腮腺内主干之间的连续性
FN. 面神经；P. 腮腺组织；StF. 茎乳孔

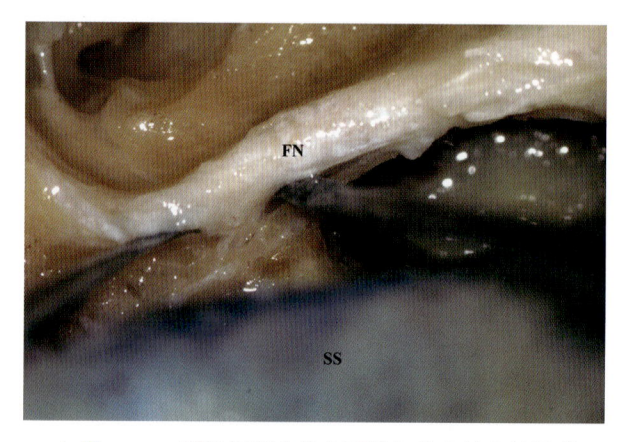

▲ 图 7-28 面神经管内发自面神经骨床的血管通道
FN. 面神经；SS. 乙状窦

19. 然后通过剥离覆盖于面神经表面的蛋壳样薄层骨来完成从膝状神经节到茎乳孔的面神经全程减压（图 7-27）。

20. 最终将面神经自其骨床中游离出。这样做时，可以看到从骨床穿出滋养面神经的血管通道。需要锐性切断血管通道，以便将面神经从骨床上游离（图 7-28）。

21. 面神经从膝状神经节一直游离至腮腺内上、下两干的远端。在茎乳孔附近保留面神经周围的骨膜是非常重要的。然后将面神经向前移位。鼓室段放置于事先在外耳道前壁颧弓根部磨出的骨槽中。向前移位的面神经的其余部分放置在腮腺组织内，对神经周围的组织加以缝合形成一闭合的通道对神经进行保护（图 7-29 至图 7-33）。

22. 现在磨除迷路下和耳蜗下气房，以识别颈静脉球，并与乙状窦相延续。磨除该区域鼓骨骨质以显露茎突基底部（图 7-34 和图 7-35）。

23. 磨除鼓骨后便可显露茎突的基底部。茎突及其附着的肌肉分隔了外侧的颈外动脉与内侧的颈内动脉。在切除茎突之前，要仔细地从茎突上分离附着其上的

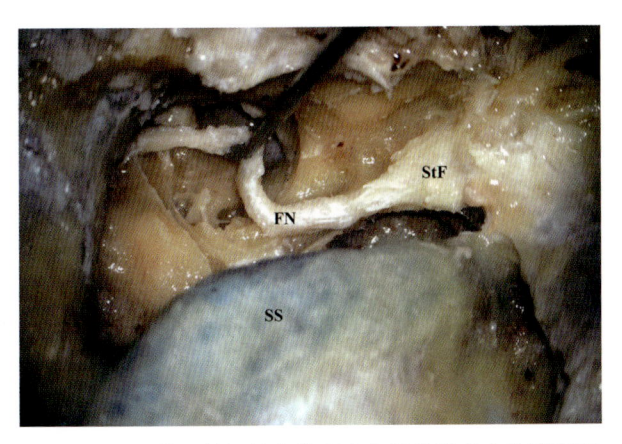

第 7 章　颞下窝入路 A 型
Infratemporal Fossa Approach Type A

▲ 图 7-29　将面神经鼓室段和乳突段从骨床中分离出来

FN. 面神经；SS. 乙状窦；StF. 茎乳孔

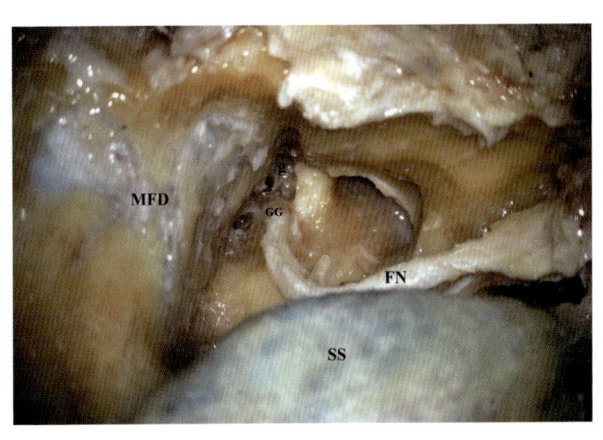

▲ 图 7-32　在咽鼓管上方颧弓根处磨出骨槽，用于面神经向前移位

FN. 面神经；g. 颧弓根处的骨槽；GG. 膝状神经节；MFD. 颅中窝硬脑膜板；SS. 乙状窦

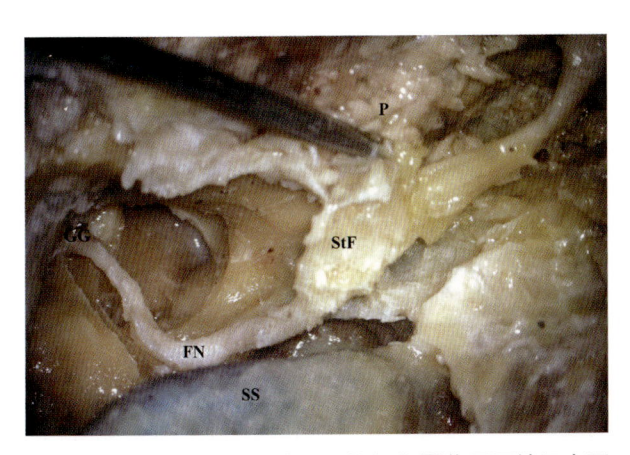

▲ 图 7-30　注意在茎乳孔出口处保留覆盖于面神经表面的骨膜，面神经从膝状神经节一直游离至腮腺内上、下干的远端

FN. 面神经；GG. 膝状神经节；P. 腮腺组织；SS. 乙状窦；StF. 茎乳孔

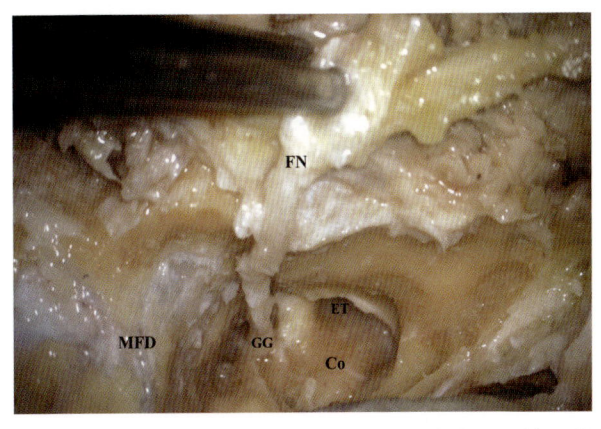

▲ 图 7-33　面神经向前移位置于新的骨槽内，面神经的远端部分置于腮腺组织内形成的通道中

Co. 耳蜗；ET. 咽鼓管；FN. 面神经；GG. 膝状神经节；MFD. 颅中窝脑板

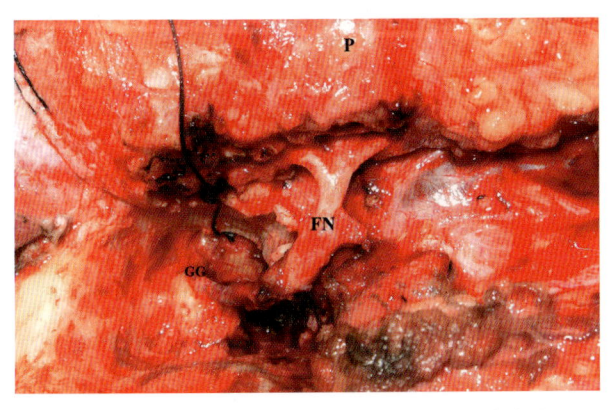

▲ 图 7-31　面神经从膝状神经节处游离至腮腺内上、下干的远端

FN. 面神经；GG. 膝状神经节；P. 腮腺组织

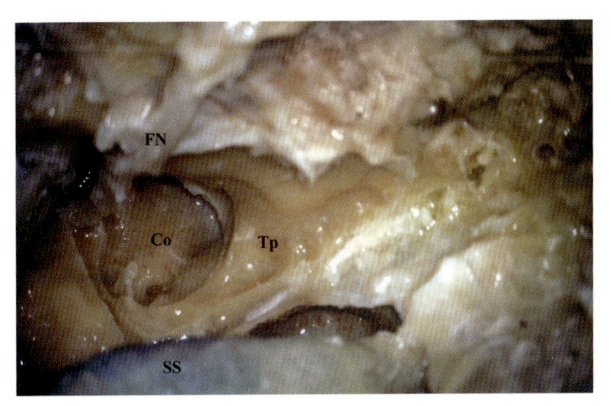

▲ 图 7-34　磨除鼓室骨、迷路下和耳蜗下气房

Co. 耳蜗；FN. 面神经；SS. 乙状窦；Tp. 鼓骨

037

肌肉。切除茎突后便可显露出颈内动脉（图 7-36）。

24. 覆盖颈内动脉颅底入口处的骨膜很坚韧，需要用剪刀修剪（图 7-37）。

25. 在咽鼓管前下方磨除外耳道前壁，进一步显露颈内动脉的走行（图 7-38）。

26. 乙状窦和颈静脉球通过剥离其上方蛋壳状薄层骨质来减压，但应该在邻近窦脑膜角处的乙状窦表面保留一块突出的楔形骨板，以帮助用可吸收止血纱布对乙状窦行腔外填塞压迫。将可吸收止血纱布填塞于楔形骨板和乙状窦壁上部之间，行腔外压迫，以阻断汇入乙状窦的血流。颈内静脉在颈部双重结扎并切断（图 7-39）。

27. 然后，乙状窦、颈静脉球和颈内静脉的侧壁随肿瘤一起切除（图 7-40 和图 7-41）。

28. 岩下窦大多开口于颈静脉球，但有时也开口于颈内静脉。在颈静脉球内岩下窦开口处会出现快速出血。岩下窦可能会有多个开口。重要的是要仔细地用可吸收止血纱布塞住每个开口，而不是在颈静脉球的内侧壁上随便乱放一大片可吸收止血纱布。这是因为后组脑神经从颅内走行至颅底出口时，与颈静脉球内侧壁紧密相邻

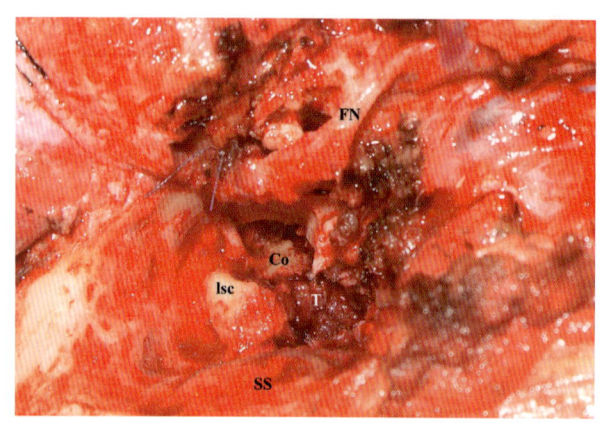

▲ 图 7-35 可见侵蚀鼓骨、迷路下和耳蜗下骨质的血管球瘤
Co. 耳蜗；FN. 面神经（向前移位）；lsc. 外半规管；SS. 乙状窦；T. 肿瘤

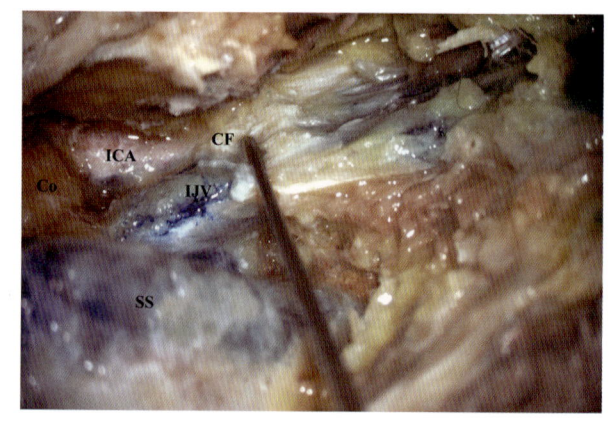

▲ 图 7-37 在颈静脉孔处显露颈内动脉和颈内静脉
CF. 颈动脉孔；Co. 耳蜗；ICA. 颈内动脉；IJV. 颈内静脉；SS. 乙状窦

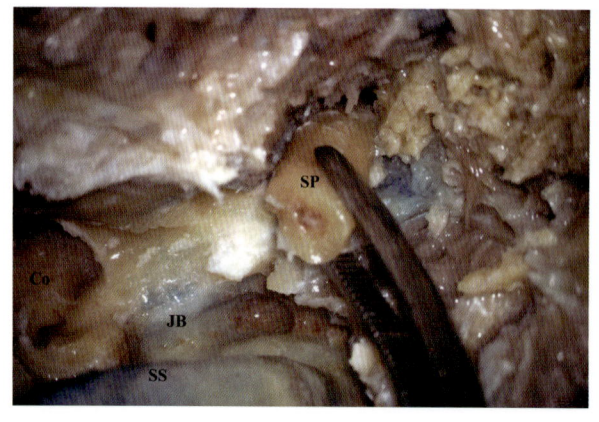

▲ 图 7-36 切除茎突
Co. 耳蜗；JB. 颈静脉球；SP. 茎突；SS. 乙状窦

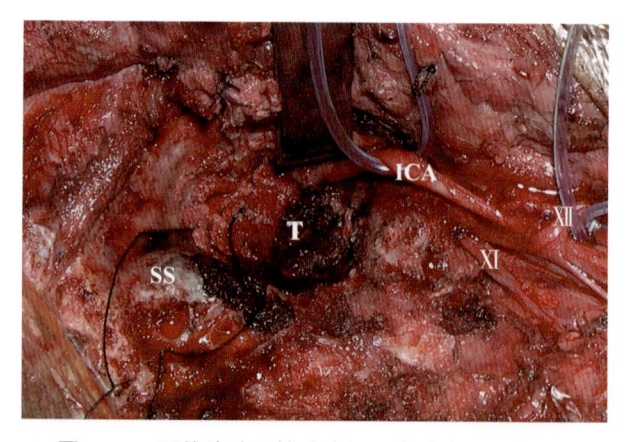

▲ 图 7-38 颈静脉孔血管球瘤沿颈内动脉垂直方向延伸
ICA. 颈内动脉；SS. 乙状窦；T. 颈静脉球瘤；XI. 副神经；XII. 舌下神经

第 7 章 颞下窝入路 A 型
Infratemporal Fossa Approach Type A

（图 7-42）。

29. 乙状窦前颅后窝硬脑膜也被减压，并切除其上的肿瘤（图 7-43）。
30. 肿瘤通常与覆盖颈内动脉进入颅底入口处的纤维骨膜层相粘连。正常的纤维骨膜界面从颈部沿颈内动脉，向上朝垂直的岩内段走行。切除受累的纤维骨膜层，在颈内动脉周围进行操作必须非常精细谨慎，才不会在受累区域残留肿物。用双极烧灼与切除的纤维骨膜层相邻的覆盖颈内动脉的正常纤维骨膜层表面，以增加肿瘤切除的安全边界（图 7-44）。

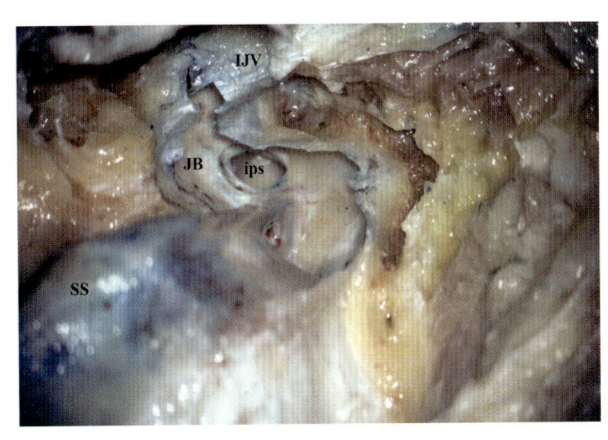

▲ 图 7-41 颈静脉球外侧壁随肿瘤一起切除，颈静脉球内侧壁可见岩下窦开口
IJV. 颈内静脉；ips. 颈静脉球岩下窦开口；JB. 颈静脉球；SS. 乙状窦

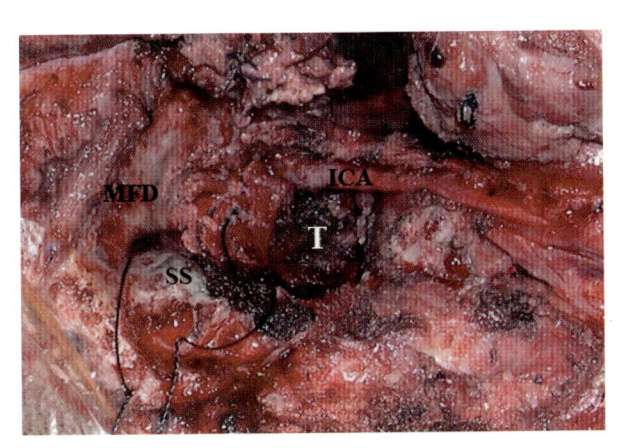

▲ 图 7-39 在乙状窦上端行腔外压迫
ICA. 颈内动脉；MFD. 颅中窝脑板；SS. 乙状窦；T. 颈静脉球瘤

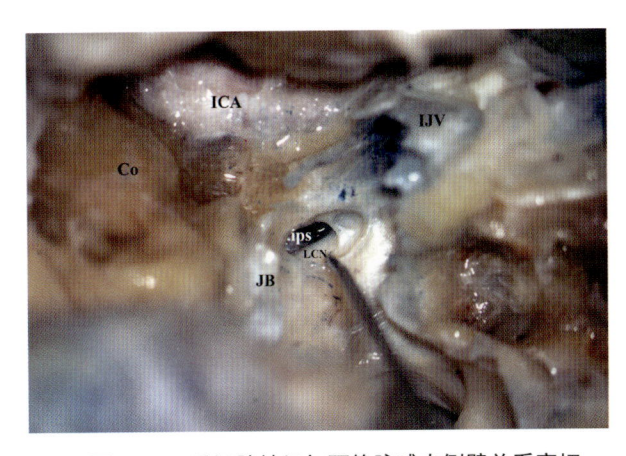

▲ 图 7-42 后组脑神经与颈静脉球内侧壁关系密切
Co. 耳蜗；ICA. 颈内动脉；IJV. 颈内静脉；ips. 岩下窦开口；JB. 颈静脉球（内侧壁）；LCN. 后组脑神经（与颈静脉球内侧壁和岩下窦开口关系密切）

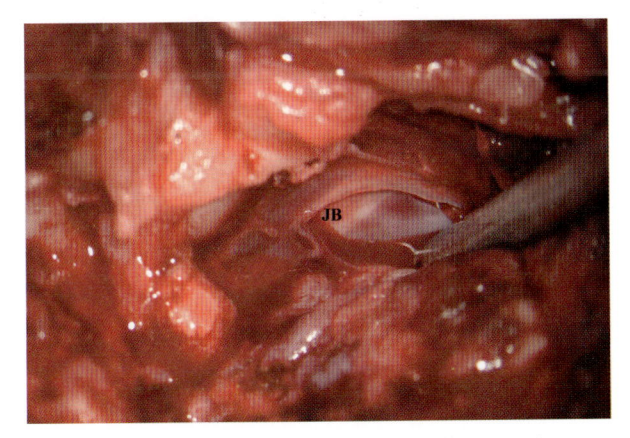

▲ 图 7-40 颈静脉球外侧壁随肿瘤一起切除
JB. 颈静脉球（外侧壁切除后可见内侧壁）

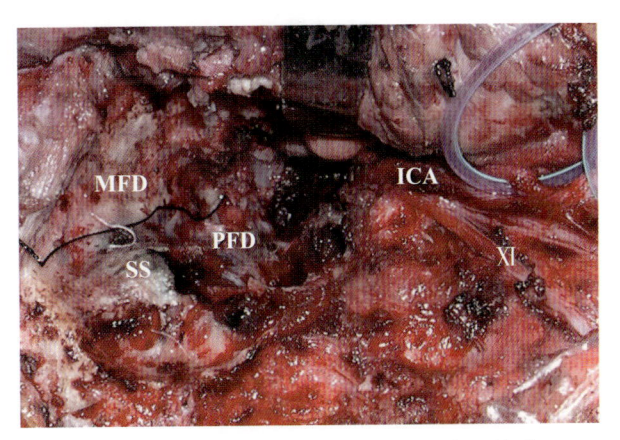

▲ 图 7-43 显露乙状窦前方的颅后窝硬脑膜
ICA. 颈内动脉；MFD. 颅中窝脑板；PFD. 颅后窝硬脑膜；SS. 乙状窦；XI. 副神经

039

31. 在极少数情况下，颈内动脉或其管腔本身受到肿瘤的累及，在这些情况下，仅清除覆盖其表面的骨膜是不够的。可选择支架植入或切除颈内动脉受累段。只要条件允许，作者更倾向于将支架植入作为首选。

32. 作者根据病变的需要，对 C_1 和 C_2 型病变的面神经移位进行了改良。在 C_1 型肿瘤中，采用面下入路或将面神经从垂直段迷路下部的面神经管分离至腮腺主要分支的远端。在 C_2 型肿瘤中，面神经从第二膝分离面神经骨床直至腮腺主要分支的远端。当然，这一决定是在术中做出的，不会影响肿瘤切除，也不会因为移位受限而使面神经面临严重损伤的风险（图 7-45）。

33. 在 C_3 和 C_4 型肿瘤中，如前所述，包括膝状神经节、鼓室段、垂直（乳突）段直到腮腺两个主要分支远端的整个节段都被分离并向前移位。

34. 在涉及面神经的问题上，作者是积极的。如果面神经似乎被肿瘤侵犯，作者试图在面神经的神经外膜和神经束膜之间获得一个界面，切除与肿瘤有关的神经外膜。然而，如果神经束膜本身被浸润，肿瘤切除后，应切除受累的面神经节段，并在正常的面神经断端之间进行移植（图 7-46 至图 7-49）。

35. 肿瘤切除后，其下方所有的松质骨都需要彻底磨光，直到周围都能看到健康的白骨。同样，如果需要的话，任何残留在中耳腔的黏膜都会被双极烧灼并切除。再次在切除的黏膜下进行额外的磨除，直至达到健康的白色骨面。

36. 小的硬膜内肿物可以同期切除。然而，向硬膜内侵犯的较大肿物需要对硬膜内部分行二期处理（图 7-50）。

37. 可用小块脂肪组织来封闭任何小的硬脑膜缺损。在这上面加用一块阔筋膜或直肌鞘，并用纤维蛋白胶将其固定在颅后窝硬脑膜上（图 7-51 和图 7-52）。

38. 切除的茎突被重新塑形，用来填塞咽鼓管。骨粉或骨蜡用作附加密封材料。另一名左侧手术后的受试者术后CT扫描显示同样的情况（图 7-53）。

39. 从腹部或大腿获取的脂肪填充术腔缺损（图 7-54）。

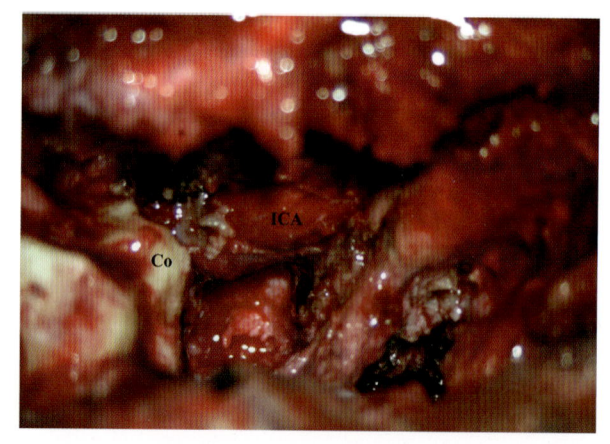

▲ 图 7-44 肿瘤的纤维骨膜层沿颈内动脉垂直方向清除，用双极烧灼邻近正常的纤维骨膜层

Co. 耳蜗；ICA. 颈内动脉（切除受累的纤维骨膜层，可见正常纤维骨膜层）

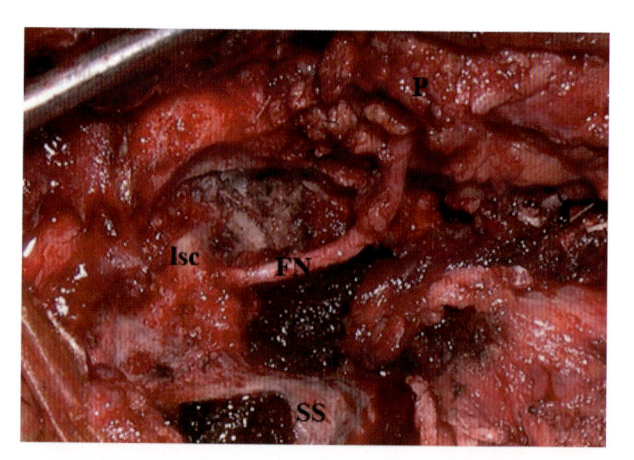

▲ 图 7-45 在某些 C_2 型肿瘤中，自第二膝将面神经移位至腮腺上、下两干

FN. 面神经；lsc. 外半规管；P. 腮腺组织；SS. 乙状窦

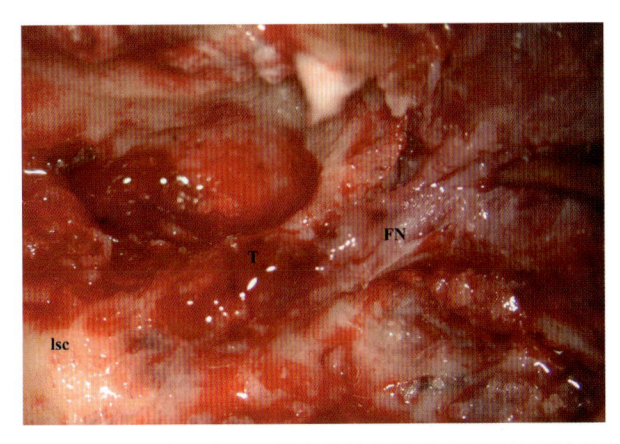

第 7 章 颞下窝入路 A 型
Infratemporal Fossa Approach Type A

▲ 图 7-46　在乳突段和鼓室段被血管球瘤累及的面神经
FN. 面神经（乳突段）；lsc. 外半规管；T. 肿瘤

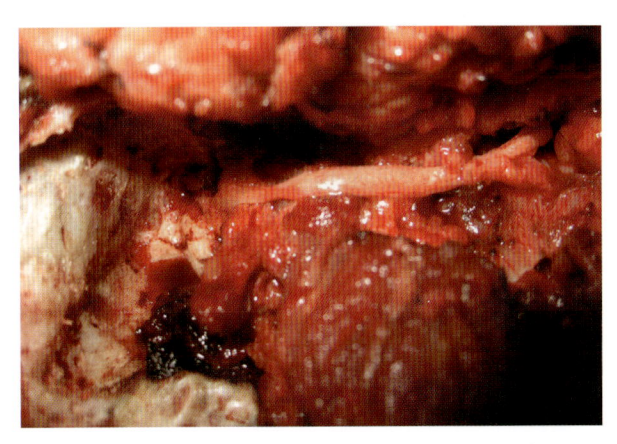

▲ 图 7-49　自鼓室段残端至腮腺主干行面神经移植术

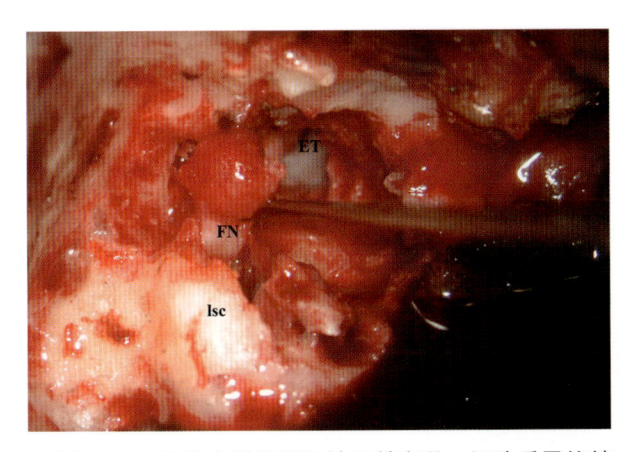

▲ 图 7-47　正常未受累的面神经鼓室段，切除受累的鼓室段和乳突段面神经
ET. 咽鼓管；FN. 面神经（鼓室段）；lsc. 外半规管

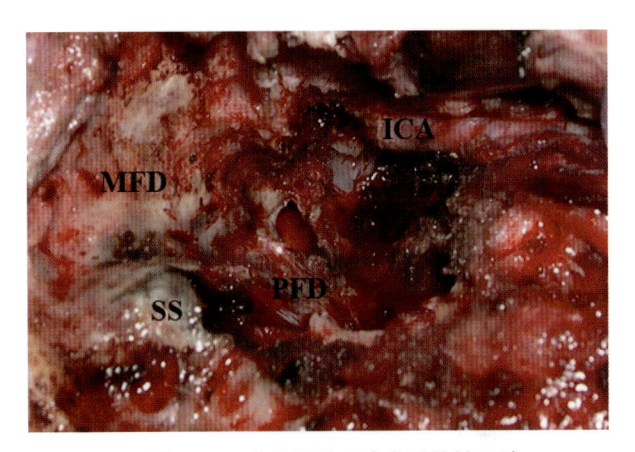

▲ 图 7-50　小的硬膜下病变延伸被切除
ICA. 颈内动脉；MFD. 颅中窝脑板；PFD. 颅后窝硬脑膜（肿瘤切除，可见缺损）；SS. 乙状窦

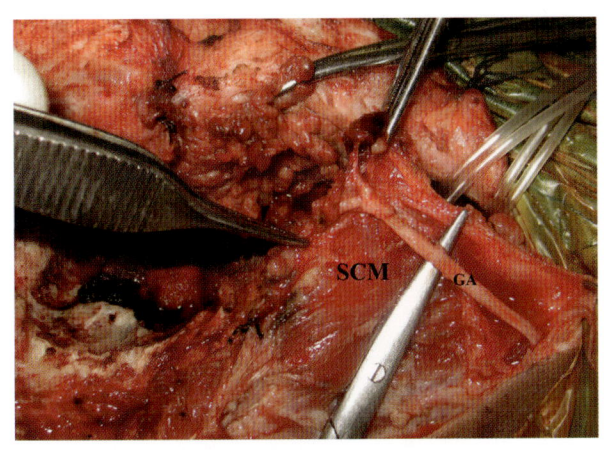

▲ 图 7-48　获取耳大神经移植物
GA. 耳大神经；SCM. 胸锁乳突肌

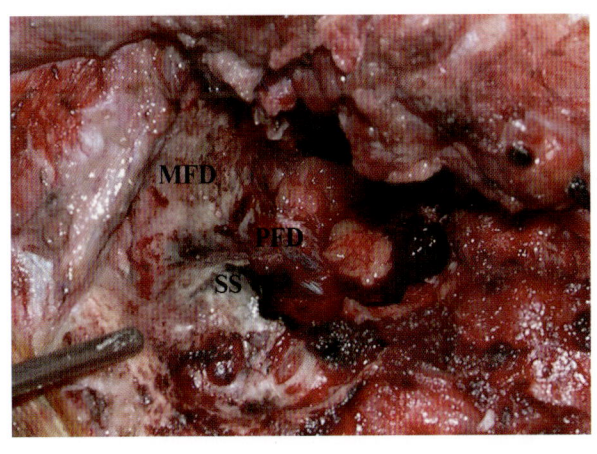

▲ 图 7-51　用小块脂肪填塞封闭小的硬脑膜缺损
MFD. 颅中窝脑板；PFD. 颅后窝硬脑膜；SS. 乙状窦

041

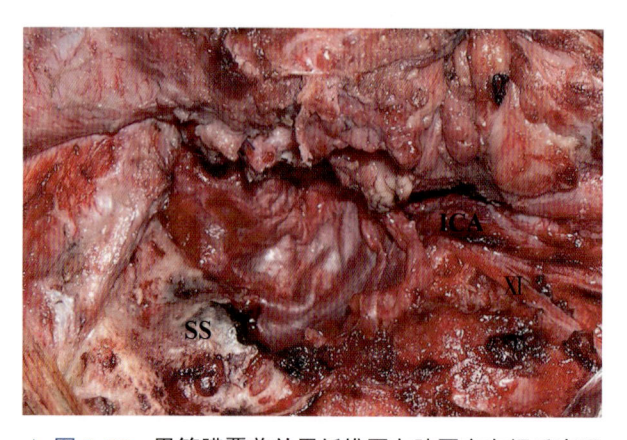

▲ 图 7-52 用筋膜覆盖并用纤维蛋白胶固定在颅后窝硬脑膜上

ICA. 颈内动脉；SS. 乙状窦；Ⅺ. 副神经

40. 面神经从先前向前移位的腮腺隧道中释放出来，放置在脂肪床上。将先前从乳突附着处分离的二腹肌后腹复位，并放置于面神经乳突段之下。我们认为这可能增加面神经的血管营养，并有助于功能恢复。
41. 胸锁乳突肌原位缝合。有时，颞肌也可以移位，尽可能维持密闭的方式，有助于修补缺损（图 7-55）。
42. 分别缝合皮下组织层和皮肤层（图 7-56）。

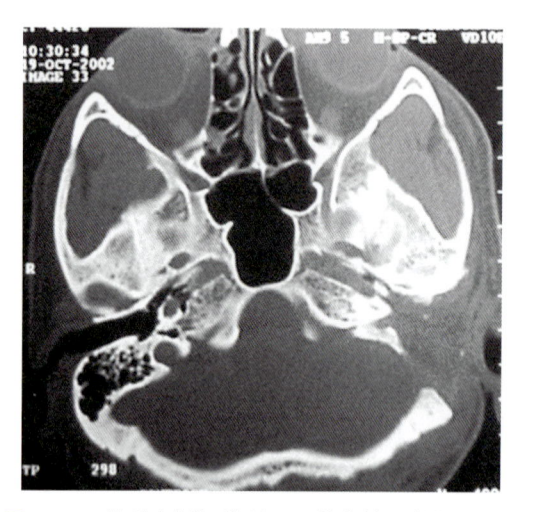

▲ 图 7-53 术后左侧扫描所示，茎突被重新塑形并用来封闭咽鼓管

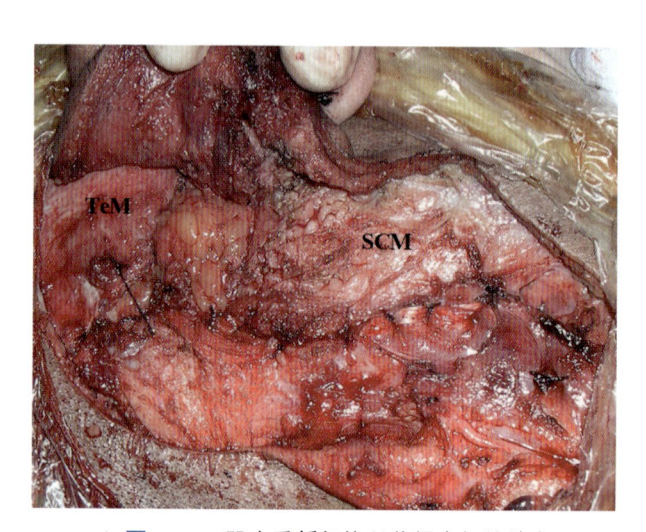

▲ 图 7-55 肌肉重新复位以获得良好的缝合

SCM. 胸锁乳突肌；TeM. 颞肌

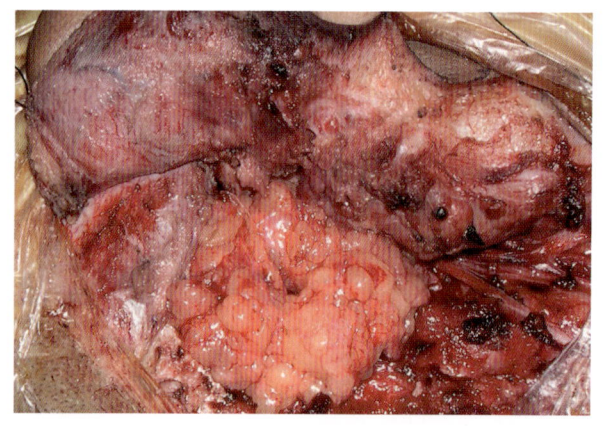

▲ 图 7-54 用于填充空腔和消除无效腔的脂肪

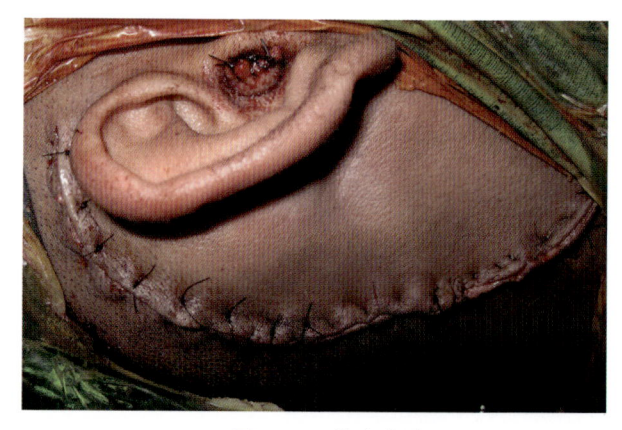

▲ 图 7-56 缝合皮肤

技巧与要点

- 此入路的主要考虑因素之一是面神经功能的保留。面神经完全前移术后的最佳疗效为Ⅱ级/Ⅰ级（House–Brackmann 分级系统）。为了获得更好的结果，在可行的情况下，对 C_1 和 C_2 型肿瘤我们遵循有限移位的理念。然而，如果肿瘤切除受到影响，或者如果有限的面神经移位可能会拉伸或损伤面神经（因为它位于手术区域的中间），那么完全的前移手术要安全得多。在手术结束时，我们将移位的神经放回原位，保持其在肌肉床上（二腹肌后腹）。在缝合过程中神经也被胸锁乳突肌所覆盖。在作者看来，这样可以促进神经血管的形成和营养，从而提高了面神经恢复的效果。
- 虽然作者使用积极的方法清除神经上的肿瘤，但在特定的病例中，最好在迷走神经上保留下一条非常薄的肿瘤组织，以保持神经的良好功能。这一点对年长的患者和那些我们怀疑由于某些原因会代偿不良的患者尤为重要。
- 受累病例的颈动脉骨膜切除确实能提高肿瘤的切除率。然而，这些患者需要保持良好的随访，因为偶尔会发生颈内动脉假性动脉瘤。作者在他们的研究中遇到过一个这样的案例。
- 在我们看来，伽马刀仅适用于不适合手术的患者或多次扫描显示（术后）仍在生长的微小残留肿瘤（迷走神经、海绵窦和颈内动脉上）。

第 8 章 颞下窝入路 B 型
Infratemporal Fossa Approach Type B

K. P. Morwani　Narayan Jayashankar　著
林晓宁　刘健刚　译
张卫民　张洪钿　校

【适应证】

1. 颈静脉球瘤 C_3 型。
2. 耳蜗前方或下方的岩骨胆脂瘤病例。
3. 部分斜坡区脊索瘤病例。
4. 沿颈内动脉岩部水平生长的病变。

【手术步骤】

图 8-1 显示不同位置血管球瘤 MRI 扫描。

颞下窝入路 B 型是颞下窝入路 A 型的扩展，起始步骤与 A 型入路相同。

1. 皮肤切口始于眶外侧壁上后方，延伸至耳廓上方约 2cm，朝下颌角弯曲至耳后沟后方 3~4cm。
2. 绕外耳道上、后和下方切开做一个矩形的肌骨膜瓣，使该瓣基底部向前。然后向上提至外耳道。
3. 如前所述，做外耳道盲袋状封闭。
4. 辨认颞外面神经主干及其上、下分支，也可追踪跨过颧弓的面神经额支（图 8-2）。
5. 沿颧弓根部向后越过颞线行肌骨膜切口，

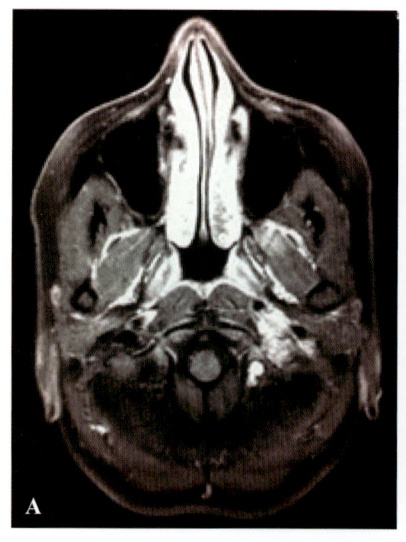

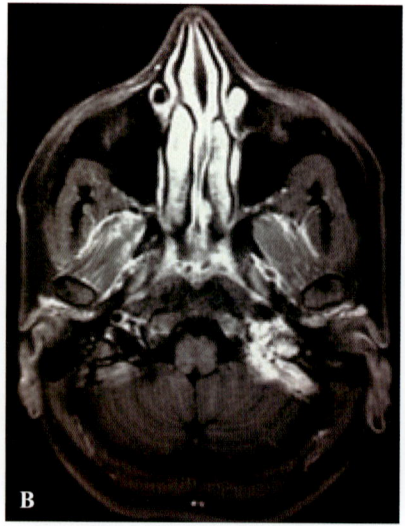

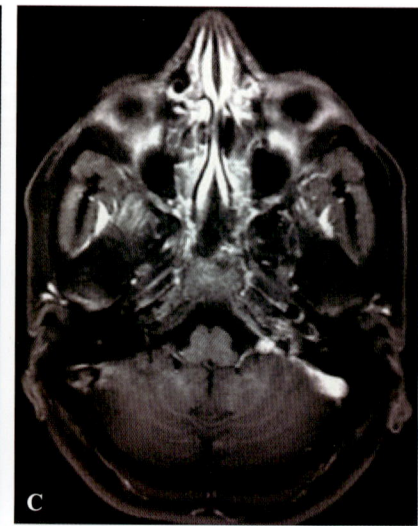

▲ 图 8-1　A. MRI T_1 增强扫描显示一右侧颈静脉孔球瘤；B. MRI T_1 增强扫描显示一沿颈内动脉垂直方向的球瘤；C. MRI 扫描显示一球瘤位于颈内动脉的岩部水平段内侧，朝向岩尖

第 8 章 颞下窝入路 B 型
Infratemporal Fossa Approach Type B

做一基底部向下的肌骨膜瓣。

6. 上提颧弓骨膜，面神经额支走行于该界面表面。保持分离界面在骨膜下有助于防止损伤面神经额支（图 8-3）。

7. 在颧弓上钻两孔，以便在手术结束后重新复位固定（图 8-4）。

8. 将颧弓及其深部的颞肌翻向下方（图 8-5）。

9. 移除外耳道内侧半皮肤、锤骨和砧骨，行岩骨次全切除术。

10. 轮廓化面神经，但除非病灶切除需要，否则不必将其移位（图 8-6）。

11. 从颈部直到咽鼓管区轮廓化颈内动脉。与颞下窝入路 A 型一样，也将乙状窦和颈静脉球轮廓化（图 8-7）。

12. 磨除外耳道前壁显露颞下颌关节囊（图 8-8）。

13. 打开关节囊，去除关节盘。显露下颌骨髁突（图 8-9）。

14. 应用 Fisch 颞下窝牵开器使下颌骨髁突下移，显露需要磨除的关节窝。

15. 磨除颧弓根和关节窝区域。首先显露的结构是脑膜中动脉。用双极电凝并切断脑膜中动脉（图 8-10）。

16. 向内侧进一步磨除，可见三叉神经的第三支（下颌支）。因它有静脉丛伴行，用双极电凝并切断它（图 8-11 和图 8-12）。

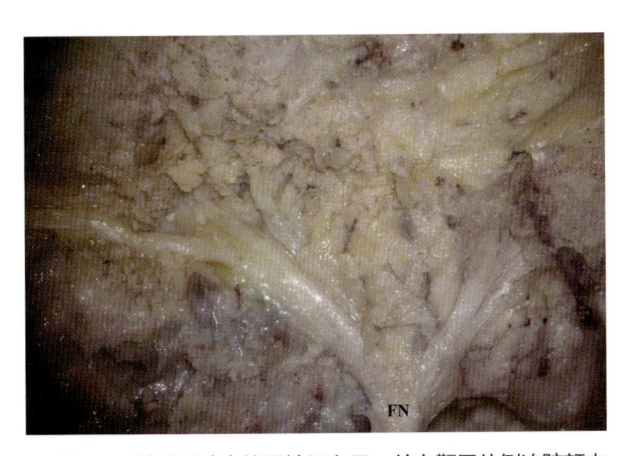

▲ 图 8-2 辨认腮腺中的面神经主干，并在颧弓外侧追踪额支
FN. 面神经

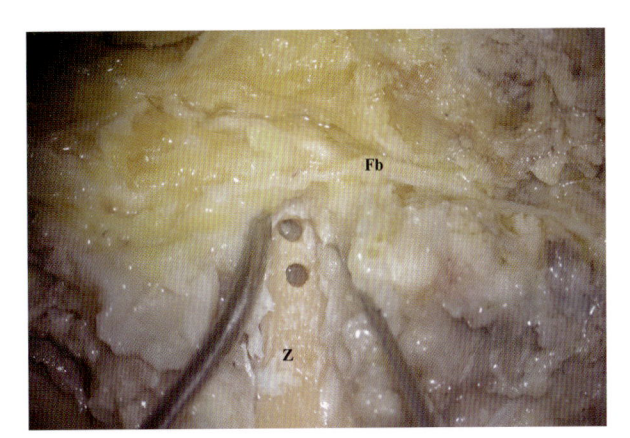

▲ 图 8-4 在颧弓横断处两侧打孔
Fb. 面神经额支；Z. 颧弓

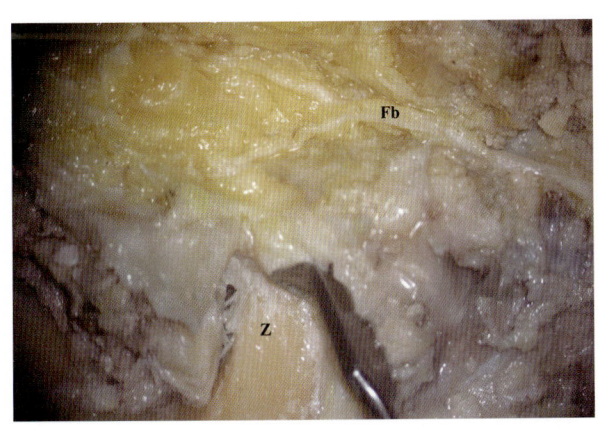

▲ 图 8-3 在颧弓骨膜深部的平面分离以防止损伤面神经额支
Fb. 面神经额支；Z. 颧弓

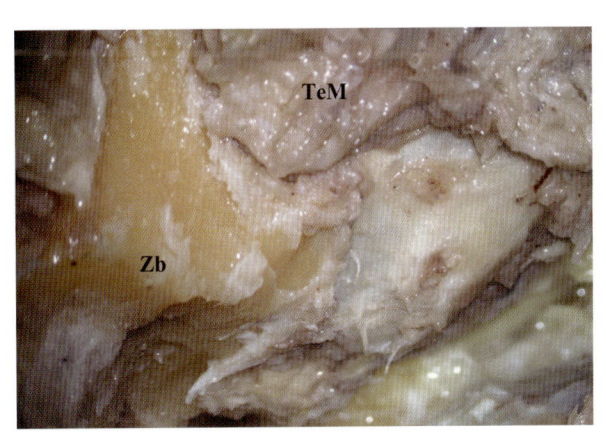

▲ 图 8-5 颧弓和颞肌翻向下方
TeM. 颞肌；Zb. 颧弓根部

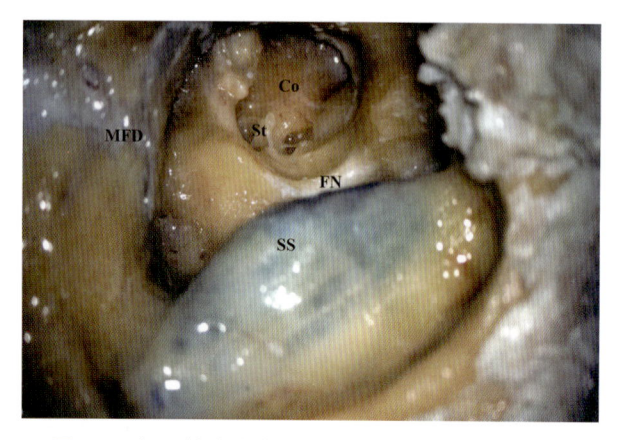

▲ 图 8-6　行开放式乳突切除术，轮廓化颞骨内面神经的垂直段和水平段
Co. 耳蜗；FN. 面神经；MFD. 颅中窝硬脑膜；SS. 乙状窦；St. 镫骨

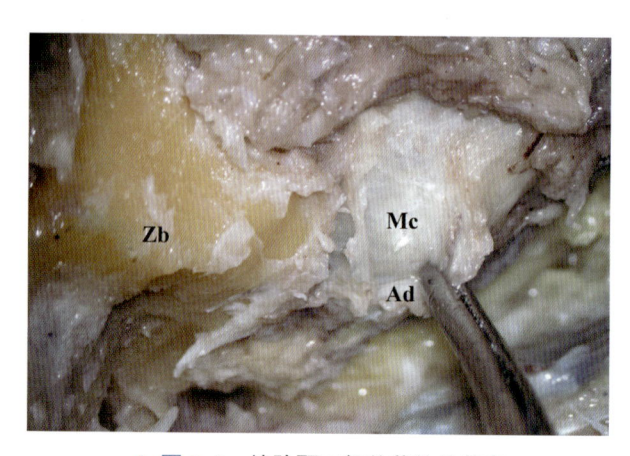

▲ 图 8-9　摘除颞下颌关节的关节盘
Ad. 下颌骨髁突上方的关节盘；Mc. 下颌骨髁突；Zb. 颧弓根部

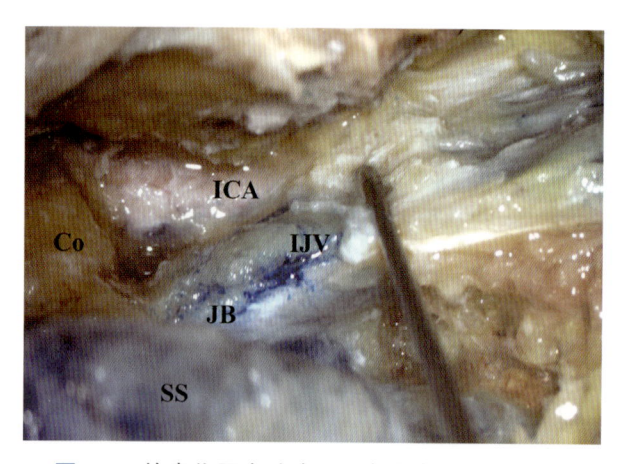

▲ 图 8-7　轮廓化颈内动脉、颈内静脉、颈静脉球和乙状窦
Co. 耳蜗；ICA. 颈内动脉；IJV. 颈内静脉；JB. 颈静脉球；SS. 乙状窦

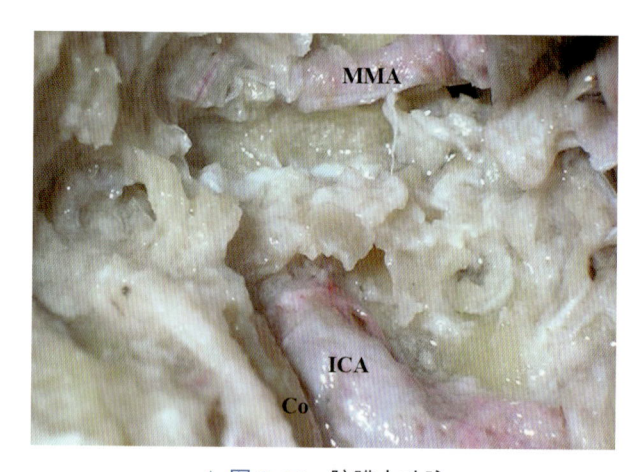

▲ 图 8-10　脑膜中动脉
Co. 耳蜗；ICA. 颈内动脉；MMA. 脑膜中动脉

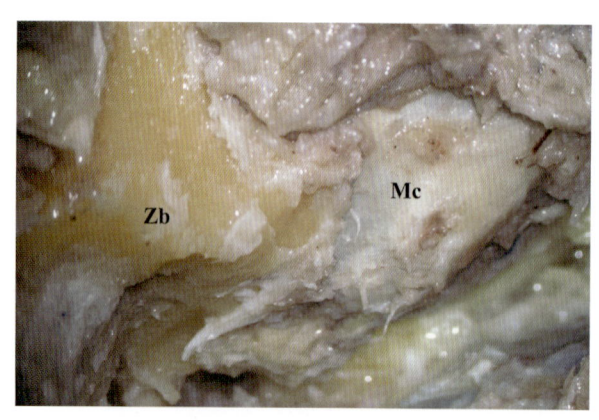

▲ 图 8-8　磨除外耳道前壁显露颞下颌关节
Mc. 下颌骨髁突（含关节盘）；Zb. 颧弓根部

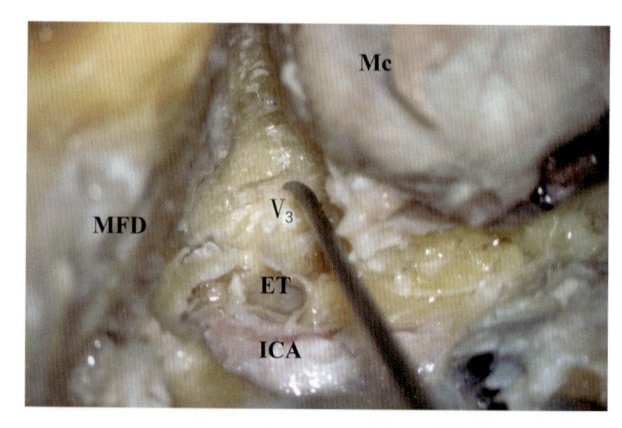

▲ 图 8-11　辨认三叉神经的下颌支
ET. 咽鼓管；ICA. 颈内动脉；Mc. 下颌骨髁突；MFD. 颅中窝硬脑膜；V_3. 三叉神经下颌支

17. 从外向内磨除过程中遇到的结构是脑膜中动脉、三叉神经第三支、咽鼓管及颈内动脉的岩骨段水平部（图 8-12）。
18. 磨除覆盖颈内动脉水平部的骨性咽鼓管。显露整个颈内动脉岩骨段水平部（图 8-13）。
19. 肿瘤从岩尖或中斜坡完全切除（图 8-14 至图 8-16）。
20. 将颈内动脉从其骨管中向外侧牵开，可进一步在颈内动脉内侧磨除骨质（图 8-17 和图 8-18）。

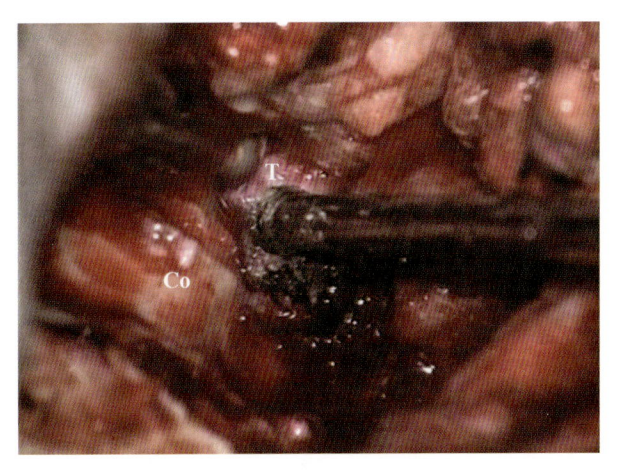

▲ 图 8-14 磨除显露颈内动脉岩段上的肿瘤
Co. 耳蜗；T. 肿瘤

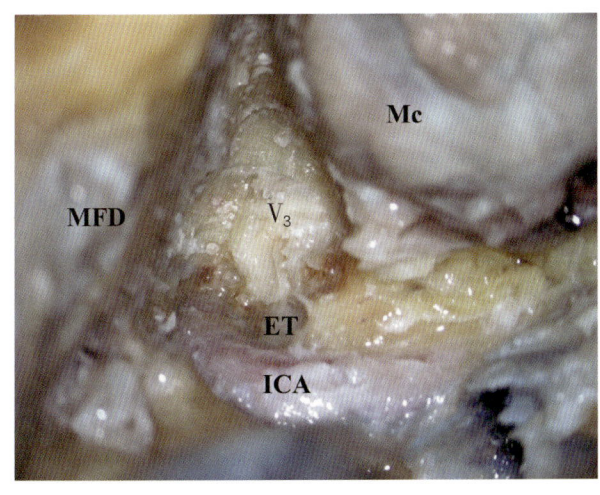

▲ 图 8-12 双极电凝并切断三叉神经第三支
ET. 咽鼓管；ICA. 颈内动脉；Mc. 下颌骨髁突；MFD. 颅中窝硬脑膜；V₃. 三叉神经下颌支

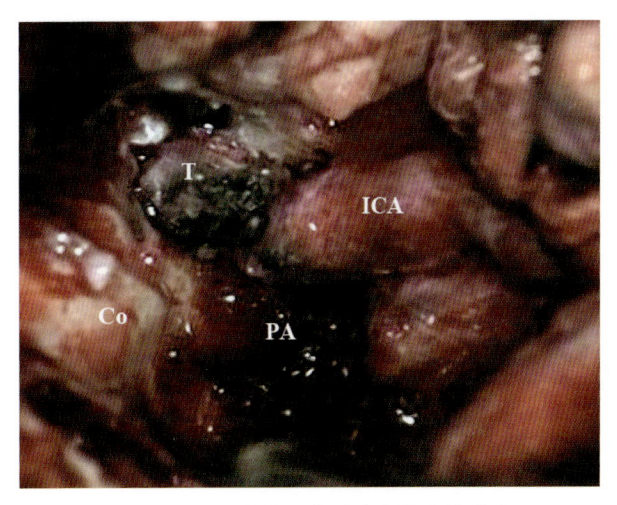

▲ 图 8-15 显露颈内动脉岩段上的球瘤
Co. 耳蜗；ICA. 颈内动脉；PA. 岩尖；T. 肿瘤（球瘤）

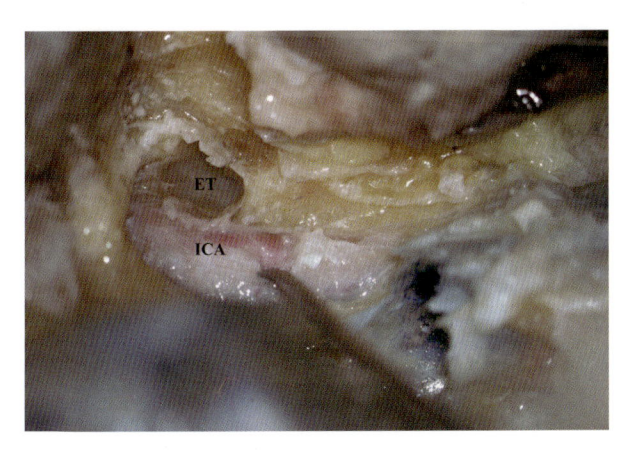

▲ 图 8-13 咽鼓管与颈内动脉膝部的关系
ET. 咽鼓管；ICA. 颈内动脉

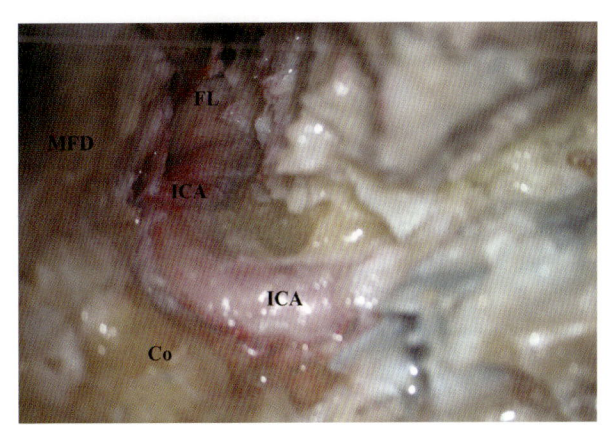

▲ 图 8-16 显露岩骨内颈内动脉的垂直段和水平段
Co. 耳蜗；FL. 破裂孔；ICA. 颈内动脉；MFD. 颅中窝硬脑膜

21. 颈内动脉的垂直和水平段上至破裂孔均被骨膜覆盖，可将其剥离以提高肿瘤切除率。仅在需要时才切除颈内动脉周围的骨膜。从上颈部开始，沿着颈内动脉垂直段和水平段上的平面，很容易获得分离界面（图 8-19 至图 8-23）。
22. 岩下窦位于岩尖内侧的边界，走行于颈静脉球和海绵窦之间。它位于颞骨岩部和枕骨基底部的交界处。在该入路中，岩下窦出血可用可吸收止血纱布控制（图 8-24）。
23. 用脂肪覆盖咽鼓管所在的区域。腔内进一步填满脂肪。
24. 用颞肌进一步覆盖缺损。
25. 颧弓用微型钛板和螺钉重新固定。
26. 皮下组织和皮肤分层缝合。

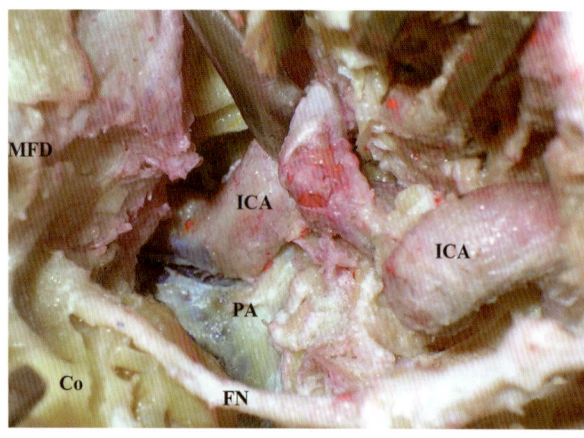

▲ 图 8-17　向外侧移位颈内动脉的垂直部和水平部，清除其内侧肿瘤
Co. 耳蜗；FN. 面神经（在某些情况下从面神经管中游离）；ICA. 颈内动脉；MFD. 颅中窝硬脑膜；PA. 岩尖骨

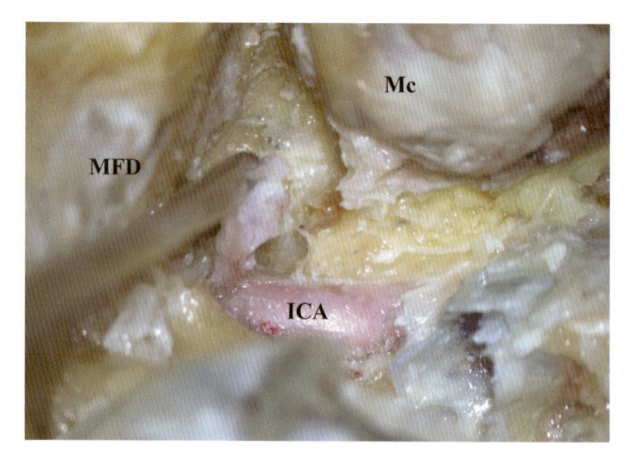

▲ 图 8-19　切除覆盖于颈内动脉表面的骨膜以提高肿瘤切除率
ICA. 颈内动脉；Mc. 下颌骨髁突；MFD. 颅中窝硬脑膜

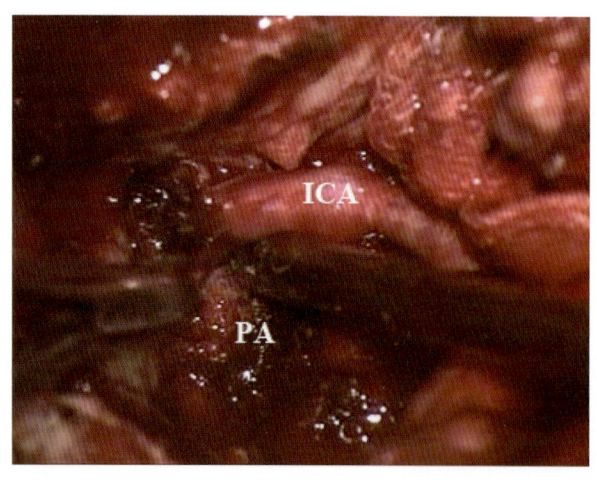

▲ 图 8-18　颈内动脉垂直段和岩骨段移位，清除其深部朝向岩尖的球瘤
ICA. 颈内动脉；PA. 岩尖

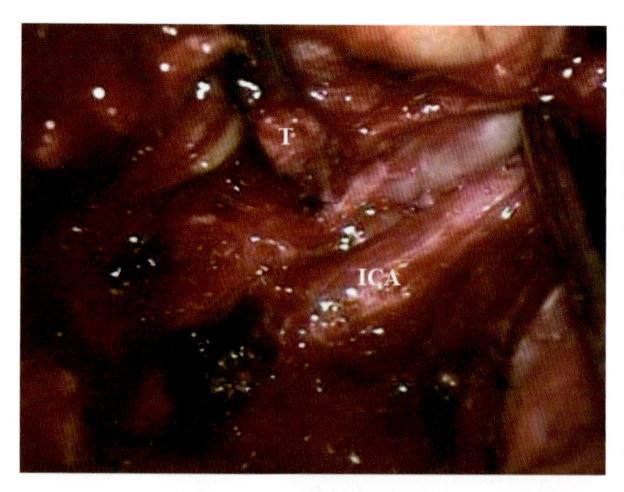

▲ 图 8-20　分离颈内动脉周围的骨膜以利于肿瘤切除
ICA. 颈内动脉；T. 肿瘤

第 8 章 颞下窝入路 B 型
Infratemporal Fossa Approach Type B

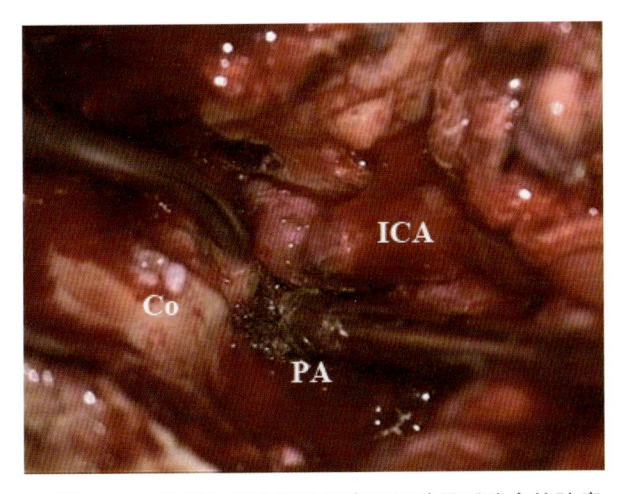

▲ 图 8-21 从颈内动脉岩段下表面切除最后残余的肿瘤
Co. 耳蜗；ICA. 颈内动脉；PA. 岩尖

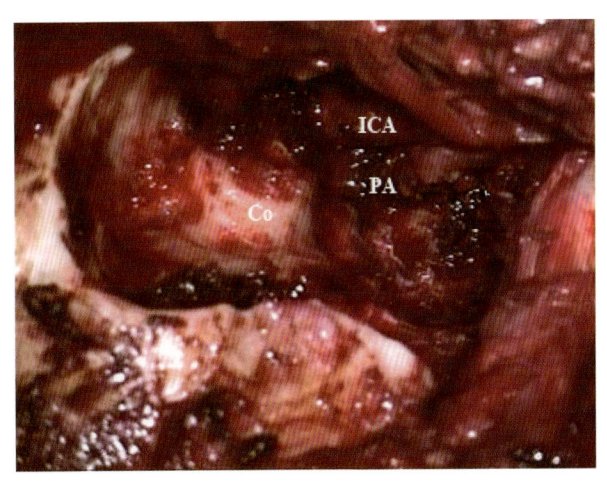

▲ 图 8-23 完全清除从岩尖深部至颈内动脉的球瘤
Co. 耳蜗；ICA. 颈内动脉；PA. 岩尖

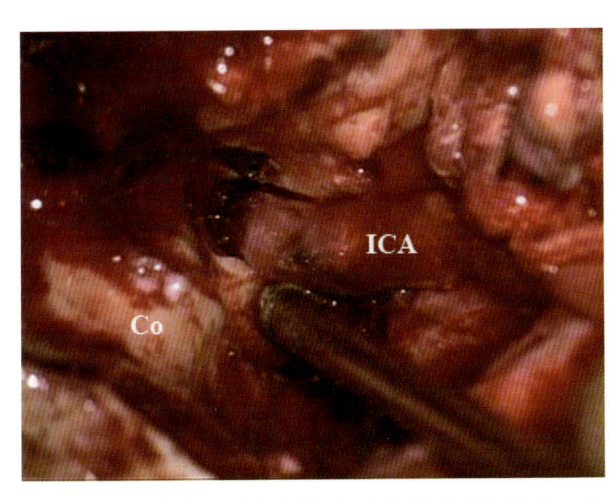

▲ 图 8-22 完全切除包括颈内动脉垂直部和岩段上的球瘤
Co. 耳蜗；ICA. 颈内动脉

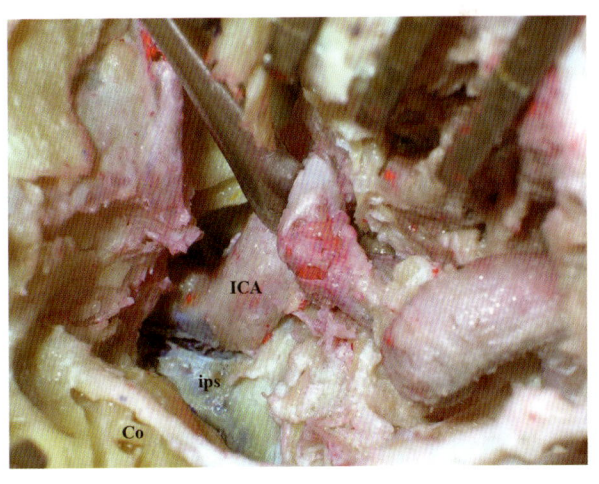

▲ 图 8-24 在岩尖内颈内动脉内侧可见岩下窦，连通海绵窦与颈静脉球
Co. 耳蜗；ICA. 颈内动脉；ips. 岩下窦

技巧与要点

- 由外到内（浅表到深部）磨除颧弓根部时遇到的结构是出棘孔的脑膜中动脉、出卵圆孔的三叉神经第三支、咽鼓管和颈内动脉岩段。沿上界磨除时始终平行于颅中窝脑板。
- 切除颈内动脉鞘以提高肿瘤切除率，但在鞘的下方存在一些可能引起出血的静脉丛，用可吸收止血纱布包裹足以控制出血。
- 必须完全游离颈内动脉的垂直段和岩段，以便将其移位并在动脉的内侧进行操作。但是，并非总是需要这样处理，仅当妨碍位于颈内动脉深部肿瘤的清除时，才需要这样做。

第 9 章 颞下窝入路 C 型
Infratemporal Fossa Approach Type C

Narayan Jayashankar　K. P. Morwani　著
林晓宁　龙建武　译
张卫民　张洪钿　校

颞下窝入路 C 型是颞下窝入路 B 型向前扩展。该入路中，磨除翼突以显露翼腭窝、鼻咽部及更上方的鞍旁区和蝶窦。

【适应证】

1. 颈静脉球瘤 C_4 型或任何朝咽鼓管、鼻咽部或蝶窦扩展的 C_3 型肿瘤。
2. 放疗后持续存在或复发的鼻咽癌行鼻咽切除术。
3. 作为累及翼腭窝和颞下窝残留的青少年鼻咽纤维血管瘤的一种替代入路。

【手术步骤】

图 9-1 和图 9-2 中 CT 和 MRI 扫描分别显示颈静脉球瘤的延伸。

1. 此入路的初始步骤与 B 型步骤的 1~14 中描述的步骤相似。但有少数几个解剖结构需要再次描述以便定位。
2. 沿颧弓根部磨除，可见脑膜中动脉穿过棘孔（图 9-3）。
3. 双极电凝并切断脑膜中动脉（图 9-4）。
4. 进一步向内侧磨除，显露卵圆孔处的三叉神经下颌支（V_3）（图 9-5）。
5. 三叉神经下颌支（V_3）被静脉丛环绕，予以双极电凝并切断（图 9-6）。
6. 沿前内侧方向磨除时，可见翼外肌附着的翼外板。分离翼外板表面的骨膜显露翼外板（图 9-7）。
7. 翼外板和翼内板的基底部大致是一个三角形区域，即翼腭窝所在的位置。

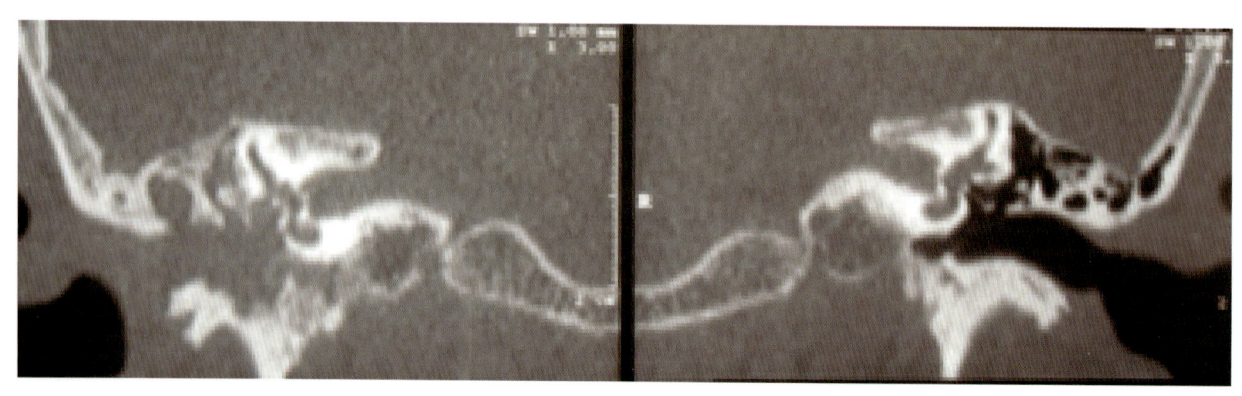

▲ 图 9-1　CT 扫描显示右侧广泛扩展的颈静脉球瘤

第 9 章　颞下窝入路 C 型
Infratemporal Fossa Approach Type C

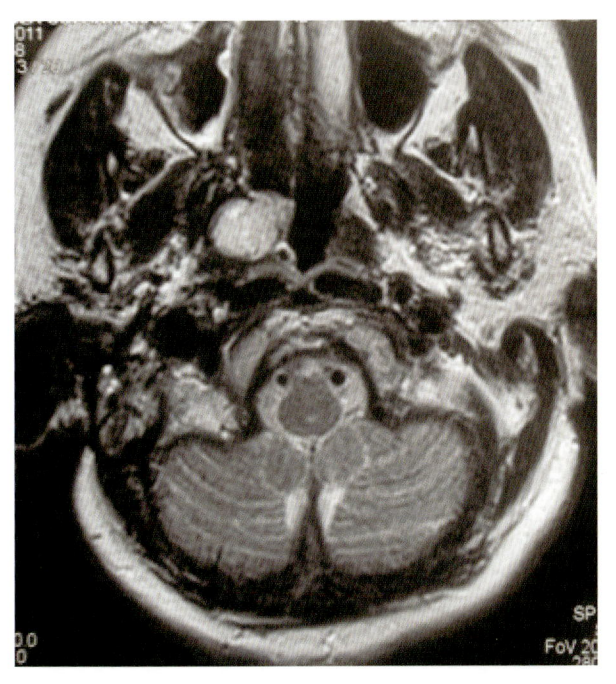

▲ 图 9-2　MRI T₂ 轴位显示颈静脉球瘤扩展至鼻咽部

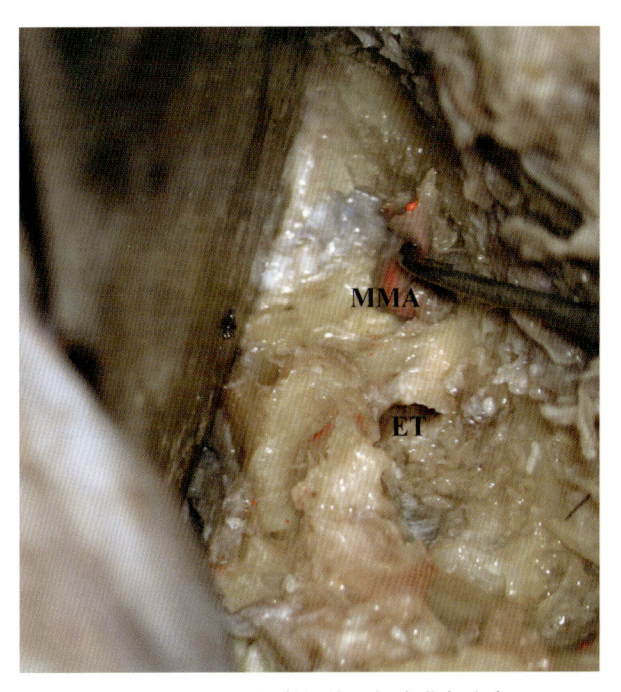

▲ 图 9-4　双极电凝并切断脑膜中动脉
ET. 咽鼓管；MMA. 脑膜中动脉

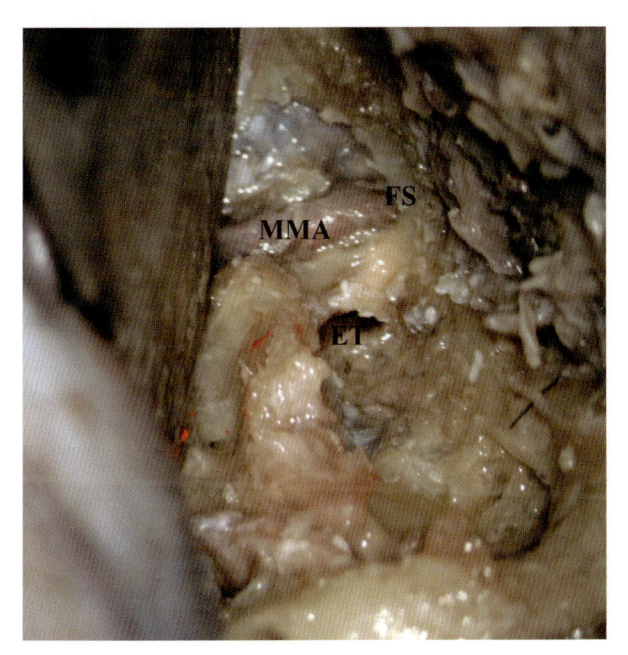

▲ 图 9-3　棘孔处可见脑膜中动脉
ET. 咽鼓管；FS. 棘孔；MMA. 脑膜中动脉

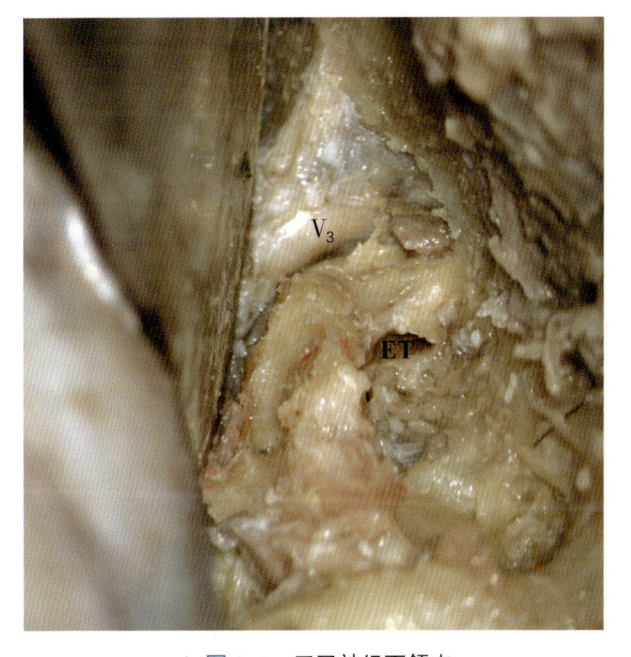

▲ 图 9-5　三叉神经下颌支
ET. 咽鼓管；V₃. 三叉神经下颌支

8. 磨除翼突的基底部显露穿行于圆孔内的三叉神经上颌支（V₂）（图 9-8）。
9. 进一步磨除翼突基底部圆孔周围骨质，显露三叉神经上颌支（V₂）（图 9-9）。
10. 朝眶上裂方向追踪三叉神经眼支（V₁）（图 9-10）。
11. 翼腭窝通过蝶腭孔使上颌动脉蝶腭分支传递至鼻腔外侧壁和鼻中隔的后部。

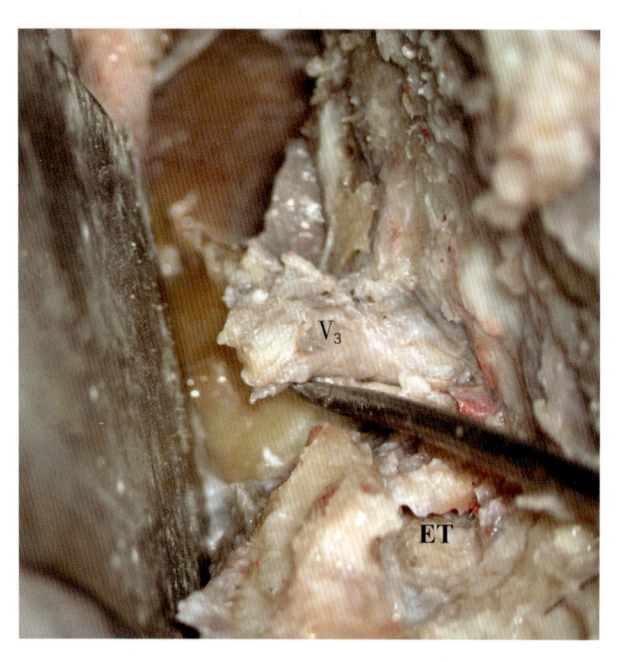

▲ 图 9-6 切断的三叉神经下颌支的断端
ET. 咽鼓管；V₃. 三叉神经下颌支

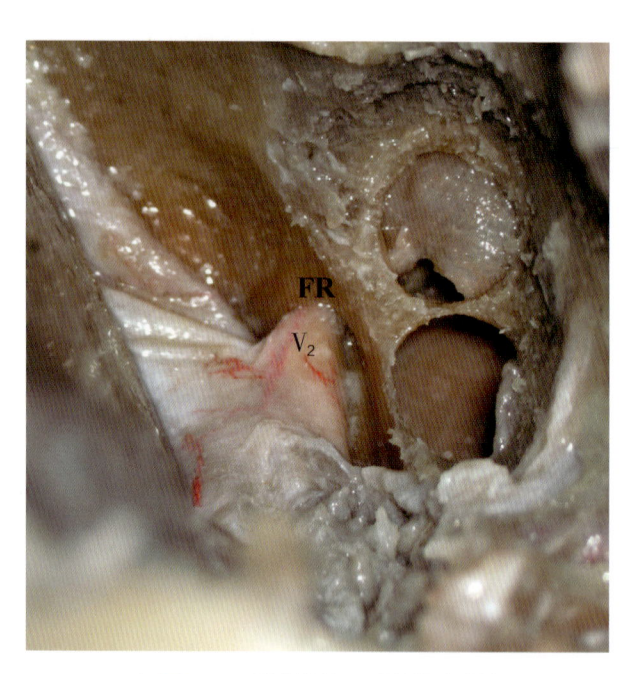

▲ 图 9-8 圆孔处的三叉神经上颌支
FR. 圆孔；V₂. 三叉神经上颌支

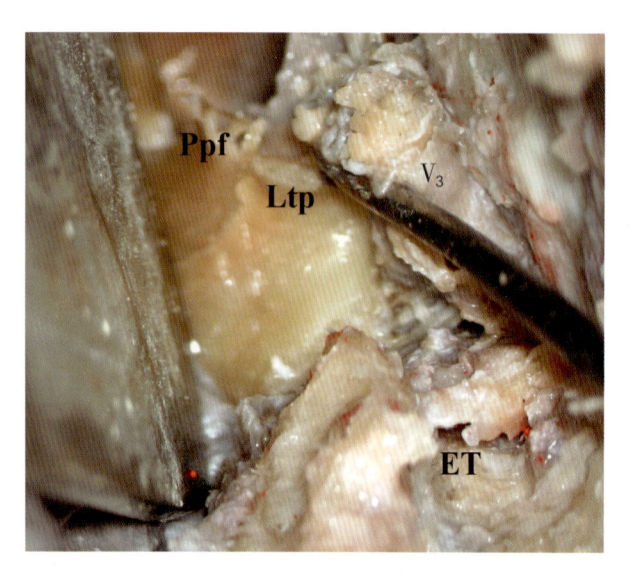

▲ 图 9-7 显露翼外板
ET. 咽鼓管；Ltp. 翼外板；Ppf. 翼腭窝；V₃. 三叉神经下颌支

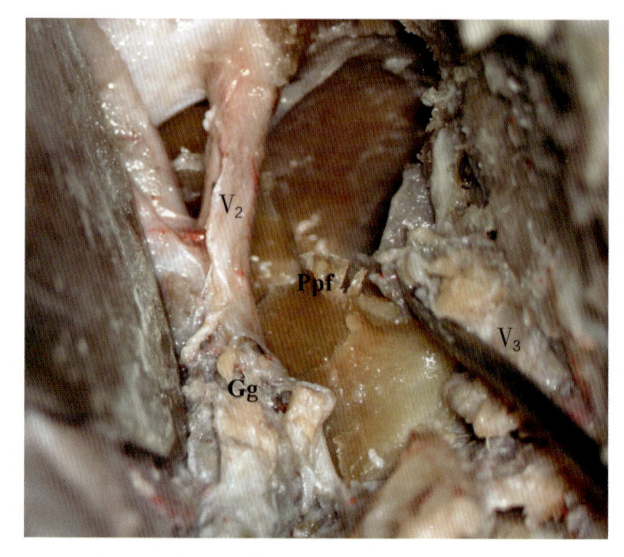

▲ 图 9-9 磨除圆孔显露走行其中的三叉神经上颌支
Gg. 三叉神经半月节；Ppf. 翼腭窝；V₂. 三叉神经上颌支；V₃. 三叉神经下颌支

12. 咽鼓管位于三叉神经第三支内侧。颈内动脉岩段水平部走行于咽鼓管内侧（较深）。轻柔地牵开颅中窝，可见颈内动脉进入破裂孔的入口（图 9-11）。

13. 沿翼腭窝及其与蝶窦外侧壁交界处磨除骨质，可辨认翼管神经和动脉。翼管神经是由岩浅大神经和岩深神经汇合形成，是颈内动脉岩段与斜坡旁段之间接合处的一个标志。应注意的是，颈内动脉位于翼管神经的深处（图 9-12 和图 9-13）。

14. 磨除翼内板，向鼻咽部显露，可见鼻后孔和犁骨（图 9-14 和图 9-15）。

第 9 章 颞下窝入路 C 型
Infratemporal Fossa Approach Type C

15. 蝶窦位于翼突基底部的上内侧，可以很容易地通过磨除其外侧壁而打开。
16. 手术结束时，旋转颞肌以覆盖术腔缺损。
17. 将颧弓原位连接固定。取腹部或大腿脂肪以消除无效腔。
18. 分层缝合切口。

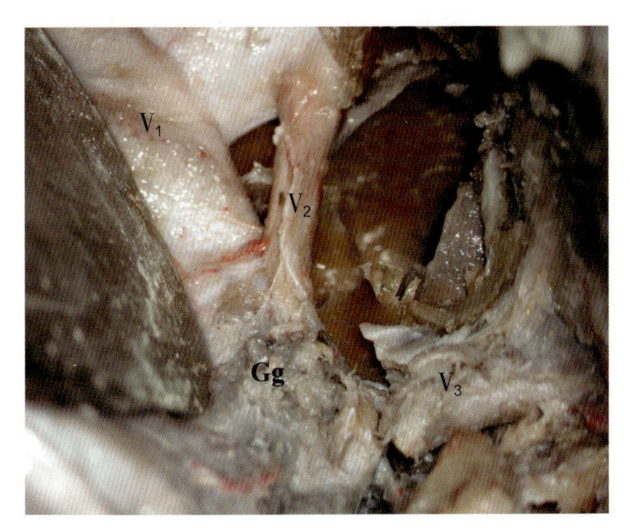

▲ 图 9-10 朝眶上裂走行的三叉神经眼支
Gg. 三叉神经半月节；V_1. 三叉神经眼支；V_2. 三叉神经上颌支；V_3. 三叉神经下颌支

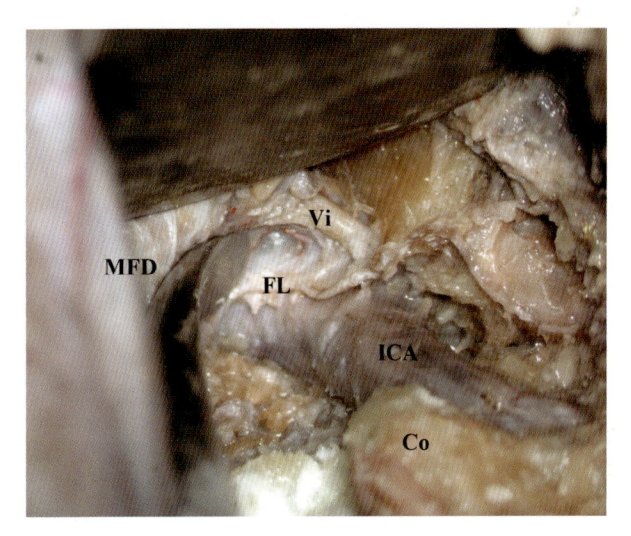

▲ 图 9-12 在颈内动脉岩骨水平段和斜坡旁段移行处的翼管神经
Co. 耳蜗；FL. 破裂孔；ICA. 颈内动脉；MFD. 颅中窝硬脑膜；Vi. 翼管神经

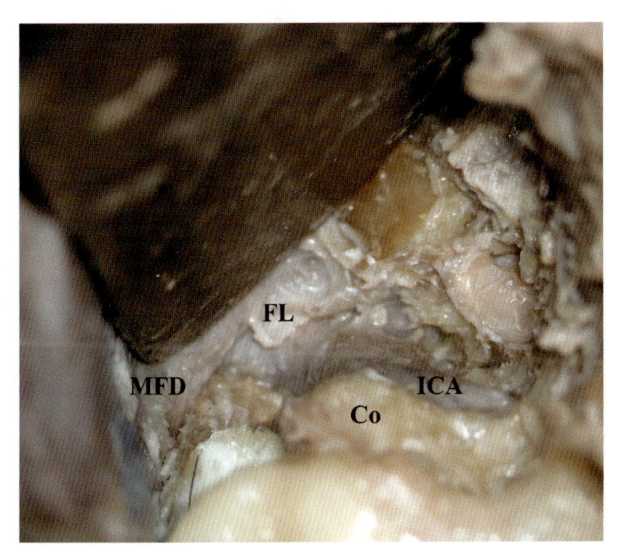

▲ 图 9-11 颈内动脉岩段水平部走行进入破裂孔
Co. 耳蜗；FL. 破裂孔；ICA. 颈内动脉；MFD. 颅中窝硬脑膜

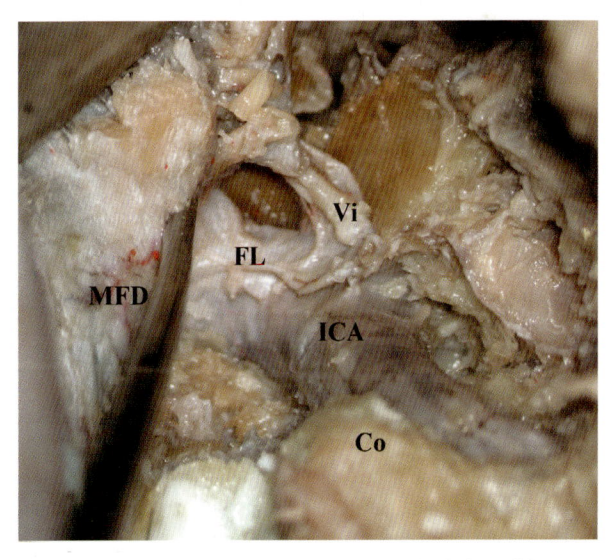

▲ 图 9-13 在颈内动脉岩段水平部和斜坡旁段移行处分离翼管神经
Co. 耳蜗；FL. 破裂孔；ICA. 颈内动脉；MFD. 颅中窝硬膜；Vi. 翼管神经

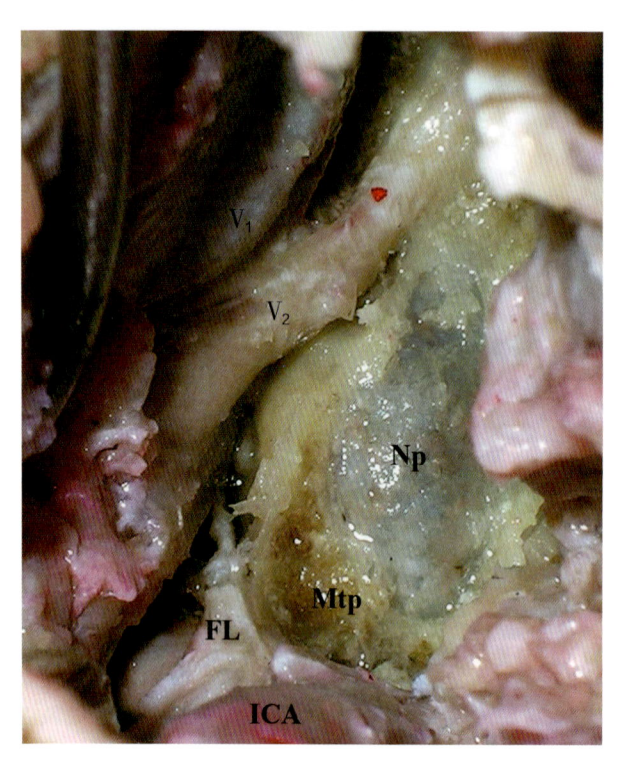

▲ 图 9-14 磨除翼内板显露鼻咽部黏膜

FL. 破裂孔；ICA. 颈内动脉；Mtp. 翼内板基底；Np. 鼻咽部黏膜；V_1. 三叉神经眼支；V_2. 三叉神经上颌支

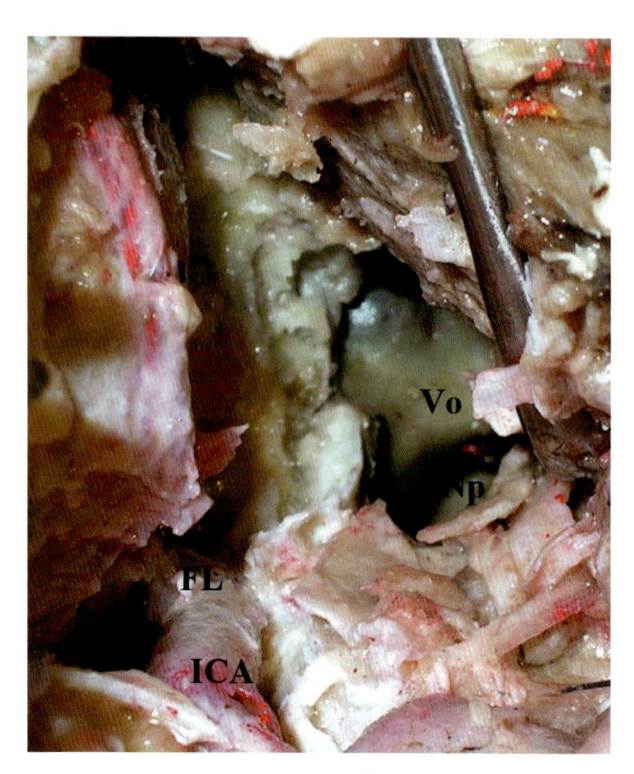

▲ 图 9-15 显露鼻咽部

Np. 鼻咽部；Vo. 犁骨；ICA. 颈内动脉；FL. 破裂孔

技巧与要点

- 沿颅中窝脑板向磨除上方骨质。在很多情况下，脑板需磨掉并牵拉颞叶以获得足够的入路空间。这一点特别是在需要显露颈内动脉岩段的前半部分时，那里颈内动脉在破裂孔处垂直转向上方。
- 翼管神经位于蝶窦底部。它是一个重要的标志，代表颈内动脉岩段和斜坡旁段的交界处。
- 由于翼内板构成鼻后孔的外侧界，因此磨除翼内板后可直接进入鼻咽部。
- 蝶窦位于鼻咽部上方，位于犁骨后端的蝶嘴通向蝶窦底。

第六篇 岩-枕经乙状窦入路
Petro-Occipital Transsigmoid Approach (POTS)

第10章 岩-枕经乙状窦入路
Petro-Occipital Transsigmoid Approach

Narayan Jayashankar　K. P. Morwani　著
冯　刚　孙文栋　张瑞剑　译
张卫民　张洪钿　校

【适应证】

1. 硬膜外后组脑神经鞘瘤或伴硬膜内、外沟通型神经鞘瘤。
2. C_1型颈静脉球瘤，主体位于后部。
3. 位于颈静脉孔后下方的颈静脉球脑膜瘤。

【手术步骤】

图10-1示颈静脉孔的MRI扫描。

1. 耳后切口起自耳廓上缘，经耳后沟后3cm，沿乳突和乳突尖后缘走行。它进一步向下延伸至下颌骨下缘下方2cm处（图10-2）。
2. 在耳后区，掀起皮肤和皮下组织，留下肌骨膜层（图10-3）。
3. 切开外耳道周围的上方、后方和下方制备一个小的矩形肌骨膜瓣，以便皮瓣蒂位于前方，附着于外耳道，这样可以在手术结束时复位肌骨膜瓣。
4. 沿颧弓根切开肌骨膜，向后越过颞线，形成一个下方为蒂的肌骨膜瓣。在乳突后缘，锐性分开胸锁乳突肌和二腹肌后腹纤维显露该区域，然后向后牵开胸锁乳突肌前缘（图10-4至图10-6）。
5. 在上颈部进行局部分离，以获得对颈内静脉和颈内动脉的控制。颈内静脉很容易在寰椎横突正前方找到。游离该静脉时，用一根硅胶管（来自切断两端的头皮静脉装置）绕过但不结扎它。同时显露颈内动脉，如有需要，在其上颈部也绕一根硅胶管进行控制（图10-7）。
6. 行乳突皮质切除术，轮廓化半规管和面神经乳突段。非常重要的一点是，只轮廓化该段神经，在其上留下一层薄薄的骨质，以免在进一步解剖时造成损伤。磨薄乳突天盖，磨除外耳道后壁表面的气房（图10-8和图10-9）。

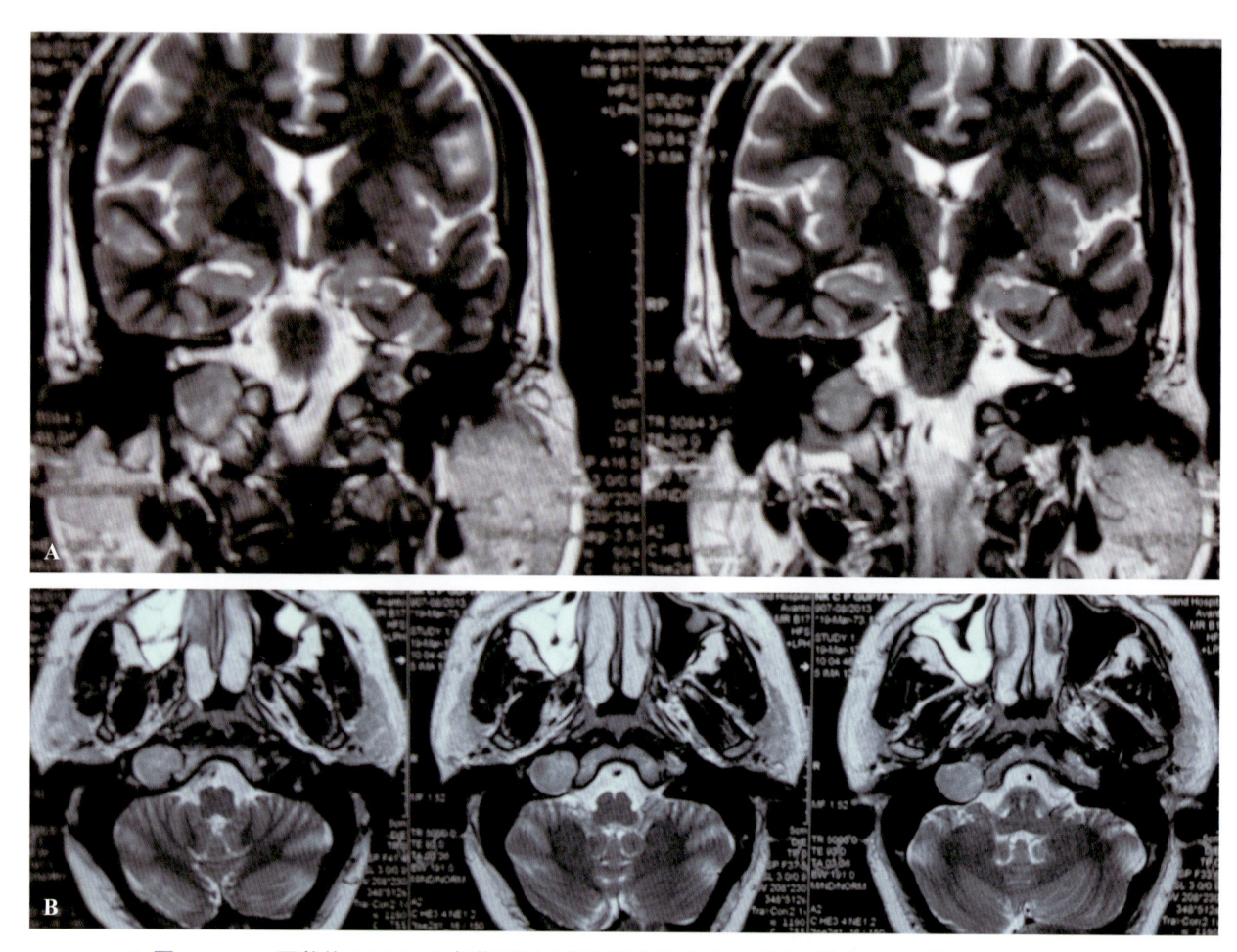

▲ 图 10-1　A. 冠状位 MRI T_2 加权像显示右侧颈静脉孔内病变（神经鞘瘤）；B. 轴位 MRI T_2 加权像

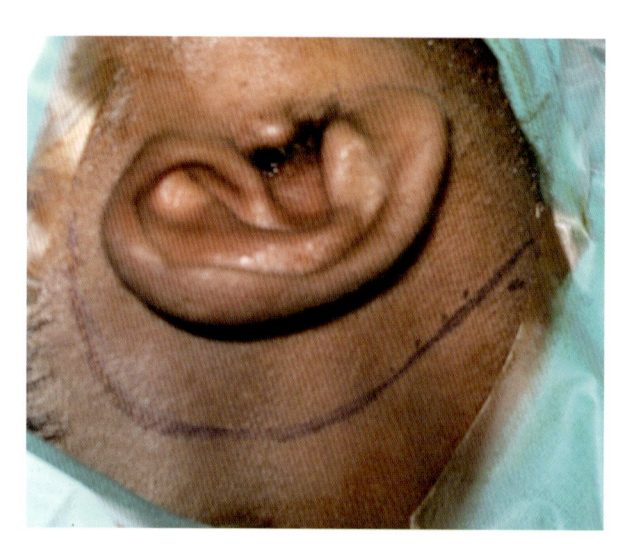

▲ 图 10-2　耳后切口（右耳）

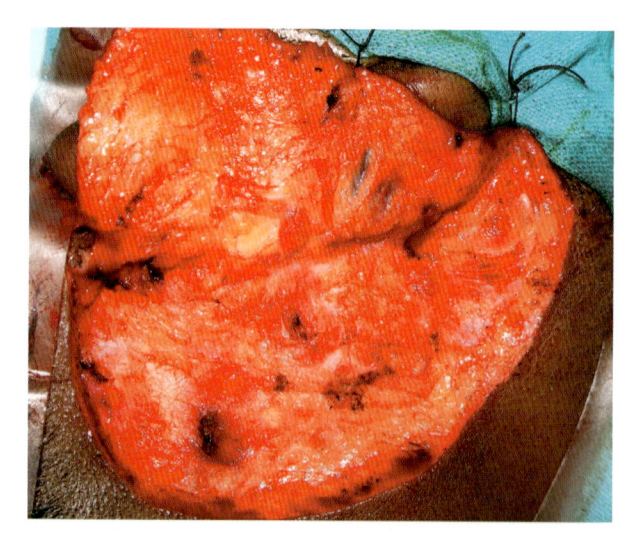

▲ 图 10-3　掀开皮肤和皮下组织

7. 轮廓化乙状窦和乙状窦前方的颅后窝硬脑膜。磨除面后气房以显露颈静脉球。然后从这些结构上剥离蛋壳样薄骨。在从这些结构上剥离蛋壳样薄骨之前，需要先使用神经剥离子将乙状窦和颅后窝硬脑膜从其表面覆盖的骨板上分离（图 10-10）。

第 10 章 岩-枕经乙状窦入路
Petro-Occipital Transsigmoid Approach

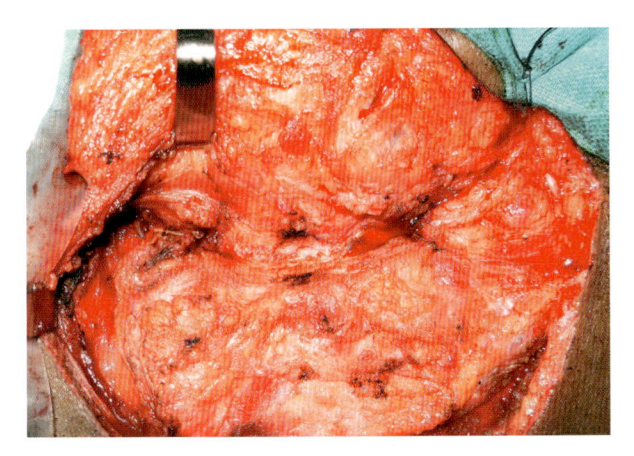

▲ 图 10-4 下方为蒂 U 形的肌骨膜瓣切口

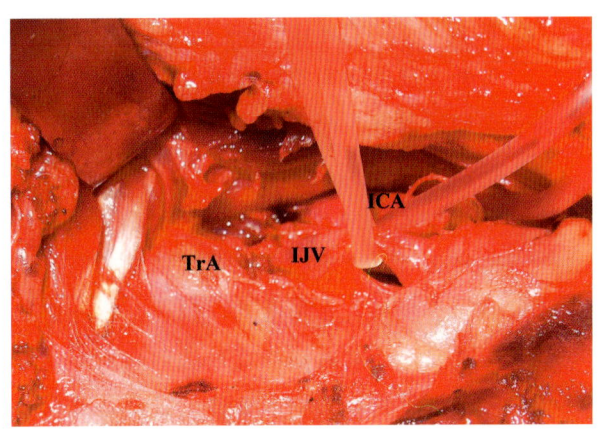

▲ 图 10-7 上颈部大血管和后组脑神经的识别
ICA. 颈内动脉；IJV. 颈内静脉；TrA. 寰椎横突

▲ 图 10-5 掀起下方为蒂的肌骨膜瓣
EAC. 外耳道

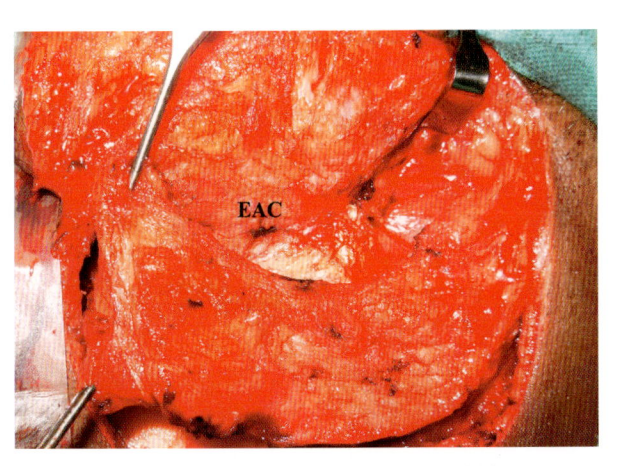

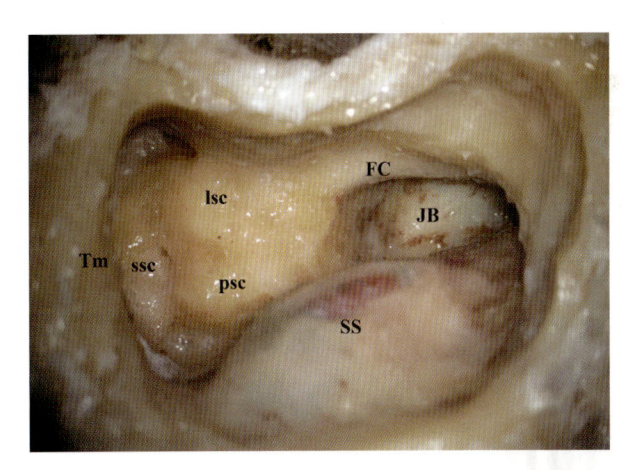

▲ 图 10-8 乳突皮质切除术
FC. 面神经管；JB. 颈静脉球；lsc. 外半规管；psc. 后半规管；SS. 乙状窦；ssc. 前半规管；Tm. 乳突天盖

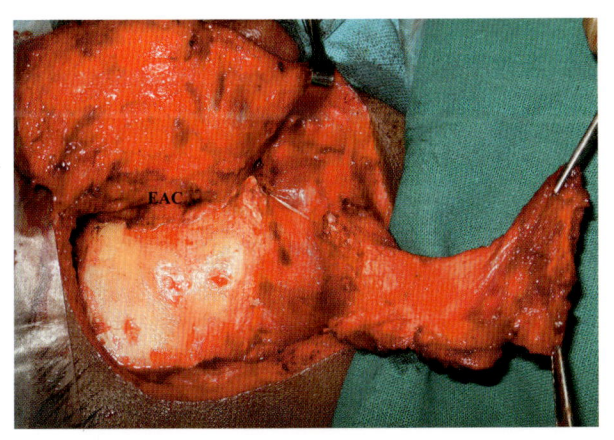

▲ 图 10-6 U 形肌骨膜瓣沿其蒂部翻向下方
EAC. 外耳道

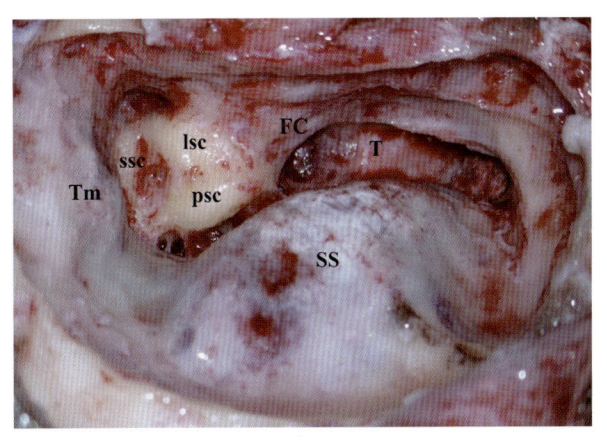

▲ 图 10-9 乳突皮质切除术后，迷路下气房内可见肿瘤
FC. 面神经管；lsc. 外半规管；psc. 后半规管；SS. 乙状窦；ssc. 前半规管；T. 肿瘤；Tm. 乳突天盖

057

8. 在唐纳森（Donaldson）线（一条通过沿着外半规管朝向乙状窦前方颅后窝硬膜方向的假想线）的正下方识别内淋巴囊。与颅后窝硬脑膜略呈蓝色相比，它呈白色。如果神经剥离子经过乙状窦前颅后窝硬脑膜上方，内淋巴囊像是硬脑膜的双层褶皱，会阻碍其自由滑动。但是，唯一能确认是内淋巴囊的证据是辨认朝向前庭通过后半规管内侧的内淋巴管。它是通过向内侧压颅后窝，并寻找在向前庭走行中朝后半规管外侧成角度的内淋巴管来确定的（图10-11）。

9. 磨除面神经管乳突段和颈静脉球的更深处区域，朝颈内动脉垂直段下部行颈内动脉垂直段下部减压（图10-12和图10-13）。

10. 磨除部分枕髁以改善后下段区域的显露（图10-14）。

11. 用可吸收止血纱布在腔外压迫靠近窦膜角处的乙状窦。在乙状窦的下端切开，并轻轻地用可吸收止血纱布填塞，其部分位于窦腔内，部分位于窦腔外，就像瓶口上的软木塞。要小心防止可吸收止血纱布造成栓塞。现在可以进行肿瘤切除了。如果是肿瘤向颅内扩展，硬脑膜

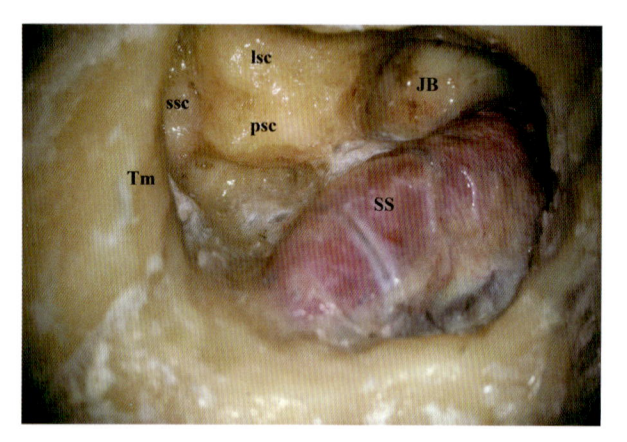

▲ 图 10-10　从乙状窦和乙状窦前方的颅后窝硬脑膜上剥去骨质

JB. 颈静脉球；lsc. 外半规管；psc. 后半规管；SS. 乙状窦；ssc. 前半规管；Tm. 乳突天盖

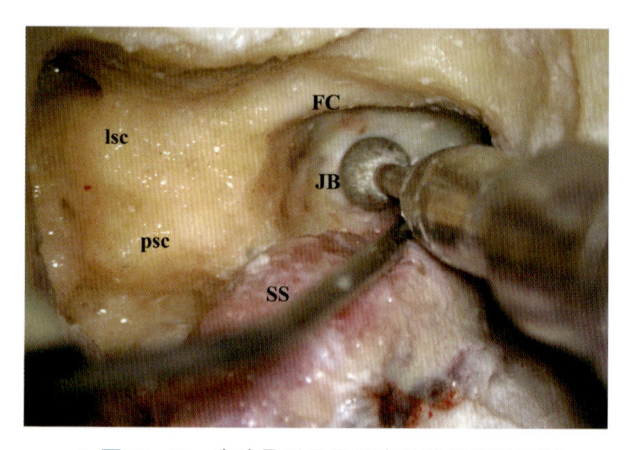

▲ 图 10-12　磨除骨质显露颈内动脉垂直段下部

FC. 面神经管（乳突段）；JB. 颈静脉球；lsc. 外半规管；psc. 后半规管；SS. 乙状窦

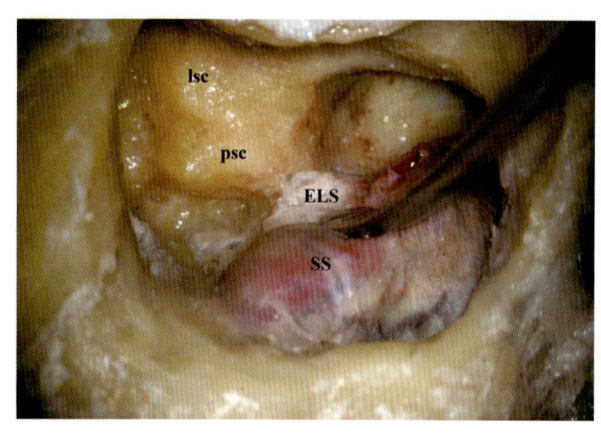

▲ 图 10-11　内淋巴囊的识别

ELS. 内淋巴囊；lsc. 外半规管；psc. 后半规管；SS. 乙状窦

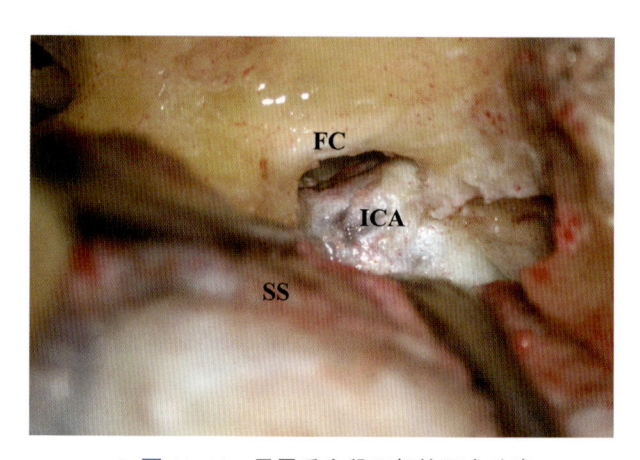

▲ 图 10-13　显露垂直段下部的颈内动脉

FC. 面神经管（乳突段）；ICA. 颈内动脉（下段）；SS. 乙状窦

第 10 章 岩-枕经乙状窦入路
Petro-Occipital Transsigmoid Approach

切口如本章后面所述。作者避免在乙状窦周围尤其是其下端进行缝合，以避免损伤后组脑神经的风险，特别是副神经（图 10-15）。

12. 打开迷路下气房内的肿瘤包膜，进行瘤内减压（图 10-16 和图 10-17）。

13. 将残留的肿瘤和肿瘤包膜一起从颈静脉球中剥离。从颈静脉球剥离肿瘤会导致位于颈静脉球内侧壁的岩下切口处快速出血。这些切口必须用可吸收止血纱布仔细地填塞，且不会引起对其内侧有后组脑神经走行的颈静脉球内侧壁的不必要的压迫（图 10-18 和图 10-19）。

14. 沿包膜一起完整切除肿瘤后，显露颈内动脉的管下部分（图 10-20）。

15. 对于颅内扩展的病例，应行 3cm×3cm 的乙状窦后开颅术。开颅术前界为乙状窦，上界为横窦。如有需要，可保留骨瓣待手术结束时还纳（图 10-21 和图 10-22）。

16. 颅后窝硬脑膜沿水平方向切开，始于乙状窦后经过乙状窦壁（之前已封闭其上端和下端），终于内淋巴囊下方（图 10-23 和图 10-24）。

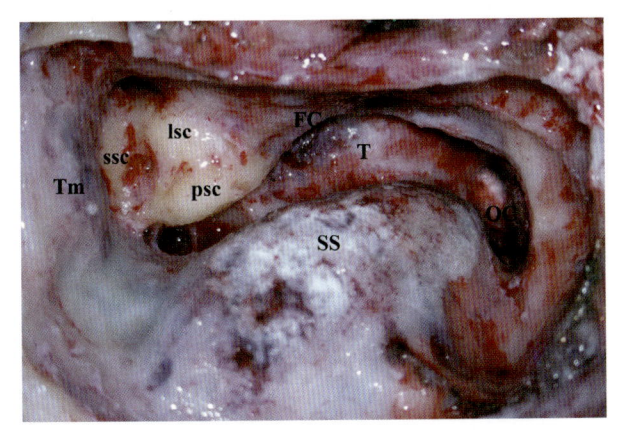

▲ 图 10-14　磨除部分枕髁，向后方显露超过肿瘤的边界
FC. 面神经管（乳突段）; lsc. 外半规管; OC. 枕髁; psc. 后半规管; SS. 乙状窦; ssc. 前半规管; T. 肿瘤; Tm. 乳突天盖

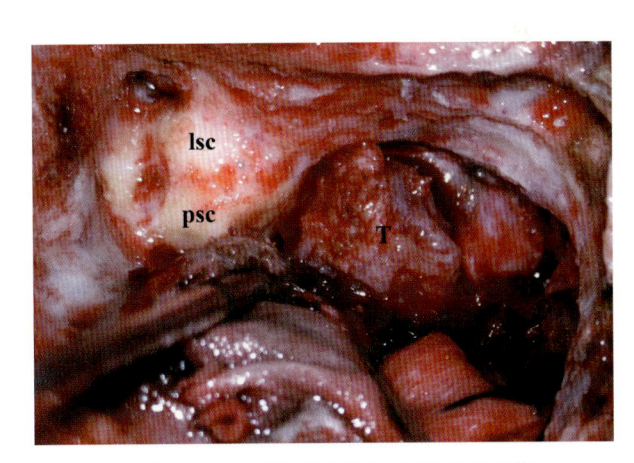

▲ 图 10-16　打开包膜后显露肿瘤内容物
lsc. 外半规管; psc. 后半规管; T. 肿瘤（在颈静脉窝内）

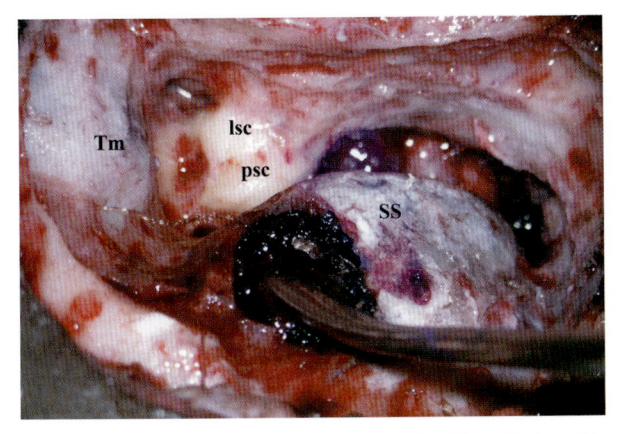

▲ 图 10-15　使用可吸收止血纱布腔外压迫乙状窦上端
lsc. 外半规管; psc. 后半规管; SS. 乙状窦; Tm. 乳突天盖

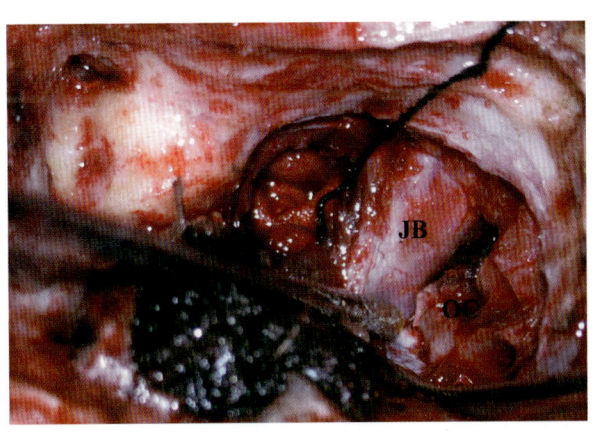

▲ 图 10-17　仅抬起颈静脉球内侧壁一小部分，显示从磨过的枕髁上突出的骨刺
JB. 颈静脉球（内侧壁）; OC. 枕髁（磨过的区域）

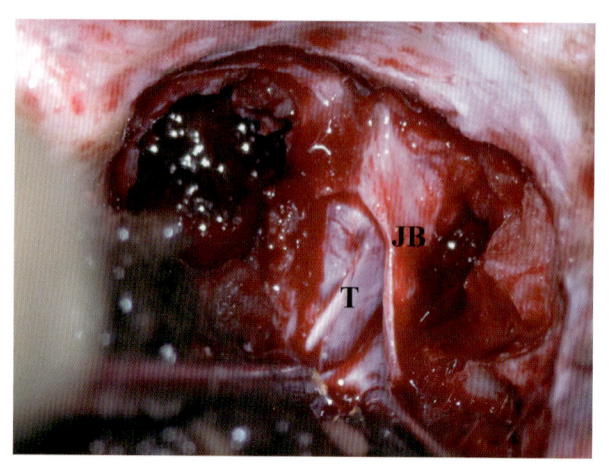

▲ 图 10-18 肿瘤包膜与颈静脉球内侧壁之间界面的解剖
JB. 颈静脉球（内侧壁）；T. 肿瘤

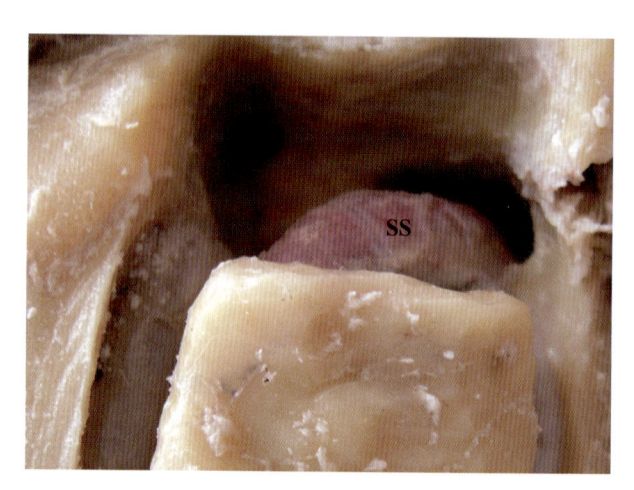

▲ 图 10-21 3cm×3cm 乙状窦后开颅术
SS. 乙状窦

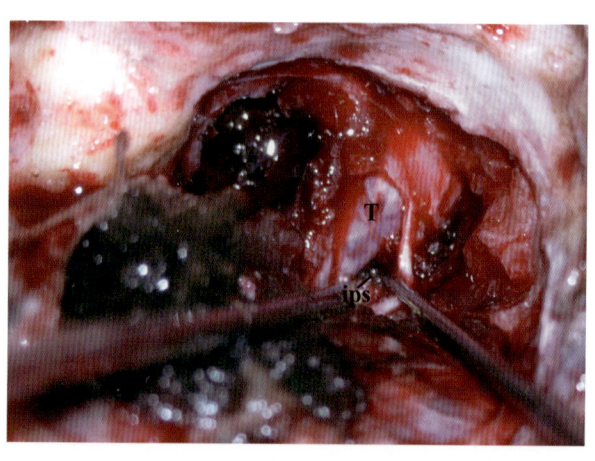

▲ 图 10-19 自颈静脉球内切除肿瘤后，显露出岩下窦开口并用可吸收止血纱布填塞
ips. 岩下窦；T. 肿瘤

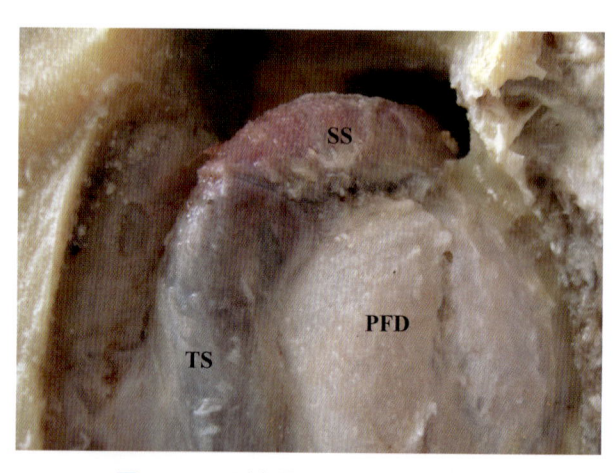

▲ 图 10-22 剥离骨瓣显露乙状窦后硬脑膜
PFD. 颅后窝硬脑膜（乙状窦后）；SS. 乙状窦；TS. 横窦

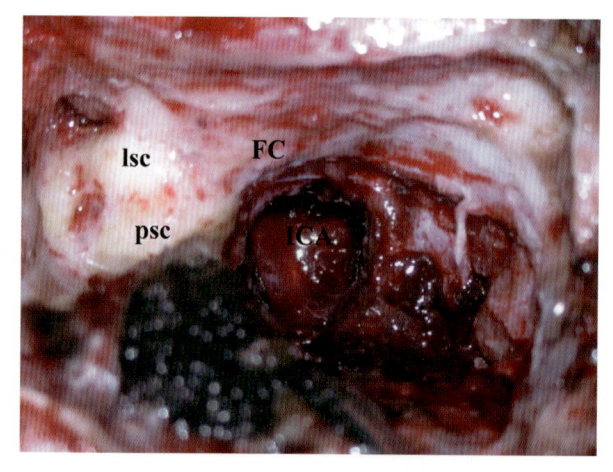

▲ 图 10-20 肿瘤切除后的垂直管下颈内动脉
FC. 面神经管；ICA. 颈内动脉（管下段）；lsc. 外半规管；psc. 后半规管

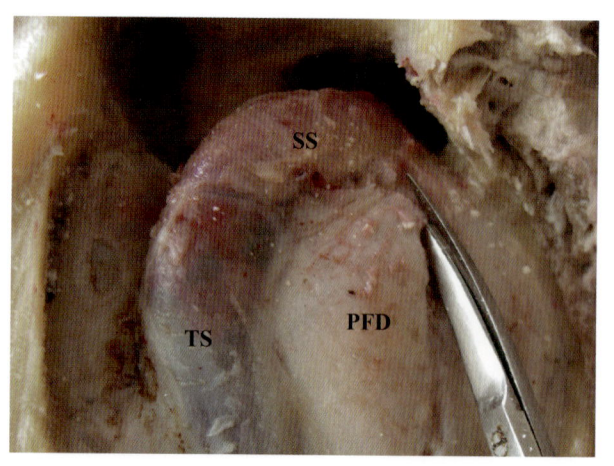

▲ 图 10-23 切开颅后窝硬脑膜
PFD. 颅后窝硬脑膜（乙状窦后）；SS. 乙状窦；TS. 横窦

17. 硬脑膜的切口可以根据需要延长，所形成的硬脑膜瓣翻向上、下侧，以显露颅内容物。注意颈静脉球内侧壁与后组脑神经的关系。这正好是可吸收止血纱布应轻柔地塞入岩下窦的开口，而不应推挤到颈静脉球的内侧壁的原因。图中还显示了脑桥小脑三角区神经的走行（图10-25 至图 10-27）。

18. 乙状窦后硬脑膜尽可能缝合，并用Duragen 硬脑膜加固。乳突口用脂肪或骨膜封堵。

19. 用从腹部或大腿上取下的脂肪条进行消除瘤腔（图 10-28）。

20. 肌骨膜层、皮下和皮肤层以水密方式分别缝合（图 10-29 和图 10-30）。

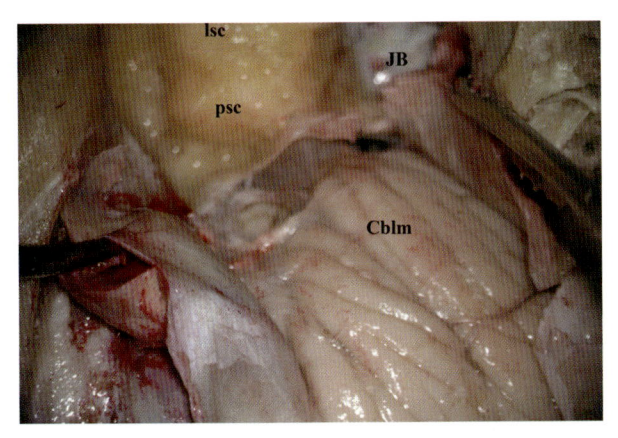

▲ 图 10-24 向下切开乙状窦前方颅后窝硬脑膜至内淋巴囊，硬膜瓣翻向上、下方
Cblm. 小脑；JB. 颈静脉球；lsc. 外半规管；psc. 后半规管

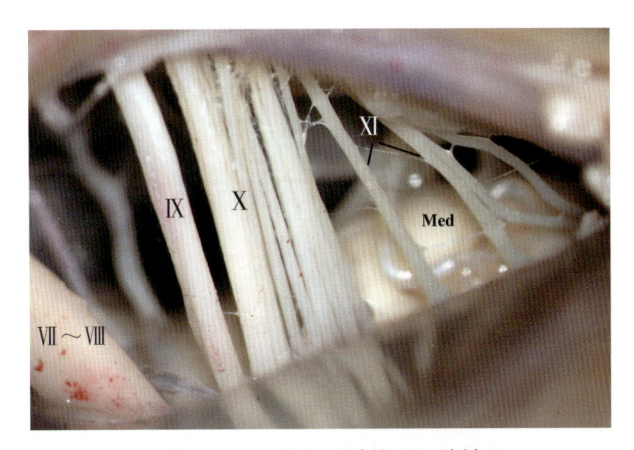

▲ 图 10-26 发自延髓的后组脑神经
Ⅸ. 舌咽神经；Med. 延髓；Ⅶ～Ⅷ. 面神经和前庭蜗神经复合体；Ⅹ. 迷走神经；Ⅺ. 副神经

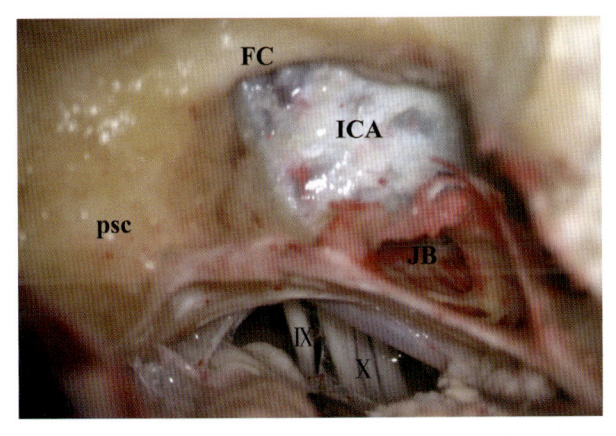

▲ 图 10-25 颈静脉球内侧壁与后组脑神经的关系
FC. 面神经管（乳突段）；ICA. 颈内动脉；Ⅸ. 舌咽神经；JB. 颈静脉球；psc. 后半规管；Ⅹ. 迷走神经

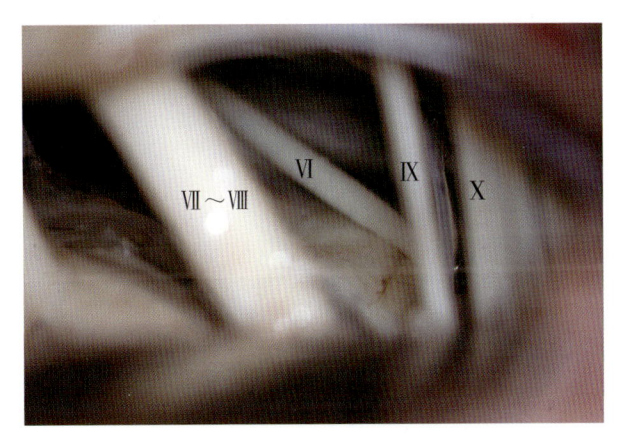

▲ 图 10-27 脑桥小脑三角处的外展神经
Ⅸ. 舌咽神经；Ⅵ. 外展神经；Ⅶ～Ⅷ. 前庭蜗神经复合体；Ⅹ. 迷走神经

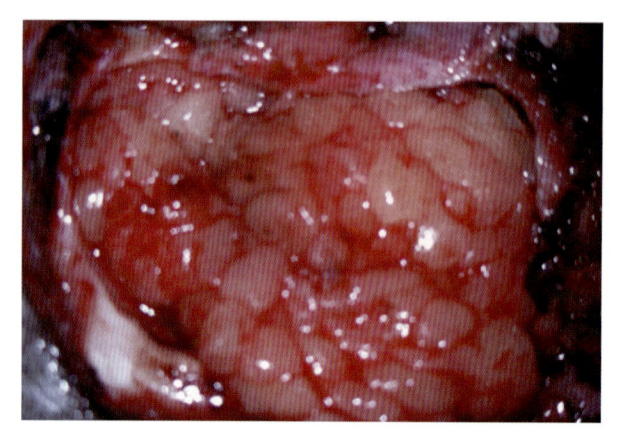

▲ 图 10-28　用脂肪条消除瘤腔

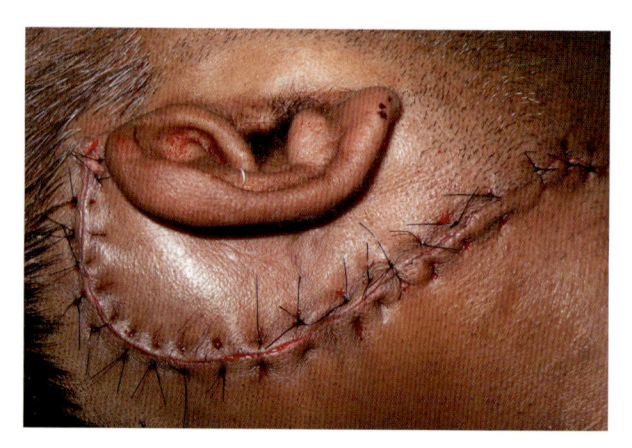

▲ 图 10-30　皮肤闭合

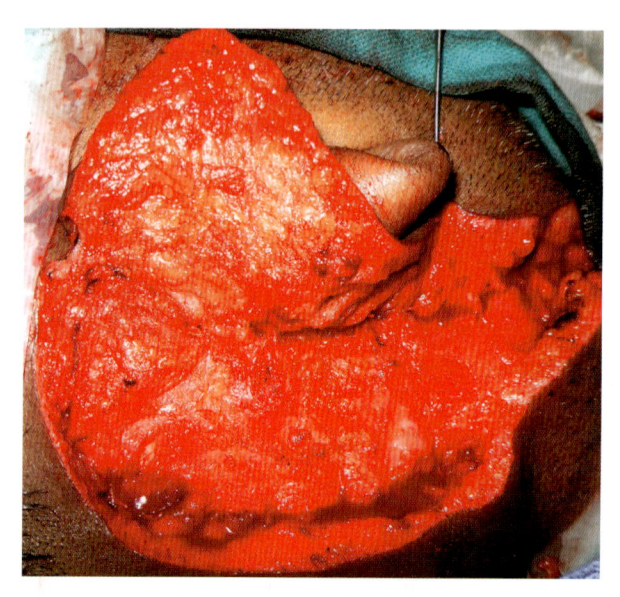

▲ 图 10-29　缝合肌骨膜瓣

技巧与要点

- 颈部解剖应非常局限，仅限于控制颈内静脉和颈内动脉。这是为了防止术后脑脊液漏入颈部腔隙，然后从切口流出的可能。
- 磨除所有骨质，直至后半规管及面神经管（乳突段）。如果磨除不到位，会大大减少该入路的术野显露范围。
- 岩-枕经乙状窦入路（POTS）是颈静脉孔区神经鞘瘤的首选入路。但是，该入路只能到达颈内动脉的管下段。如果累及颈内动脉更上方位置，颞下窝入路 A 型将是一个更好的选择。POTS 不是颈静脉球瘤的首选，颞下窝入路是球瘤理想的入路选择。

第七篇 经耳蜗入路
Transcochlear Approaches

第 11 章 改良经耳蜗入路 A 型
Modified Transcochlear Approach Type A

Narayan Jayashankar　K. P. Morwani　著
戚举星　张瑞剑　译
黄传平　张洪钿　校

【适应证】

1. 弥漫生长的岩尖胆脂瘤。
2. 侵犯耳蜗或迷路的面神经鞘瘤。
3. 累及岩尖的斜坡脊索瘤和软骨肉瘤。
4. 岩斜区脑膜瘤。

【手术步骤】

图 11-1 和图 11-2 为病灶的 CT 和 MRI 影像。

1. 耳后马蹄形切口：从耳廓上方 2cm 向后，经耳后沟后 3～4cm 垂直向下，转向前至乳突尖。一次切开皮肤和皮下组织（图

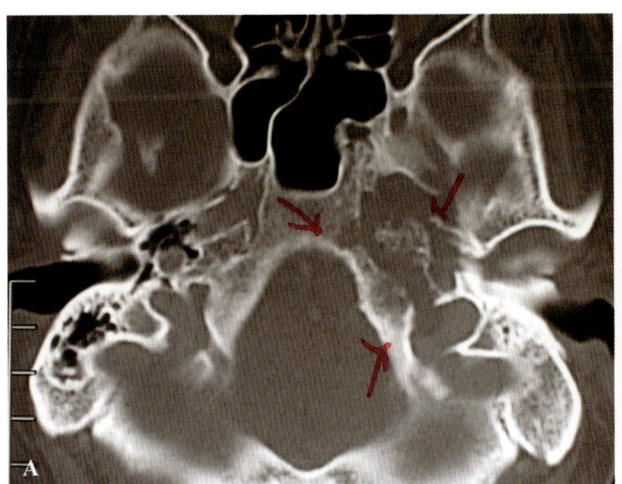

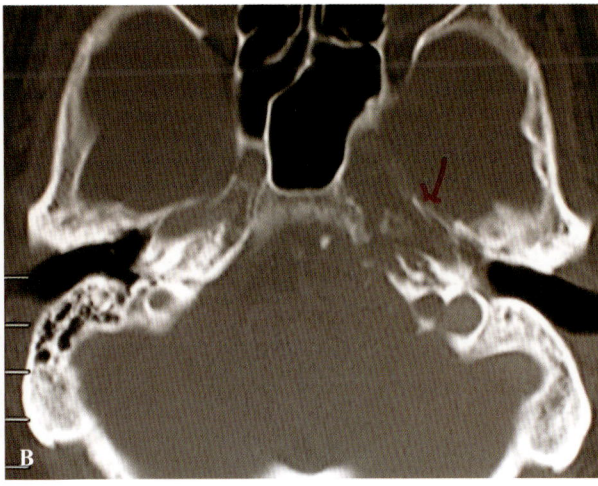

▲ 图 11-1　CT 显示病灶累及左侧岩尖、岩斜裂、斜坡、颈内动脉后曲段和岩段

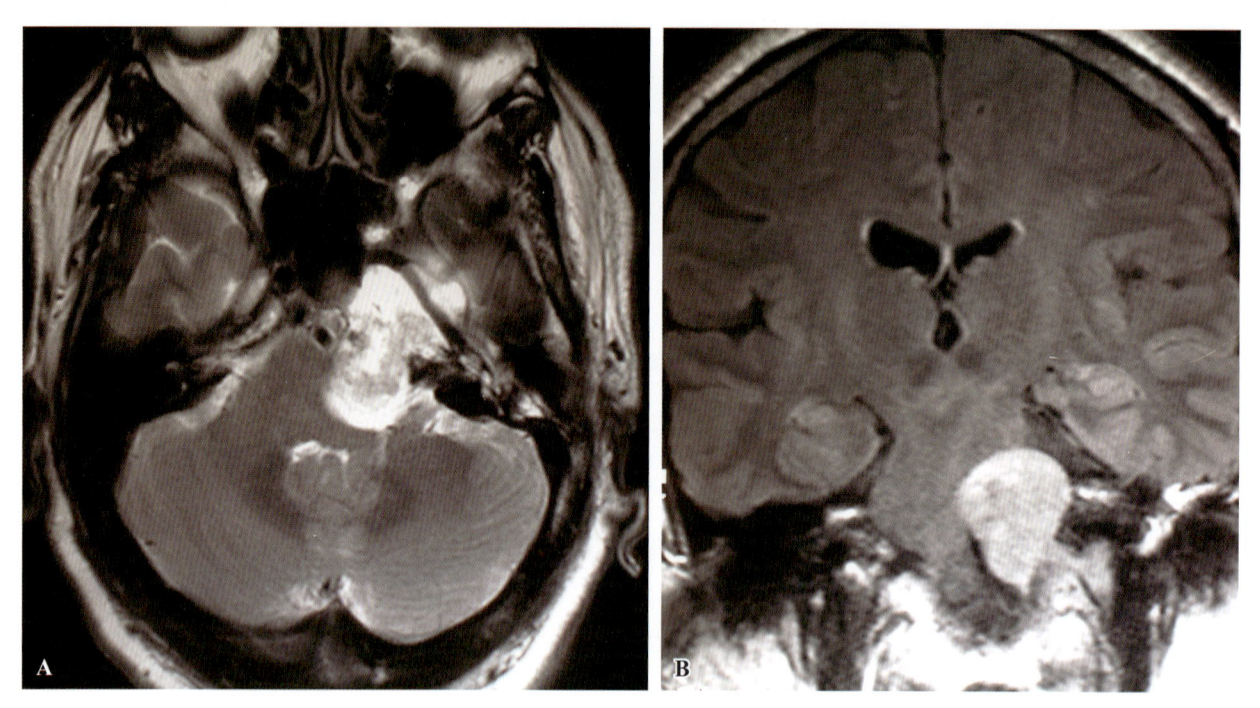

▲ 图 11-2 MRI 显示病灶累及岩尖、岩斜裂和斜坡、颈内动脉后曲段和岩段。病变毗邻脑桥。T_2 为混杂高信号，T_1 为低信号

11-3 和图 11-4）。

2. 切开外耳道的上壁、后壁和下壁，形成以外耳道前壁为基底的矩形肌骨膜瓣，并将其向前牵开至外耳道处。形成外耳道盲袋封闭的第二层，详见颞下窝入路 A 型（图 11-5）。

3. 掀起后下方肌骨膜瓣根部显露乳突骨皮质。在外耳道上棘（Henle 棘）水平环形切开外耳道（图 11-6）。

4. 将外耳道切口外侧皮肤从软骨上分离出来，形成皮筒。然后将其从外耳道口翻出并缝合，形成外耳道封闭的第一层（图 11-7）。

5. 将先前切开的肌骨膜瓣与外耳道管壁软组织缝合。此为外耳道的第二层闭合。

6. 将残留外耳道内侧的皮肤，连同鼓膜、锤骨和砧骨一并切除。

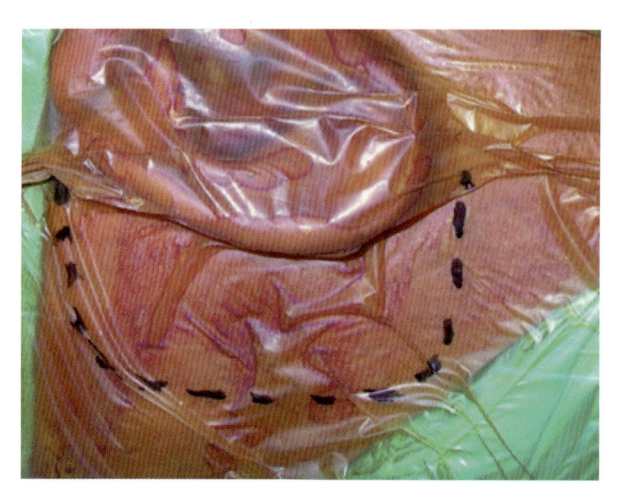

▲ 图 11-3 左侧头皮切口

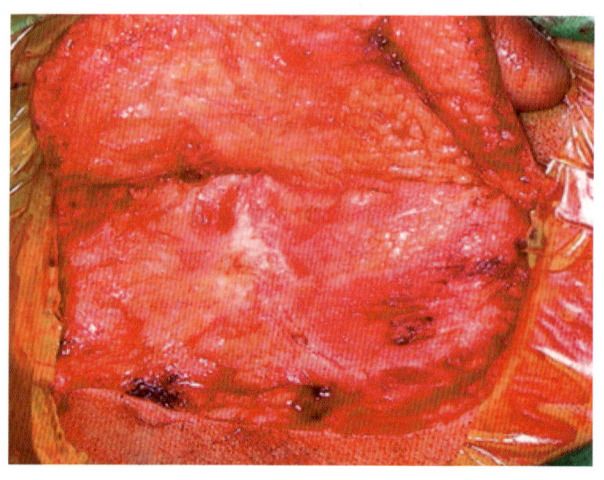

▲ 图 11-4 皮肤及皮下组织瓣

第 11 章 改良经耳蜗入路 A 型
Modified Transcochlear Approach Type A

7. 行扩大乳突切除术。骨窗至乙状窦后方 2cm。磨薄颅中窝内侧骨质，将外耳道上、后壁磨至面神经管水平。轮廓化半规管，磨除面后气房以轮廓化颈静脉球。在颈静脉球表面留下一层薄薄的骨质可以在进一步磨除过程中起保护作用（图 11-8 和图 11-9）。

8. 轮廓化茎突孔至膝状神经节的面神经管，仅保留一层薄薄的蛋壳样骨质。从膝状神经节向前内侧方向磨除骨质，显露出与颅中窝硬脑膜相邻的岩浅大神经（图 11-10）。

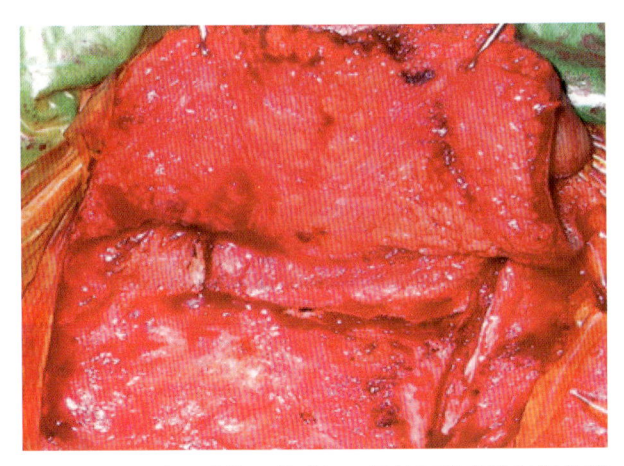

▲ 图 11-5 外耳道的肌骨膜切口是外耳道盲腔封闭的第二层

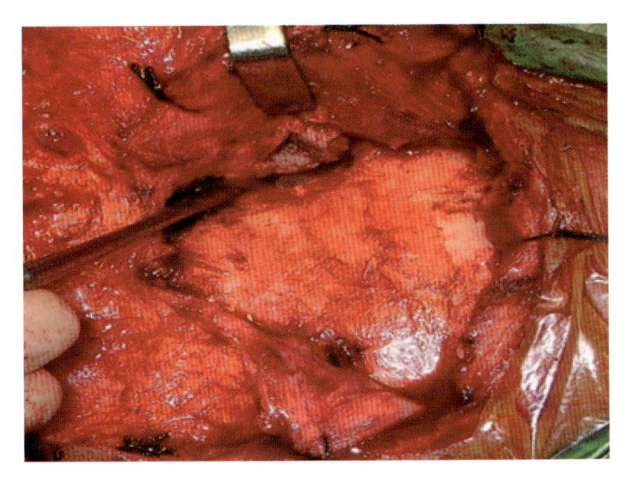

▲ 图 11-6 显露乳突骨皮质
在外耳道上棘水平横断外耳道

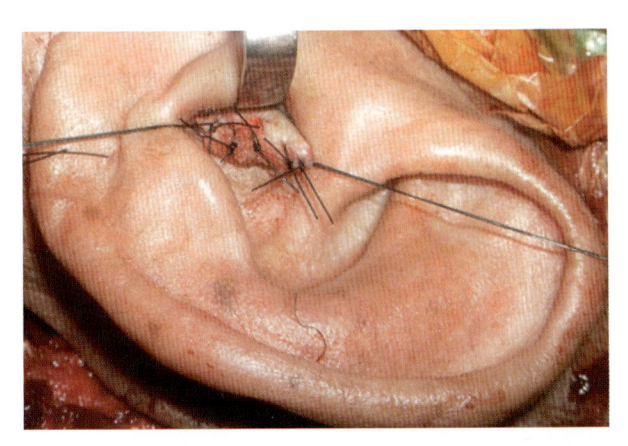

▲ 图 11-7 外耳道盲袋封闭

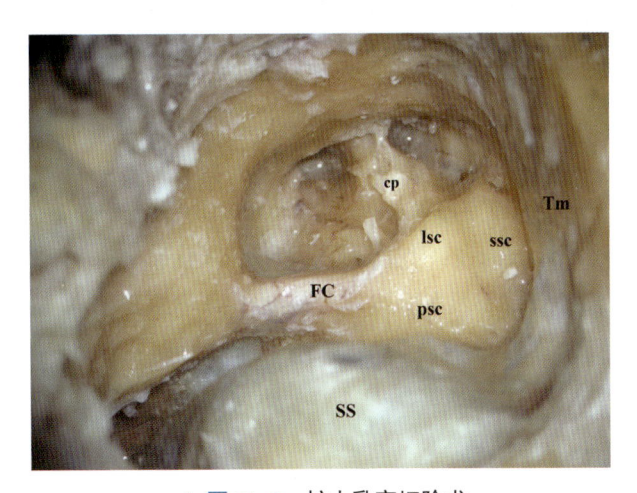

▲ 图 11-8 扩大乳突切除术
cp. 匙突；FC. 面神经管；lsc. 外半规管；psc. 后半规管；SS. 乙状窦；ssc. 前半规管；Tm. 乳突天盖

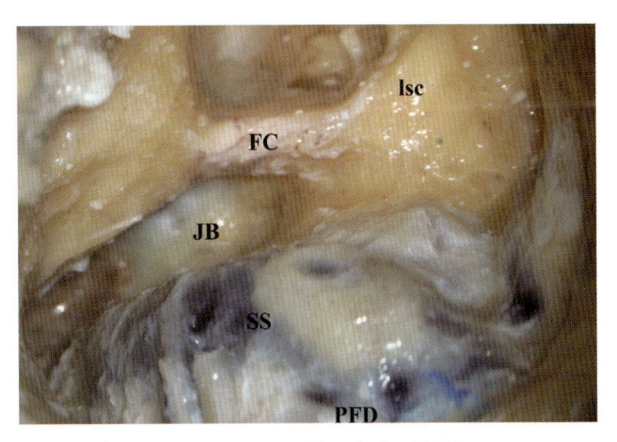

▲ 图 11-9 显露乙状窦后区域
FC. 面神经管；JB. 颈静脉球；lsc. 外半规管；PFD. 颅后窝硬脑膜（乙状窦后）；SS. 乙状窦

9. 下一步进行迷路切除术。首先是磨除后半规管、外半规管和前半规管。在磨除外侧半规管时要特别注意防止钻头滑脱，以免损伤面神经第二曲段（图 11-11）。
10. 经迷路入路如前所述。显露乙状窦及其前后的硬脑膜。磨除乳突天盖显露深部的颅中窝硬脑膜。内听道硬脑膜显露 180°～270°（图 11-12 和图 11-13）。
11. 磨钻磨至内听道硬脑膜上仅剩下一层薄薄的骨质，剥离子去除。注意保持内听道硬脑膜完整（图 11-14 和图 11-15）。
12. 分离岩浅大神经，用剪刀剪断（图 11-16 和图 11-17）。
13. 剥离子去除从茎突孔至膝状神经节面神经管上薄薄的骨质（图 11-18）。
14. 将茎突孔至膝状神经节的面神经连同迷路段面神经一起轻轻牵开（图 11-19 和图 11-20）。

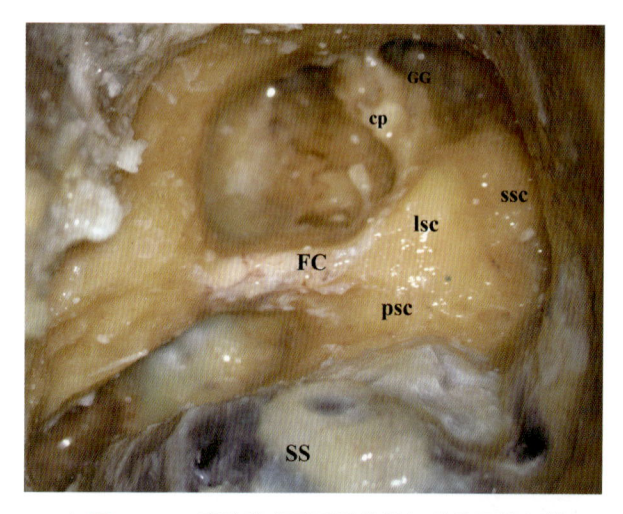

▲ 图 11-10 磨除茎突孔到膝状神经节的面神经管
cp. 匙突；FC. 面神经管；GG. 膝状神经节；lsc. 外半规管；psc. 后半规管；SS. 乙状窦；ssc. 前半规管

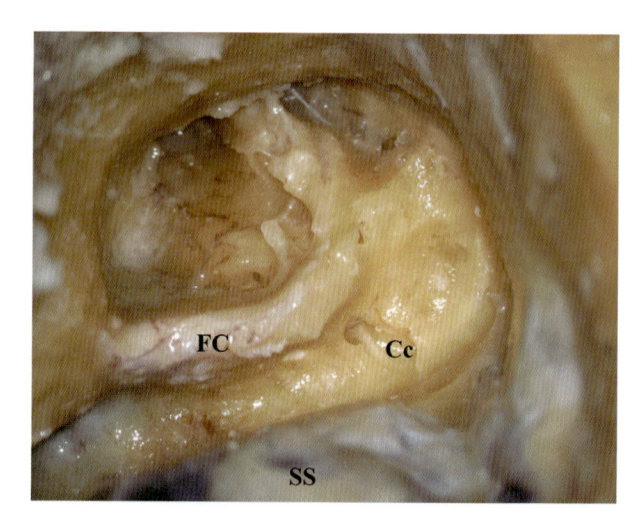

▲ 图 11-12 显露半规管总脚
Cc. 半规管总脚；FC. 面神经管；SS. 乙状窦

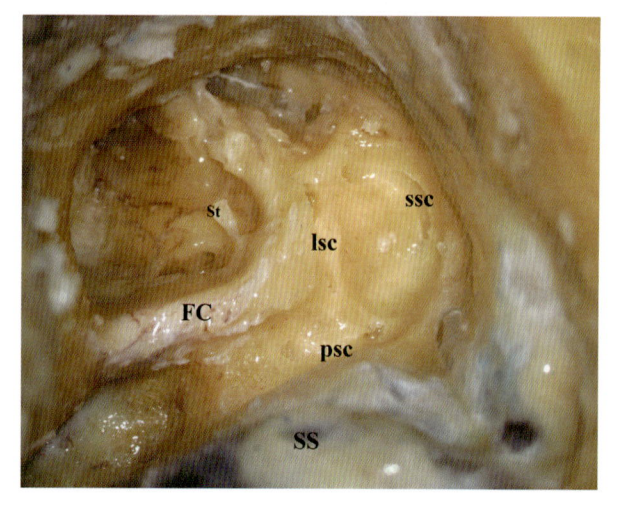

▲ 图 11-11 经典迷路切除术，显露半规管
FC. 面神经管；lsc. 外半规管；psc. 后半规管；SS. 乙状窦；ssc. 后半规管；St. 镫骨

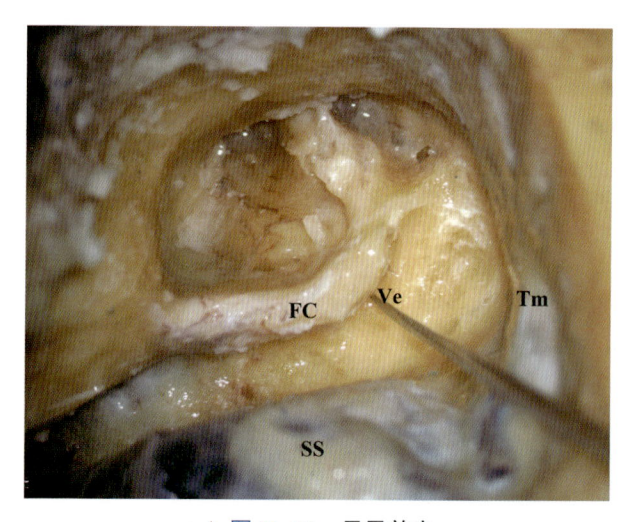

▲ 图 11-13 显露前庭
FC. 面神经管；SS. 乙状窦；Tm. 乳突天盖；Ve. 前庭

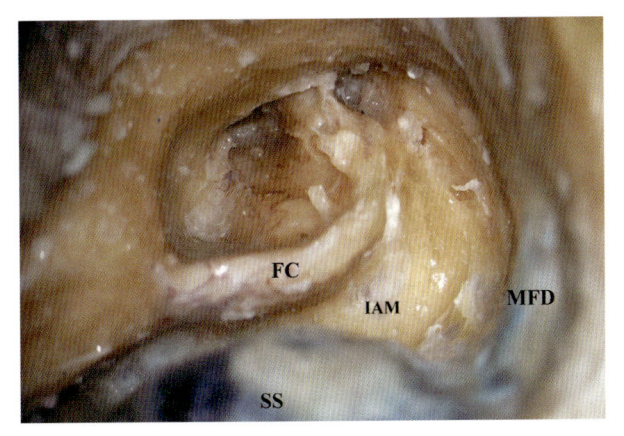

第 11 章 改良经耳蜗入路 A 型
Modified Transcochlear Approach Type A

▲ 图 11-14 内听道硬脑膜上留一层蛋壳样骨质
FC. 面神经管；IAM. 内听道；MFD. 颅中窝硬脑膜；SS. 乙状窦

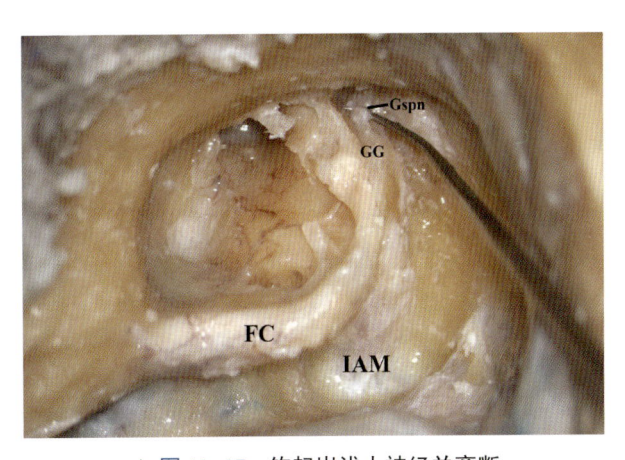

▲ 图 11-17 钩起岩浅大神经并离断
FC. 面神经管；GG. 膝状神经节；Gspn. 岩浅大神经；IAM. 内听道

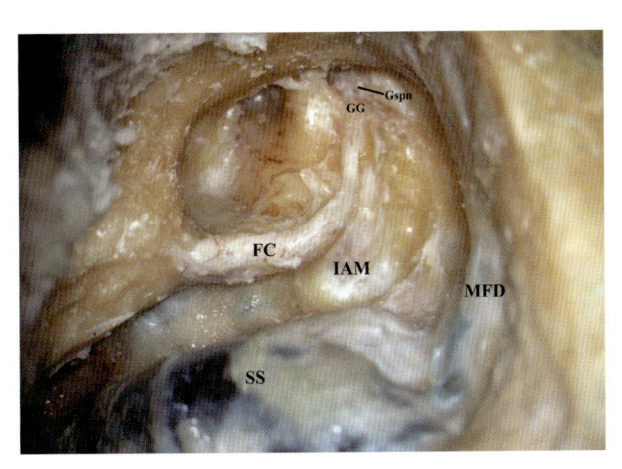

▲ 图 11-15 显露内听道硬脑膜
FC. 面神经管；GG. 膝状神经节；Gspn. 岩浅大神经；IAM. 内听道；MFD. 颅中窝硬脑膜；SS. 乙状窦

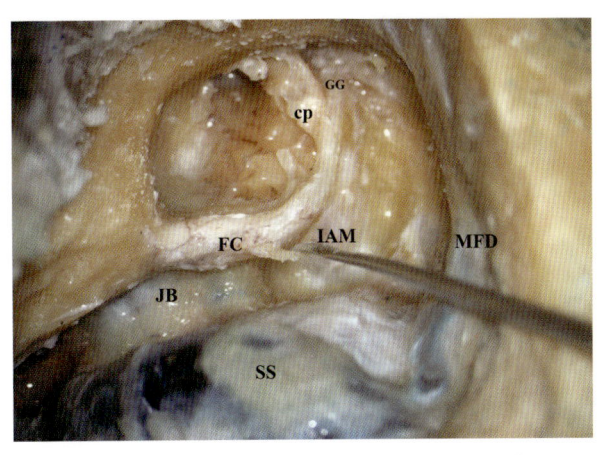

▲ 图 11-18 自茎突孔至膝状神经节将面神经全程减压
cp. 匙突；FC. 面神经管；GG. 膝状神经节；IAM. 内听道；JB. 颈静脉球；MFD. 颅中窝硬脑膜；SS. 乙状窦

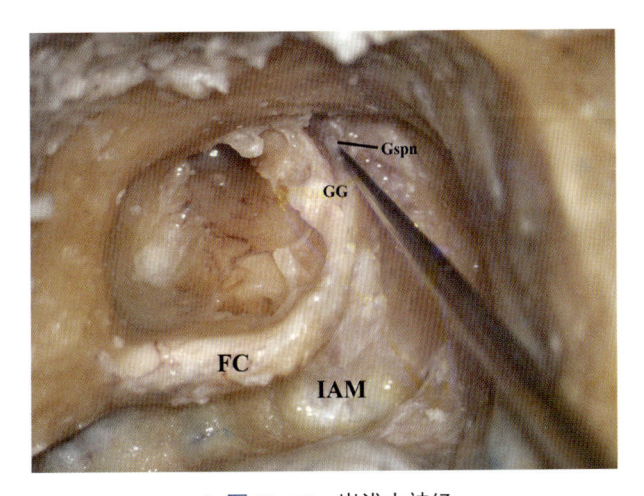

▲ 图 11-16 岩浅大神经
FC. 面神经管；GG. 膝状神经节；Gspn. 岩浅大神经；IAM. 内听道

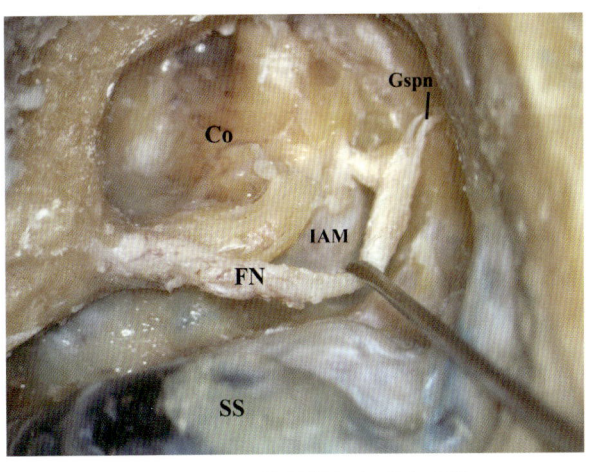

▲ 图 11-19 将面神经向后方改道
Co. 耳蜗；FN. 面神经；Gspn. 岩浅大神经（已切断）；IAM. 内听道；SS. 乙状窦

067

15. 从内听道底切断上壶腹神经，使之与前庭上神经分开。用弯剥离子将内听道底部的前庭上神经、前庭下神经和蜗神经分离出来。然后将内听道硬脑膜及其内容物（包括面神经）向后一同牵开（图11-21至图11-24）。
16. 在磨耳蜗和下鼓室时，将牵开的神经放在乙状窦前的颅后窝硬脑膜处，以防止神经损伤。必要时用纤维蛋白胶粘合固定（图11-25）。
17. 向前往岩尖方向磨除面神经管下壁、内听道前壁及耳蜗（图11-26和图11-27）。
18. 在咽鼓管的内侧显露颈内动脉垂直段（图11-28和图11-29）。
19. 图11-30显示移位前面神经及内听道内容物的位置。图11-31显示面神经及内听道内容物向后牵开改道后，改善了磨除耳蜗及岩尖的操作角度。
20. 磨除颈内动脉垂直段内侧的岩尖直至颅后窝硬脑膜。剥除颅中窝表面残留的薄层骨质，显露从窦脑膜角直至岩尖区域

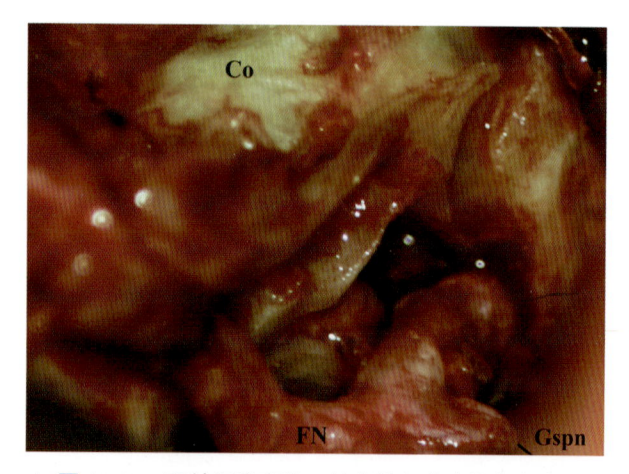

▲ 图 11-20 面神经乳突段、鼓室段和迷路段在岩浅大神经横断后向后牵开
Co. 耳蜗；FN. 面神经；Gspn. 岩浅大神经（已切断）

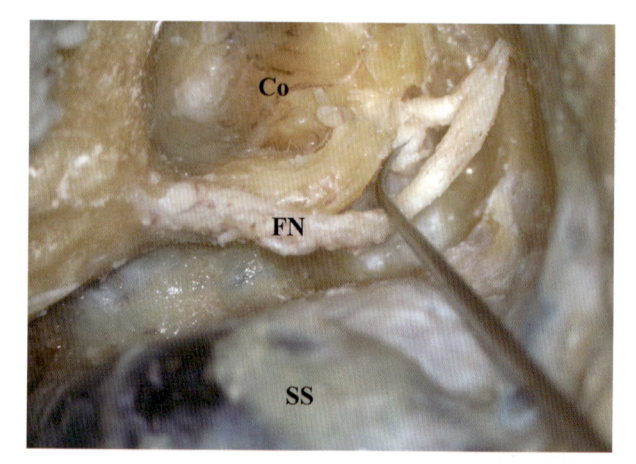

▲ 图 11-22 保持内听道内神经和硬脑膜的完整
Co. 耳蜗；FN. 面神经；SS. 乙状窦

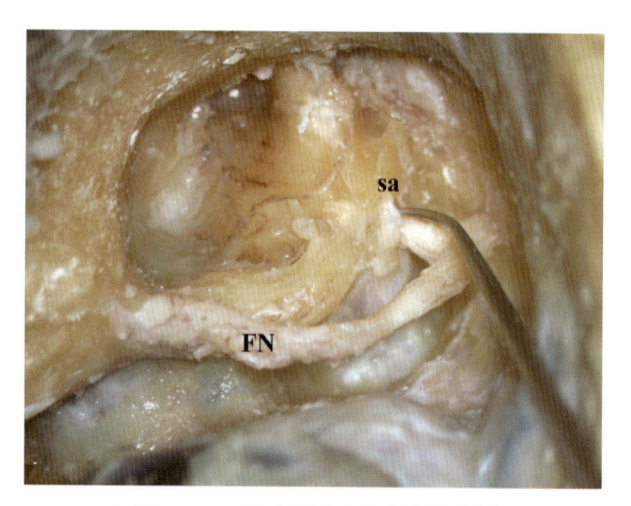

▲ 图 11-21 从内听道底离断壶腹上神经
FN. 面神经；sa. 壶腹上神经

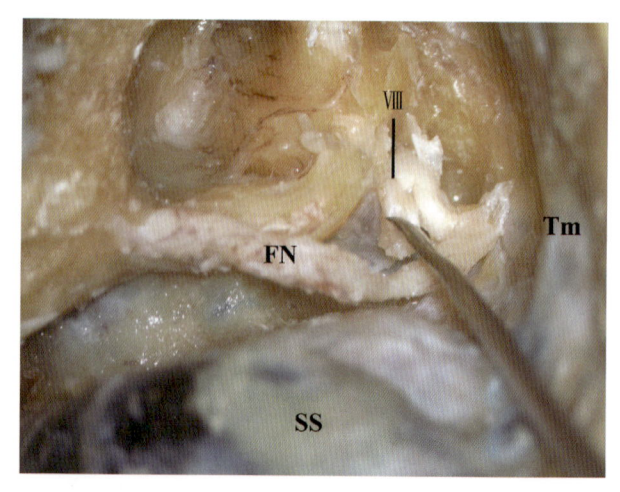

▲ 图 11-23 将内听道内容物及其硬脑膜一同向后牵开
FN. 面神经（已向后牵拉）；SS. 乙状窦；Tm. 乳突天盖；Ⅷ. 前庭蜗神经

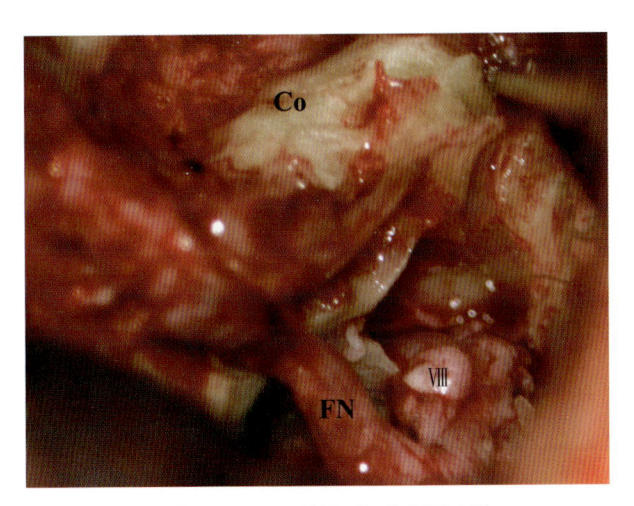

第 11 章 改良经耳蜗入路 A 型
Modified Transcochlear Approach Type A

▲ 图 11-24 面神经向后牵开改道
Co. 耳蜗；FN. 面神经（已向后牵拉）；Ⅷ. 前庭蜗神经

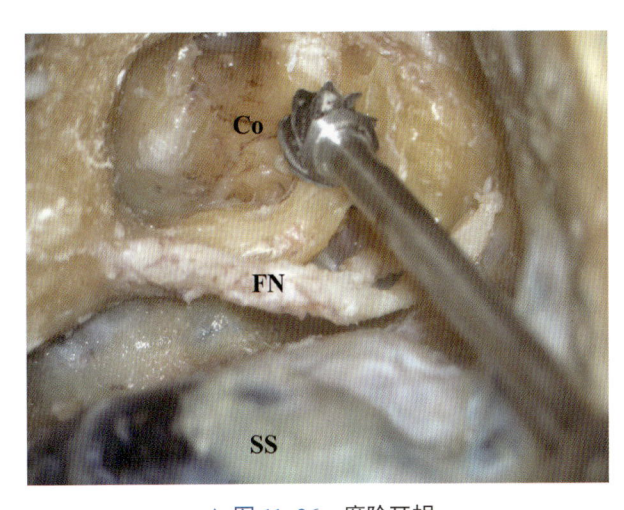

▲ 图 11-26 磨除耳蜗
Co. 耳蜗；FN. 面神经；SS. 乙状窦

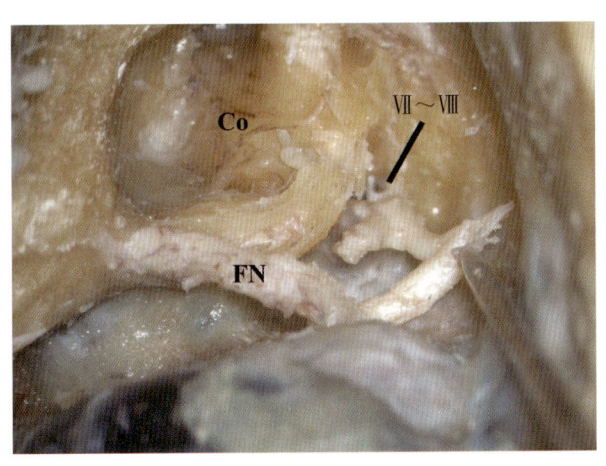

▲ 图 11-25 将面神经和内听道内神经及其硬脑膜向后牵开改道
Co. 耳蜗；FN. 面神经（已向后牵开）；Ⅶ～Ⅷ. 内听道内的面神经及前庭蜗神经

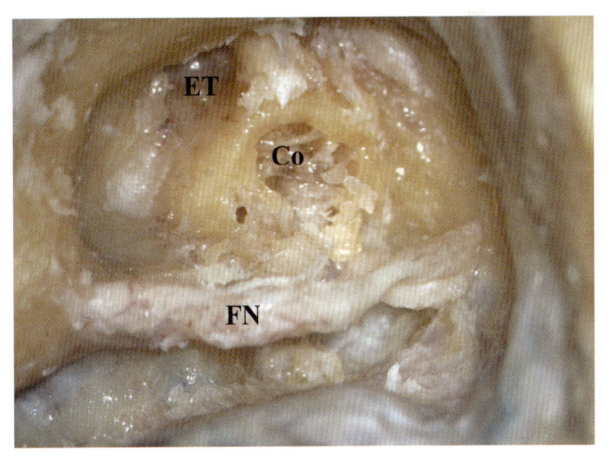

▲ 图 11-27 磨除部分耳蜗
Co. 耳蜗；ET. 咽鼓管；FN. 面神经（已向后牵开）

的颅中窝硬脑膜。可见面神经连同内听道内神经及其硬脑膜一起向后改道，位于颅后窝硬脑膜上（图 11-32）。

21. 如果要更好地从侧方显露和控制颈内动脉垂直段，则需磨除外耳道前壁，显露下颌角，用 Fisch 颞下牵开器向前牵开，继续磨除颈内动脉垂直段周围骨质，直至获得 270° 显露（图 11-33）。

22. 打开硬脑膜，显露该入路可以显露的颅内结构。可见颈内动脉的垂直段、岩骨段和水平段。岩下窦可以位于硬脑膜外，

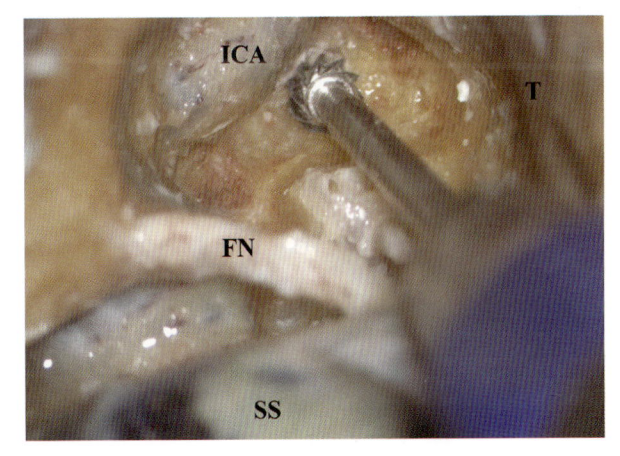

▲ 图 11-28 向岩尖方向磨除骨质
FN. 面神经；ICA. 颈内动脉；SS. 乙状窦；T. 天盖

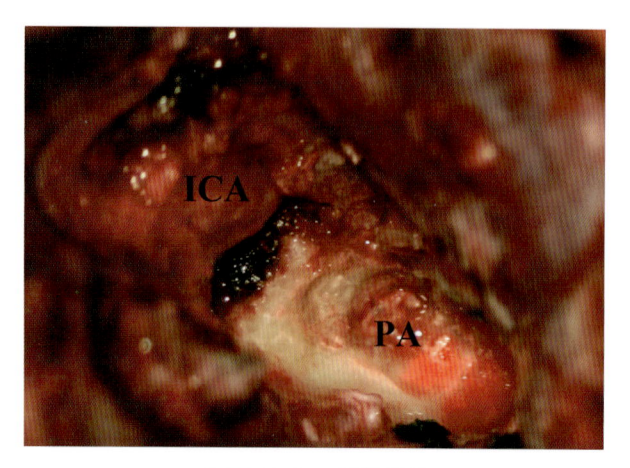

▲ 图 11-29 磨除岩尖
ICA. 颈内动脉；PA. 岩尖

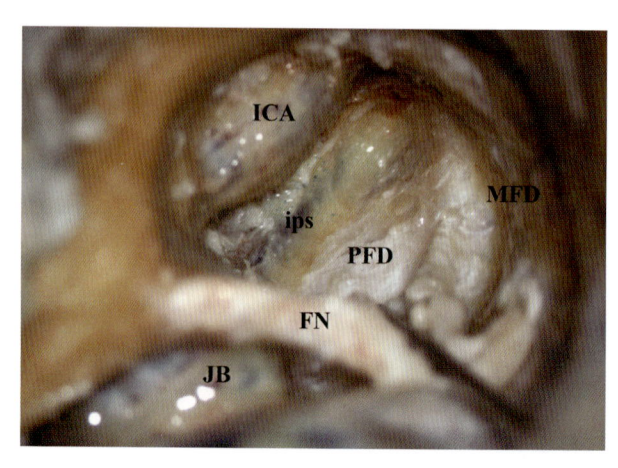

▲ 图 11-32 显露乙状窦至岩尖的颅后窝硬脑膜
FN. 面神经（已向后改道）；ICA. 颈内动脉；ips. 岩下窦；JB. 颈静脉球；MFD. 颅中窝硬脑膜；PFD. 颅后窝硬脑膜

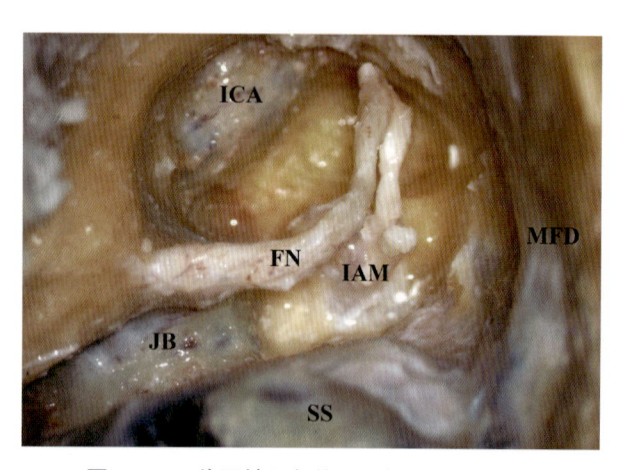

▲ 图 11-30 将面神经复位显示其位于术野的中央
FN. 面神经；IAM. 内听道；ICA. 颈内动脉；JB. 颈静脉球；MFD. 颅中窝硬脑膜；SS. 乙状窦

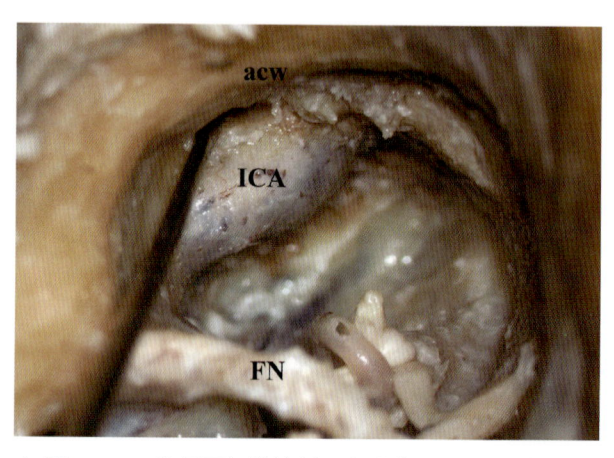

▲ 图 11-33 为了更好地控制颈内动脉垂直段，用探针插入咽鼓管内来显示需要在咽鼓管外侧磨除的骨质范围
acw. 外耳道前壁；FN. 面神经（已向后改道）；ICA. 颈内动脉

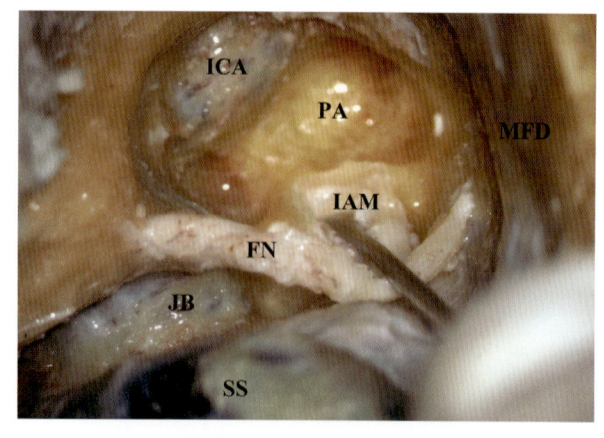

▲ 图 11-31 向后牵开面神经有利于显露岩尖
FN. 面神经；IAM. 内听道；ICA. 颈内动脉；JB. 颈静脉球；MFD. 颅中窝硬脑膜；PA. 岩尖；SS. 乙状窦

也可以位于硬脑膜下。如果遇到岩下窦出血可用可吸收止血纱布进行填塞止血。外展神经大致起源于基底动脉尖端附近，向外上方走行，位于颈内动脉海绵窦段深面，然后进入眶上裂。也可以看到颈静脉球内壁及后组脑神经（图 11-34）。

23. 切除病变后，用脂肪填塞咽鼓管，然后用骨蜡加固。
24. 用一大块腹部脂肪填塞术腔，防止脑脊液漏。在脂肪周围用纤维蛋白胶封闭。
25. 逐层缝合肌骨膜、皮下和皮肤。

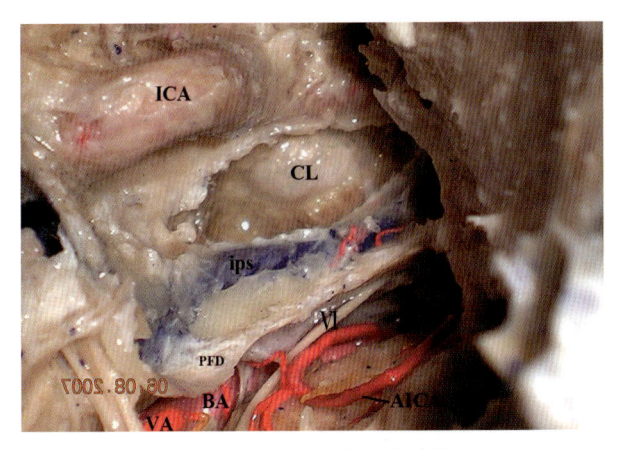

第 11 章　改良经耳蜗入路 A 型
Modified Transcochlear Approach Type A

▲ 图 11-34　岩尖处的结构

AICA. 小脑前下动脉；BA. 基底动脉；CL. 斜坡；ICA. 颈内动脉；ips. 岩下窦；PFD. 颅后窝硬脑膜切缘；VA. 椎动脉；Ⅵ. 外展神经

技巧与要点

- 为了避免面神经在膝状神经节区出现不必要的撕脱或损伤，需要明确和尽快离断岩浅大神经。
- 面神经需要游离至茎乳孔区域，这样才能更好地控制颈静脉球或显露后组脑神经。
- 该入路可用于切除内听道前部至岩尖的病变。
- 可以根据病变大小显露颈内动脉垂直段。
- 对于硬膜下病灶，应注意打开颅后窝硬脑膜过程中有可能损伤外展神经，因此要牢记外展神经的行程。

071

第 12 章 经耳囊入路
Transotic Approach

Narayan Jayashankar 著
戚举星 段英俊 译
黄传平 张洪钿 校

经耳囊入路由 Ugo Fisch 教授发明和推广。该入路需要去除外耳道、中耳、迷路和耳蜗直至岩尖。在经耳囊入路中，从内听道至茎乳孔区的面神经位于面神经管内，这样有利于保护面神经功能。手术步骤和结构显露类似于改良经耳蜗入路 A 型。

【适应证】

1. 岩骨胆脂瘤。
2. 面神经功能完好的岩斜脑膜瘤。
3. 向岩尖部生长的巨大脑桥小脑三角区肿瘤。

【手术步骤】

在适应证中所提到的疾病采用经耳囊入路来处理的好处在于它可以保留完好的面神经功能。但是也存在一些缺陷。图 12-1 为 MRI 显示右侧脑桥小脑三角区卵圆形高信号轴外病变。

1. 面神经管悬空于术野中央，一旦薄层的管壁破裂，可导致严重的面神经损伤。
2. 在高位颈静脉球的情况下，从内侧（颈静脉球下部深处）磨出面神经管非常困难。此时需将颈静脉球游离后向下移位，用可吸收止血纱布和骨蜡固定（图 12-2）。
3. 显露膝状神经节至迷路段的面神经及颅中窝的硬脑膜非常困难，显露不全可能导致病变残留。可以通过显露颅中窝硬脑膜并向上抬高以扩大部分视野（图 12-3）。
4. 因为角度问题不容易磨除内听道前壁，且增加损伤面神经的风险。生理状态下的面神经管，不仅阻碍了内听道前方病变的切除，而且阻碍了面神经迷路段以上位置病变的切除（图 12-4）。

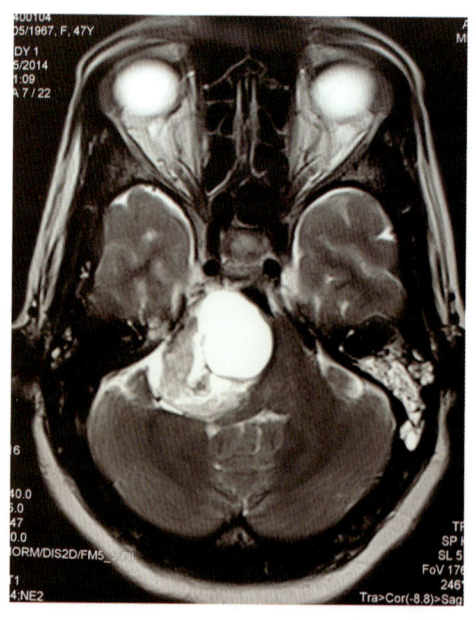

▲ 图 12-1 MRI 轴位 T_2W 显示右侧脑桥小脑三角池内的卵圆形高信号轴外病变，扩展至岩尖部，对脑干造成压迫

图片由 Deepak Dalmia 博士提供

5. 相比之下，改良的经耳蜗入路需要将面神经向后牵开。图 12-5 显示面神经被牵至正常走行路径的后方。图 12-6 显示面神经及内听道内容物牵向后方。向后方改道的缺点是术后面神经功能较差，但多数患者的面神经功能可以恢复到 House-Brackmann Ⅳ级。

因此，在选择经耳囊入路还是改良经耳蜗入路的问题上，每个病变都需要权衡利弊后进行选择。可以根据病变病理性质和患者对较差面神经功能的接受程度来选择入路。

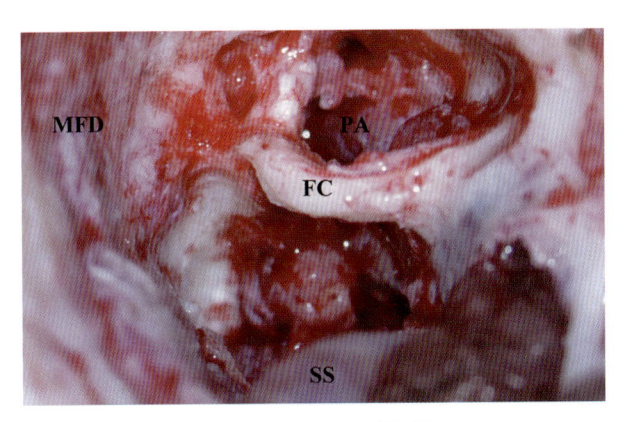

▲ 图 12-4　经耳囊入路
FC. 面神经管（骨桥）；MFD. 颅中窝硬脑膜；PA. 岩尖区；SS. 乙状窦（图片由 Deepak Dalmia 博士提供）

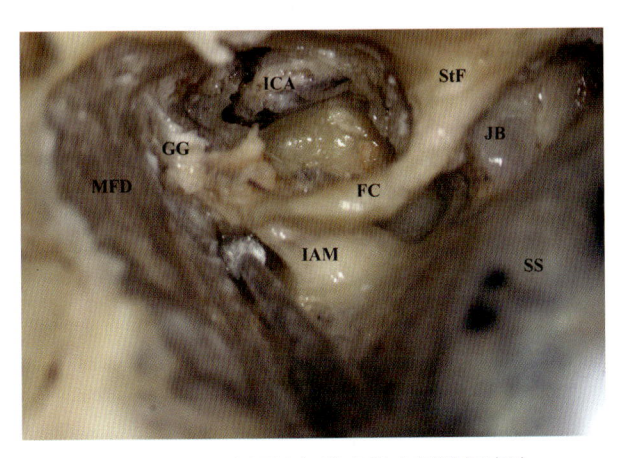

▲ 图 12-2　在面神经乳突段内侧进行磨除
FC. 面神经管；GG. 膝状神经节；IAM. 内听道；ICA. 颈内动脉；JB. 颈静脉球；MFD. 颅中窝硬脑膜；SS. 乙状窦；StF. 茎乳孔

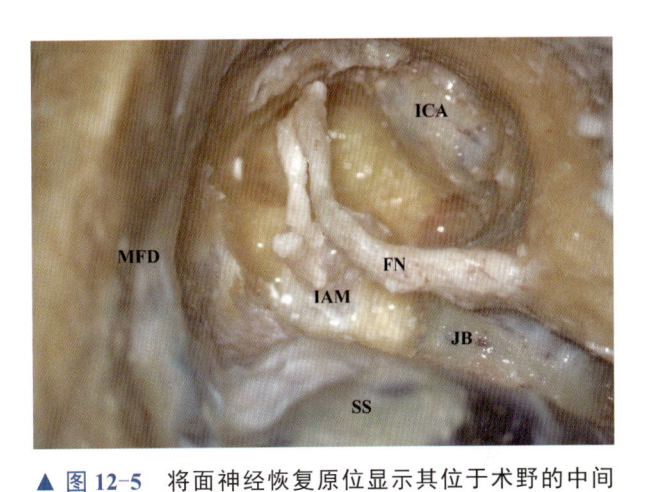

▲ 图 12-5　将面神经恢复原位显示其位于术野的中间位置
FN. 面神经；IAM. 内听道；ICA. 颈内动脉；JB. 颈静脉球；MFD. 颅中窝硬脑膜；SS. 乙状窦

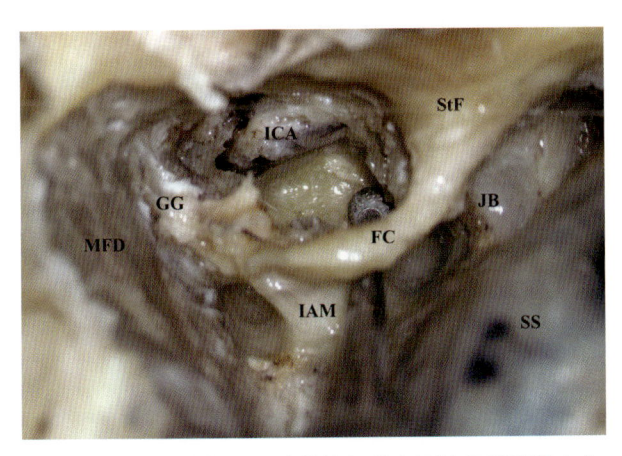

▲ 图 12-3　操作仅限于膝状神经节和面神经迷路段上方
FC. 面神经管；GG. 膝状神经节；IAM. 内听道；ICA. 颈内动脉；JB. 颈静脉球；MFD. 颅中窝硬脑膜；SS. 乙状窦；StF. 茎乳孔

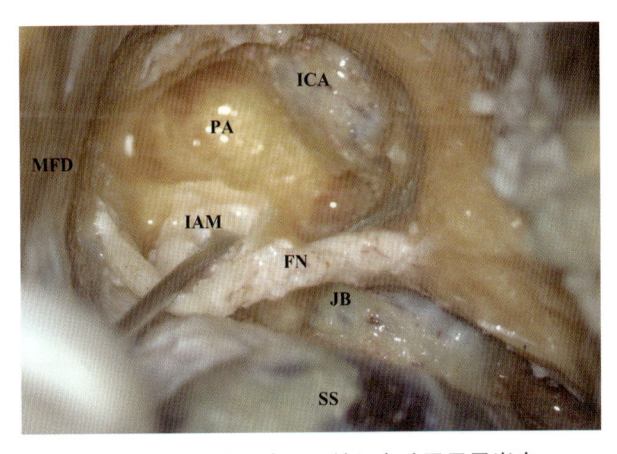

▲ 图 12-6　向后牵开面神经有助于显露岩尖
FN. 面神经；IAM. 内听道；ICA. 颈内动脉；SS. 乙状窦；JB. 颈静脉球；MFD. 颅中窝硬脑膜；PA. 岩尖

技巧与要点

- 将面神经保留在从内听道至茎乳孔的面神经管内。该层骨质不能过薄；否则在面神经管周边磨除时，由于磨钻的压力传导，也会形成裂痕。
- 如果面神经悬空在术野，将大大增加手术难度。在多数情况下，还是最好将神经向后改道，以避免出现意外的神经断裂。
- 术中可根据需要进行乙状窦、颈静脉球或颅中窝硬脑膜的减压，以增加手术操作空间。

第 13 章 改良经耳蜗入路 B 型
Modified Transcochlear Approach Type B

Narayan Jayashankar 著
戚举星 译
黄传平 张洪钿 校

此入路是向前方扩展的改良经耳蜗入路 A 型。手术步骤与改良经耳蜗入路相似，增加了对颈内动脉前方的显露。此外，如增加颞下窝 B 型或 C 型入路，就可以显露腹侧延伸至脑干的病变（硬膜外或硬膜下）。

【适应证】

1. 广泛的斜坡脊索瘤或岩尖胆脂瘤，伴颈内动脉前方广泛受累。
2. 局限于中线至对侧的岩斜脑膜瘤。

【手术步骤】

1. 采用耳后切口，从眶外侧缘开始，经耳廓上方 2cm，绕耳后沟后方 3～4cm 直至乳突尖。切口包括皮肤和皮下组织。
2. 外耳道的封闭按照改良经耳蜗入路 A 型中步骤 2～5 进行。
3. 外耳道内侧残端的皮肤与鼓膜、锤骨和砧骨一并切除。
4. 接着按照改良经耳蜗入路 A 型的步骤 7～17 进行（图 13-1 和图 13-2）。
5. 为了显露颈内动脉水平段，需切除下颌关节囊，用 Fisch 颞下牵开器向下牵开下颌骨髁突。
6. 向内侧磨除关节窝，使之蛋壳化，始终保持与颅中窝底平行。
7. 从棘孔处定位脑膜中动脉，用双极电凝烧灼并切断。
8. 继续向内侧磨除，可以显露三叉神经的下颌支（V_3）。下颌支周围存在丰富的静脉丛，用双极电凝烧灼并切断。
9. 继续向内侧磨除，可以显露从岩段水平部全程直至破裂孔处的颈内动脉。所有的步骤参见颞下入路 B 型（图 13-3）。
10. 如果需要继续向前显露或需要更多操作空间，可参见颞下入路 C 型。保留面神经额支后切断颧弓，将颞肌向下牵开，

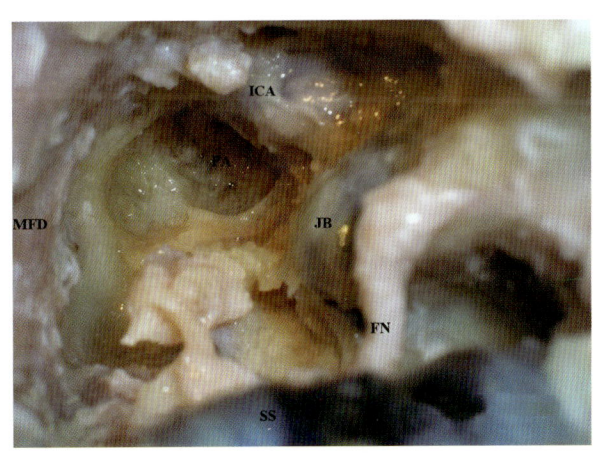

▲ 图 13-1 向后改道面神经，磨除岩尖方向的部分骨质
FN. 面神经（已向后牵开）；ICA. 颈内动脉；JB. 颈静脉球；MFD. 颅中窝硬脑膜；PA. 岩尖（部分磨除）；SS. 乙状窦

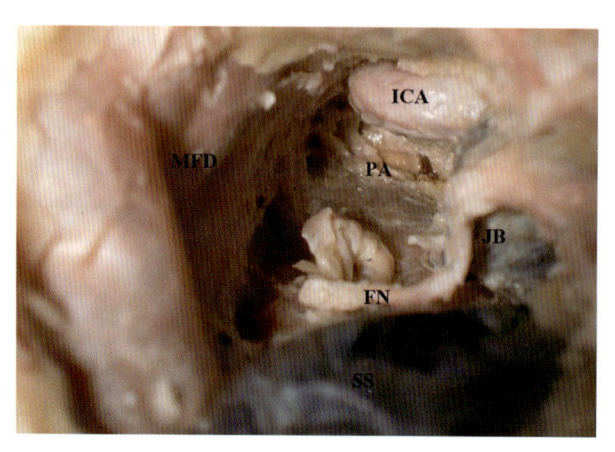

▲ 图 13-2　改良经耳蜗入路 A 型可以显露的颅后窝硬脑膜范围，即从乙状窦至岩尖、从颅中窝硬脑膜／岩上窦至颈静脉球。已将面神经向后改道
FN. 面神经（已向后改道）；ICA. 颈内动脉；JB. 颈静脉球；MFD. 颅中窝硬脑膜；PA. 岩尖；SS. 乙状窦

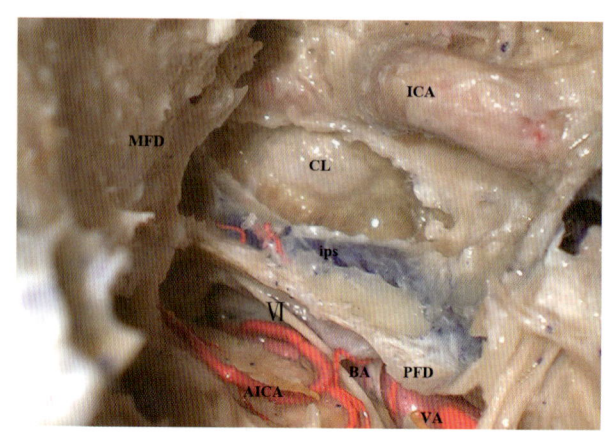

▲ 图 13-3　岩尖的硬膜外和硬膜下结构
AICA. 小脑前下动脉；BA. 基底动脉；CL. 斜坡；ICA. 颈内动脉；ips. 岩下窦；MFD. 颅中窝硬脑膜；PFD. 颅后窝硬脑膜切缘；VA. 椎动脉；Ⅵ. 外展神经

磨除翼外板和翼内板，可以进入鼻咽部或蝶窦。如果需要经此入路打开硬脑膜，须注意不要打开鼻咽部或蝶窦。

11. 用脂肪填塞咽鼓管，必要时进行缝合。如果打开硬脑膜，用一块阔筋膜封闭硬脑膜缺损，并用纤维蛋白胶固定。填充脂肪来消除无效腔。

12. 逐层缝合肌骨膜、皮下组织和皮肤。

技巧与要点

- 此入路向前可达蝶窦及鼻咽部外侧壁。当硬脑膜被打开时，不要破坏蝶窦及鼻咽部外侧壁。如果肿瘤侵犯蝶窦或鼻咽部，可分期进行切除。这样做是为了防止脑脊液漏及术后并发症。
- 在打开岩部硬脑膜时，要注意避免损伤外展神经，它从椎-基底动脉交界处附近的下内侧走向颈内动脉海绵窦段后方的上外侧。

第 14 章　改良经耳蜗入路 C 型
Modified Transcochlear Approach Type C

Narayan Jayashankar　**著**

戚举星　**译**

黄传平　张洪钿　**校**

改良经耳蜗入路 A 型继续向上显露即为 C 型，适用于浸润或突破小脑幕，或者通过小脑幕切迹向上生长的病变。

【适应证】

侵犯小脑幕的岩斜区病变。

【手术步骤】

1. 开始的手术操作参见改良经耳蜗入路 A 型手术步骤 1～17（图 14-1）。

2. 完全磨除颅中窝硬脑膜外侧的骨质。

3. 颅中窝硬脑膜平行于岩上窦切开，掀起硬脑膜可显露颞叶。电凝结扎并切断岩上窦。如遇到持续渗血，可将可吸收止血纱布像软木塞一样填入岩上窦，1/2 在窦内，1/2 在窦外（图 14-2）。

4. 从乙状窦和岩上窦的交界处开始，平行于岩上窦直到小脑幕切迹，切开小脑幕（图 14-3）。

5. 注意不要损伤自颞叶汇入横窦的 Labbe 静脉。该静脉的损伤会引起严重的并发症。

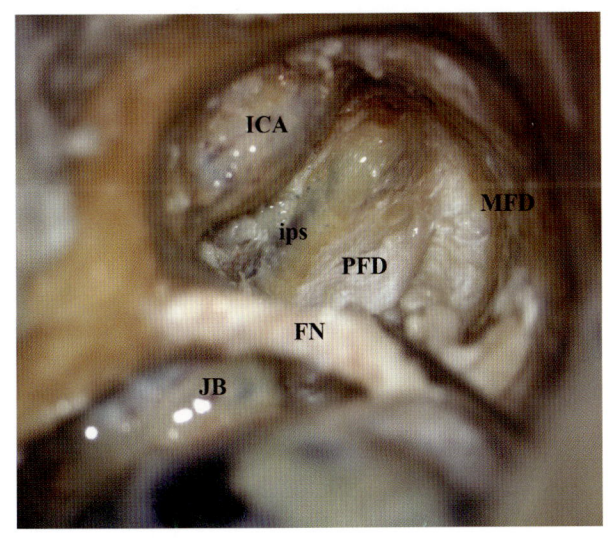

▲ 图 14-1　左侧改良经耳蜗入路 A 型
FN. 面神经（已向后牵开）；ICA. 颈内动脉；ips. 岩下窦；JB. 颈静脉球；MFD. 颅中窝硬脑膜；PFD. 颅后窝硬脑膜

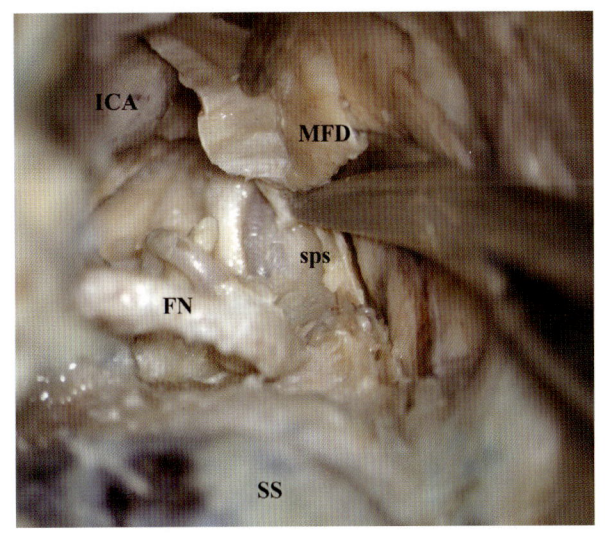

▲ 图 14-2　与岩上窦平行切开颅中窝硬脑膜并翻向侧方
FN. 面神经（已向后移位）；ICA. 颈内动脉；MFD. 颅中窝硬脑膜；sps. 岩上窦；SS. 乙状窦

6. 滑车神经从幕下向前穿入小脑幕，经幕上入眶，注意避免损伤。小脑上动脉起自基底动脉，走行于滑车神经下方（图14-4）。

7. 大脑后动脉通常毗邻动眼神经。轻轻拉开颞叶，就可看到大脑后动脉 P₁ 段和 P₂ 段及后交通动脉。

8. 如果需要，可稍牵拉颞叶，即可显示大脑中动脉、面神经和大脑前动脉。

9. 在岩尖部，可以看到外展神经穿过 Dorello 管（图14-5）。

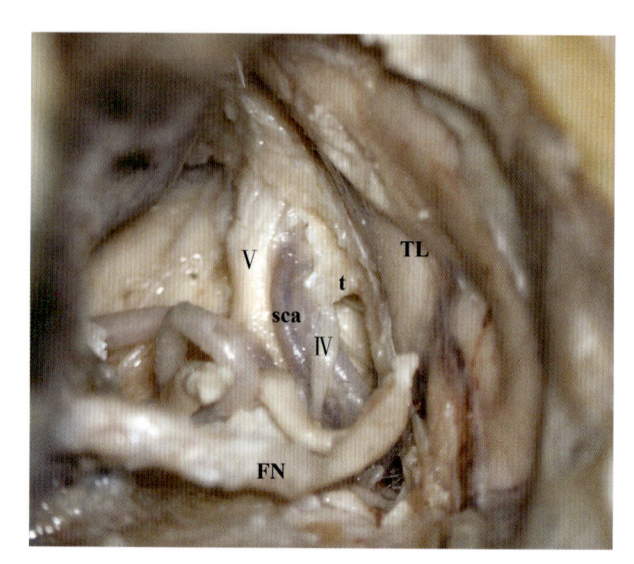

▲ 图 14-4 小脑幕切开后可显露的结构

FN. 面神经（与内听道内容物一起被向后牵开）；Ⅳ. 滑车神经；sca. 小脑上动脉；t. 小脑幕切迹；TL. 颞叶；Ⅴ. 三叉神经

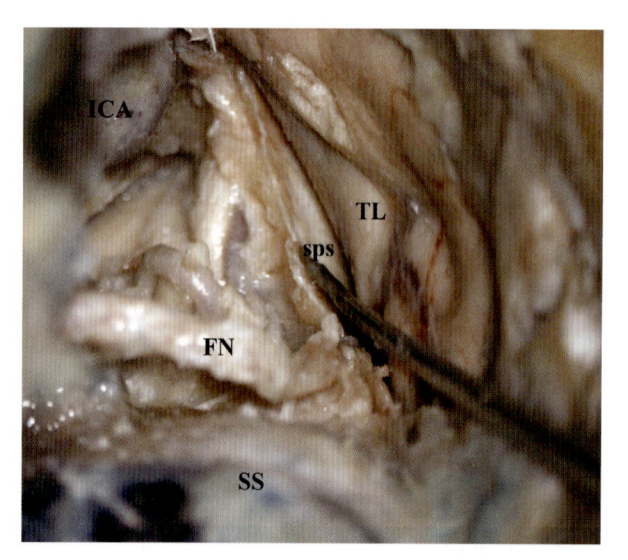

▲ 图 14-3 从乙状窦与岩上窦交界处至小脑幕切迹，平行于岩上窦切开小脑幕

FN. 面神经（已向后移位）；ICA. 颈内动脉；sps. 岩上窦；SS. 乙状窦；TL. 颞叶

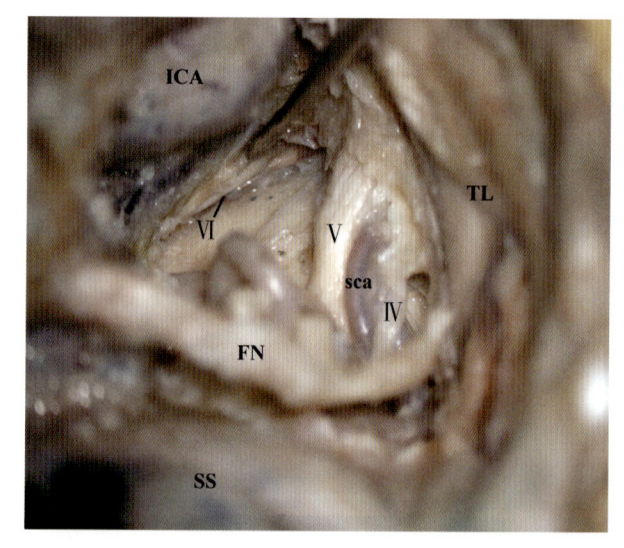

▲ 图 14-5 该入路的全景图

FN. 面神经（与内听道内容物一起向后改道）；ICA. 颈内动脉；Ⅳ. 滑车神经；sca. 小脑上动脉；SS. 乙状窦；TL. 颞叶；Ⅴ. 三叉神经；Ⅵ. 外展神经

技巧与要点

- 显露颞叶时不得损伤 Labbe 静脉。损伤 Labbe 静脉会引起癫痫、失语，甚至引起明显的脑肿胀而导致患者死亡。
- 岩上窦必须用双极电凝结扎后切断。如果再出血可继续用可吸收止血纱布处理。
- 必须在直视下切开小脑幕，以防止损伤其深部的滑车神经。

第八篇 颅中窝手术入路
Middle Cranial Fossa Approaches

第 15 章 颅中窝手术入路
Middle Cranial Fossa Approach

Narayan Jayashankar　K. P. Morwani　著
杨　凯　译
黄传平　张洪钿　校

【适应证】

1. 前庭神经切断术治疗顽固性眩晕。
2. 局限于内听道内的前庭神经鞘瘤。
3. 外伤后面神经损伤。
4. 脑膜脑膨出。

【手术步骤】

一例内听道内前庭神经鞘瘤患者的 MRI 影像（图 15-1）。

1. 切口从耳轮前方上行，弧形向后，绕过其上极再转向前，直到颞顶缝，长 6～7cm。切开皮肤和皮下组织（图 15-2 和图 15-3）。
2. 然后做一蒂部向下的肌骨膜瓣，血管蒂为颞浅动脉。沿颞肌附着处切开肌骨膜瓣，绕过颧弓下翻带蒂的肌骨膜瓣，显露颞部开颅位置（图 15-4）。
3. 骨窗大小约 4cm×4cm。沿外耳道上方作一垂直线，骨窗的 1/3 位于该线后方、2/3 位于前方。骨窗下缘尽可能接近颧骨。避免下方的骨缘遮挡手术视野而影响深部操作。在下方钻孔时应注意不要损伤颞肌骨膜瓣的血管蒂。开始时先使用切割钻头，

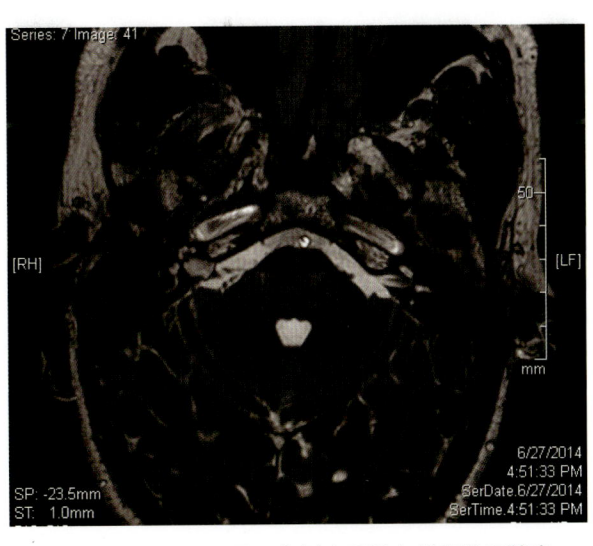

▲ 图 15-1　MRI 显示右侧内听道内前庭神经鞘瘤

079

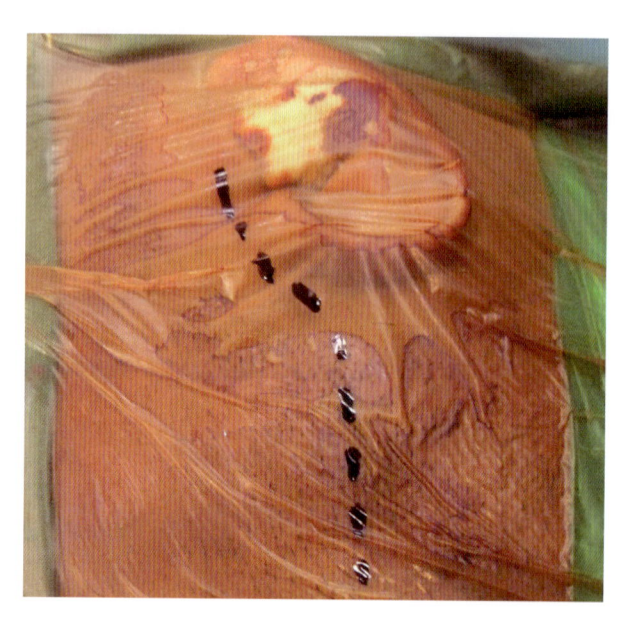

▲ 图 15-2 颅中窝入路手术切口

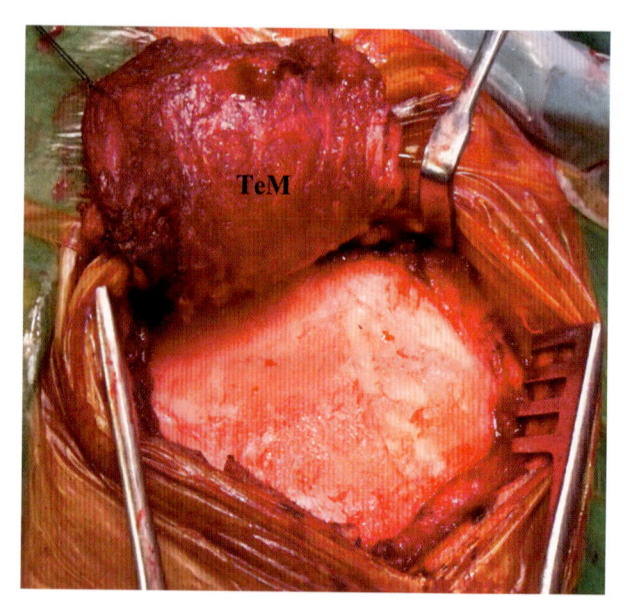

▲ 图 15-4 颞肌瓣基底部朝下
TeM. 颞肌

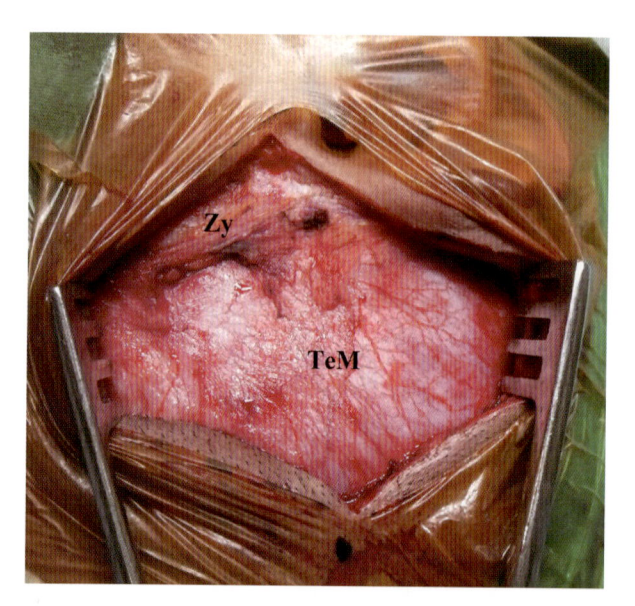

▲ 图 15-3 显露颞肌及其筋膜
TeM. 颞肌；Zy. 颧骨

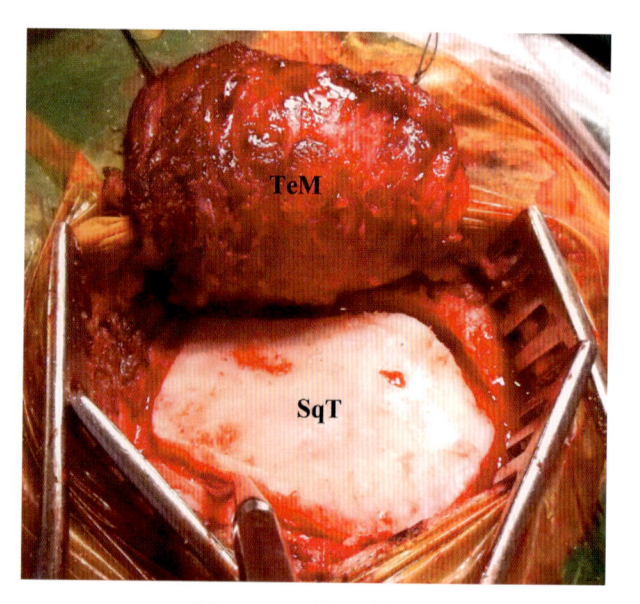

▲ 图 15-5 开颅同前文所述
SqT. 颞骨鳞部；TeM. 颞肌（绕过颧弓向下翻）

当接近硬脑膜看到颜色变化时，必须更换为金刚砂钻头，防止意外损伤颞部的硬脑膜。开颅后，使用 Freer 剥离子分离骨瓣与下方的硬脑膜。游离骨瓣置于生理盐水中，术后予以还纳。用金刚砂钻将骨缘磨平（图 15-5 和图 15-6）。

4. 从后向前剥离颅中窝硬脑膜（图 15-7）。

5. 剥离硬脑膜时，辨认颅中窝骨质表面的弓状隆起和岩浅大神经。继续剥离硬脑膜直到岩骨嵴，可以看到岩上窦。使用颅中窝牵开器。前方可以看到脑膜中动脉，必要时电凝、切断。这样在一定程度上有利于将颞叶向岩骨嵴牵开，扩大手术空间（图 15-8 和图 15-9）。

第 15 章　颅中窝手术入路
Middle Cranial Fossa Approach

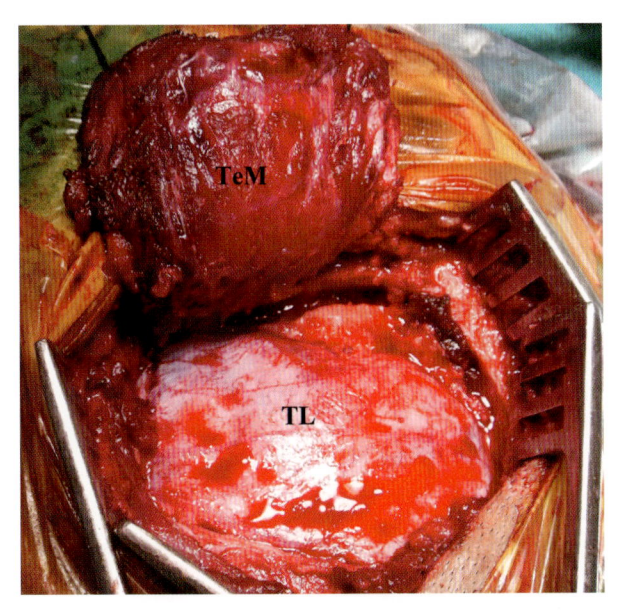

▲ 图 15-6　开颅移去骨瓣显露颞叶
TeM. 颞肌；TL. 颞叶

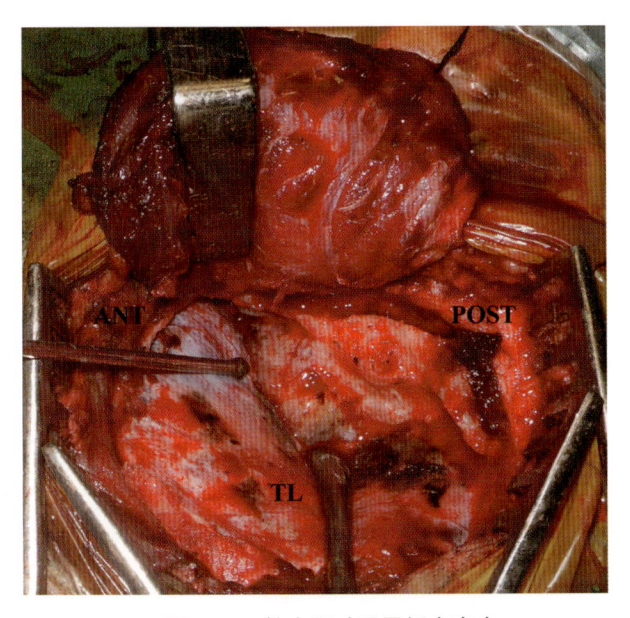

▲ 图 15-7　抬高颞叶显露颅中窝底
ANT. 前；POST. 后；TL. 颞叶

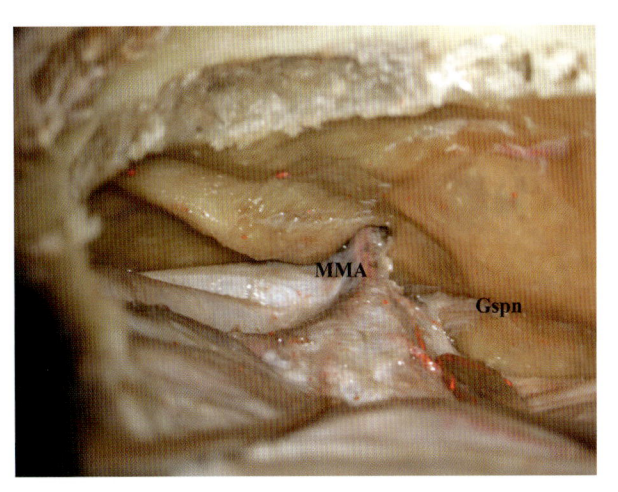

▲ 图 15-8　可见穿出棘孔的脑膜中动脉
Gspn. 岩浅大神经；MMA. 脑膜中动脉

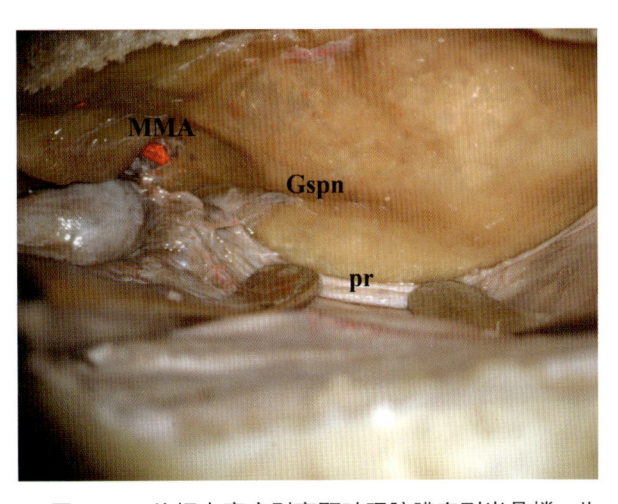

▲ 图 15-9　从颅中窝底剥离颞叶硬脑膜直到岩骨嵴，此处可见浅蓝色的岩上窦
Gspn. 岩浅大神经；MMA. 脑膜中动脉（已切断）；pr. 岩骨嵴

6. 注意，约有 50% 的病例弓状隆起与前半规管不相对应。在解剖中，打开天盖有助于理解颅中窝的解剖和内听道的定位。

7. House 法：逆行追踪岩浅大神经，辨认膝状神经节、面神经迷路段，直至内听道底部。然后磨除骨质显露整个内听道。如图所示，耳蜗和前庭非常接近面神经迷路段，因此在磨除过程中容易损伤耳蜗或迷路。由于本质上这是一种保留听力的手术径路，所以该方法因有听力损伤的风险而不可取（图 15-10）。

8. Fisch 法：首先辨认前半规管蓝线。为了避免损伤耳蜗，必须与前半规管壶腹端成 60° 方向开始磨除。并以此法从内听道底一直磨到内耳门，与 House 法相似（图 15-11）。

9. Garcia-Ibanez 法：内听道的位置与岩浅大神经和弓状隆起夹角的角平分线基本一

081

致。从内听道上方的岩上窦区开始磨除，自内耳门向内听道底方向磨除骨质。这种方法降低了听力损伤的风险（图 15-12 和图 15-13）。

10. 内听道底与前方的耳蜗和后方的前半规管、前庭关系密切。

相比之下，内听道底部内侧没有重要结构，此处与岩上窦成 35°～55°。靠近内耳门前后的位置较为安全，可由此处开始磨除骨质，一直磨到内耳门边缘。当看到内耳门边缘的颜色出现变化时，意味着下方就是内听道硬脑膜，继续将内耳门内侧扩大磨宽，外侧磨窄些，直至显露出半周（180°）的内听道。使内听道表面骨质蛋壳化，最后用剥离子剥离蛋壳化骨质（图 15-14）。

11. 可以看到内听道底部的垂直嵴（Bill 嵴），前方为面神经，后方为前庭上神经。
12. 在前庭上神经上方沿着内听道的走行方向切开其硬脑膜，如此可以避免意外损伤面神经（图 15-15）。
13. 在神经束的中央可见中间神经（图

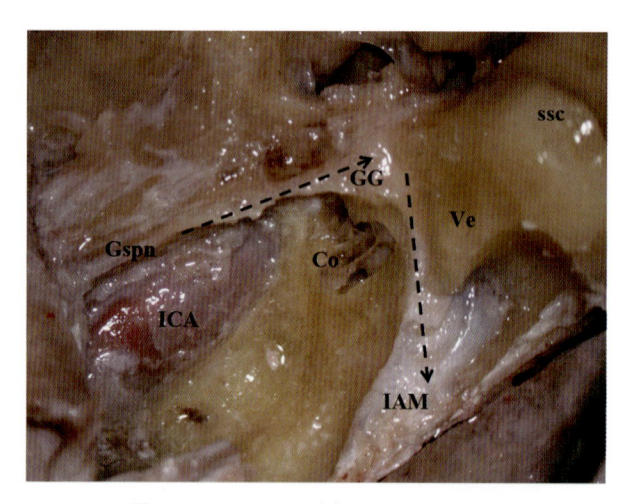

▲ 图 15-10　House 法识别 IAM（内听道）
Co. 耳蜗；GG. 膝状神经节；Gspn. 岩浅大神经；IAM. 内听道；ICA. 颈内动脉（岩段）；ssc. 前半规管；Ve. 前庭

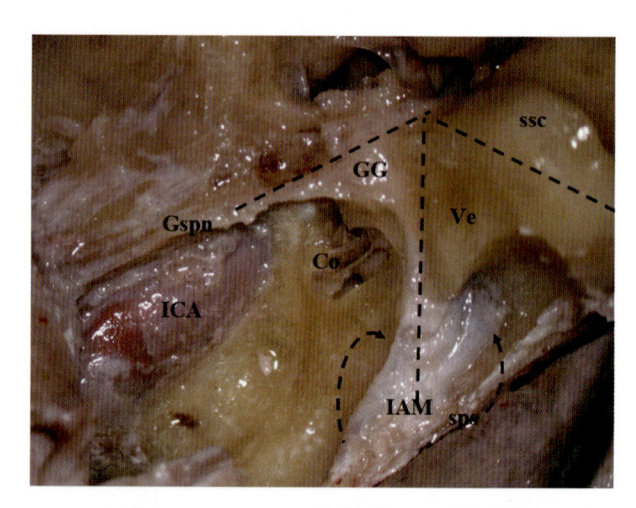

▲ 图 15-12　Ibanez 法识别 IAM（内听道）
Co. 耳蜗；GG. 膝状神经节；Gspn. 岩浅大神经；IAM. 内听道；ICA. 颈内动脉（岩段）；sps. 岩上窦；ssc. 前半规管；Ve. 前庭

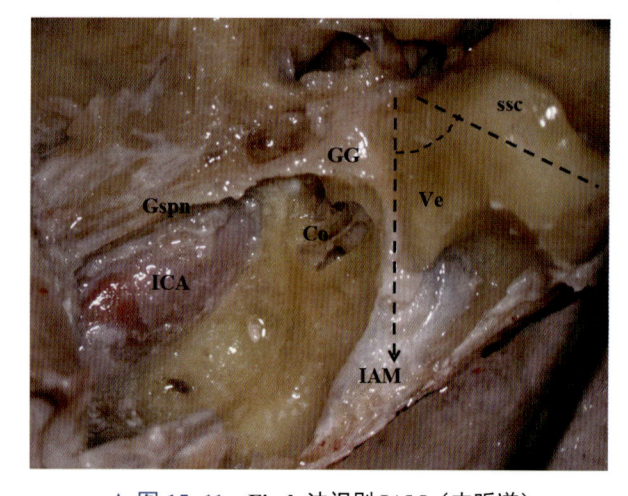

▲ 图 15-11　Fisch 法识别 IAM（内听道）
Co. 耳蜗；GG. 膝状神经节；Gspn. 岩浅大神经；IAM. 内听道；ICA. 颈内动脉（岩段）；ssc. 前半规管；Ve. 前庭

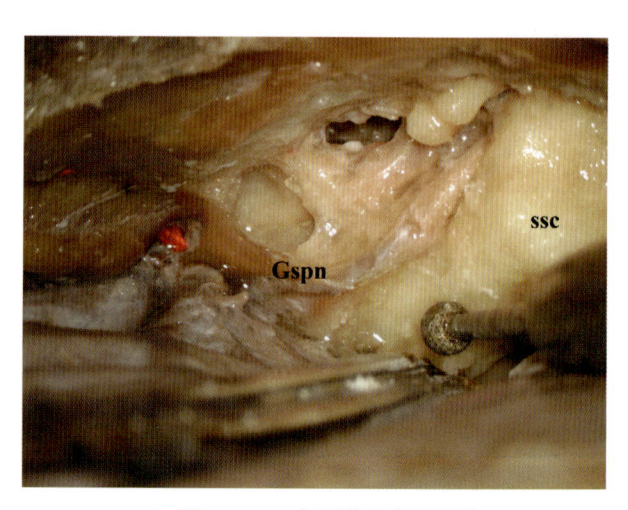

▲ 图 15-13　内听道的磨除区域
Gspn. 岩浅大神经；ssc. 前半规管

15–16）。

14. 从该入路看，蜗神经位于面神经深部，前庭下神经位于前庭上神经深部。
15. 切除肿瘤时应锐性分离，否则可能导致周边神经的牵拉伤（图15–17）。
16. 手术结束时用脂肪填塞术腔，纤维蛋白胶封闭（图15–18）。
17. 还纳骨瓣，1-0缝线缝合固定（图15–19）。
18. 2-0缝线缝合带蒂颞肌骨膜瓣（图15–20）。
19. 直接缝合皮肤、皮下（图15–21）。

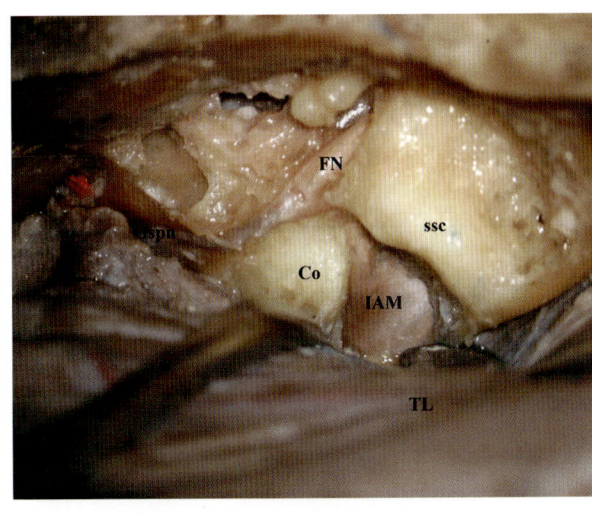

▲ 图 15–14 经颅中窝入路中的内听道
Co. 耳蜗；FN. 面神经（鼓室段）；Gspn. 岩浅大神经；IAM. 内听道；ssc. 前半规管；TL. 颞叶

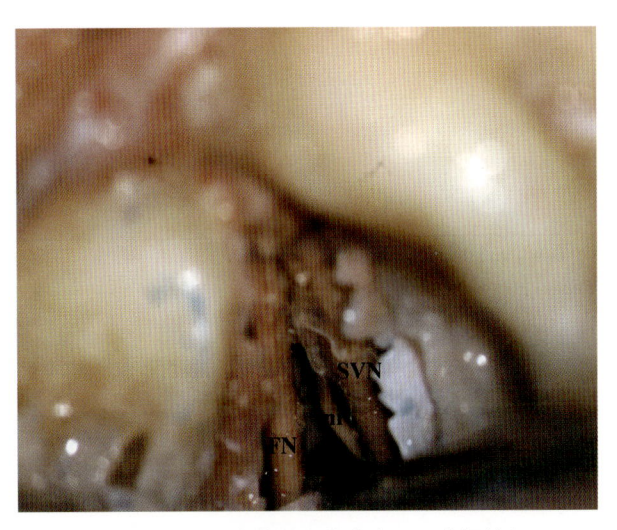

▲ 图 15–16 在神经束的中央可见中间神经
FN. 面神经；ni. 中间神经；SVN. 前庭上神经

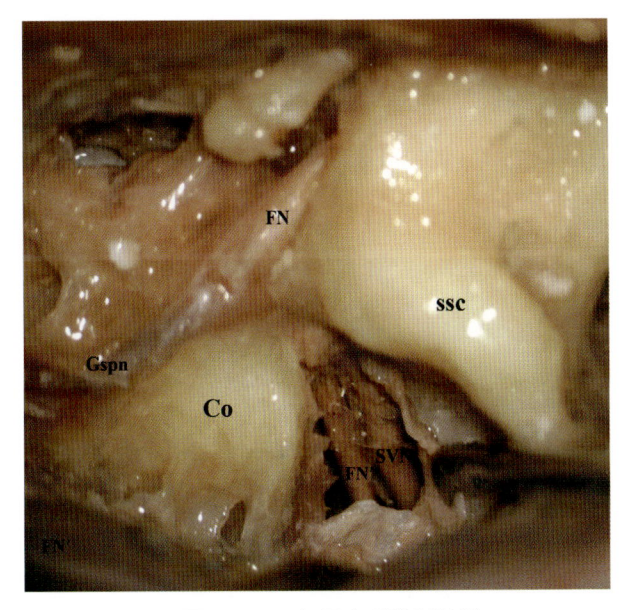

▲ 图 15–15 打开内听道硬脑膜
Co. 耳蜗；FN. 面神经；FN′. 面神经（迷路段和鼓室段）；Gspn. 岩浅大神经；ssc. 前半规管；SVN. 前庭上神经

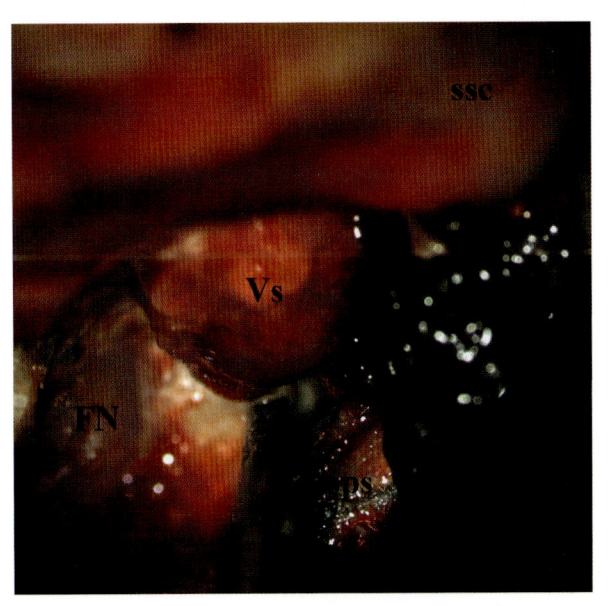

▲ 图 15–17 切除前庭神经鞘瘤
FN. 面神经；sps. 岩上窦；ssc. 前半规管；Vs. 前庭神经鞘瘤

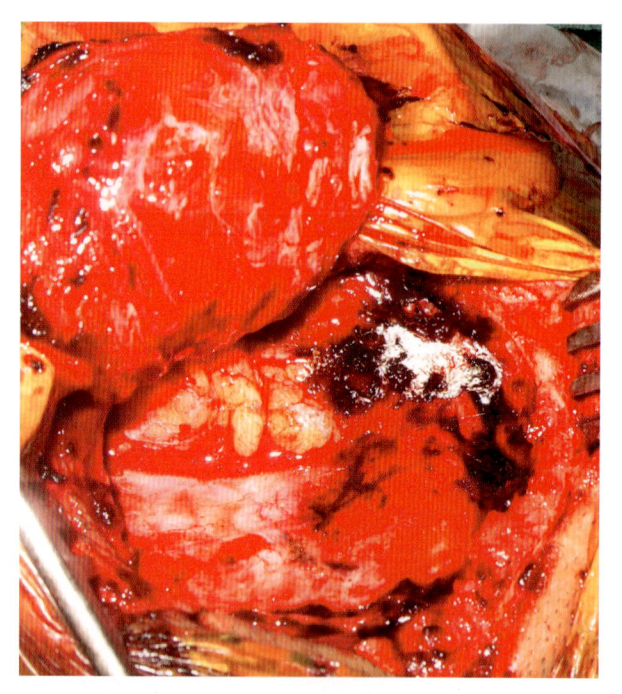

▲ 图 15-18　内听道用脂肪填塞

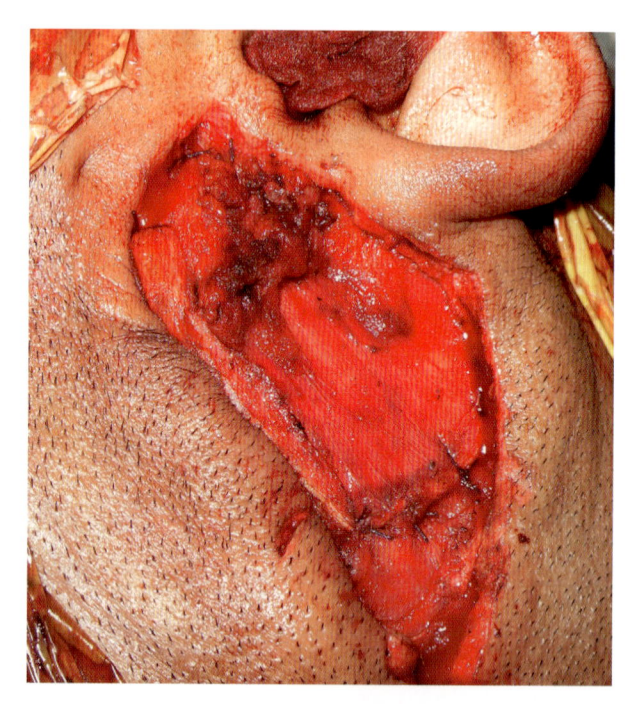

▲ 图 15-20　颞肌原位缝合

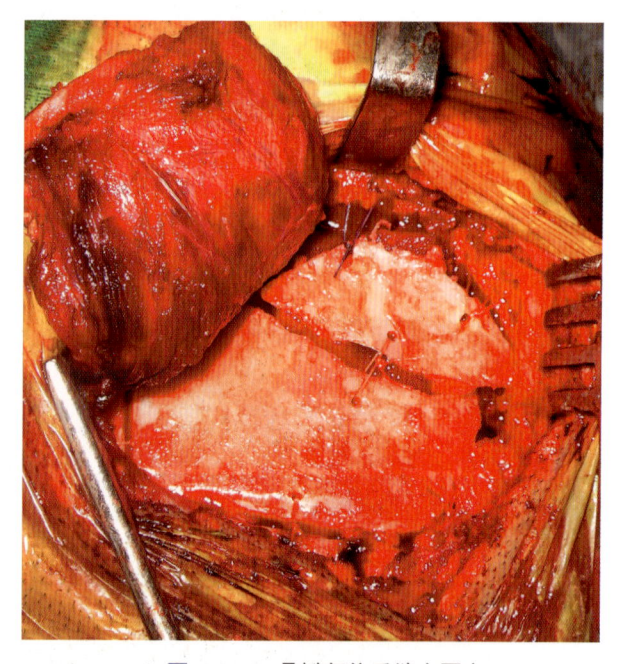

▲ 图 15-19　骨瓣复位后缝合固定

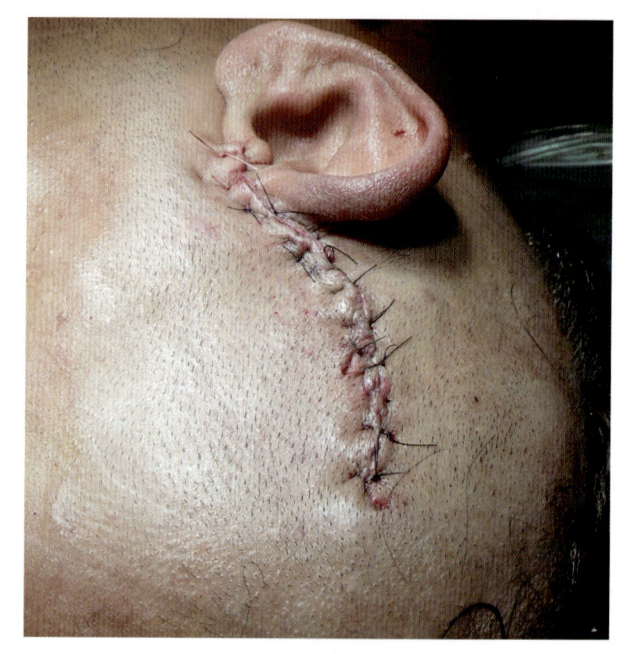

▲ 图 15-21　缝合皮肤

技巧与要点

- 骨窗下缘应尽可能接近颧弓根部，否则会阻挡视线。
- 应从后向前抬起颞叶，否则会造成岩浅大神经和面神经管裂孔处的膝状神经节牵拉损伤。
- 内听道底比内侧面浅，因此首先磨到的是内听道底的硬脑膜。

第 16 章 扩大颅中窝入路
Extended Middle Cranial Fossa Approach

Narayan Jayashankar　K. P. Morwani　Suresh Sankhla　著
王建村　译
黄传平　张洪钿　校

【适应证】

1. 听力正常的内听道内前庭神经鞘瘤或面神经鞘瘤，位于脑桥小脑三角内部分的肿瘤小于 1cm。
2. 位于耳蜗上方或前方的岩骨胆脂瘤。

【手术步骤】

1. 步骤 1~5 参见颅中窝入路。
2. 扩大颅中窝入路通过磨除内听道的前后方，增加颅后窝的显露。
3. 磨除内听道后部，显露颅中窝硬脑膜。如前所述，约 50% 的患者弓状隆起与前半规管的位置不相对应。因此，磨除弓状隆起时要小心，一旦看到颜色改变，即为前半规管。我们从不磨除前半规管蓝线。该区域呈三角形，其前界为内听道，后界为前半规管，内侧界为岩上窦。进一步磨除前半规管外侧，即可显露外半规管、后半规管和岩上窦与乙状窦的汇合处（图 16-1）。
4. 磨除面神经迷路段外侧可以打开构成中耳顶壁的鼓室天盖，可以看到上鼓室内的锤骨头、砧骨体及砧骨短脚，也可以清晰地看到 Prussak 间隙、前鼓室和鼓膜，外半规管顶部外侧的砧骨短脚如图 16-1 所示。
5. 如前所述，向前显露时需要电凝并切断脑膜中动脉，可以看到三叉神经半月节表面的硬脑膜，打开硬脑膜即刻显露出三叉神经半月节（图 16-2 至图 16-4）。

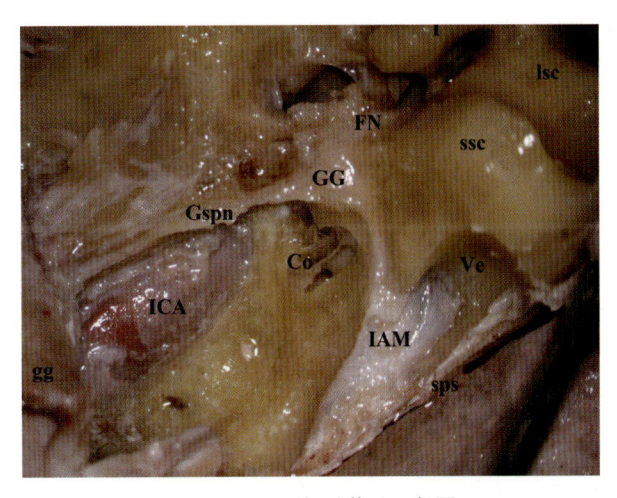

▲ 图 16-1　内听道后三角区

Co. 耳蜗；I. 砧骨；lsc. 外半规管；ssc. 前半规管；Ve. 前庭；FN. 面神经（鼓室段）；Gspn. 岩浅大神经；GG. 膝状神经节；IAM. 内听道；ICA. 颈内动脉（岩段）；sps. 岩上窦；gg. 三叉神经半月节（图片由 Yash Pandya 博士提供）

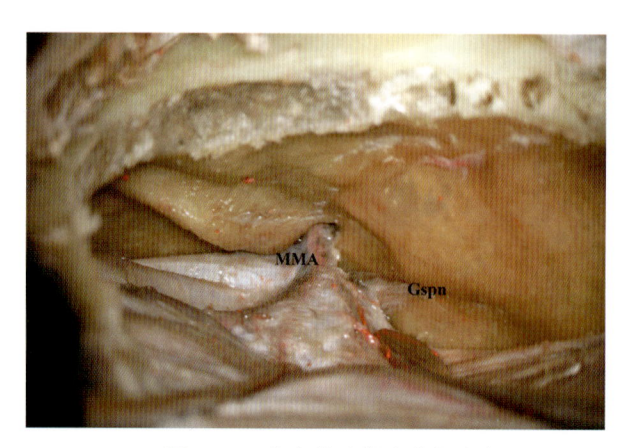

▲ 图 16-2　穿出棘孔的脑膜中动脉
Gspn. 岩浅大神经；MMA. 脑膜中动脉

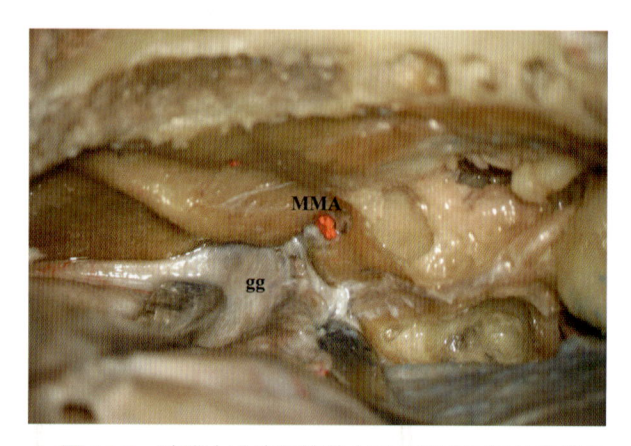

▲ 图 16-3　脑膜中动脉断端前方可见覆盖三叉神经半月节的硬脑膜
gg. 三叉神经半月节；MMA. 脑膜中动脉

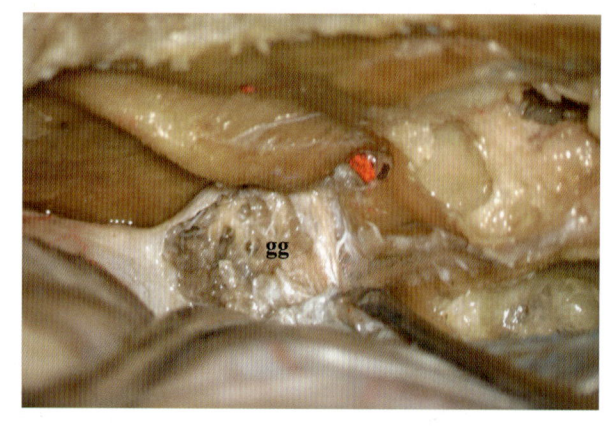

▲ 图 16-4　显露三叉神经半月节
gg. 三叉神经半月节

6. 内听道底外侧的前方即为耳蜗。仅能在一个大致呈菱形区的内听道前方区域内磨除骨质，该区域的前外侧为耳蜗，前内侧为颈内动脉岩段，前方为三叉神经半月节，内侧为岩上窦，后方为内听道。从岩尖处可显露颅后窝硬脑膜（图 16-5）。

7. 扩大颅中窝入路切除右侧面神经鞘瘤典型案例（图 16-6）。

8. 牵开颞叶，即可显露颞叶底面大块肿瘤组织，切除肿瘤即可辨识颅中窝的骨性标志（图 16-7）。

9. 如影像学所见，肿瘤造成内听道明显扩大，突破内听道进入颅中窝（图 16-8 和图 16-9）。

10. 继续向内听道底方向磨除内听道壁，直至完全显露残余肿瘤（图 16-10）。

11. 肿瘤由内听道长入颅后窝（图 16-11 和图 16-12）。

12. 切除颅后窝面神经鞘瘤，将面神经从肿瘤后方剥离出来。经组织病理学确认为面神经的断端后，在面神经近脑干段与膝状神经节间进行神经移植（图 16-13 和图 16-14）。

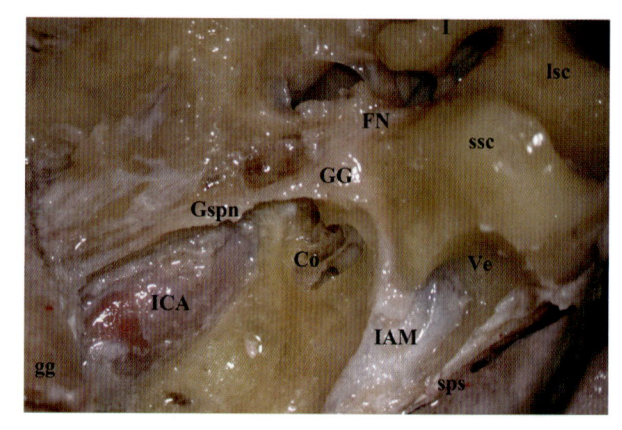

▲ 图 16-5　内听道前方菱形区区域
Co. 耳蜗；FN. 面神经（鼓室段）；gg. 三叉神经半月节；GG. 膝状神经节；Gspn. 岩浅大神经；I. 砧骨；IAM. 内听道；ICA. 颈内动脉（岩段）；lsc. 外半规管；sps. 岩上窦；ssc. 前半规管；Ve. 前庭

第 16 章 扩大颅中窝入路
Extended Middle Cranial Fossa Approach

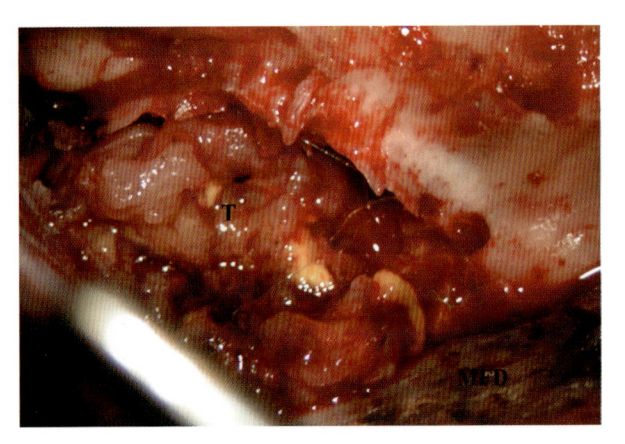

▲ 图 16-7 内听道前方颅中窝可见大块肿瘤
MFD. 颅中窝硬脑膜；T. 肿瘤

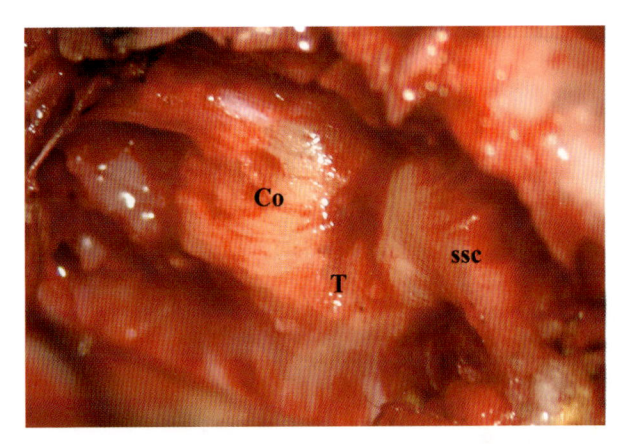

▲ 图 16-8 清除颅中窝肿瘤，可见扩大的内听道，其后方仍有肿瘤
Co. 耳蜗；ssc. 前半规管；T. 肿瘤

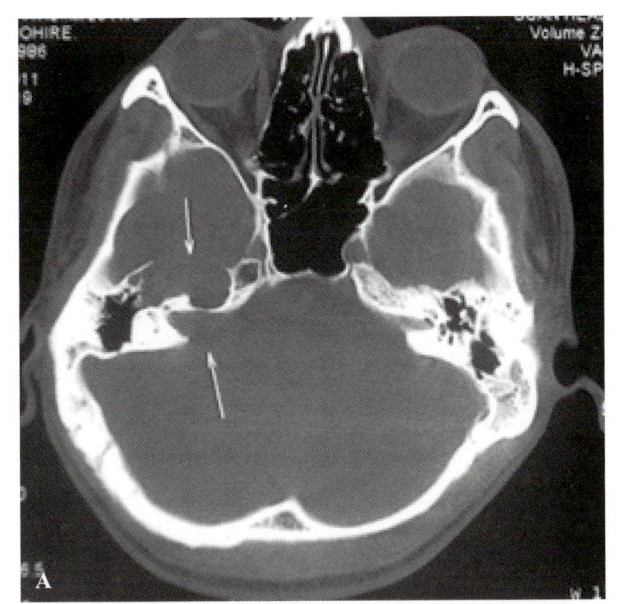

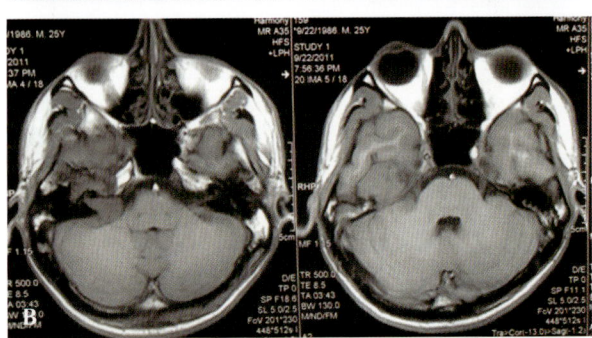

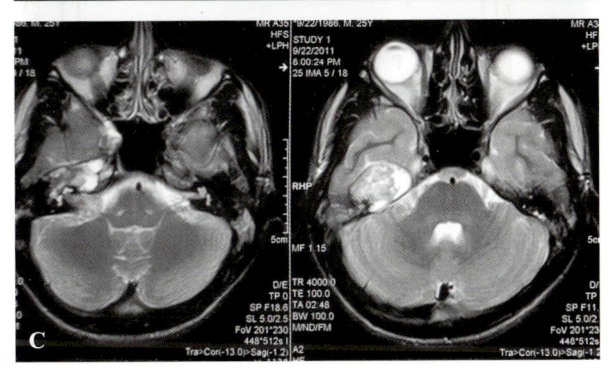

▲ 图 16-6 A. CT 示内听道扩大，颅中窝遭侵蚀；B. MRI T$_1$ 加权示右侧内听道病变，大部位于颅中窝，小部位于颅后窝；C. MRI 示右侧内听道病变，大部位于颅中窝，小部位于颅后窝

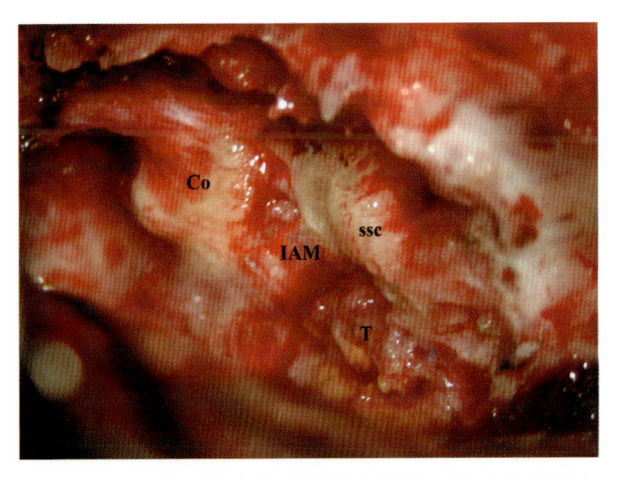

▲ 图 16-9 肿瘤侵蚀内听道使之扩大，其后方仍残存肿瘤
Co. 耳蜗；IAM. 内听道（已被肿瘤填满）；ssc. 前半规管；T. 肿瘤

13. 取腹部或大腿的脂肪填塞术腔。
14. 撤除颞叶拉钩，将颞叶复位。
15. 硬脑膜使用 1-0 可吸收线进行缝合。
16. 带蒂的颞肌筋膜瓣原位缝合。
17. 皮下与皮肤全层缝合。

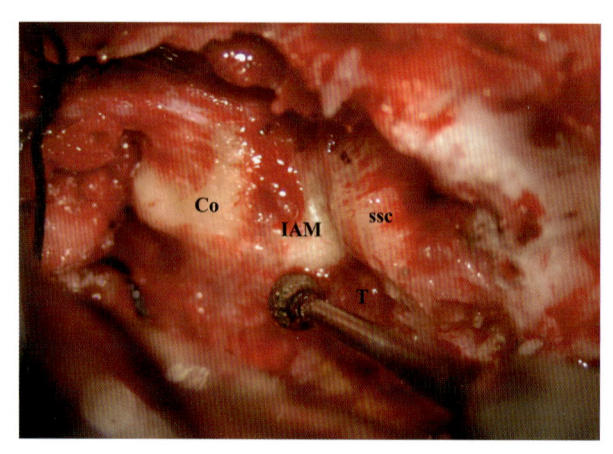

▲ 图 16-10 继续向内听道底方向磨除内听道壁，完全显露内听道内肿瘤

Co. 耳蜗；IAM. 内听道（已被肿瘤填充）；ssc. 前半规管；T. 肿瘤

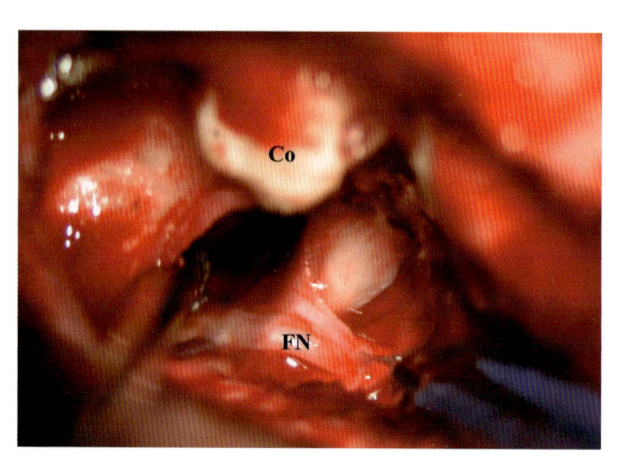

▲ 图 16-13 面神经鞘瘤已切除，靠近脑干处切断面神经

Co. 耳蜗；FN. 面神经（靠近脑干处切断）

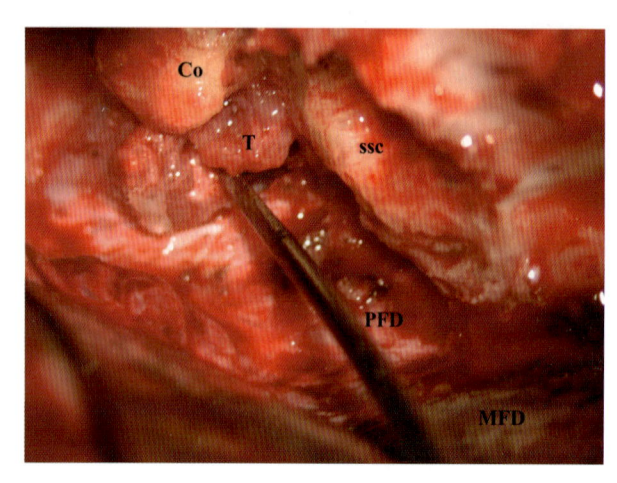

▲ 图 16-11 位于内听道底的肿瘤

Co. 耳蜗；MFD. 颅中窝硬脑膜；PFD. 颅后窝硬脑膜；ssc. 前半规管；T. 肿瘤

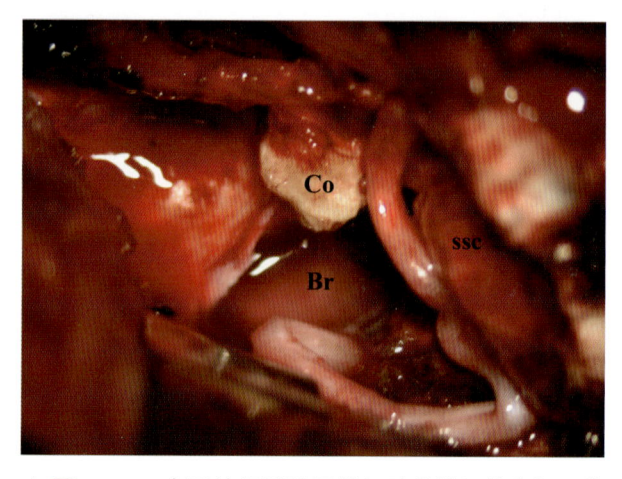

▲ 图 16-14 在面神经近脑干端与膝状神经节之间，使用腓肠神经移植

Br. 脑干；Co. 耳蜗；ssc. 前半规管

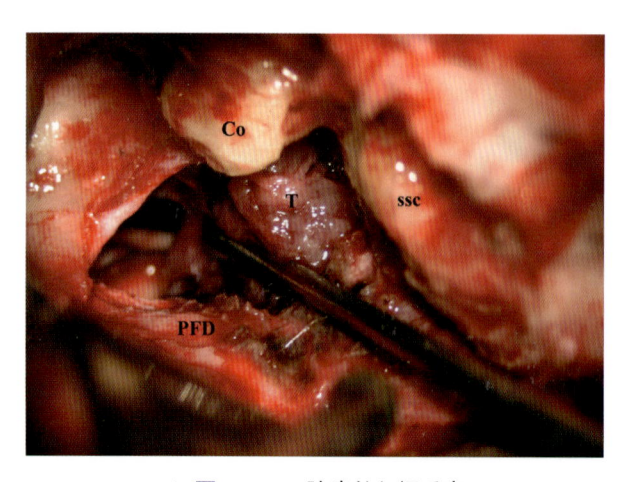

▲ 图 16-12 肿瘤长入颅后窝

Co. 耳蜗；PFD. 颅后窝硬脑膜；ssc. 前半规管；T. 肿瘤

技巧与要点

- 在内听道周边磨除时，要非常熟悉颅中窝的解剖结构。磨除内听道后部三角形区域可显露脑桥小脑三角硬脑膜，磨除内听道前部菱形区区域可显露岩尖部硬脑膜。
- 使用脂肪填塞修补硬脑膜缺损时，要防止脂肪脱入颅内。
- 如果鼓室天盖缺损，可在缺损处先用软骨修补，其上贴筋膜，再用脂肪覆盖。

第 17 章 小骨窗颅中窝入路
Mini Middle Cranial Fossa Approach

K. P. Morwani　Madhuri Mehta　著
杨　凯　译
黄传平　张洪钿　校

该入路从颅中窝手术入路演变而来，由第一作者 K. P. Morwani 设计并推广。

顾名思义，与传统颅中窝手术入路相比，该入路骨窗较小。适用于不需大范围抬起 / 牵拉颞叶且不在岩尖周围的病变。

颅中窝手术入路的原则是根据病变性质、部位和大小来决定骨窗的大小。骨窗越大，颞叶活动范围越大。病变较大需持续牵拉颞叶时应扩大骨窗。

【适应证】

1. 脑膜脑膨出（MEC），即脑组织同脑膜疝入乳突腔内（外伤或医源性）。
2. 颅中窝自发性 / 创伤性脑脊液耳漏。
3. 前半规管裂 / 瘘。
4. 切除膝状神经节肿瘤。
5. 创伤性面神经麻痹患者行面神经管迷路段减压。

手术过程中如果发现显露不足影响操作，可以转换为传统 / 扩大颅中窝入路。

小骨窗颅中窝手术入路采用全身或局部麻醉。麻醉方式的选择根据患者对全身麻醉的耐受程度、手术舒适度和手术范围而定。

决定 MEC 手术技巧的因素包括以下几个方面。

1. 鼓室天盖缺损大小：如果缺损 < 2cm^2，从乳突侧进行修复；如果损伤 > 2cm^2，从颅中窝（MCF）侧进行修复。
2. 脑脊液漏：如果 MEC 相关性脑脊液漏合并严重听力障碍，则在缺损修补后封闭无效腔。
3. 复发胆脂瘤再次手术，由于医源性鼓室天盖缺损出现了 MEC，须同时行乳突切开术、鼓室成形术、听骨链重建术。
4. 典型病例：一例胆脂瘤患者，在外院行右侧乳突切开术。该患者不久之后出现了 MEC，无脑脊液漏，疝内容物填充到乳突腔、中耳和外耳道内（图 17-1 和图 17-2）。

【手术步骤】

1. 耳后切口，长 1cm，位于耳后沟后方。
2. 取适当大小的颞肌筋膜备用。
3. 向后下方翻起肌骨膜瓣，有两处切口：一处为耳后肌和颞肌之间的直切口，另一处为沿着脑膜脑膨出处做 3/4 周环形皮肤切口。必要时，可以使用该肌骨膜瓣封闭乳突腔（图 17-3）。
4. 磨钻磨除乳突骨皮质，显露中耳腔 MEC 的周边（图 17-4）。
5. 小心分离并剥开覆盖在 MEC 周围的皮肤皱褶（图 17-5 和图 17-6）。

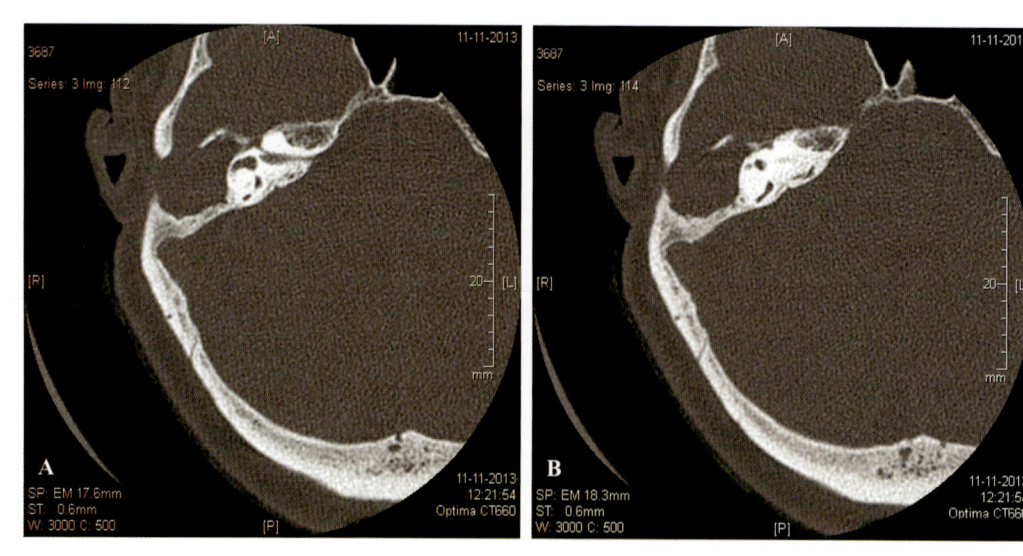

▲ 图 17-1 中耳鼓室天盖缺损处脑膜脑膨出

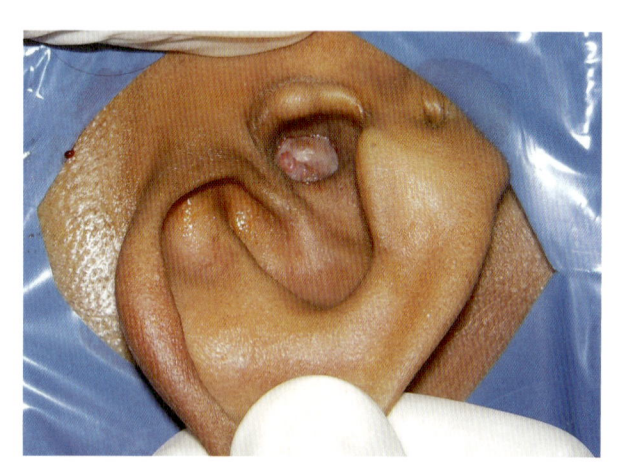

▲ 图 17-2 右侧外耳道可见脑膜脑膨出

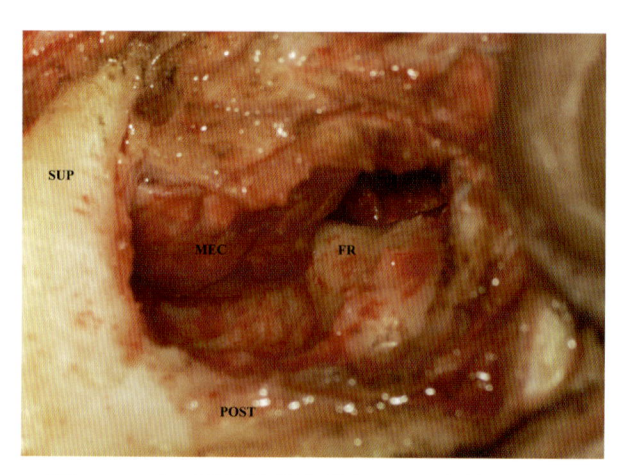

▲ 图 17-4 中耳腔处脑膜脑膨出，可见在前一次手术中没有完全磨低的面神经嵴

FR. 面神经嵴；MEC. 脑膜脑膨出疝入中耳腔处；POST. 后；SUP. 上

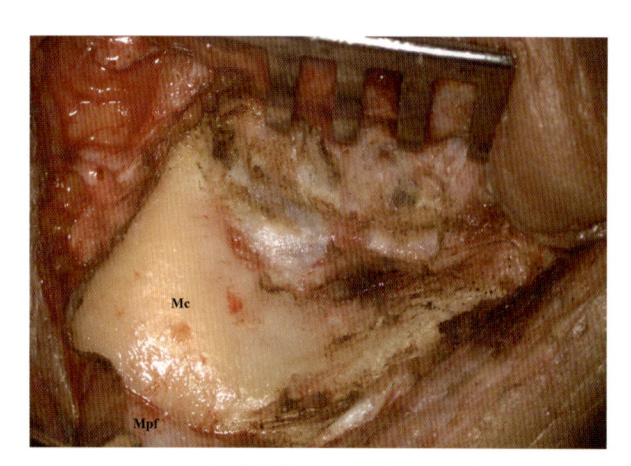

▲ 图 17-3 向后下方翻起肌骨膜瓣，从乳突腔分离皮肤

Mc. 乳突皮质骨；Mpf. 肌骨膜瓣

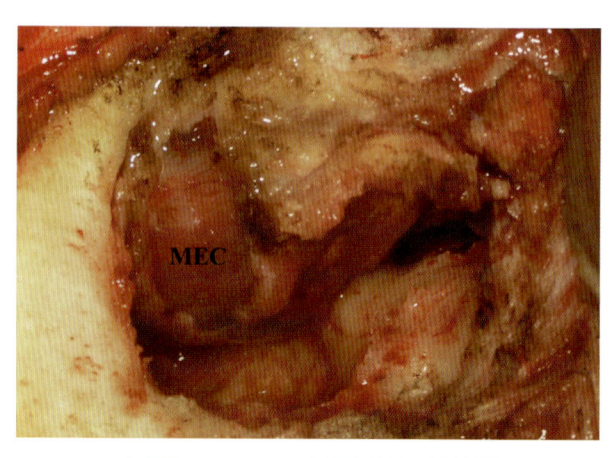

▲ 图 17-5 MEC 周围可见皮肤皱褶

MEC. 脑膜脑膨出

6. 皮肤从 MEC 完全分离后，向前牵拉并用乳突牵开器固定（图 17-7）。
7. MEC 轮廓完全显露后，在鼓室天盖缺损平面用双极电凝其颈部（图 17-8）。
8. MEC 完全电凝之后，切除膨出的脑组织和脑膜。使用双极烧灼或可吸收止血纱布彻底止血（图 17-9）。
9. 鼓室天盖可见两处缺损，一处在上鼓室前部，另一处位于乳突天盖区（图 17-10）。
10. 测量缺损大小。
11. 使用人工硬脑膜修补硬脑膜缺损，人工骨修补骨缺损。
12. 翻起颞肌显露颞骨鳞部。
13. 在颞骨鳞部做一个 4cm×2.5cm 骨窗。骨窗下缘距鼓室天盖边缘几毫米，这样可减少颞叶牵拉。骨窗前缘始于颧弓根部，后缘延伸到窦脑膜角处，面积大小必须足以覆盖鼓室天盖缺损。先用中号切割钻开颅，再用小号金刚钻。避免损伤硬脑膜（图 17-11）。
14. 用 Freer 剥离子分离骨瓣与硬脑膜，骨瓣放入生理盐水中。用双极烧灼或可吸收止血纱布控制硬脑膜渗血（图 17-12 和图 17-13）。
15. 从鼓室天盖骨周边小心牵开颅中窝硬脑膜，其掀起的范围应超过缺损的边缘，为逐层闭合鼓室天盖缺损提供空间（使用筋膜和骨瓣）。

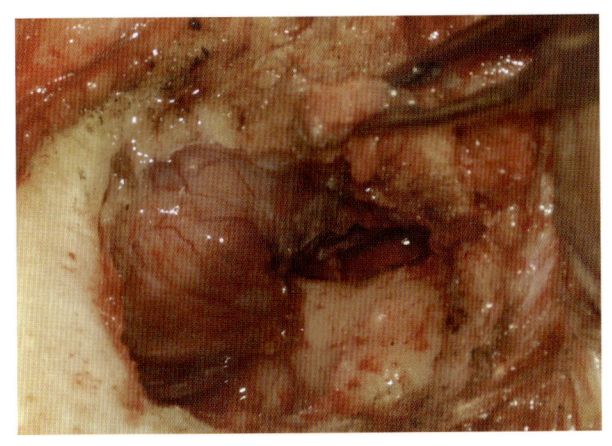

▲ 图 17-6 从 MEC 周围仔细分离外耳道的皮肤

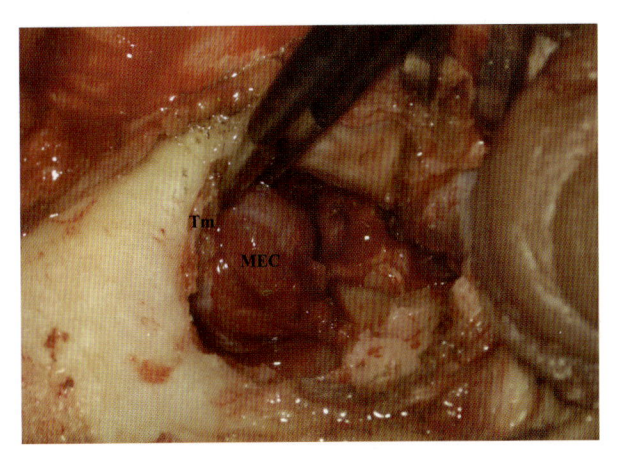

▲ 图 17-8 在鼓室天盖平面用双极电凝 MEC 颈部
MEC. 脑膜脑膨出；Tm. 乳突天盖

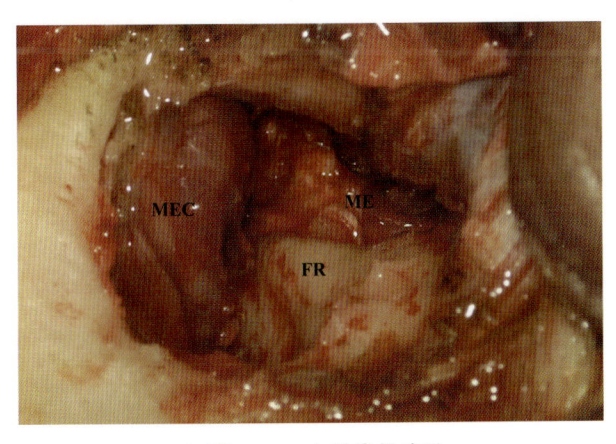

▲ 图 17-7 向前牵拉皮肤
FR. 面神经嵴（已部分磨低）；ME. 中耳；MEC. 脑膜脑膨出

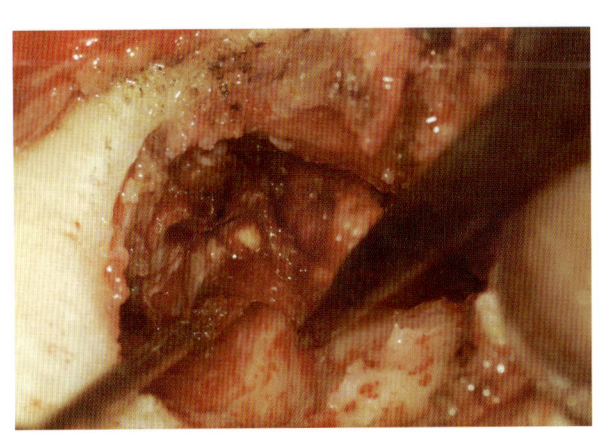

▲ 图 17-9 切除脑膜脑膨出的疝内容物

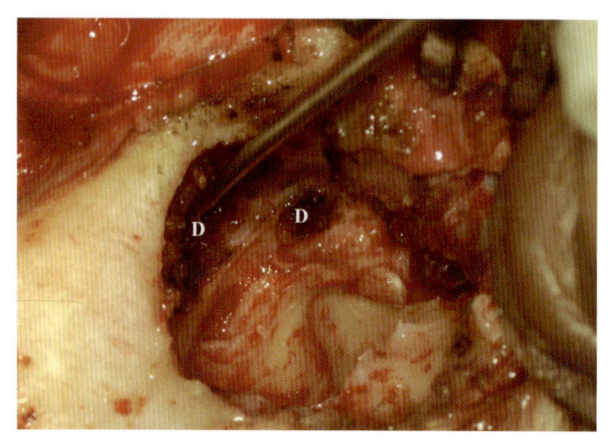

▲ 图 17-10 天盖的两处缺损：较小的一处缺损位于前方的上鼓室，较大的一处在乳突天盖区。D. 乳突天盖区的缺损，较小的缺损位于鼓室天盖前方的上鼓室

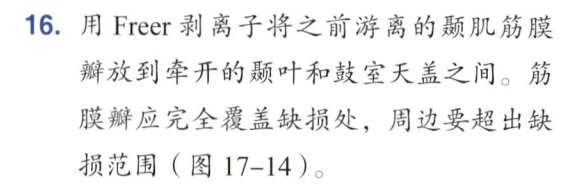

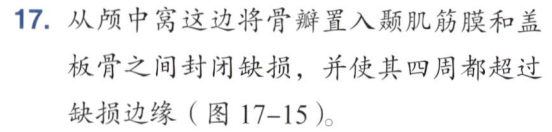

16. 用 Freer 剥离子将之前游离的颞肌筋膜瓣放到牵开的颞叶和鼓室天盖之间。筋膜瓣应完全覆盖缺损处，周边要超出缺损范围（图 17-14）。
17. 从颅中窝这边将骨瓣置入颞肌筋膜和盖板骨之间封闭缺损，并使其四周都超过缺损边缘（图 17-15）。
18. 用耳屏软骨修复前方上鼓室的小片缺损区域（图 17-16 和图 17-17）。
19. 完成乳突切开术，将面神经嵴磨平、磨薄到面神经管水平。磨除全部乳突气房，碟形化术腔（图 17-18）。

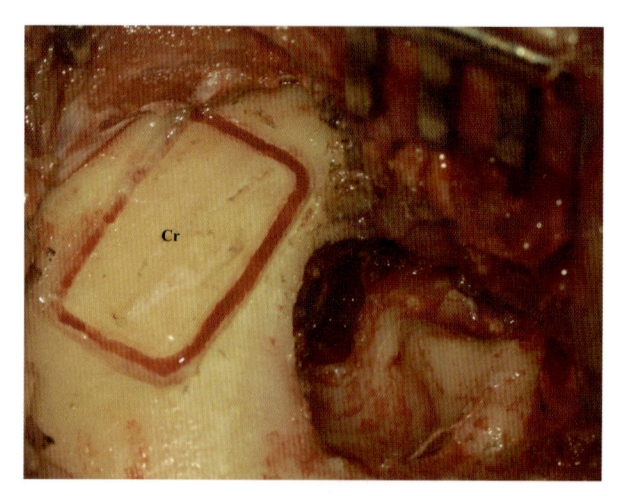

▲ 图 17-11 颞骨鳞部骨窗
Cr. 颞部小骨窗

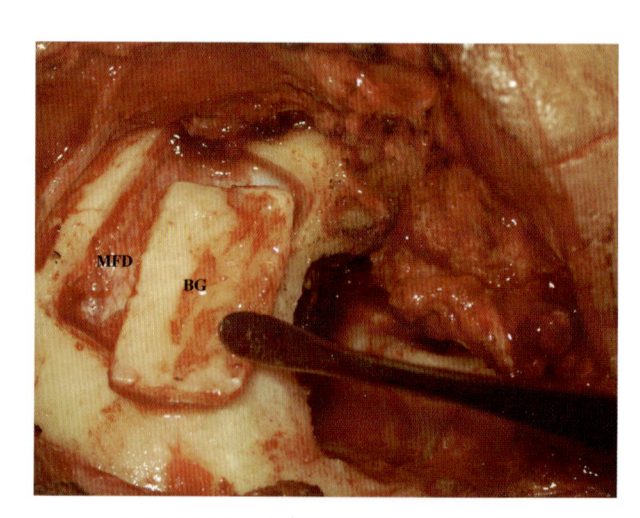

▲ 图 17-13 分离硬脑膜粘连，取下骨瓣
BG. 骨瓣；MFD. 颅中窝（颞部）硬脑膜

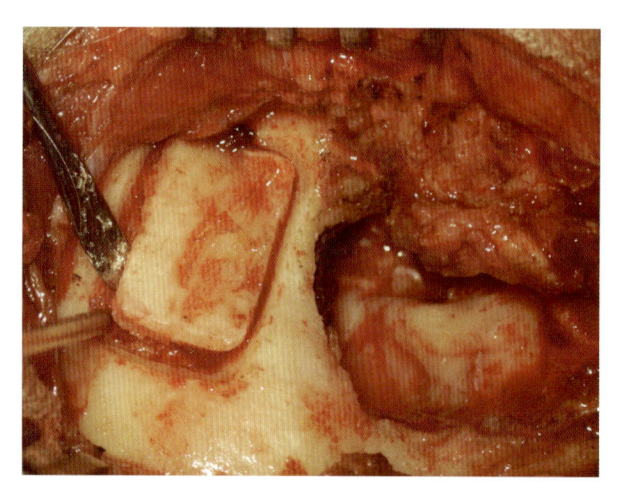

▲ 图 17-12 分离硬脑膜与骨瓣

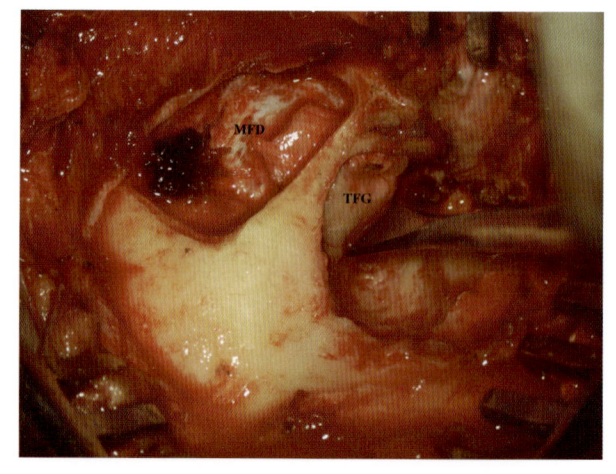

▲ 图 17-14 颞肌筋膜瓣置入颞叶和鼓室天盖之间
MFD. 颅中窝（颞叶）硬脑膜；TFG. 颞肌筋膜瓣

第 17 章　小骨窗颅中窝入路
Mini Middle Cranial Fossa Approach

20. 完成听骨链成形术，将锤骨头置于镫骨上方（图 17-19 和图 17-20）。
21. 用从正常皮质骨收集到的骨粉和软骨块，填充乳突腔所有不规则的部分，缩小乳突腔的容积（图 17-21 和图 17-22）。
22. 置入大小合适的颞肌筋膜瓣，内植法重建鼓膜，并完全封闭乳突腔（图 17-23）。
23. 接着进行外耳道成形术（图 17-24 和图 17-25）。
24. 耳道内填塞抗生素浸泡过的吸收性明胶海绵。
25. 逐层缝合。
26. 术后 3 个月外观所见（图 17-26）。

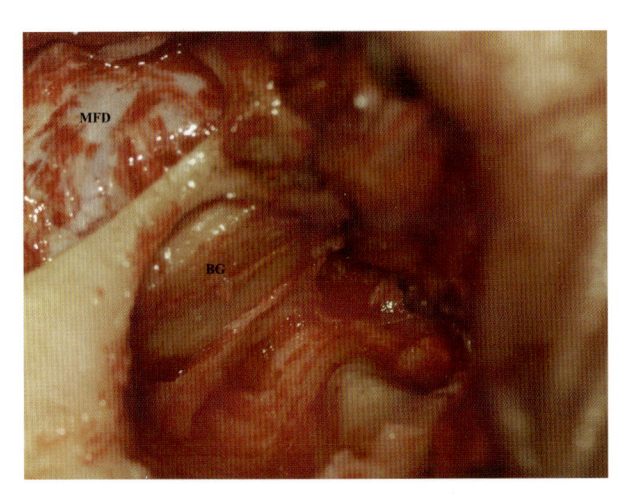

▲ 图 17-15　骨瓣置入颞肌筋膜和鼓室天盖缺损之间
BG. 骨瓣位置；MFD. 颅中窝（颞部）硬脑膜

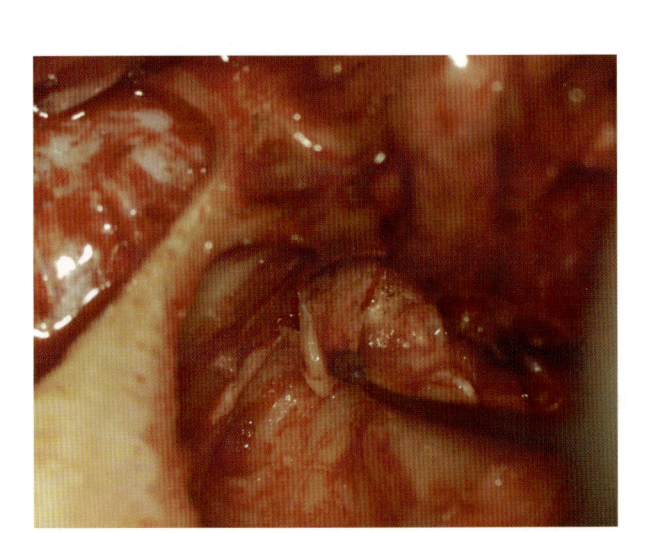

▲ 图 17-16　用耳屏软骨修复前方的鼓室上隐窝缺损

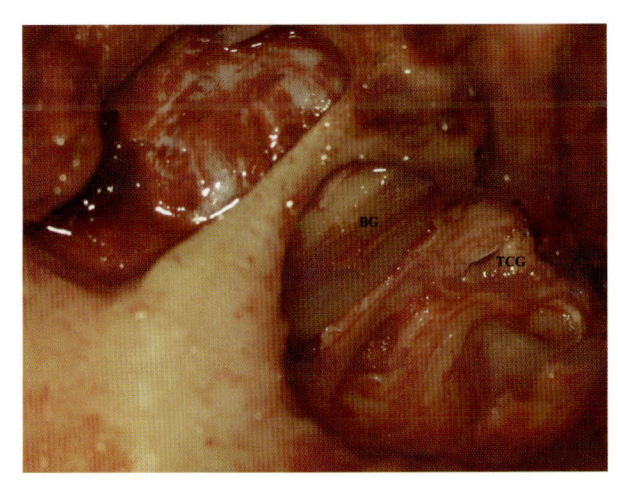

▲ 图 17-17　两处缺损已修复
BG. 植入的骨瓣；TCG. 植入的耳屏软骨

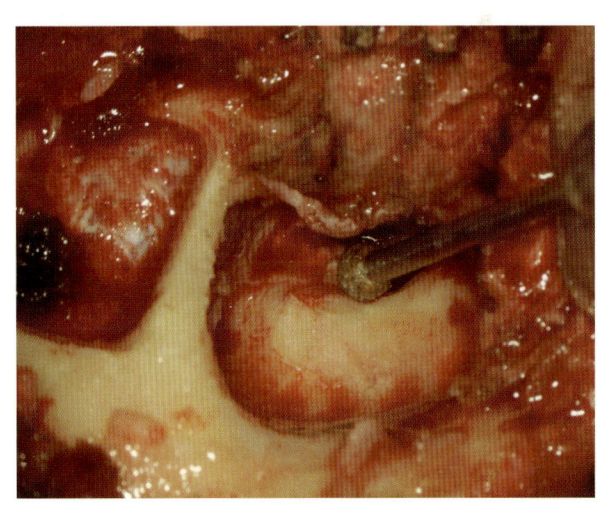

▲ 图 17-18　将面神经嵴磨除到面神经管水平

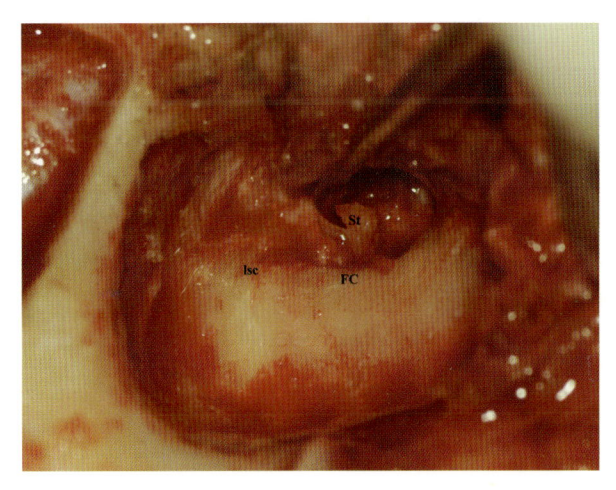

▲ 图 17-19　最终的术腔，镰状刀指向镫骨上结构
FC. 面神经管（乳突段）；lsc. 外半规管；St. 镫骨

093

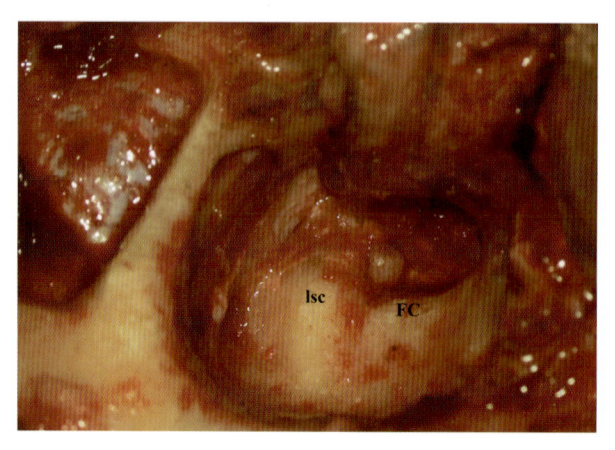

▲ 图 17-20 听骨链成形术，锤骨头置于镫骨上方
FC. 面神经管（乳突段）；lsc. 外半规管

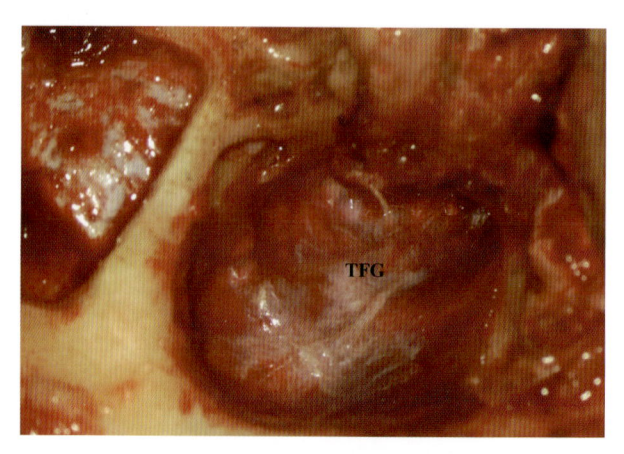

▲ 图 17-23 颞肌筋膜瓣覆盖
TFG. 颞肌筋膜瓣

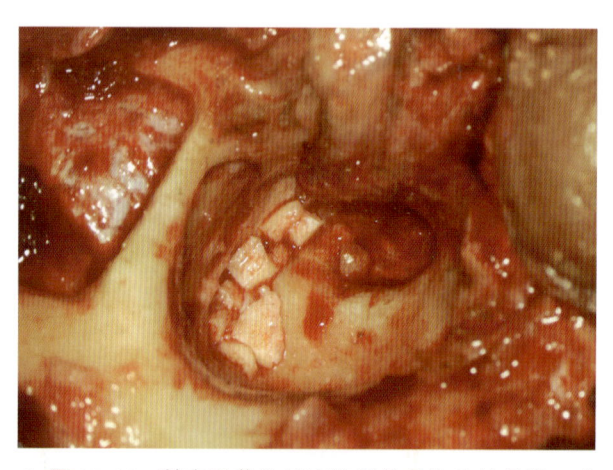

▲ 图 17-21 鼓室天盖外侧再使用软骨块和软骨膜，减少乳突腔参差不齐的部分

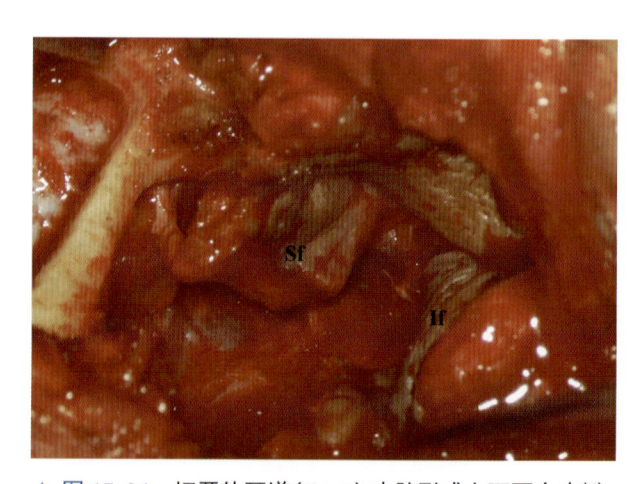

▲ 图 17-24 切开外耳道（EAC）皮肤形成上下两个皮瓣，分别向鼓室天盖上方牵开及向乳突腔下壁向下牵拉
If. 下瓣；Sf. 上瓣

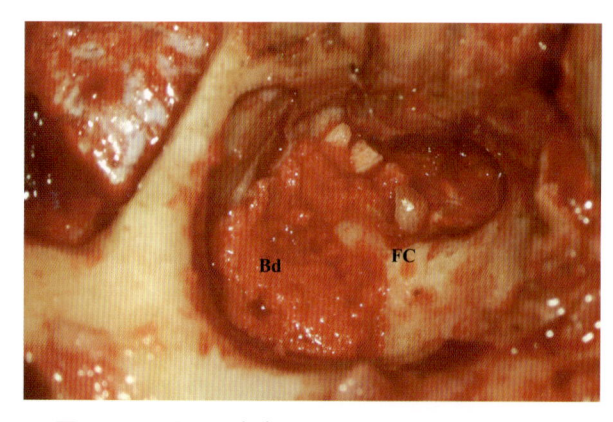

▲ 图 17-22 用从正常皮质骨获取的骨粉填充乳突腔，缩小其容积
Bd. 骨粉；FC. 面神经管

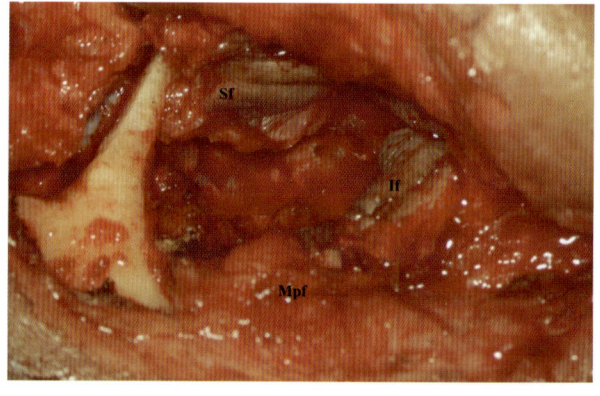

▲ 图 17-25 使用之前准备的蒂在后下方的肌骨膜瓣覆盖乳突腔
If. 外耳道下皮瓣；Mpf. 基底在后下方的肌骨膜瓣，用于覆盖乳突腔；Sf. 手术开始时分离的外耳道上皮瓣

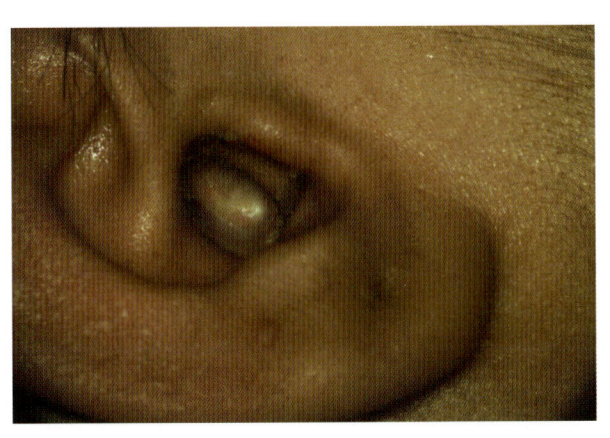

▲ 图 17-26 术后 3 个月如图所示，见外耳道成形大小合适，乳突腔恢复良好

技巧与要点

- 小骨瓣开颅适用于不需要过度牵拉颞叶的局灶性病变。
- 该法特别适用于较大的鼓室天盖缺损。

第 18 章 经 Kawase 入路的前岩骨切除术
The Anterior Petrosectomy by the Kawase Approach

Sanjay Behari　Jayesh Sardhara　Arun K. Srivastava　著
王建村　译
黄传平　张洪钿　校

【适应证】

Kawase 入路不仅涵盖了颅中窝入路所描述的颞部开颅术，还包括了岩尖切除术，能够为通往岩尖和上斜坡区提供更广阔的空间。同时，通过颈内动脉、三叉神经和面神经之间的间隙进入颅后窝。

通过 Kawase 入路，可切除三叉神经鞘瘤（特别是骑跨颅中窝和颅后窝的哑铃型神经鞘瘤），向内侧延伸至斜坡的前庭神经鞘瘤、岩斜脑膜瘤，向外侧延伸的斜坡脊索瘤、软骨瘤、软骨肉瘤及岩尖病变（如胆脂瘤和骨巨细胞瘤）。通过该入路也可进行脑桥延髓结合部、海绵窦后部、基底动脉和脑干前方的病变切除。在颈内动脉岩段的水平部可进行旁路吻合术或近端控制。该入路的优点是直接处理肿瘤，避免在脑神经之间进行操作。

【手术步骤】

1. 患者取仰卧位，同侧垫肩。头部的长轴平行于地面，颈部轻度后仰。将颧弓根置于术野的中心。
2. 在发际线内，皮肤切口呈倒问号状。由耳屏前颧突向上，包括颞骨鳞部，再沿颞上线弧形向前（图 18-1 至图 18-4）。
3. 向前下牵拉皮瓣，显露颞筋膜。在颞筋膜的前下部进行 Yasargil 筋膜间分离，以便保护面神经的额支（图 18-5 和图 18-6）。
4. 切开颧骨上表面的颞筋膜浅层，保留颧骨内表面附着的颞筋膜深层，显露颧弓外表面。
5. 在颧弓的两端离断颧弓，连同颞肌一起向前下方进行牵拉。为避免打开颞下颌关节囊，无须显露颧弓后缘和颧弓下区（图 18-7 和图 18-8）。
6. 将颞肌连同颧骨向前下方牵拉，显露颞骨鳞部。
7. 骨窗需以颧弓根为中心，下缘平颅中窝。涉及海绵窦的病变，需向前显露直至眶外缘及其后方的关键孔位置（图 18-9 和图 18-10）。
8. 在硬脑膜表面电凝脑膜中动脉，并沿颞骨内表面剥离硬脑膜。磨开颞骨直至颅中窝，使用骨蜡严密封堵开放的乳突（图 18-11）。
9. 沿脑膜中动脉骨槽继续向下磨除颞骨，直至棘孔。
10. 在棘孔处电凝并离断脑膜中动脉，有助于进一步牵拉颞底硬脑膜（图 18-12 和图 18-13）。

第 18 章 经 Kawase 入路的前岩骨切除术
The Anterior Petrosectomy by the Kawase Approach

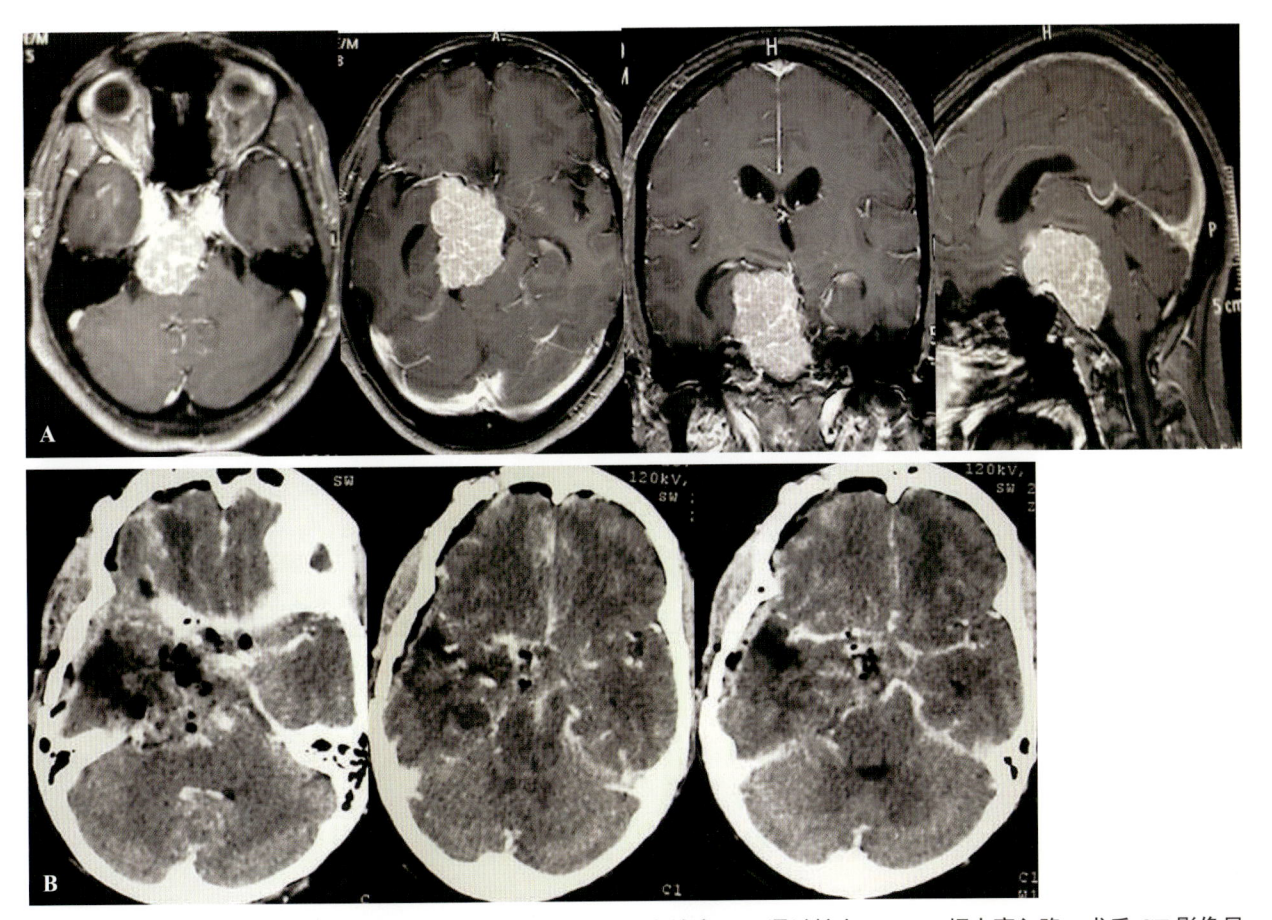

▲ 图 18-1　A. 术前 MRI T_1 增强显示巨大岩斜脑膜瘤，浸润海绵窦；B. 通过扩大 Kawase 颅中窝入路，术后 CT 影像显示肿瘤全切

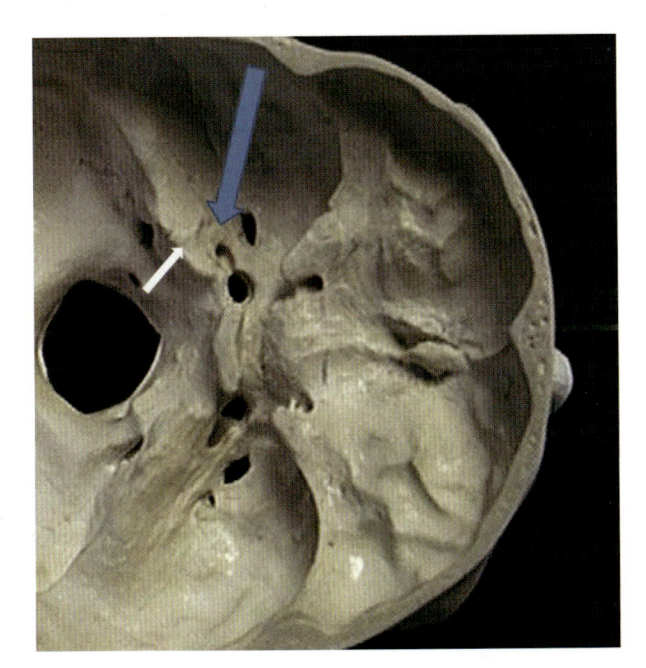

▲ 图 18-2　蓝箭示，该入路通往岩尖。通过岩前切除术（白箭）将颅中窝和颅后窝相沟通，为进入岩前区域、上斜坡区、颅后窝、脑桥小脑三角和环池提供通道。但是该入路很难进行低于内听道水平以下的肿瘤切除

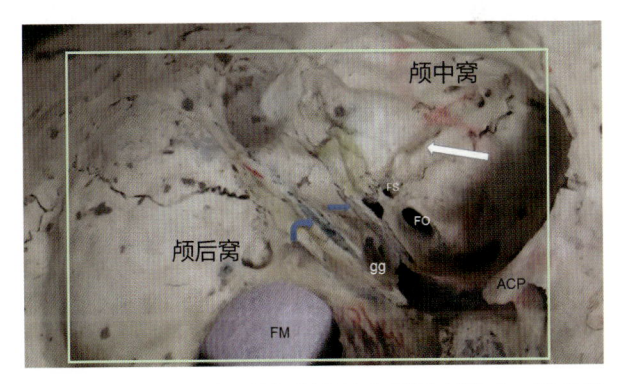

▲ 图 18-3　该入路骨性解剖的核心区域（绿框）。蓝直箭示有岩浅大神经走行的岩前沟。蓝曲箭示藏有岩上窦的岩骨上缘骨槽。白箭示藏有脑膜中动脉的骨槽

ACP. 前床突；FM. 枕骨大孔；FO. 卵圆孔，三叉神经下颌神经支通过该孔穿出颅底；FS. 棘孔，脑膜中动脉经该孔入颅；gg. 容纳三叉神经半月节的岩尖骨槽

097

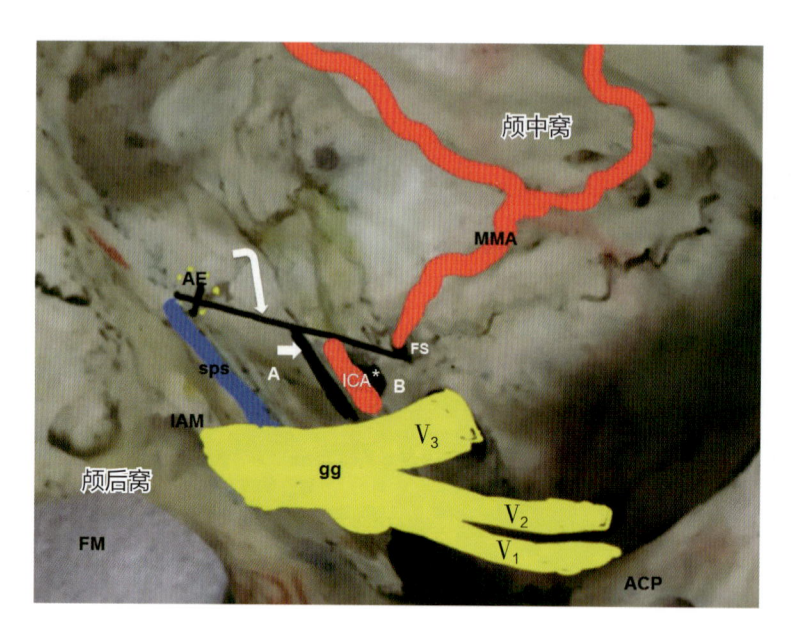

图 18-4 解剖区域的软组织结构。白水平箭标识岩浅大神经（Gspn）的走行方向。耳蜗位于膝状神经节下方，Gspn 与面神经之间的夹角处。A 为 Kawase 菱形区。其外侧界为 Gspn（白水平箭所指黑线）；前界为下颌神经（V₃）；后界为弓状隆起（AE）与棘孔（FS）连线；内界为岩上窦（sps）。B 为 Glasscock 三角，位于 Kawase 菱形区外侧。其内界为 Gspn（白水平箭所指黑线），前界为下颌神经（V₃）；后界为弓状隆起（AE）与棘孔（FS）连线。该三角内含颈内动脉（ICA）AE. 颅中窝底，由前半规管构成的骨性隆起；FM. 枕骨大孔；gg. 岩尖三叉神经半月节；IAM. 内听道；ICA. 颈内动脉，在靠近 Gspn 处，部分 ICA 管存在骨性缺损(*)；MMA. 脑膜中动脉，颅中窝棘孔（FS）；sps. 岩上窦，岩骨上缘；白曲箭为弓状隆起与棘孔连线；V₁. 三叉神经第一支，穿眶上裂入眶；V₂. 三叉神经的上颌神经分支，通过圆孔穿出颅底；V₃. 三叉神经的下颌神经分支，通过卵圆孔穿出颅底

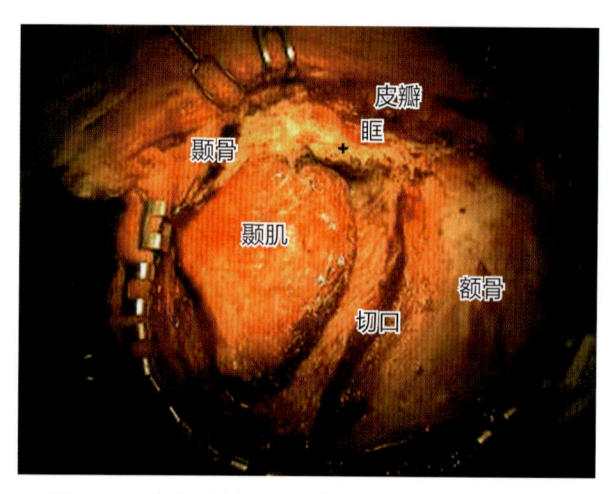

▲ **图 18-5** 翻开皮瓣，显露颧弓（Z）。向下牵拉颞肌，颞骨前下方保留小块肌瓣。+ 示眶外侧缘

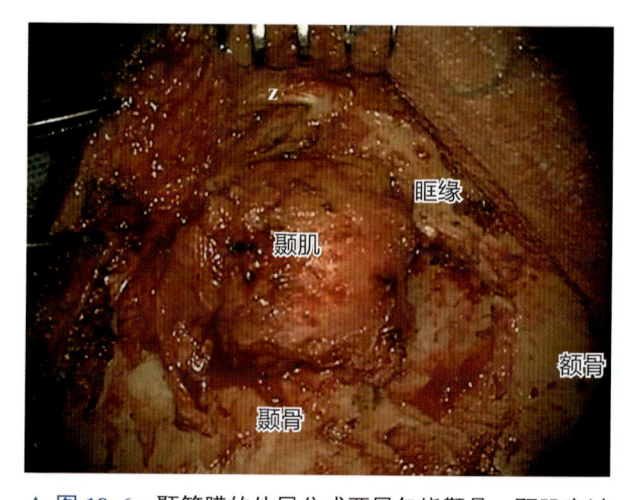

▲ **图 18-6** 颞筋膜的外层分成两层包绕颧骨。颞肌穿过颧弓（Z）下方，附着于下颌支。因此，显露颧弓进行颧骨截骨术时，离断颞筋膜的外层，避免切开颞肌

11. 在岩骨前表面识别岩浅小神经和岩浅大神经（Gspn）的骨槽，游离岩浅大神经，避免牵拉膝状神经节时损伤。部分患者，Glasscock 三角处的颈内动脉管上壁缺失，显露颈内动脉容易造成其上方的 Gspn 损伤。

12. 通过牵拉颞部硬脑膜，可显露穿行卵圆孔的下颌神经硬脑膜外段、穿行圆孔的上颌神经硬脑膜外段、三叉神经半月节和海绵窦硬脑膜（图 18-14）。

13. 沿海绵窦硬脑膜外层，锐性分离颅中窝硬脑膜。前方起自眶上裂，后方至下颌神经。此时有可能导致部分患者出现脑脊液漏（图 18-15 至图 18-17）。

14. 一旦充分显露海绵窦外侧壁的硬脑膜，在三叉神经第二支和第三支之间分离海绵窦外侧壁的内层和外层，即可显露海绵窦肿瘤。

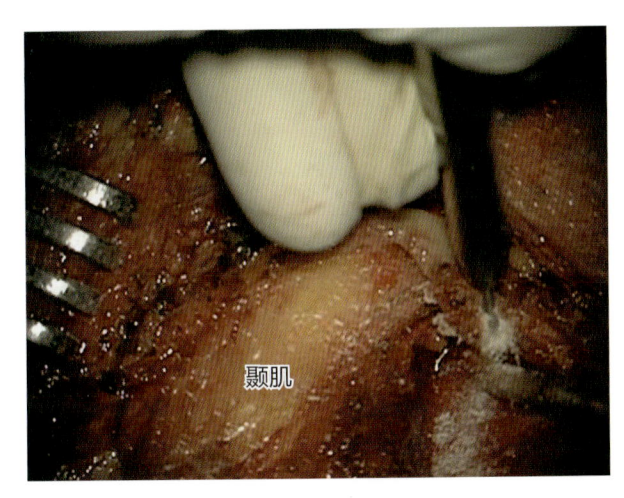

▲ 图 18-7　离断颧弓

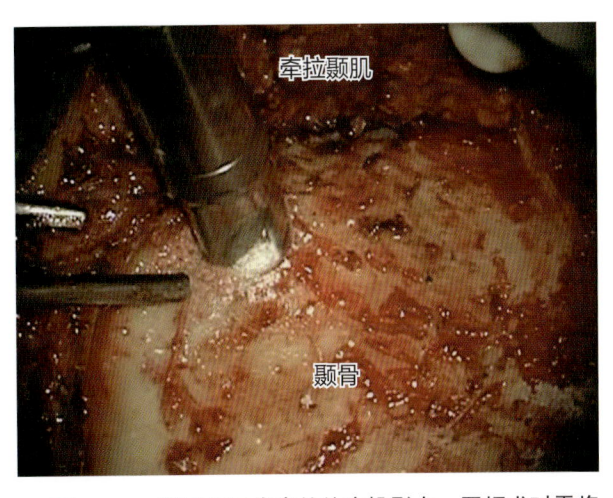

▲ 图 18-10　颧弓根是岩尖的体表投影点，开颅术时需将颧弓根作为术区的中心

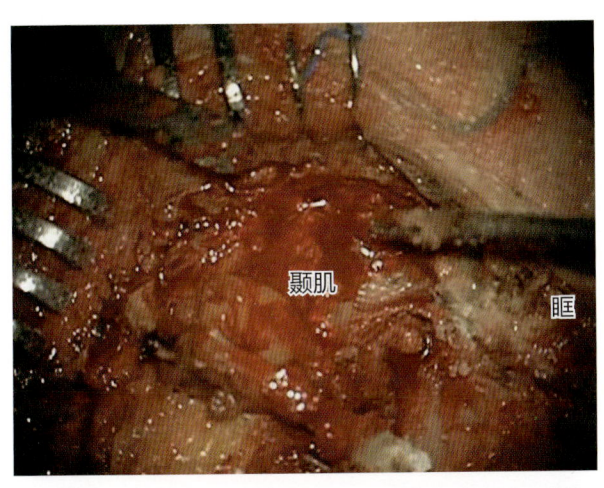

▲ 图 18-8　将附着于游离颧弓（Z）的颞深筋膜向下牵拉，从而有助于颞肌和颞骨的牵拉及关颅时解剖复位。移除颧弓可最大限度向前下方牵拉颞肌，更大范围地显露颅底

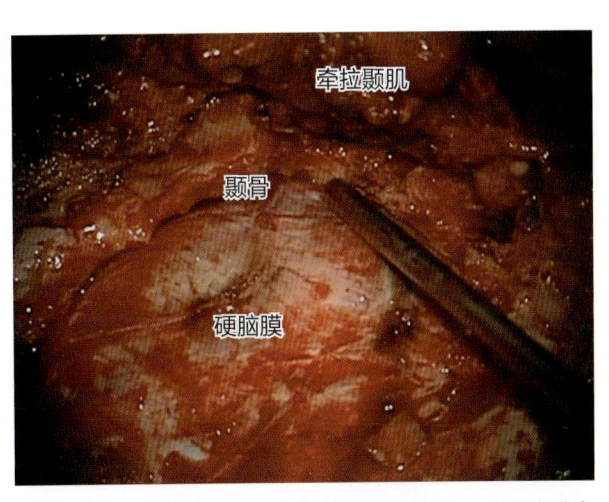

▲ 图 18-11　移除颞骨骨瓣显露颞部硬脑膜，于硬脑膜表面电凝脑膜中动脉后，剥离颅底的硬脑膜

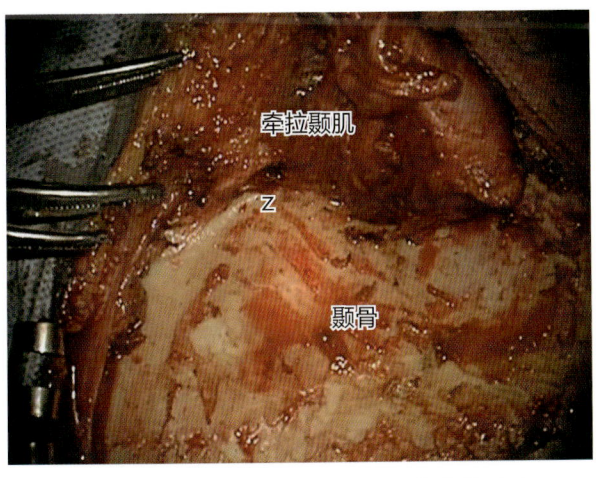

▲ 图 18-9　牵拉颞肌显露颞骨和颧弓根（z）

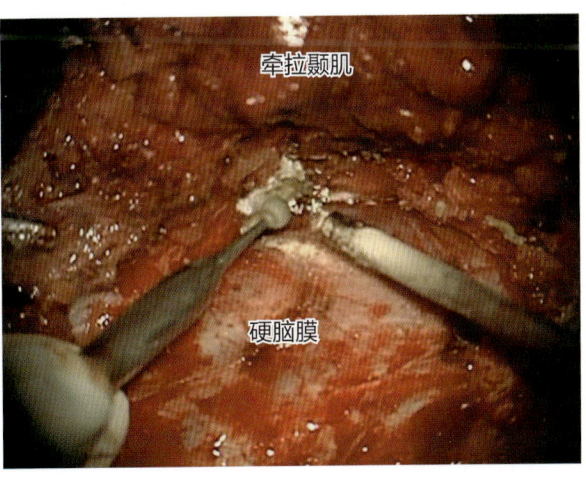

▲ 图 18-12　磨除颅底骨质，直至脑膜中动脉穿棘孔处

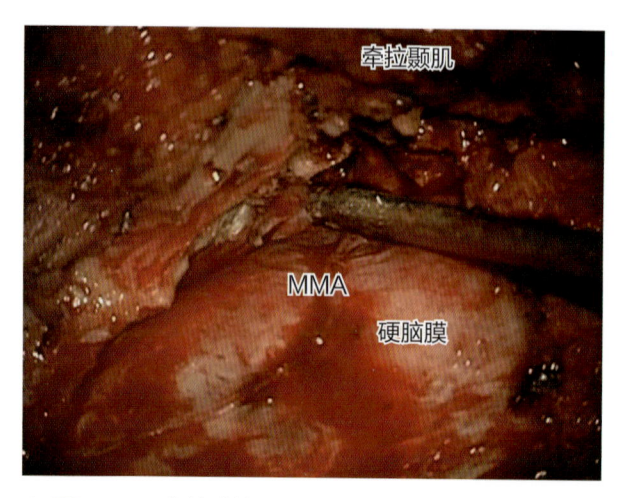

▲ 图 18-13 在棘孔处，可见脑膜中动脉穿出。辨别岩浅大神经骨槽，游离岩浅大神经，避免牵拉膝状神经节时造成面神经瘫痪

MMA. 脑膜中动脉

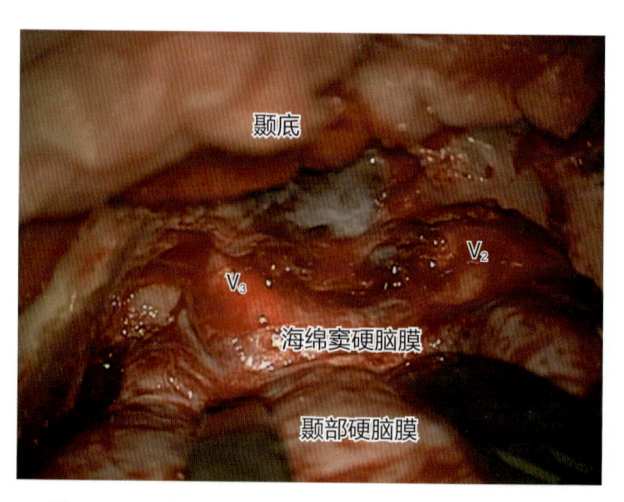

▲ 图 18-16 牵拉由眶上裂至下颌神经的海绵窦外侧壁。显露三叉神经半月节及位于海绵窦外侧壁内面的上颌神经（V_2）和下颌神经（V_3）的硬脑膜外部分

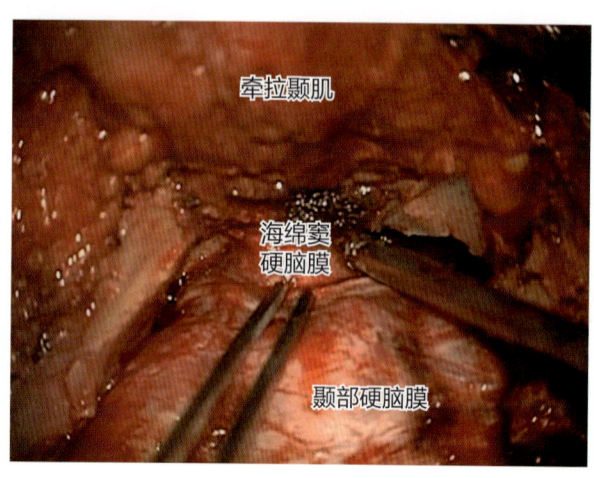

▲ 图 18-14 于硬脑膜外进一步牵拉颞叶，显露海绵窦硬脑膜和三叉神经下颌支

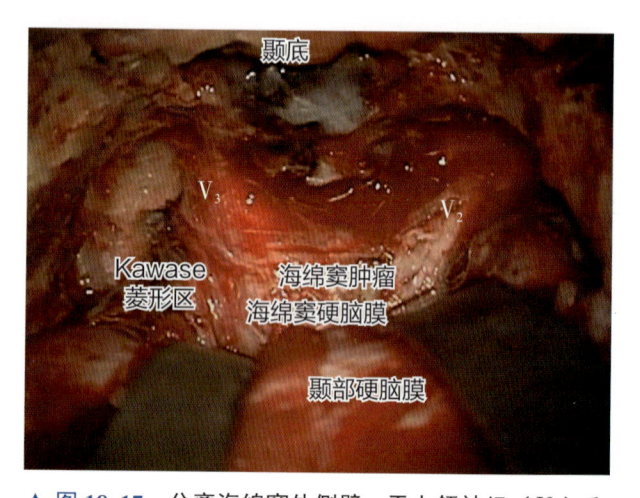

▲ 图 18-17 分离海绵窦外侧壁，于上颌神经（V_2）和下颌神经（V_3）之间，可见肿瘤组织

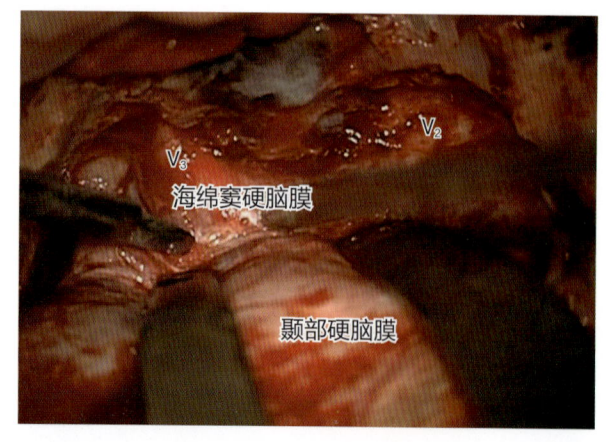

▲ 图 18-15 显露下颌神经的硬脑膜外部分，可见卵圆孔。锐性剪开颞部硬脑膜，牵拉海绵窦外侧壁

15. 切除海绵窦肿瘤时，需注意仔细保护海绵窦外侧壁内外层之间的动眼、滑车和眼神经。颈内动脉海绵窦段和外展神经通常被肿瘤挤向内侧（图 18-18）。

16. 进行肿瘤内减压。如果海绵窦充满了肿瘤，通常有很小的静脉出血。通常使用可吸收止血纱布和纤维蛋白胶控制海绵窦出血（图 18-19）。

17. 一旦切除海绵窦内肿瘤，即可显露颈内动脉海绵窦段（图 18-20）。

第 18 章 经 Kawase 入路的前岩骨切除术
The Anterior Petrosectomy by the Kawase Approach

18. Kawase 菱形区位于下颌神经硬脑膜外段的后方。外界为岩浅大神经，前界为下颌神经，后界为弓状隆起，内侧为岩上窦（sps）。磨除 Kawase 菱形区可显露颅后窝硬脑膜。电凝并离断岩上窦，打开颅后窝，有助于切除沟通颅中窝、颅后窝的肿瘤（图 18-21 至图 18-24）。

19. 一旦切除海绵窦内肿瘤，显露 Kawase 菱形区，下一步要切开颅中窝硬脑膜，显露颞叶（图 18-25 和图 18-26）。

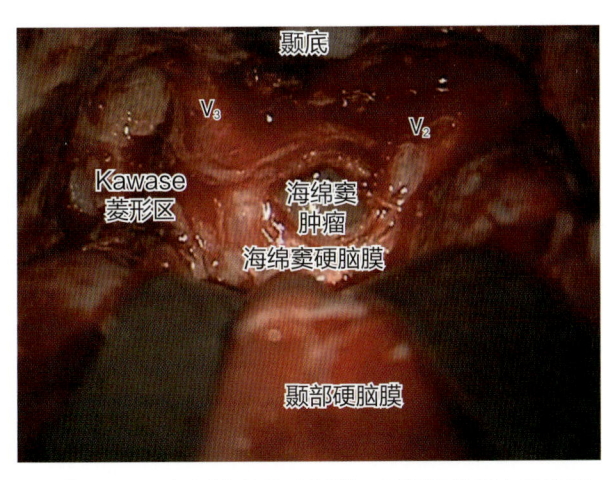

▲ 图 18-18　打开海绵窦内侧壁，显露海绵窦内的肿瘤
V₂. 上颌神经；V₃. 下颌神经

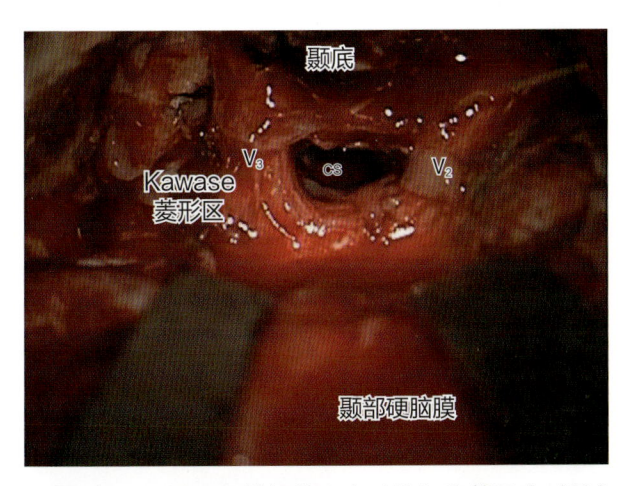

▲ 图 18-19　于三叉神经第二支（V₂）和第三支（V₃）之间清除海绵窦（CS）内肿瘤

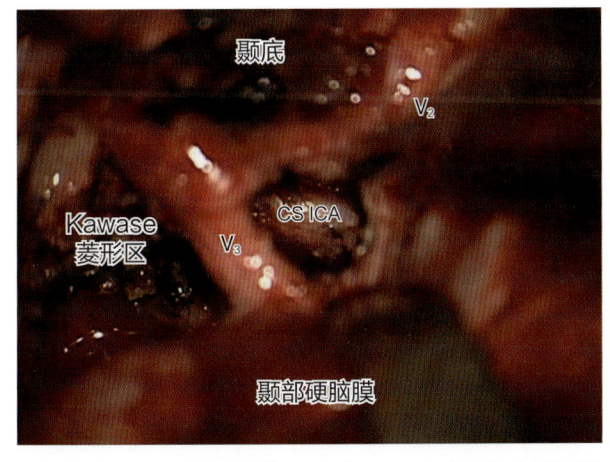

▲ 图 18-20　清除海绵窦内肿瘤后，可见颈内动脉海绵窦段
V₃. 下颌神经；CS ICA. 颈内动脉海绵窦段

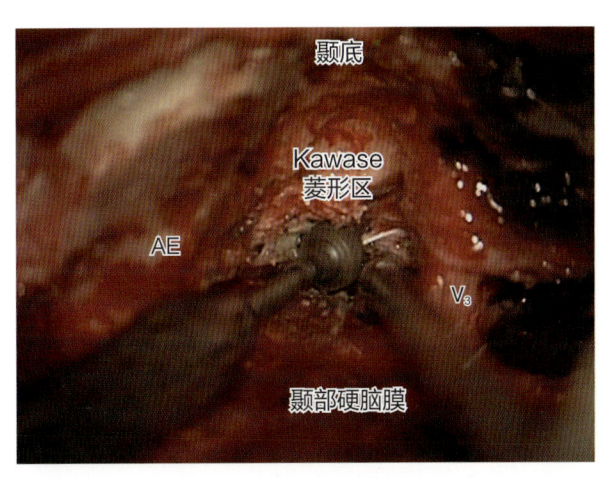

▲ 图 18-21　Kawase 菱形区位于下颌神经（V₃）后方，弓状隆起（AE）的前方。以岩上窦为界，内至岩骨上缘

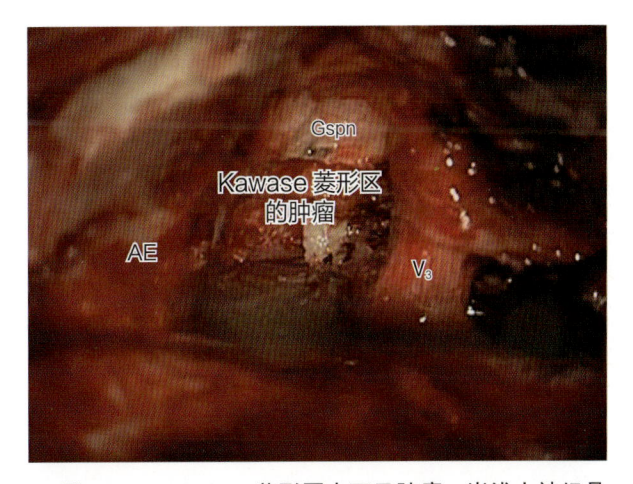

▲ 图 18-22　Kawase 菱形区内可见肿瘤。岩浅大神经骨槽（Gspn）为磨除的外侧界。岩浅大神经可用来提示颈内动脉海绵窦段的水平部
V₃. 下颌神经；AE. 弓状隆起

101

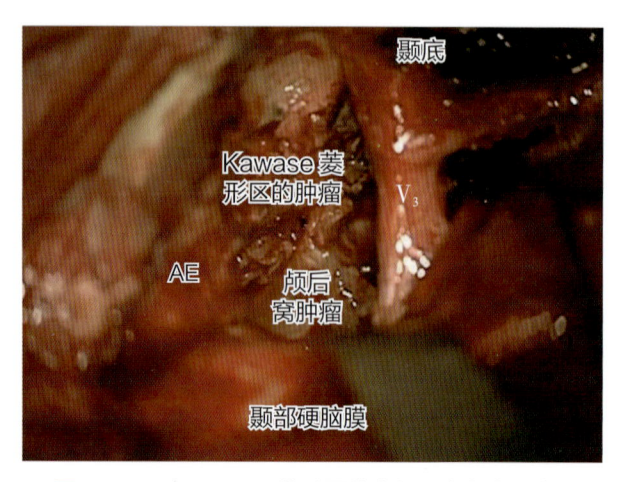

▲ 图 18-23　在 Kawase 菱形区的内侧，离断岩上窦和显露颅后窝肿瘤

V₃. 下颌神经；AE. 弓状隆起

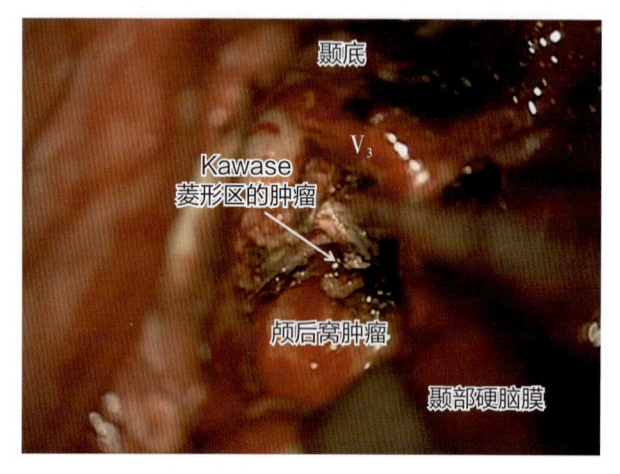

▲ 图 18-24　磨除岩尖，向前牵拉三叉神经半月节和下颌神经（V₃），可切除沟通颅中窝、颅后窝的肿瘤

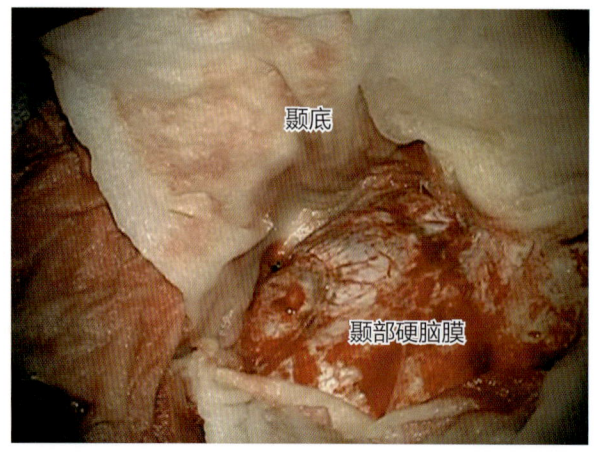

▲ 图 18-25　将视野的中心从颞下转移至颞叶

20. 轻柔牵拉颞叶并显露颞窝、小脑幕、穿行小脑幕缘滑车神经，穿行环池和覆盖脑干表面蛛网膜的大脑后动脉（图 18-27）。

21. 电凝小脑幕，向后剪开小脑幕缘，直到滑车神经穿小脑幕缘处。原位缝合并牵拉离断的小脑幕缘，小心保滑车神经。显露颅后窝肿瘤、大脑后动脉及被覆蛛网膜结构的脑干（图 18-28 和图 18-29）。

22. 进行瘤内减压，小心保护肿瘤与脑干之间的蛛网膜界面（图 18-30）。

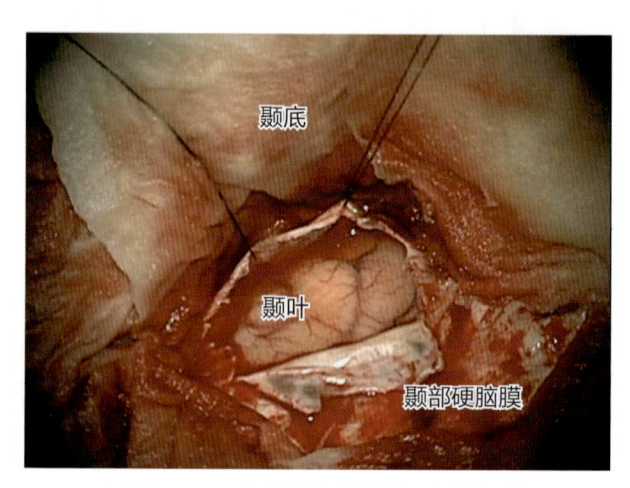

▲ 图 18-26　打开颞部硬脑膜，显露颞叶

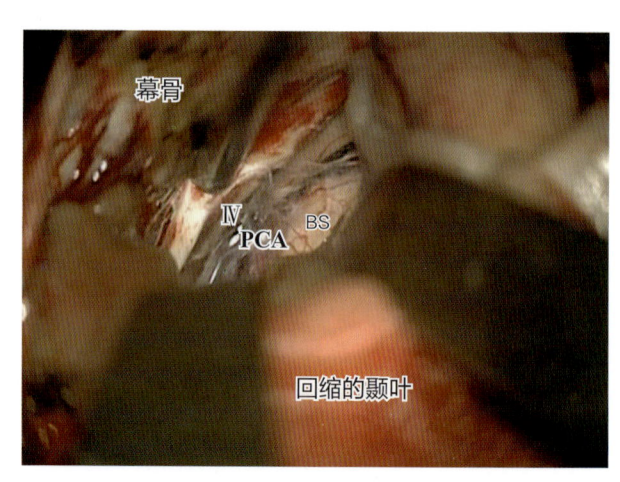

▲ 图 18-27　牵拉颞叶，显露小脑幕缘、滑车神经（Ⅳ）、小脑幕缘、绕行脑干（BS）并被蛛网膜覆盖的大脑后动脉（PCA）

第 18 章 经 Kawase 入路的前岩骨切除术
The Anterior Petrosectomy by the Kawase Approach

23. 一旦瘤内减压充分，需将肿瘤包膜与蛛网膜分离（图 18-31）。
24. 轻柔分离肿瘤包膜，保留三叉神经的蛛网膜下腔段的分支（图 18-32）。
25. 切除小脑幕及岩骨上附着的肿瘤组织，显露下方脑干。肿瘤包膜与脑干之间没有明确的分离界面，可能会残留部分肿瘤包膜（图 18-33）。

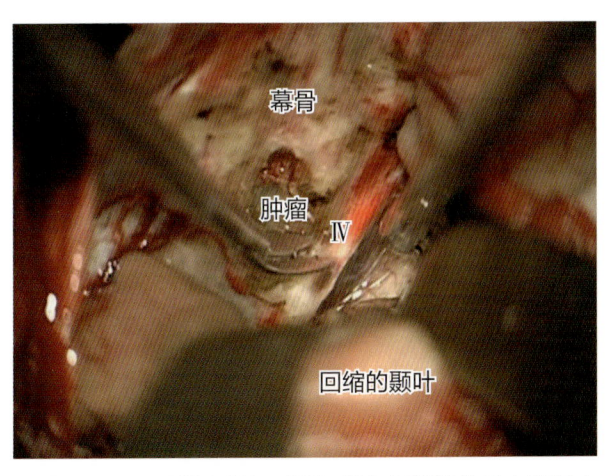

▲ 图 18-28 于滑车神经（Ⅳ）进入天幕缘的后方剪开小脑幕

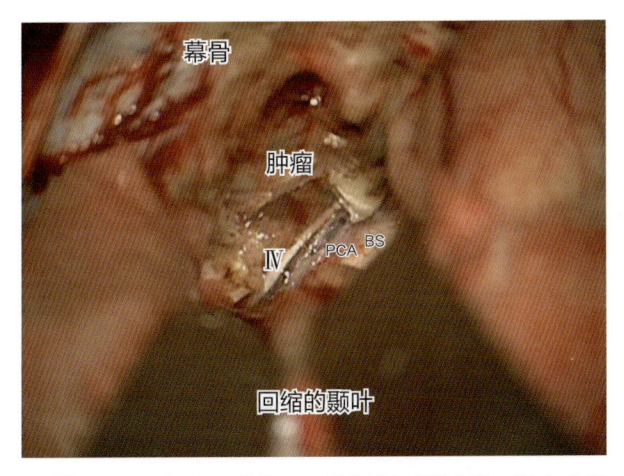

▲ 图 18-29 打开小脑幕后，显露颅后窝肿瘤、滑车神经（Ⅳ）、大脑后动脉（PCA）和脑干（BS）

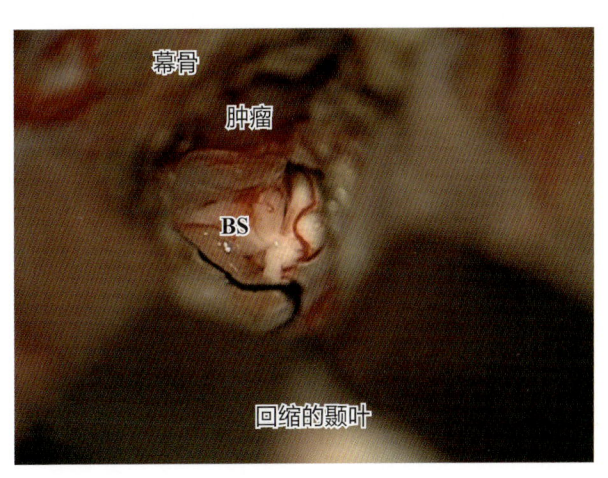

▲ 图 18-31 轻柔地将肿瘤包膜从覆盖于脑干（BS）表面的蛛网膜结构上剥离下来

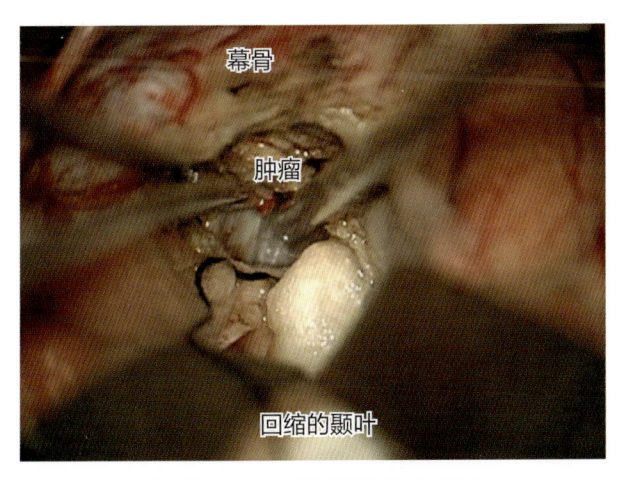

▲ 图 18-30 颅后窝肿瘤内减压

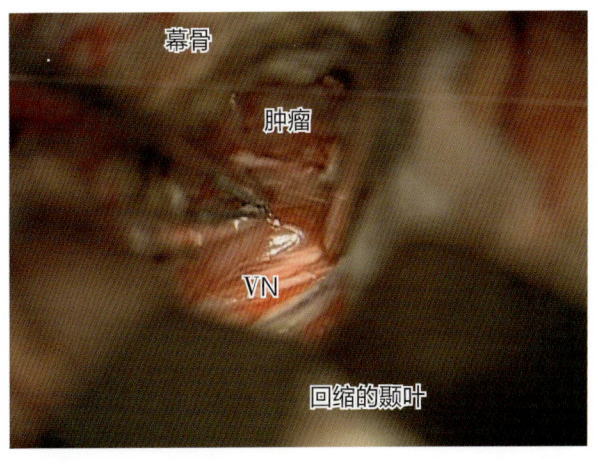

▲ 图 18-32 轻柔地分离肿瘤组织上的三叉神经（ⅤN）的蛛网膜下腔分支

103

26. 严密止血，脂肪填塞海绵窦。Kawase 菱形区及颞下需使用纤维蛋白胶进行加固。缝合硬脑膜，颞下部硬脑膜须水密缝合。固定骨瓣和颧弓，颞肌复位，分层缝合头皮各层（图 18-34 至图 18-37）。

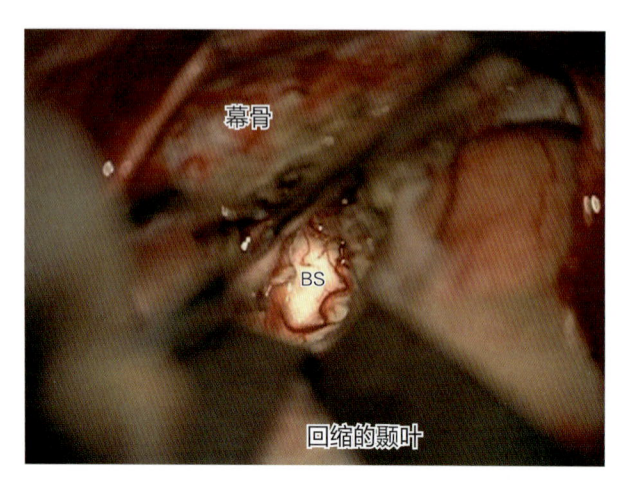

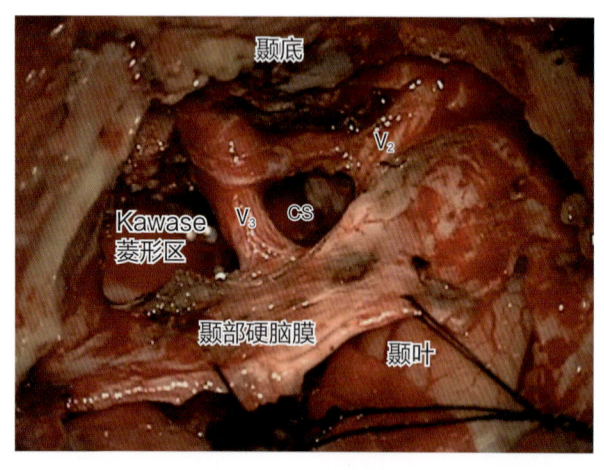

▲ 图 18-33 瘤内减压后，可见脑干（BS）

▲ 图 18-34 海绵窦（CS）内肿瘤全切后的解剖结构，包括 Kawase 菱形区、颞下区域、颅后窝
V_3. 下颌神经

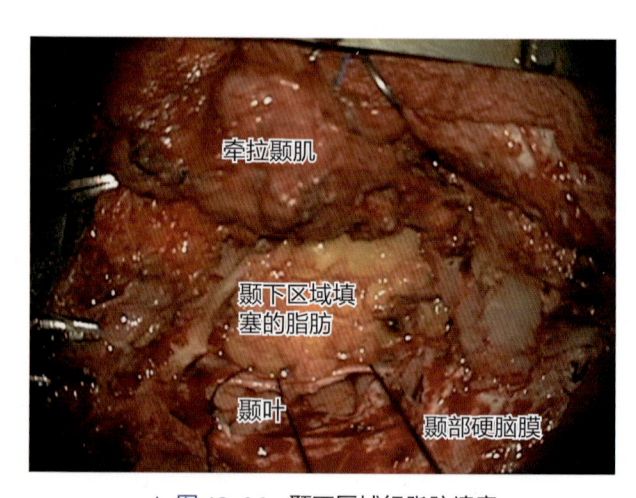

▲ 图 18-36 颞下区域行脂肪填塞

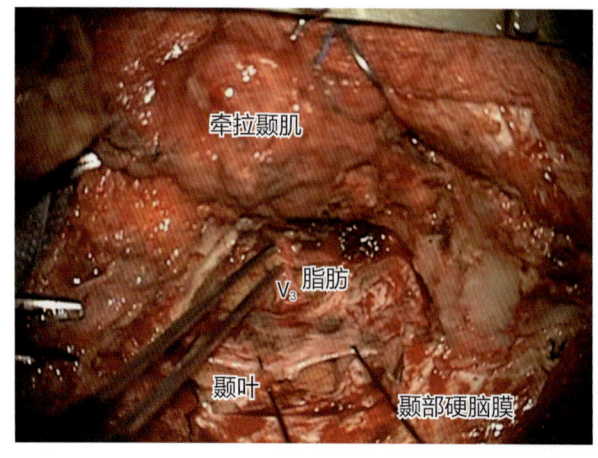

▲ 图 18-35 海绵窦内和 Kawase 菱形区内进行脂肪填塞
V_3. 下颌神经

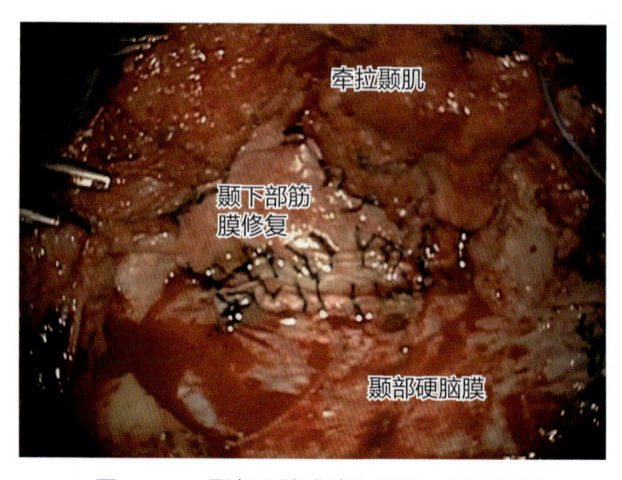

▲ 图 18-37 颞部硬脑膜缝合和颞下部筋膜修复

第 18 章　经 Kawase 入路的前岩骨切除术
The Anterior Petrosectomy by the Kawase Approach

> **技巧与要点**

- Kawase 入路被认为是一种保留听力的手术入路。对颅后窝的扩大显露可能造成半规管和迷路的损伤（从而牺牲听力）。
- 该入路以颧弓根为中心。因此，该入路的显露比传统理解得更靠近颅中窝后部。
- 颞骨切开需小心谨慎，因为颞下颌关节就位于颧弓根的下方。不小心打开颞下颌关节囊可能导致颞下颌关节僵硬，从而引起张口困难。
- 颞骨开颅术后，脑膜中动脉骨槽可作为指引寻找棘孔和岩浅大神经的标志。电凝并离断脑膜中动脉后，方可进一步从硬脑膜外牵拉颞叶。如果脑膜中动脉回缩入骨槽动脉管内并出血，需进一步磨除颅骨进行显露并电凝止血，或者使用骨蜡直接封堵棘孔。
- 颈内动脉管位于或靠近岩浅大神经骨槽的下方，因此其可作为颈内动脉岩段的重要解剖标志。为了避免牵拉膝状神经节时损伤造成面瘫，需进行游离岩浅大神经，同时也可能造成同侧眼的干眼症或异常流泪。
- 沿海绵窦外侧壁硬脑膜外层锐性分离颅中窝硬脑膜。前起自眶上裂，后至三叉神经分支下颌神经处。这样有助于充分牵拉颞叶，显露上颌神经、下颌神经、位于两者之间的海绵窦外侧壁，以及下颌神经后方的 Kawase 菱形区。
- Kawase 菱形区的骨质在磨除前需充分显露。其前界为下颌神经和三叉神经半月节；外侧界为岩浅大神经骨槽和颈内动脉岩段骨性动脉管的下方；内界为岩骨骨缘（磨除岩骨可显露岩上窦）；后界为包含前半规管的弓状隆起。
- 耳蜗位于 Kawase 菱形区的后外侧，岩浅大神经与膝状神经节交界下方的隐窝处。磨除此隐窝同样可造成听力丧失。
- 一旦硬脑膜外操作完成，缓慢释放脑脊液有助于牵拉颞叶。Labbe 静脉位于牵拉的后方，需谨慎保护。
- 磨除岩尖，电凝并切开岩上窦和小脑幕，有助于在一个通道中同时进行颅中窝和颅后窝操作。
- 应在滑车神经穿小脑幕缘处的后方切开小脑幕。离断小脑幕时需进行电凝，以防静脉窦出血。
- 在海绵窦外侧进行肿瘤切除或在前方剪开小脑幕时可能导致静脉出血。此时，使用一小块自体肌肉、可吸收止血纱布或纤维蛋白胶控制出血。当进入海绵窦时，需谨慎保护动眼、滑车和眼神经，避免误伤。眼神经和颈内动脉通常被挤向内侧。轻柔地进行瘤内减压有助于保护它们的完整。
- 在硬脑膜外操作时和剪开小脑幕后均需要充分的瘤内减压，从而有助于从脑干表面分离肿瘤包膜并保护脑干表面蛛网膜。
- 双极电凝肿瘤包膜表面的蛛网膜结构。当脑干表面蛛网膜剥离困难时，建议原位保留，避免损伤脑干。在脑干处进行肿瘤包膜剥离时通常遇到三叉神经，须予以保护。
- 三叉神经、面神经受刺激后可能导致神经麻痹性角膜炎，需进行眼睑缝合术或使用人工泪液。
- 当肿瘤扩展至内听道以下时，难以通过该入路进行手术。除非扩大磨除范围（包括牺牲听力）。
- 在颅中窝硬脑膜腔隙，须使用脂肪垫、筋膜和纤维蛋白胶进行重建。游离颞肌进行颅中窝骨质缺损的填塞，可防止脑脊液漏。颅中窝底后部的气房和乳突气房沟通，通过咽鼓管可导致脑脊液鼻漏，需用骨蜡进行封堵。

第九篇 乙状窦后入路
Retrosigmoid Approach

第 19 章 枕下乙状窦后入路
Retrosigmoid Suboccipital Approach

Suresh Sankhla　Narayan Jayashankar　G. M. Khan　著
冯　刚　译
黄传平　张洪钿　校

【适应证】

1. 术前听力良好的脑桥小脑三角区病变，如听神经瘤、脑膜瘤或表皮样囊肿。然而，在听力受损的情况下，该入路也可以代替迷路入路进行上述病变的手术。
2. 三叉神经或面神经微血管减压术。
3. 小脑或脑干的实性占位。

【手术步骤】

图 19-1 展示的是听神经瘤病例。

1. 根据术者的喜好和对手术入路的熟悉程度，可采用仰卧、侧卧（公园长椅位）或坐位进行手术。作者采用一个简单的仰卧位，头颈部略屈曲，然后偏向对侧，水平成 15°～20° 角。头部用 Mafield 三钉头架固定，手术床头高于心脏水平（图 19-2）。

每种体位都各有利弊，最好的体位是术者和麻醉师都熟悉的一种。坐位有助于通过重力排出脑脊液（CSF）、血液和冲洗液，术者的双手可以自由地行肿瘤解剖操作。坐位也能加速较大的肿瘤在减瘤后的自然下垂。其缺点包括该体位手术过程中出现的低血压，特别是老年患者；出现空气栓塞和气颅的高风险，以及由于较长时间的手术给术者带来的不适。

抬高头部可最大限度地减少出血和降低颅内高压。动脉二氧化碳分压维持在 30mmHg 左右，面神经监测电极放置在眼轮匝肌和口轮匝肌上。脑干听觉诱发电位（BAER）监测设备应在患者体位摆好前就固定好。

2. 乳突根部内侧 2cm 处作一线性切口，始于上项线上方 2cm，向下延伸至枕下区，越过乳突尖水平，相当于 C_1～C_2 椎间隙（图 19-3）。
3. 分层切开皮肤、皮下组织和枕下肌。显露枕骨，上至上项线，下至枕骨大孔，外至

第 19 章　枕下乙状窦后入路
Retrosigmoid Suboccipital Approach

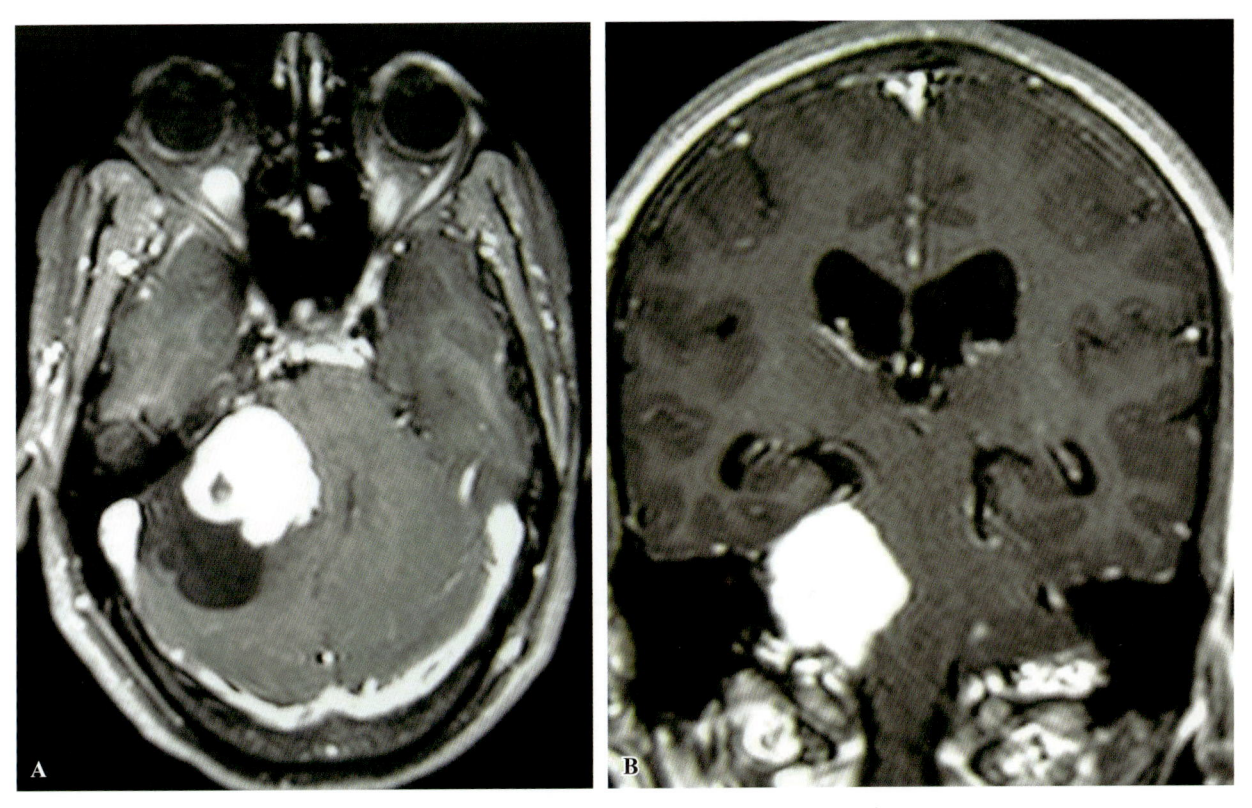

▲ 图 19-1　轴位和冠状位 MRI 显示右侧听神经瘤

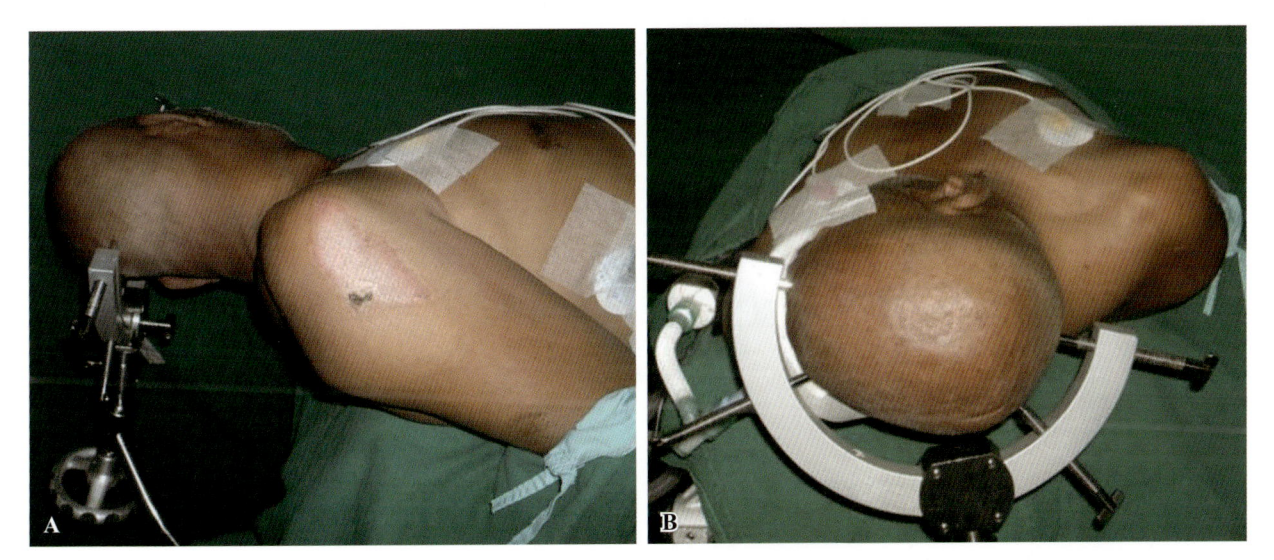

▲ 图 19-2　水平仰卧位，头部屈曲并转向对侧，可充分显露同侧脑桥小脑三角和枕骨大孔区。头部的外侧伸展和头低位可以使小脑在重力的作用下轻微下沉而减少牵拉。头部抬高可减少出血和降低颅内压

乳突沟，向内 3～4cm（图 19-4A）。骨窗外缘至岩骨根部，以避免或减少小脑牵拉。在枕骨内侧钻一个骨孔，用钝性剥离子游离其下方粘连的硬脑膜。然后使用骨膜剥离子将骨瓣（3～5cm）掀起，随后使用磨钻扩大骨窗，上方至横窦边缘，外侧至乙状窦内侧缘，向下至枕大孔上部（图 19-4B）。

107

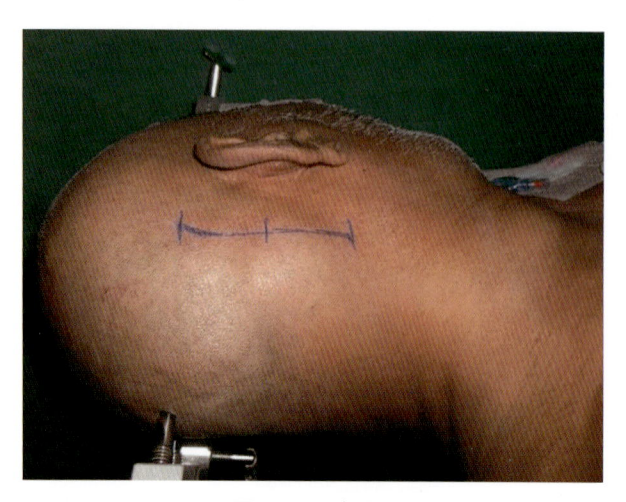

▲ 图 19-3　皮肤切口

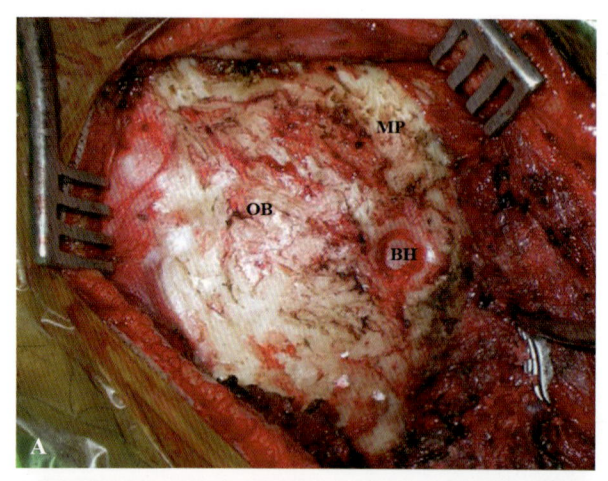

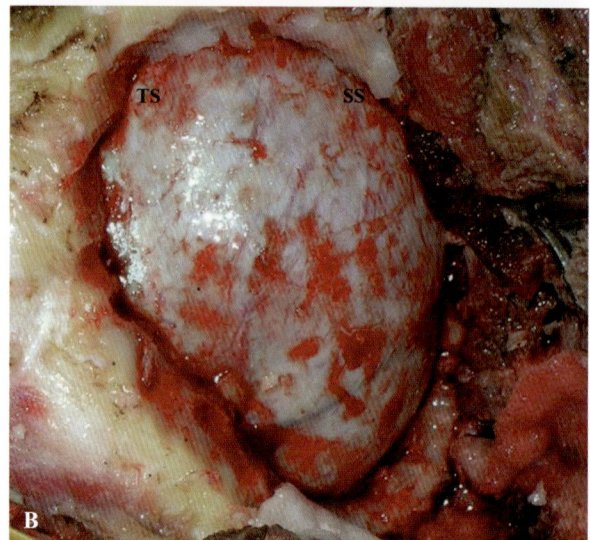

▲ 图 19-4　在显露的枕骨（A）内侧钻一个骨孔，然后用铣刀铣出一个骨瓣（3～5cm）。随后使用磨钻扩大骨窗，向上至横窦边缘，向外侧至乙状窦内侧缘，向下至枕大孔上部（B）
BH. 骨孔；MP. 乳突；OB. 枕骨；SS. 乙状窦；TS. 横窦

4. 如果在向外扩大骨窗的过程中不慎打开乳突气房，应立即用骨蜡填塞。在缝合硬脑膜时，必须使用肌肉或骨膜和生物胶进行水密缝合，以避免术后脑脊液漏。如需临时向外引流脑脊液治疗脑积水的话，可在顶骨的 Keen 点处加钻一骨孔。

5. 倒 T 形切开硬脑膜（图 19-5）。倒 T 形切口的横向切口是显露硬脑膜的内上角向外下角延伸形成的，将显露的硬脑膜分为内侧、外侧两个部分。倒 T 形切口的竖向切口由水平切口的中心点开始，切开外侧部，向上延伸至横窦乙状窦交界处。这样切开硬脑膜可最大限度地显露脑桥小脑三角的最上部，并能防止小脑下垂。

6. 稍向内上牵拉小脑，显露小脑延髓外侧池（图 19-6）。打开脑池释放脑脊液是完全松弛小脑、最大限度减少牵拉损伤的重要步骤。

7. 将小脑轻轻向内上牵开，显露肿瘤表面的蛛网膜（图 19-7）。

8. 要牢记在小脑与肿瘤间存在双层蛛网膜。第一层蛛网膜覆盖在小脑后表面，第二层覆盖在肿瘤包膜上。小心地从肿瘤包膜表面锐性分离蛛网膜。这时不鼓励使用双极电凝，因为它会导致蛛网膜平面钝化。分离蛛网膜常可释放更多的脑脊液，可使小脑进一步松弛，不用牵拉即可增加肿瘤显露。推开肿瘤下极的蛛网膜，可马上看到后组脑神经（图 19-8）。应注意避免破坏覆盖在后组脑神经上蛛网膜的连续性。

9. 一旦分离了肿瘤后表面的蛛网膜，就可切开肿瘤包膜，并进行瘤内减压，以减小肿瘤大小，以便安全地分离肿瘤包膜（图 19-9 至图 19-11）。有时，面神经可能出现在肿瘤的后方。因此，在开始切除肿瘤之前，使用面神经刺激器来识别面神经及其走行将会更安全一些。已经提到过的抽吸、刮除、剪切和超声吸除等进行肿瘤减

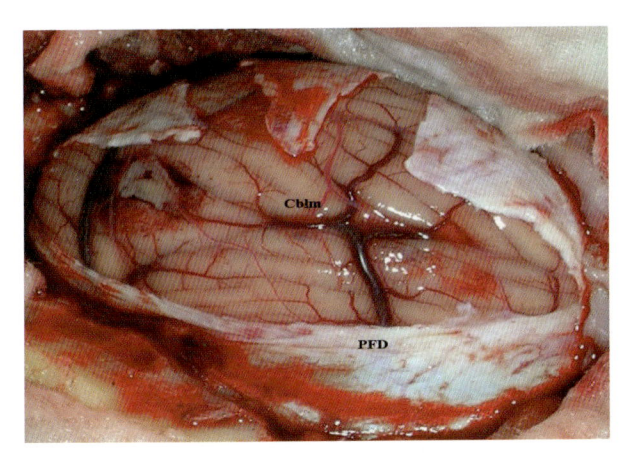

第 19 章 枕下乙状窦后入路
Retrosigmoid Suboccipital Approach

▲ 图 19-5 硬脑膜切口
Cblm. 小脑；PFD. 颅后窝硬脑膜

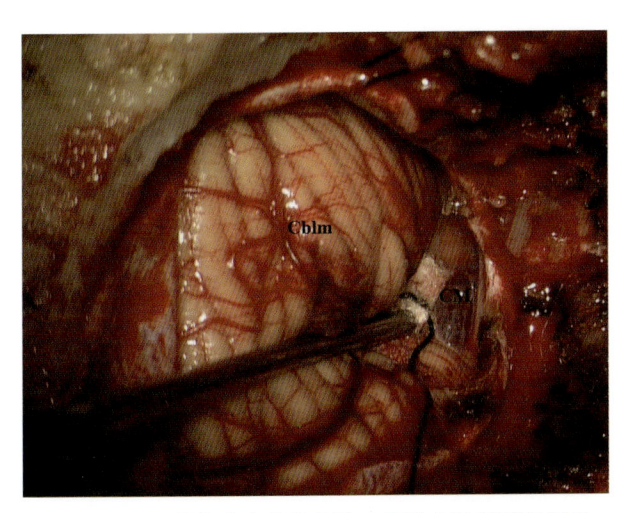

▲ 图 19-6 稍向内上牵拉小脑，显露小脑延髓外侧池
Cblm. 小脑；CM. 小脑延髓池

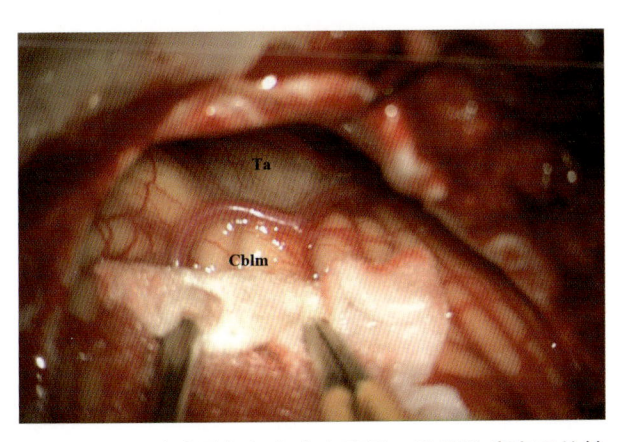

▲ 图 19-7 将小脑轻轻向内上牵开，显露肿瘤表面的蛛网膜
Cblm. 小脑；Ta. 有蛛网膜覆盖的肿瘤

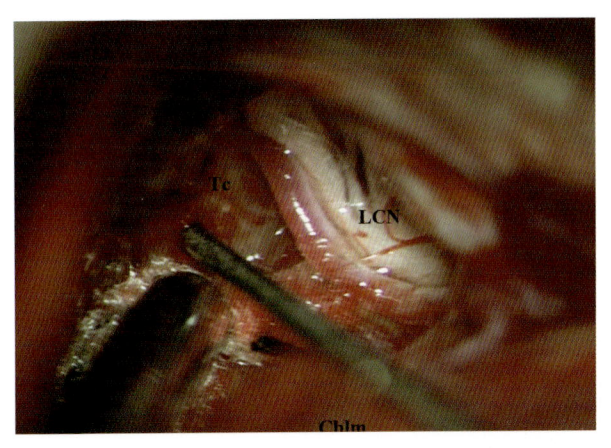

▲ 图 19-8 推开肿瘤下极的蛛网膜，即可看到后组脑神经
Cblm. 小脑；LCN. 后组脑神经；Tc. 肿瘤包膜

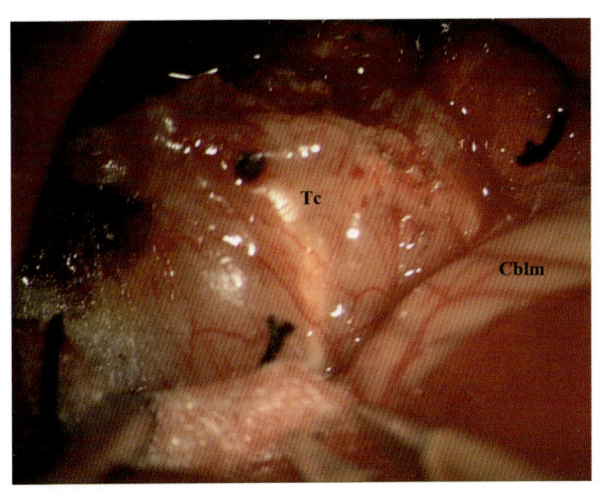

▲ 图 19-9 一旦锐性分离了肿瘤后表面的蛛网膜，肿瘤包膜就能显露出来了
Cblm. 小脑；Tc. 肿瘤包膜

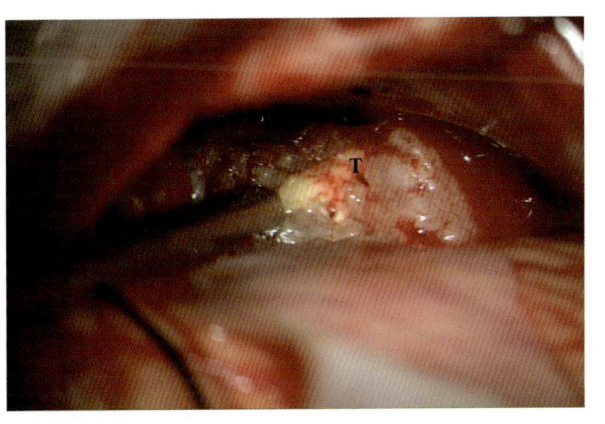

▲ 图 19-10 联合使用抽吸、刮除、剪切和超声吸除等方法可以安全地进行肿瘤减压
T. 肿瘤包块

109

压的各种技术，可以单用，也可以联合使用。此时，必须非常小心，以避免在行瘤内减压的过程中引起肿瘤包膜破裂，特别是对于质软和包膜易碎的肿瘤，因为这可能导致重要的血管、神经或脑干损伤。应从各个方向均匀地切除肿瘤，以避免不对称的包膜松弛。需要注意避免肿瘤减压过程中的剧烈操作，这可能会对脆弱的脑神经（Ⅶ和Ⅷ）或脑干产生意外的压迫或牵拉。肿瘤的内减压可能很枯燥，特别是质硬或富血管肿瘤。过度使用双极电凝对肿瘤切除不利，应尽量避免。

10. 一旦充分减瘤，松弛的肿瘤包膜就可以安全和相对容易地游离。对于较大的肿瘤，应交替进行肿瘤减压和游离包膜。包膜可用肿瘤夹持钳牢牢夹住，并轻轻推开上方的蛛网膜。仅需在蛛网膜与肿瘤包膜之间进行解剖分离。应在各个方向均匀游离包膜，以免迷失边界。可间断小心的低功率双极电凝包膜，因为这可缩减肿瘤的血供，并使包膜显著收缩。

11. 后组脑神经常受肿瘤下极的压迫，但几乎都被它们自己表面覆盖的蛛网膜保护着（图 19-12）。切开肿瘤包膜上方的蛛网膜，并通过向上牵拉肿瘤包膜，使肿瘤表面的蛛网膜向下移。在该区域的解剖分离过程中，应避免任何不必要的电凝和牵拉。小脑前下动脉常走行于肿瘤下极附近，其供应肿瘤的分支应在靠近肿瘤包膜处进行电凝切断。

12. 有些时候，特别是当肿瘤较小时，可以在面神经出脑干区的正下方找到面神经。但是，打开内耳门后，识别面神经最准确的地方是内听道（IAM）。这个步骤可以在较小的或以内听道内为主的肿瘤开始切除时，或在较大的肿瘤进行充分的肿瘤减压后进行。根据肿瘤进入内听道的行程来识别内耳门。电凝、切开IAM 后壁上方的硬脑膜，硬脑膜瓣向内侧翻折（图 19-13）。

13. 用高速金刚砂钻头，在岩骨的内听道后壁向外磨 1cm（图 19-14）。越靠外的磨除，越有显露和损伤后半规管和迷路或高位颈静脉球的风险。

14. 切开硬脑膜后，轻轻地锐性分离切除肿瘤（图 19-15）。可见到将内听道分为前后两部分的垂直嵴（Bill 嵴）。面神经位于前部上方，蜗神经位于下方，前庭神

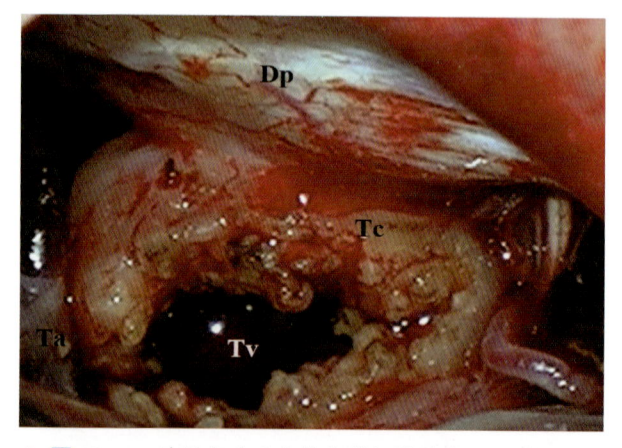

▲ 图 19-11 应从各个方向均匀的切除肿瘤，以避免导致包膜松弛不对称

Dp. 岩部硬脑膜；Ta. 肿瘤蛛网膜；Tc. 肿瘤包膜；Tv. 瘤腔

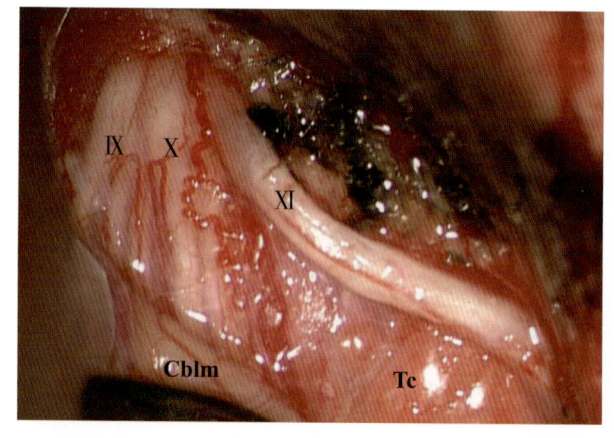

▲ 图 19-12 后组脑神经常受肿瘤下极的压迫，但几乎都被它们自己表面覆盖的蛛网膜保护着

Cblm. 小脑；Ⅸ. 舌咽神经；Ⅹ. 迷走神经；Ⅺ. 副神经；Tc. 肿瘤包膜

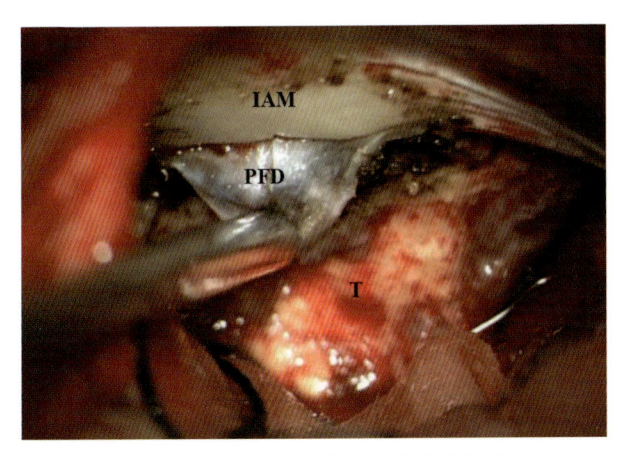

▲ 图 19-13 IAM 后壁上方的硬脑膜以硬脑膜瓣的方式向内侧翻折
IAM. 内听道；PFD. 颅后窝硬脑膜；T. 肿瘤（听神经瘤）

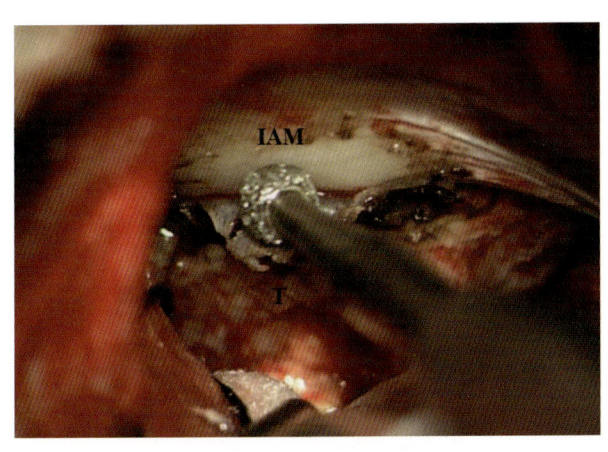

▲ 图 19-14 磨开内听道
IAM. 内听道；T. 肿瘤（脑桥小脑三角）

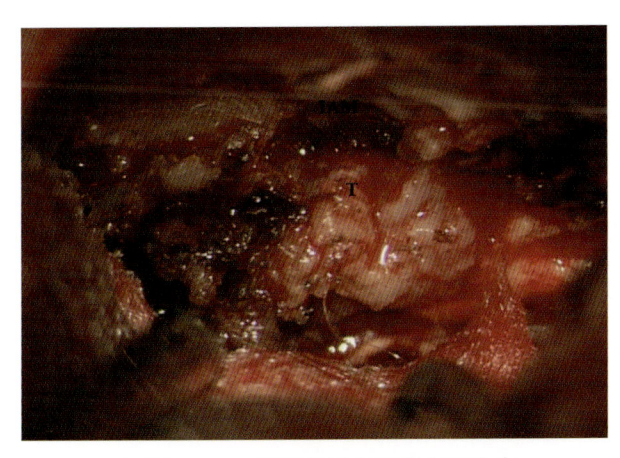

▲ 图 19-15 切除位于内听道内的肿瘤
IAM. 内听道；T. 肿瘤

经位于后部。迷路动脉是 AICA 的一个分支，它穿过内听道，应设法保留。无论面神经是在肿瘤后面、面神经根出脑干处，还是在没有进行磨除的内听道中，内镜对于早期识别面神经都非常有用。内镜也有助于检查内听道内的残余肿瘤。

15. 面神经可沿其表面的蛛网膜从内听道的外侧向内侧的脑干发出位置进行追踪。面神经在脑桥小脑三角区与肿瘤包膜的位置关系不尽相同，可能需要面神经刺激器才能识别。靠近内听道处是面神经最脆弱的地方，它在内听道前缘上方成直角拐向前方。这通常是肿瘤和神经血管束之间粘连最紧密的部位。在此部位切除肿瘤过程中应非常小心，避免任何对神经产生牵拉的操作。在较小的肿瘤中，面神经为一束，但在较大的肿瘤中，神经束可能会被肿瘤包膜撑开，使得从解剖学上保留面神经变得极其困难。此时最好不切除肿瘤包膜，以保留面神经功能。

16. 蜗神经通常在肿瘤包膜前部附近呈扇形展开。在较小的肿瘤（＜3.0cm）中，可以保留蜗神经和听力，但在较大的肿瘤中，大多数情况下很难辨认出该神经。注意保护迷路动脉，避免损伤半规管及由于过度磨除内听道而导致的迷路损伤。

17. 肿瘤上极与三叉神经和岩静脉关系密切（图 19-16）。较大的肿瘤，其上极可以通过天幕裂孔向前方生长。但是，神经与肿瘤包膜的辨别和分离通常不会太困难。相比之下，岩静脉有时很难识别，需要细致分离才能将其与肿瘤分开。分离过程中对静脉的过度牵拉可能会导致其从岩上窦汇入点处撕脱。避免电凝岩静脉，因为它可能是该区域唯一的引流静脉。通常，还可以看到一支或两支较小的静脉沿着肿瘤包膜走行，很可能就是肿瘤的引流静脉，可以游离（图19-17）。

18. 外展神经可被视为肿瘤前方的一条细绳（图19-18），滑车神经位于肿瘤上方的天幕附近。

19. 肿瘤与脑干和小脑半球之间存在蛛网膜界面（图19-19）。但是，在较大肿瘤中，由于肿瘤压迫或粘连，很难找到蛛网膜平面。当脑干的解剖位置发生改变后，难度进一步增加。在这种情况下，应改变解剖思路，从不同的角度沿着明确的平面向脑干解剖。有时，可以看到基底动脉发出的几个供应肿瘤血供的小分支，予以电凝，并在靠近包膜处切断。靠近脑干的较小静脉，一旦损伤，往往会累及脑干，导致脑干少量出血、缺血和水肿。

20. 图19-20所示为肿瘤完全切除后的瘤床，显示了Ⅴ和Ⅵ、Ⅶ和Ⅷ、Ⅸ和Ⅹ及Ⅺ脑神经。

21. 脑干表面的出血应采用棉片和可吸收止血纱布压迫止血，避免双极电凝止血。磨除后的内听道应用脂肪和纤维蛋白胶严密封堵，以避免术后脑脊液漏。瘤床用大量的温盐水冲洗，必要时使用骨膜或筋膜水密缝合硬脑膜。已开放的乳突气房用骨蜡或肌肉/脂肪和纤维蛋白胶封堵。分别分层缝合枕下肌、肌筋膜、皮下组织和皮肤。

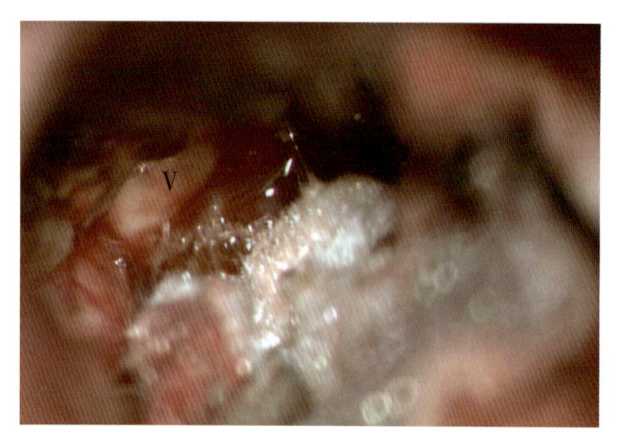

▲ 图19-16 三叉神经与肿瘤上极关系密切
Ⅴ.三叉神经

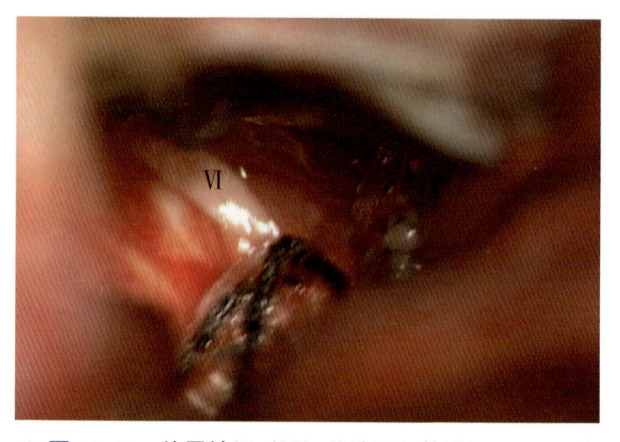

▲ 图19-18 外展神经（Ⅵ）从脑干向前进入Dorello管

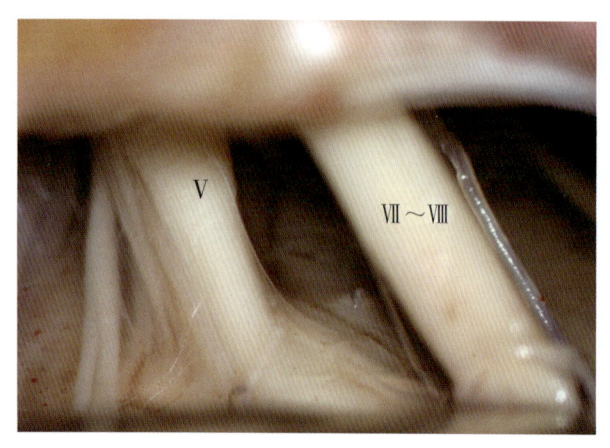

▲ 图19-17 三叉神经（Ⅴ）与面神经（Ⅶ）和前庭蜗神经（Ⅷ）的关系

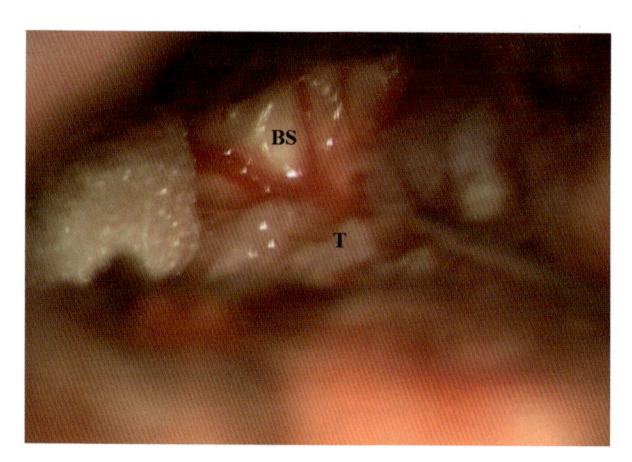

▲ 图19-19 从脑干表面分离肿瘤
BS.脑干；T.肿瘤

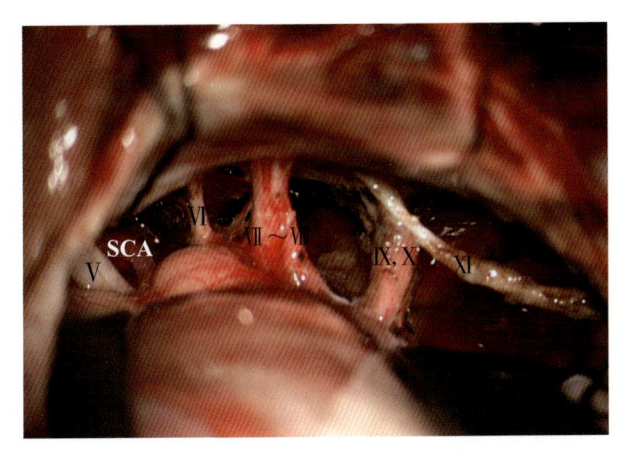

▲ 图 19-20 肿瘤全切后的瘤床在显微镜下所见

Ⅸ.舌咽神经；SCA.小脑上动脉；Ⅴ.三叉神经；Ⅵ.外展神经；Ⅶ~Ⅷ.面神经和前庭蜗神经；Ⅹ.迷走神经；Ⅺ.副神经

技巧与要点

- 在肿瘤切除过程中，患者头部的位置和骨窗外缘（显露横窦和乙状窦）对于减少小脑牵拉极其重要。
- 开颅中如不慎开放了乳突气房，应立即处理，以避免术后脑脊液漏和颅内感染。
- 在整个手术过程中，通过打开小脑延髓外侧池和基底池释放脑脊液可最大限度地减少对小脑的牵拉。
- 硬脑膜下解剖应在蛛网膜平面进行，避免在分离肿瘤时损伤周围的神经血管。
- 尽早找到面神经，以免损伤。神经监测仪/刺激器是术中定位面神经非常重要的方法。
- 在分离肿瘤包膜时，建议谨慎使用双极电凝。
- 磨除内听道时要小心，避免产生高位颈静脉球、半规管或迷路损伤的风险。

第十篇　微血管减压
Microvascular Decompression

第 20 章　三叉神经痛的微血管减压术
Microvascular Decompression for Trigeminal Neuralgia

Suresh Sankhla　Narayan Jayashankar　著
刘关政　译
黄传平　张洪钿　校

【适应证】

尽管三叉神经痛的病因多种多样，但其中一个常见的原因是血管襻压迫三叉神经根部入脑干区，导致某些患者产生强烈的神经痛。微血管减压及将血管襻从受压迫的神经表面分离可显著缓解疼痛，从而有助于三叉神经痛的治疗。

【手术步骤】

图 20-1 MRI 显示左侧三叉神经根部入脑干区有一个血管襻。

1. 患者仰卧，头架固定头部，屈曲并转向对侧（图 20-2）。此位置可充分显露脑桥小脑三角。脖子向对侧的轻度过伸以及抬高头部，小脑可因重力而下垂，不需要或只需很小的牵拉即可。还有其他一些位置如侧卧、俯卧、公园长椅位和坐位等体位，也可用于该手术。

2. 乳突后 0.5~1.0cm 处做一直切口，从颈项线上方 2.0~2.5cm 处向下延伸，长 5~6cm（图 20-3A）。切口逐层深入，切开肌肉、筋膜及骨膜，显露颅骨。在横窦和乙状窦交界处开一大小约 2.5cm×2.5cm 的骨瓣（图 20-3B），术中导航技术对精准开颅非常有帮助。

3. 在小脑上表面和侧表面交界处打开硬脑膜（图 20-4）。

4. 向内下方牵开小脑，以免损伤蜗神经。先找到岩上静脉，深部即为三叉神经。锐性分离覆盖在三叉神经表面的蛛网膜。面神经和前庭蜗神经的位置更靠近尾侧（图 20-5）。

5. 小脑上动脉形成压迫（右侧）：当责任血管是小脑上动脉的分支（图 20-6A）时，其对三叉神经的压迫通常位于其上方和前方，产生下面部疼痛。将责任动脉与神经

第 20 章 三叉神经痛的微血管减压术
Microvascular Decompression for Trigeminal Neuralgia

轻轻分开（图 20-6B），然后将一不可吸收材料（如 Teflon 棉）垫于责任血管和神经之间（图 20-6C）。

6. **小脑前下动脉压迫（右侧）**：上面部疼痛，压迫通常来自小脑前下动脉的一个襻（图 20-7A）。图 20-7B 所示从三叉神经表面分离动脉襻。

7. **静脉压迫（右侧）**：有时一条或多条静脉与三叉神经密切接触而造成明显压迫，导致三叉神经痛（图 20-8A）。以类似的方法，将静脉与神经表面分离，并插入 Teflon 棉将两者隔离（图 20-8B）。

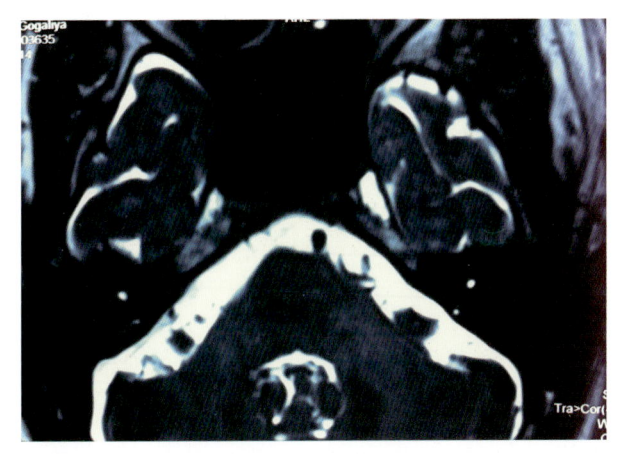

▲ 图 20-1　MRI 显示左侧三叉神经根部入脑干区有一血管襻

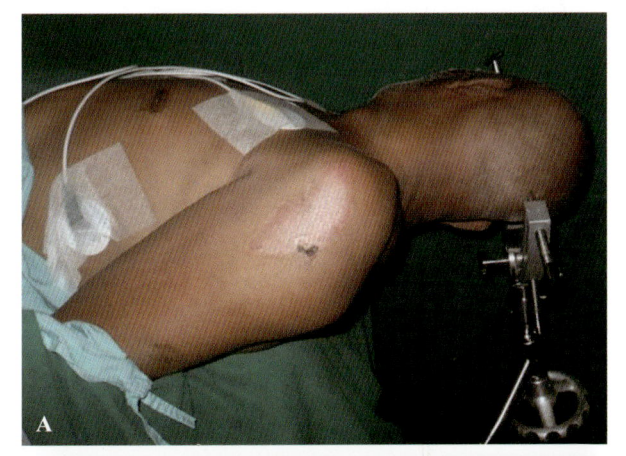

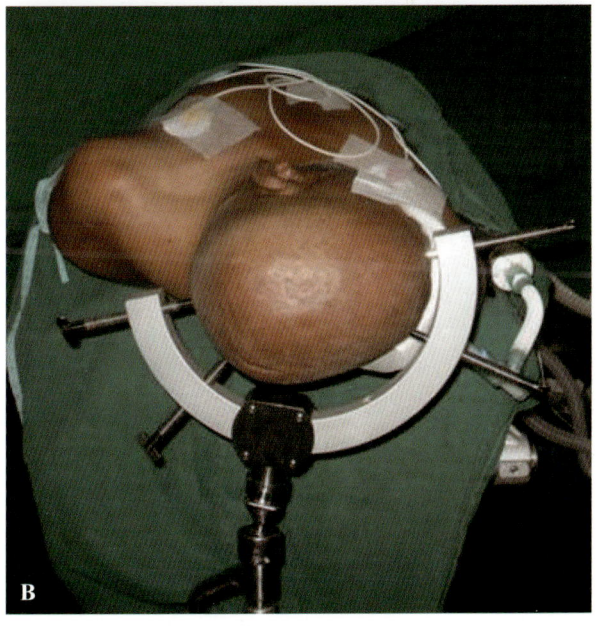

▲ 图 20-2　患者体位

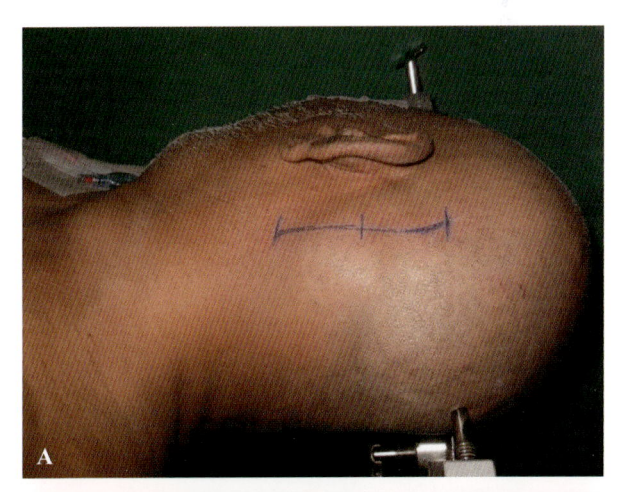

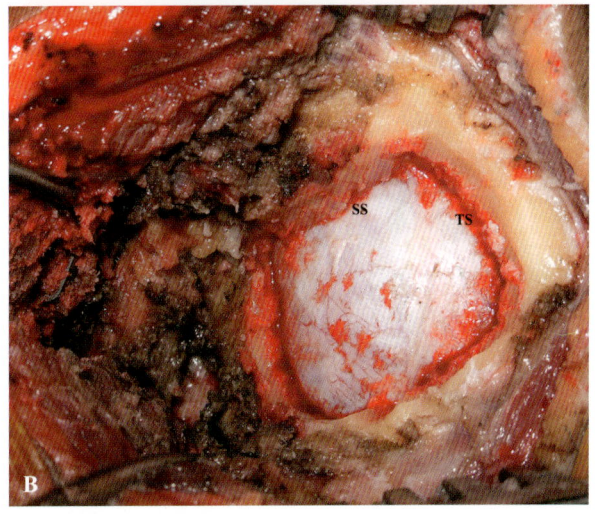

▲ 图 20-3　A. 左侧切口标记。B. 横窦与乙状窦交界处开约 2.5cm×2.5cm 骨瓣
SS. 乙状窦；TS. 横窦

115

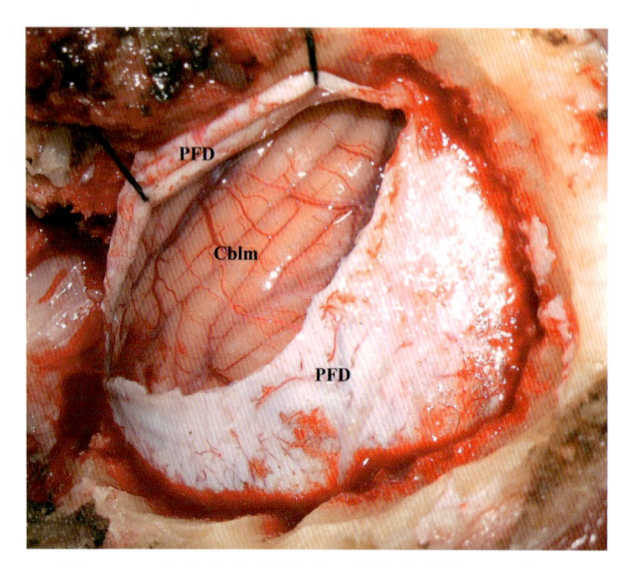

神经耳科与侧颅底手术图谱
Atlas of Neurotology and Lateral Skull Base Surgery

▲ 图 20-4 从骨窗上内侧到下外侧直线剪开硬脑膜，该切口可防止小脑半球从硬脑膜开口处下垂。垂直切口从水平切口的中点开始，向横窦和乙状窦交界处的上方和侧方延伸

Cblm. 小脑；PFD. 颅后窝硬脑膜（乙状窦后）

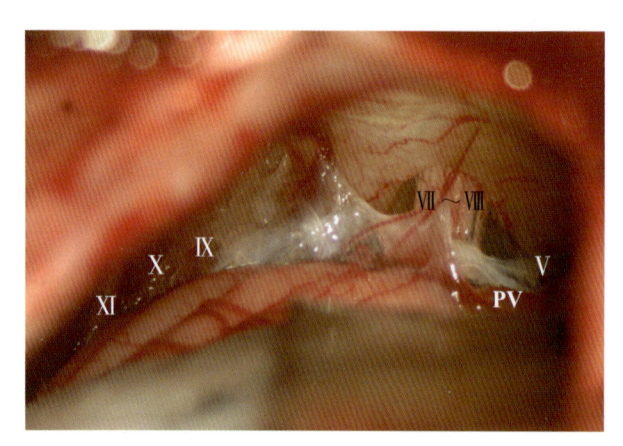

▲ 图 20-5 显露脑桥小脑三角

Ⅸ. 舌咽神经；PV. 岩上静脉；Ⅴ. 三叉神经；Ⅶ～Ⅷ. 面神经和前庭蜗神经；Ⅹ. 迷走神经；Ⅺ. 副神经

8. 静脉和动脉联合压迫：三叉神经根部入脑干区（图 20-9A）周围偶尔可发现多条压迫血管，包括动脉和静脉，此时需要以相同的方式将所有责任血管与神经分离（图 20-9B）。

9. 内镜的应用有助于识别在显微镜下看不见的神经血管接触（图 20-10）。

10. 进行严格的止血后，使用 6-0 Prolene 线将切开的硬脑膜边缘缝合，骨瓣复位固定。依次缝合肌肉，皮下和皮肤层（图 20-11）。

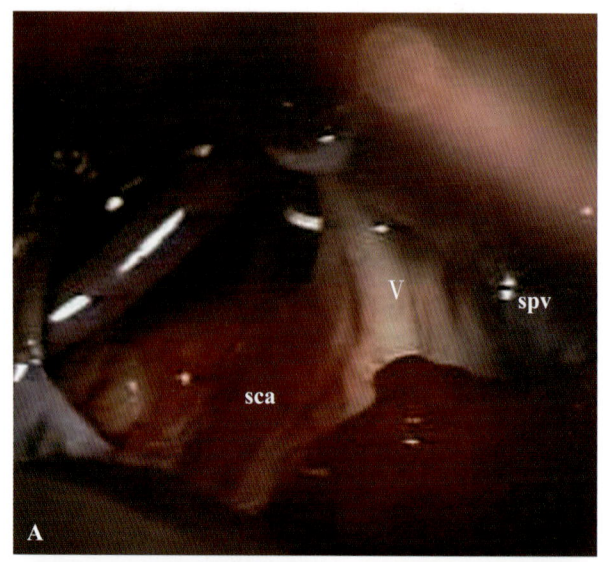

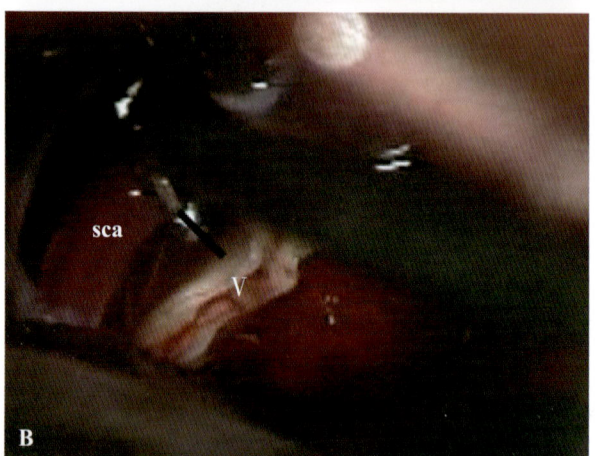

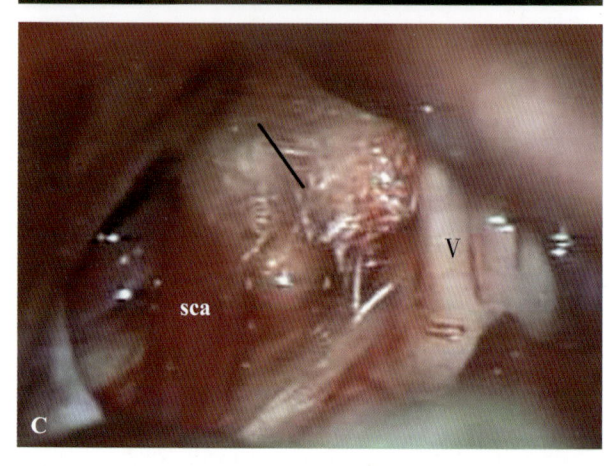

▲ 图 20-6 A. 右侧小脑上动脉襻从上方及前方压迫三叉神经；B. 轻轻分离动脉襻与三叉神经，在神经（黑线）的前上表面可见一个凹痕；C. 在血管和三叉神经之间插入疏松的 Teflon 棉（黑线）

sca. 小脑上动脉；spv. 岩上静脉；Ⅴ. 三叉神经

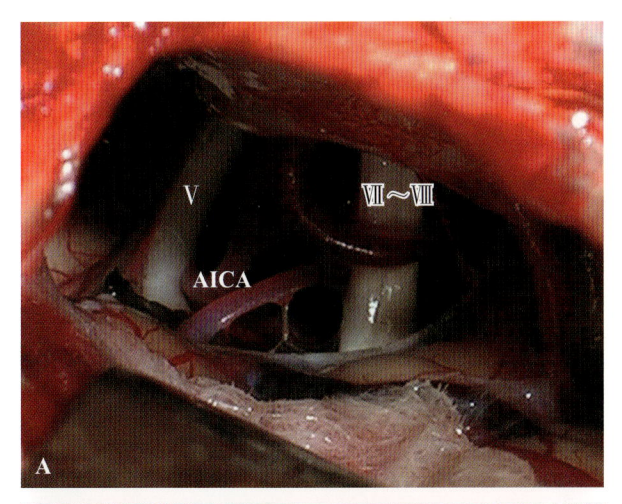

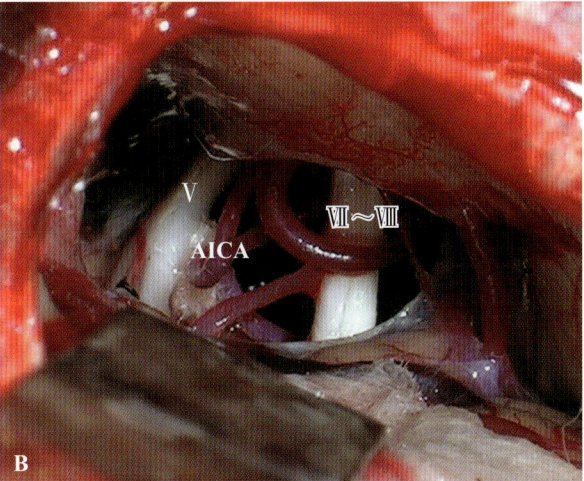

第 20 章 三叉神经痛的微血管减压术
Microvascular Decompression for Trigeminal Neuralgia

▲ 图 20-7　A. 右侧小脑前下动脉的一个动脉襻压迫三叉神经根入脑干区；B. 在动脉襻和三叉神经之间插入 Teflon 棉
AICA. 小脑前下动脉襻；V. 三叉神经；Ⅶ~Ⅷ. 面神经和前庭蜗神经

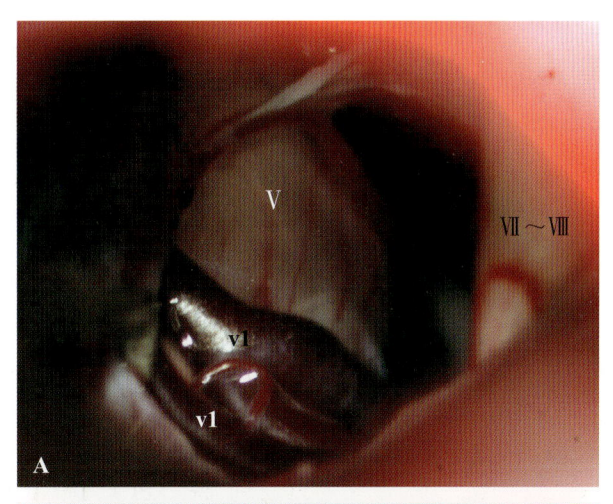

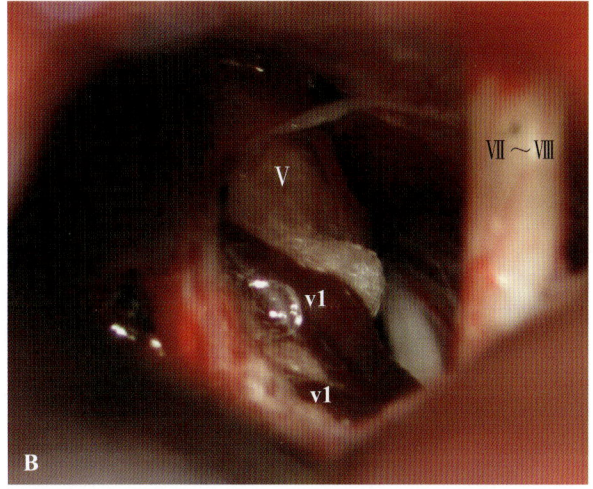

▲ 图 20-8　A.（右侧）多条静脉与三叉神经密切接触，造成明显压迫；B. 将静脉从神经表面分离，并插入 Teflon 棉
V. 三叉神经；Ⅶ~Ⅷ. 面神经和前庭蜗神经；vl. 静脉襻

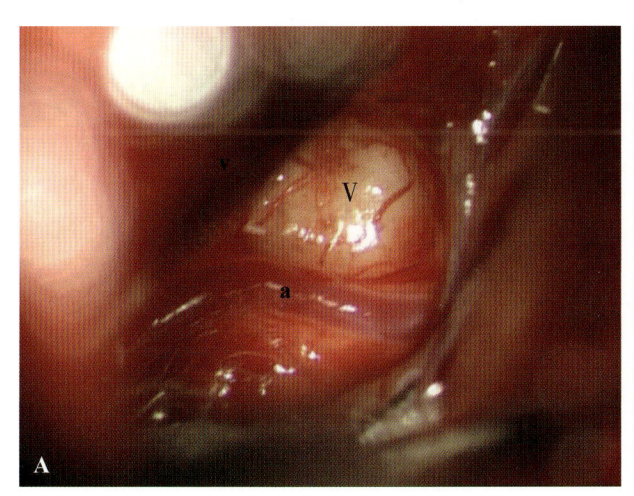

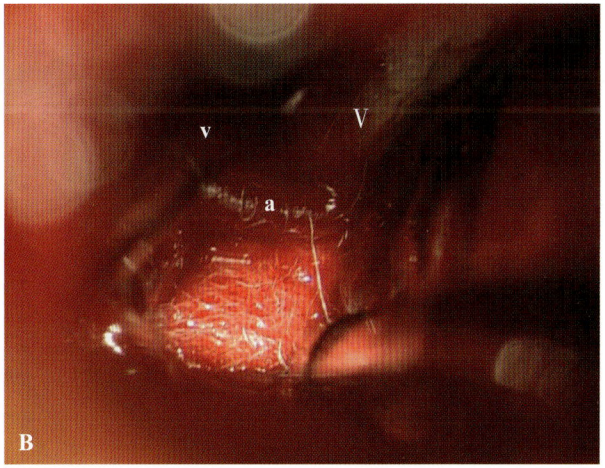

▲ 图 20-9　A. 静脉和动脉联合压迫三叉神经；B. 通过插入 Teflon 棉分离静脉和动脉襻
a. 动脉襻；V. 三叉神经；v. 静脉襻

117

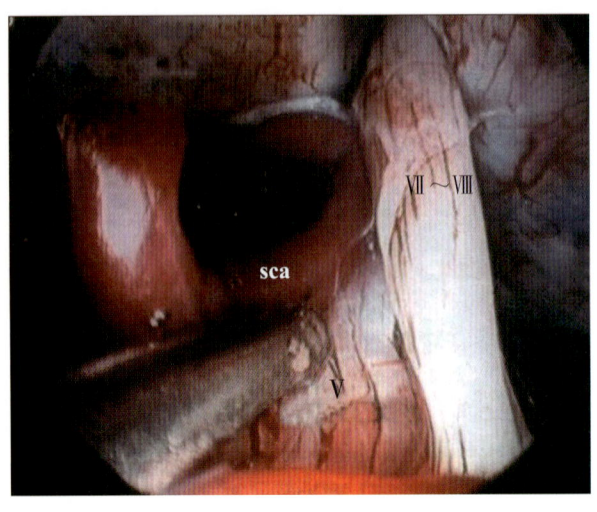

▲ 图 20-10　内镜显示小脑上动脉襻压迫三叉神经前面或腹侧面

sca. 小脑上动脉；V. 三叉神经；Ⅶ～Ⅷ. 面神经和前庭蜗神经

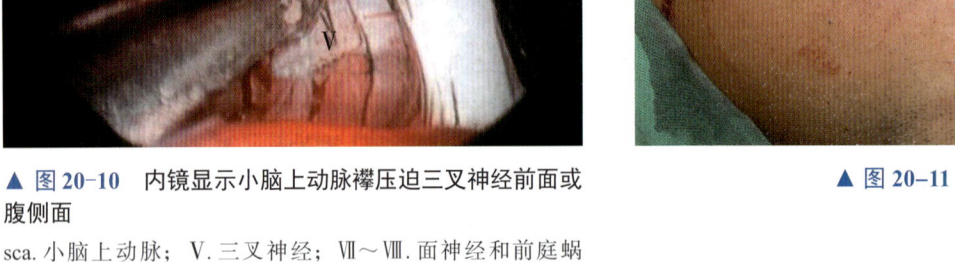

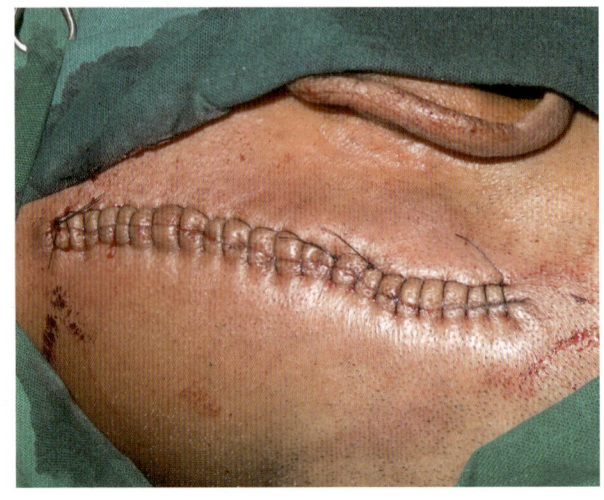

▲ 图 20-11　关颅

技巧与要点

- 患者的体位如前所述，在乙状窦和横窦的交界处开骨窗，可清晰显露和处理三叉神经根入脑干区。
- 在三叉神经根入脑干区可见到血管襻压迫及神经表面的凹痕。
- 电凝血管襻非常危险，并可能导致严重的后遗症。
- 血管襻有时黏附在三叉神经上。要达到预期的效果，就必须把它与神经完全分离。

第十一篇 远外侧入路治疗脑脊髓交界处病变
Far and Extreme Lateral Approach to Craniospinal Junction

第 21 章 极外侧经枕髁入路治疗枕骨大孔区病变
Extreme Lateral Transcondylar Approach to the Foramen Magnum

Sanjay Behari　Kuntal Kanti Das　Kamlesh Singh Bhaisora　著
魏攀　译
余永佳　张洪钿　校

【一般原则】

极外侧经枕髁入路（ELTC）通过磨除了枕髁的后 1/3 的方式，利用枕骨大孔外侧的通道，到达枕骨大孔腹侧病变。从侧方显露肿瘤界面，可以显著降低肿瘤切除的病残率。

远外侧入路利用与 ELTC 类似的通道，然而在远外侧入路中并没有通过磨除枕髁外 1/3 来移位椎动脉 V_3 段。也正因如此，该入路对腹侧硬膜囊的显露受到了更多的限制（图 21-1 至图 21-3）。

经腹侧显露处理枕骨大孔区的病变，此两种入路相对于传统的经口或后正中入路更有优势。因为经口入路仅能提供极其有限的操作空间，特别在切除硬膜内病变的时候，常会导致脑脊液漏、脑膜炎或造成医源性不稳定性等并发症。而后正中入路，是不可能显露肿瘤与脊髓间界面的。

【适应证】

1. 枕骨大孔腹侧区硬膜内或硬膜外的肿瘤。
2. 复发的枕骨大孔腹侧区的肿瘤。
3. 椎基底动脉瘤和位于颈 – 延髓交界前方的动静脉畸形。
4. 颅椎交界处腹侧的发育异常（如颅底凹陷症）导致的颈延髓受压。

【手术步骤】

图 21-4 显示了患者 1 的 MRI 影像，图 A 为矢状位 T_1 像，图 B 为矢状位 T_2；轴位的 T_2 像显

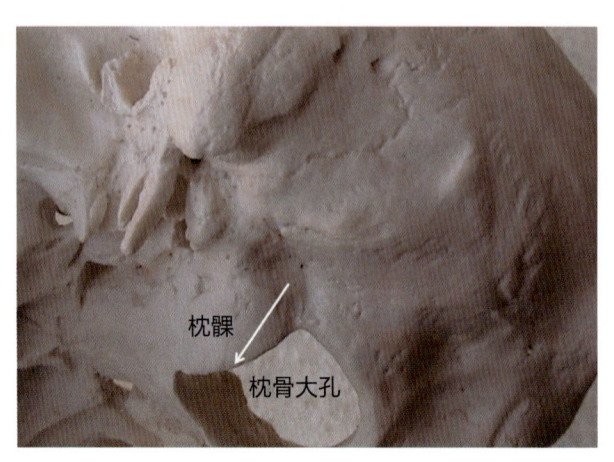

▲ 图 21-1　极外侧经枕髁入路的通道（箭），通过磨除枕髁后 1/3，到达枕骨大孔和斜坡前缘，所获取的前外侧入路

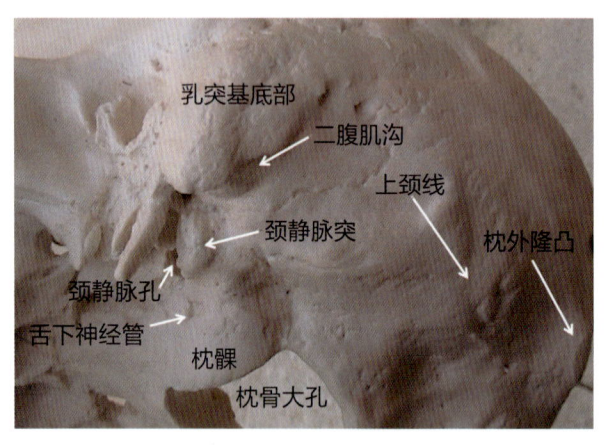

▲ 图 21-2　主要解剖标记
舌下神经管将枕髁分为前 2/3 和后 1/3。自枕骨外侧向内磨除至枕髁，上至颈静脉突直到颈静脉孔

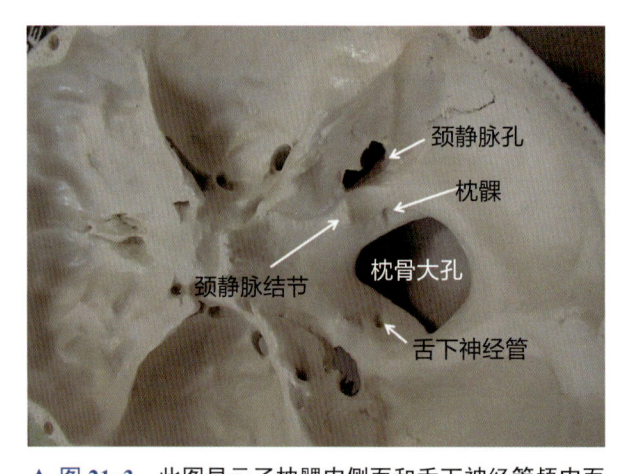

▲ 图 21-3　此图显示了枕髁内侧面和舌下神经管颅内面开口。位于舌下神经前外侧的骨性突起称为颈静脉结节，因其阻碍了到达下斜坡而需要磨除。此图亦可见颈静脉孔

示枕骨大孔区前方一个巨大的脑膜瘤并明显压迫颈延交界部。

1. 术前评估

术前综合分析合并有血管成像的 CT 和 MRI 检查是必需的。MRI 及增强图像可以从多个层面显示肿瘤的范围。肿瘤的生长方向和轴位显示的神经轴索移位为决定手术入路选择方向提供重要信息。血管成像常为 MRA，不仅仅是显示病变包裹的椎动脉，也助于判读血供的优势侧。在肿瘤位于中线的病例中，必须选择椎动脉非优势供血一侧入路。MRV 能帮助定位横窦，以及判读优势侧和颈静脉球的位置。因此，该入路选择从肿瘤容易显露的一侧和脑组织受压变形的对侧进入。对于位于枕骨大孔区腹侧中线部位的肿瘤，应选择非椎动脉优势供血和非颈静脉球优势引流的一侧进入。如此，即使一旦损伤到椎动脉，或者形成椎动脉栓塞，优势侧仍能保持完整。

MRI 和 CT 的评估亦能帮助了解手术通道的大小，即为轴位像上枕髁的后内侧缘和延髓外侧缘之间的距离。

2. 极外侧经枕髁入路

(1) 患者的体位。

侧卧是理想体位，头部不必旋转或倾斜，以头架固定之，侧方用垫子支撑躯干成侧卧，其优点有二：①可以提供一个易于显露肿瘤界面的外侧通道；②在此位置下，椎动脉从寰椎横突孔和枢椎横突孔中进入枕骨大孔走行是恒定的，手术中更容易定位、显露。其他的变通体位如仰卧位时，头向对侧旋转 45°；或者侧卧位时，头向外侧旋转并下垂倾斜的"公园长椅位"（图 21-5）。

(2) 皮肤切口的设计：一共有 3 种适合该入路的皮肤切口设计，每一种均有其适应证。

• 马蹄形切口：其中内侧垂直线由枕外隆凸到 C_4 棘突，外侧垂直线由乳突基底部延伸到顶骨隆起稍下方，水平线从枕外隆凸到顶骨隆起稍下方加入到垂直线。此切口易于显露小脑、延颈交界以及上段颈髓。马蹄形切口有如下一些优点：①正中垂直切口通过颈部正中的项韧带无血管

区；②正中线的走向可以通过触诊棘突来进行；③外侧切口保持在乳突以上可以避免损伤从茎乳孔中出颅的面神经，以及从寰椎后弓外侧 1/3 上界走行的椎动脉；④当枕髁磨除范围显著超过 1/3 的病例行枕颈融合时，可以获取一个更大的显露范围，使得处理更方便（图 21-6）。

- 倒 J 形切口：正中线如上，在上项线水平沿着上项线弯向外侧直到乳突基底部。此切口更适合于切除从枕骨大孔区（未到延髓水平）延伸至 C_5 水平的前位肿瘤。

- 耳廓后的 C 形切口：此切口在耳廓后 2cm 处，切口上部弯曲处止于颞部区域，切口下部弯曲处止于颈前方。此切口易于联合极外侧经枕髁入路和乙状窦前入路后岩骨切除术。可以帮助在乳突区域追踪乙状窦延续为颈静脉球处和位于颈部颈动脉鞘内的颈内静脉。

(3) 翻开枕下肌肉的层次：翻起皮瓣后，可见颈后三角的肌肉层次。第一层为胸锁乳突肌和斜方肌。下一层由头夹肌、头半棘肌和头最长肌构成。在肌肉的附着处如乳突基底部和上项线处剥离肌肉并向下翻转，留下肌筋膜带用于后期缝合。枕下区域中穿行在肌肉层中的枕动脉和枕静脉在接近上项线处需被电凝切断。需保留进入颈后三角支配胸锁乳突肌中 1/3 的副神经。通常这两层肌肉作为一层翻开（不要尝试分别翻开肌肉）以避免肌肉萎缩。基底翻向颈部，作为一层翻开皮瓣，有利于显露由第三层肌肉组成的枕下三角（图 21-7）。

(4) 触诊骨性标志来确定切口轨迹：在枕下三角区域，有 3 个重要的骨性标志来确定枕下三角内的 3 块肌肉：①中线处分叉的枢椎棘突；②中线处的寰椎后结节；③位于侧方的寰椎侧块及其外侧的横突。

(5) 显露枕下三角：枕下三角在水平方位，其

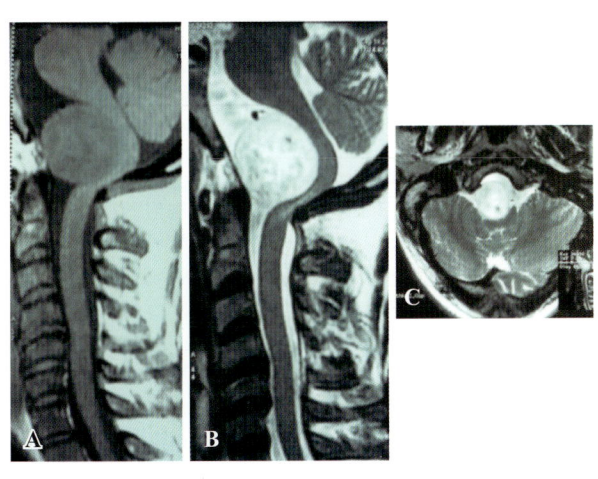

▲ 图 21-4 患者 1（一）
图中显示了矢状位 T_1（A）和 T_2（B）MRI 影像；轴位的 T_2 像显示枕骨大孔区前方一个巨大的脑膜瘤导致的延颈交界部的压迫

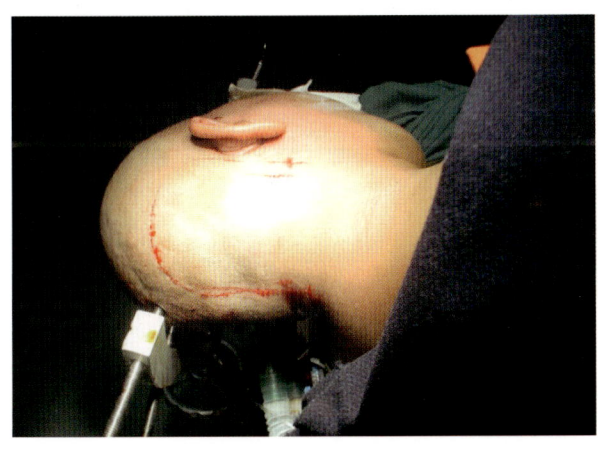

▲ 图 21-5 患者 1（二）
该患者取侧卧位，头部用头架固定，头部无旋转和倾斜。可使寰椎横突孔和枢椎横突孔中的椎动脉位置保持恒定。做一马蹄形的头皮切口

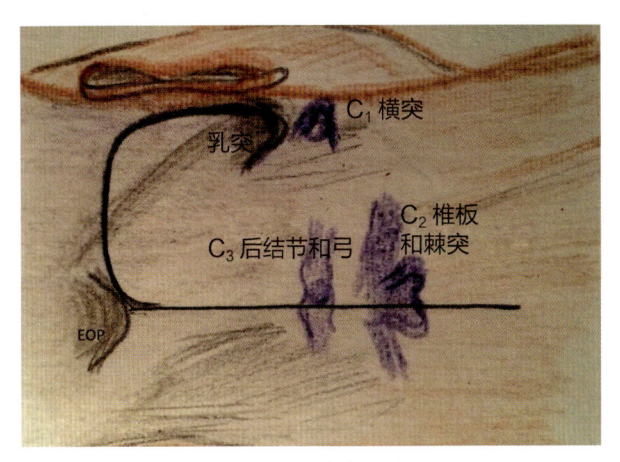

▲ 图 21-6 患者 1（三）
图示马蹄形皮肤切口在中线处由 C_4 棘突延伸至枕外粗隆继而向外侧弯向乳突基底部。3 个重要的骨性标志为寰椎后结节、寰椎横突、枢椎棘突

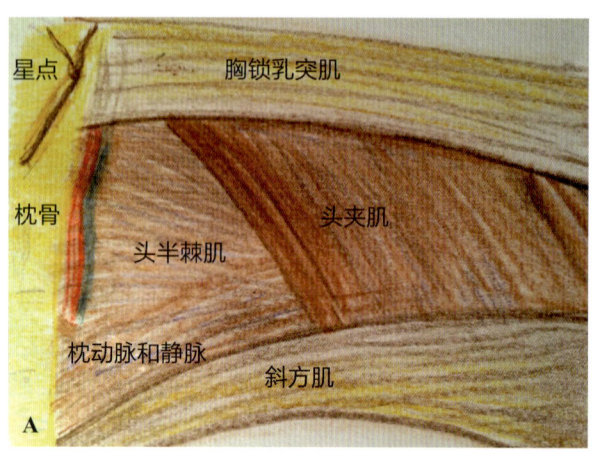

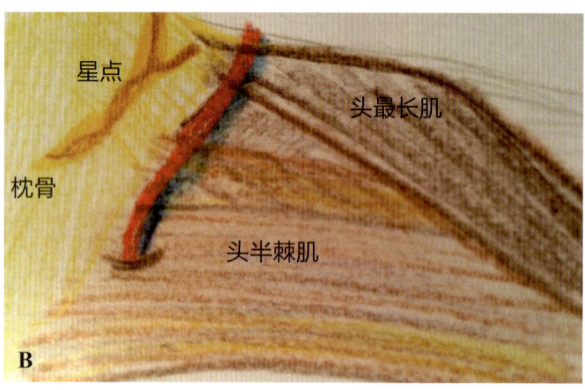

神经耳科与侧颅底手术图谱
Atlas of Neurotology and Lateral Skull Base Surgery

▲ 图 21-7　患者 1（四）

A. 浅层肌肉包括外侧的胸锁乳突肌和覆盖在头夹肌和头半棘肌上的斜方肌，可能会遇到枕动脉及静脉，在枕骨表面保留肌肉的腱膜带；B. 翻起胸锁乳突肌、斜方肌和头夹肌后，可显露内侧的头半棘肌和头最长肌

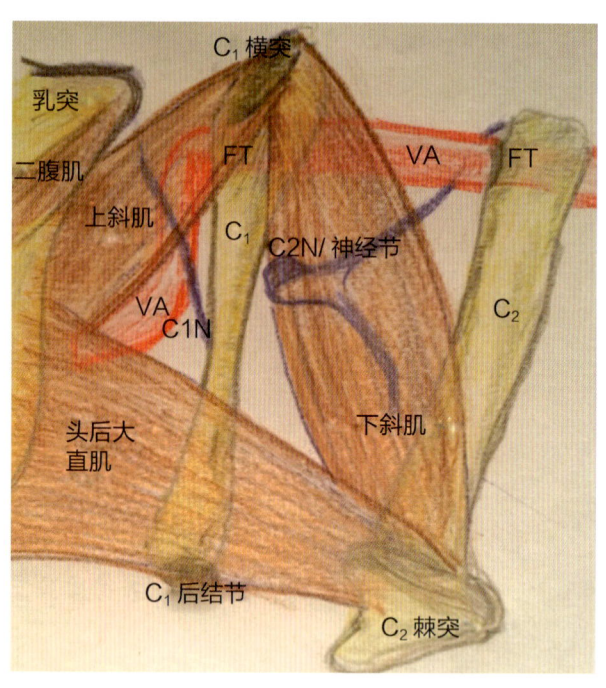

▲ 图 21-8　患者 1（五）

翻起颈后三角主要肌群后显露出由上、下斜肌和头后大直肌组成的枕下三角。枕下三角主要包括从寰椎横突孔（FT）发出的椎动脉（VA），位于寰椎后弓外侧 1/3 处的筋膜层下。枕骨与寰椎之间的 C_1 神经根（C1N）和寰椎与枢椎之间的 C_2 神经根（C2N）则位于椎动脉的走行区域

尖端位于侧方的寰椎横突，基底位于内侧，其上下界由上斜肌和下斜肌构成，共同附着于 C_1 横突。上斜肌的另一附着点在枕骨、下斜肌的附着点在枢椎棘突。内侧缘由头后大直肌和头后小直肌构成，其上方附着于下项线，下方附着寰椎后弓以及枢椎棘突。此三角内含椎动脉 V_3 段（水平段），其在寰枕交界的后方跨越寰椎后弓上表面；C_1 神经根横向外侧走行，与椎动脉关系十分邻近。在枕下三角里，静脉丛包绕着椎动脉，可能造成令人厌烦的出血（图 21-8）。头后大、小直肌翻向下方和内侧，上、下斜肌翻向下方。

(6) 显露和控制椎动脉：椎动脉一般在 C_1 横突上界水平或 $C_{1/2}$ 横突孔水平显露出来，在寰椎后弓上界的外 1/3 处，椎动脉一般位于筋膜管内，且位置表浅。椎动脉在进入寰椎横突孔后，跨过 C_1 神经根，发出脑膜后支（约 5% 的患者该段椎动脉会发出小脑后下动脉）向深部穿过寰枕筋膜后进入硬脑膜。通常，椎动脉常位于寰椎后弓上方的纤维管内，C_1 神经根同头外侧直肌可帮助识别椎动脉。沿着下斜肌下缘切开 C_1 和 C_2 之间的疏松结缔组织直到识别出 C_2 神经节和神经根。在 C_1 和 C_2 横突孔中间，C_2 神经节通常覆盖在 V_3 的垂直段上。通过骨膜下分离，可以显露寰椎后弓和枢椎椎板。分离下斜肌后，可见在寰椎横突孔处，水平段的椎动脉在外 1/3 处弯曲成为垂直段。

有时候需要磨除寰椎横突孔（有时候是枢椎横突孔）来游离椎动脉。在寰椎后弓的外 1/3 段的上界，可以在骨膜下分离出椎动脉水平段。椎动脉轻微牵拉和移动，有利于向上方硬膜方向磨除枕髁和寰椎侧块，继而在枕骨大孔处更好地显露硬膜囊的腹侧（图 21-9 和图 21-10）。

(7) 骨质的磨除：经枕髁的显露是通过磨除

第 21 章 极外侧经枕髁入路治疗枕骨大孔区病变
Extreme Lateral Transcondylar Approach to the Foramen Magnum

枕髁的后 1/3 和（或）在寰椎上关节突处，以便于提供一个更为腹侧的到达下斜坡和延髓前的通路。扩大磨除枕髁和上关节突可以通过腹外侧的通路处理枕骨大孔区硬膜外病变。其他的变化包括通过磨除寰枕筋膜上方的枕髁，避免磨开舌下神经管，可以提供一个更为腹侧的到达下斜坡和延髓前的通路（图 21-11 和图 21-12）。

枕髁旁入路磨除的范围包括枕髁外侧的枕骨颈静脉突，甚至磨除乳突。可以显露颈静脉孔后部，若有必要，可以显露乙状窦前区域和茎乳孔

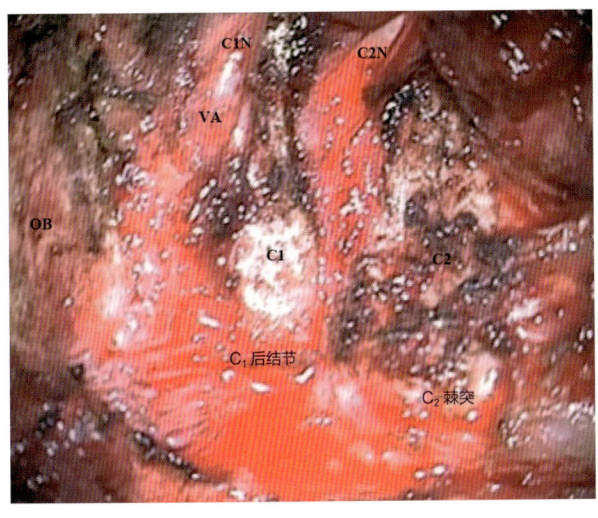

▲ 图 21-9 患者 1（六）

椎动脉一般位于寰椎（C₁）后弓外侧 1/3 的上缘。C₁ 神经根（C₁N）离它很近，紧挨容纳椎动脉的筋膜管。有时，椎动脉（VA）也可能位于寰椎（C₁）横突孔和枢椎（C₂）之间的间隙。在寰椎和枢椎之间的 C₂ 神经根（C₂N）则紧挨这一部分的椎动脉。OB. 枕骨

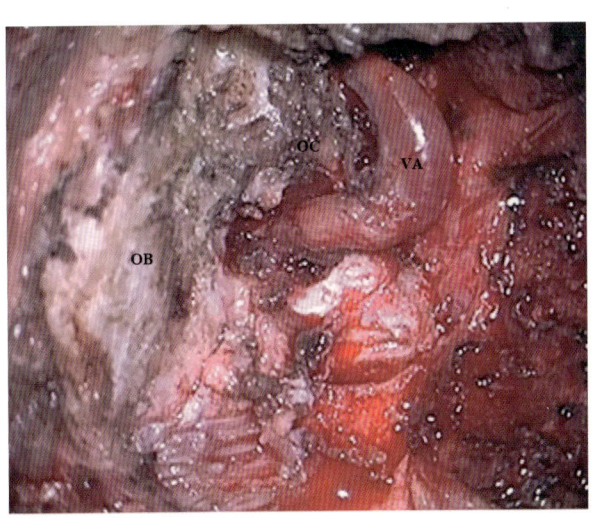

▲ 图 21-11 患者 1（八）

磨除寰椎后弓，游离松解椎动脉（VA），然后将椎动脉向后内侧移位，显露枕骨髁突（OC）。OB. 枕骨

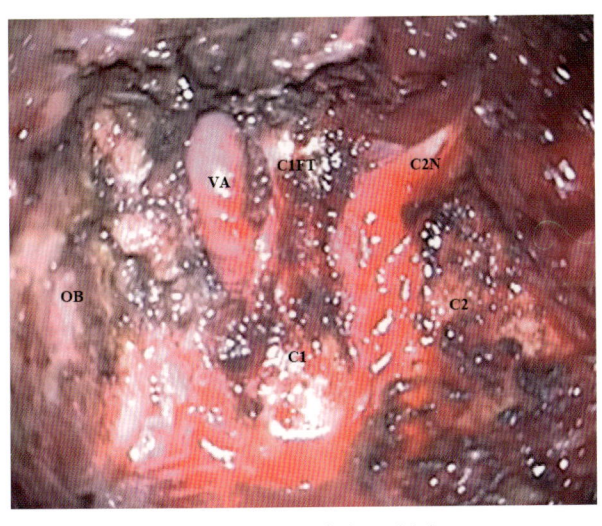

▲ 图 21-10 患者 1（七）

沿寰椎（C₁）后弓和枢椎（C₂）椎板行骨膜下剥离可有效避免静脉丛出血。从寰椎上缘外侧 1/3 处的筋膜隧道中可以显露出椎动脉（VA）。从椎动脉自寰椎横突孔（C₁FT）出现到硬脑膜内，显露出了整个椎动脉的 V₃。磨除寰椎横突后壁骨质以游离松解椎动脉。C₂ 神经根（C₂N）紧邻寰椎横突孔与枢椎之间的椎动脉部分

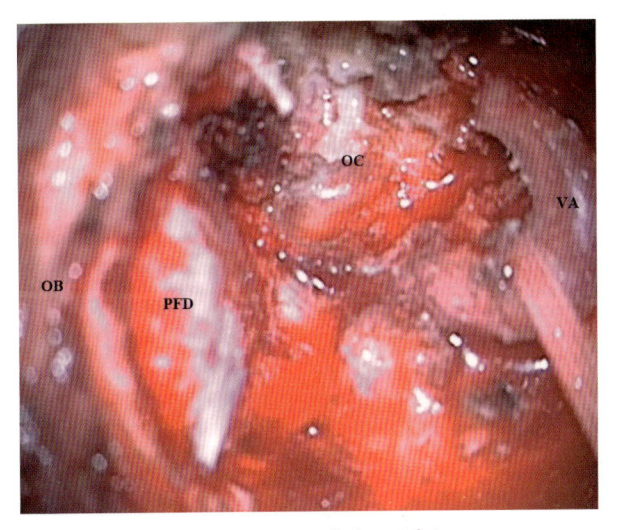

▲ 图 21-12 患者 1（九）

磨除枕髁外侧 1/3 可进入延颈交界处的鞘囊前外侧部分。枕下开颅术显露颅后窝硬脑膜。OB. 枕骨；OC. 枕髁（磨除后）；PFD. 颅后窝硬脑膜；VA. 椎动脉

123

（通过磨除乳突）。

枕髁上入路磨除的范围包括枕骨上部至枕髁，因此可以提供到下斜坡外 1/3、舌下神经管和颈静脉结节内侧区域的入路。颈静脉结节通常阻碍观察到后组脑神经前方的斜坡和延髓前区域，通常需要磨除以利于扩大显露。

骨质切除范围取决于肿瘤的范围。乳突的切除可以实现对颅后窝延伸至枕骨大孔区腹侧的肿瘤的切除。磨除枕髁后 1/3 和 C_1 椎体外侧有利于显露椎动脉外侧至少 1cm 的硬脑膜范围。在颈枕融合的患者中，应该继续扩大磨除枕髁外侧 1/3。

切除寰椎后弓内 2/3 及枢椎的棘突和椎板可以提供通向颈延交界和上颈髓段的通道（图 21-13 至图 21-15）。

(8) 切开硬脑膜：纵行或弧形切开硬脑膜，切开范围取决于肿瘤的大小。硬脑膜切缘需环绕椎动脉进入硬脑膜内处，有利于在肿瘤切除后进行水密缝合。足够的颅骨切除可以使硬脑膜切开缘更靠近外侧，椎动脉和其硬脑膜切缘更靠近内侧。另外切断齿状韧带可以扩大该通道（图 21-16）。

(9) 切除肿瘤：手术的成功在于精细地分离肿瘤和神经结构之间的蛛网膜间隙。尽量避免在蛛网膜内侧面的电凝。在肿瘤内部分块切除减压有利于分离肿瘤与神经结构。在切开硬脑膜后，位于椎动脉汇合处前发出的小脑后下动脉在舌咽神经根丝和迷走神经根丝之间可见。副神经脊髓根通过枕骨大孔向上走行。齿状韧带上附着缘在枕骨大孔水平。舌下神经紧贴在椎动脉硬膜内段的后表面。在沿着脊髓和肿瘤分离时，通过保留蛛网膜界面来保护通过脊髓腹侧的脊髓前动脉非常重要。欲达到一个较高的辛普森切除分级，脑膜瘤被切除后需彻底的灼烧肿瘤在脑膜的附着点（图 21-17 和图 21-18）。

(10) 关闭硬脑膜：硬脑膜必须水密缝合以避免脑脊液漏。通常脑脊液漏发生在椎动脉进入硬脑膜处的硬膜切缘。如果不能很好地进行水密缝合，可以采用筋膜组织或脂肪组织以纤维蛋白胶黏合（图 21-19）。

• 该入路的局限性：该入路前方受限于鼻咽部，后方受限于延颈交界处的硬脑膜，上方受限于颈静脉球和舌下神经。

• 颈枕融合：如果磨除枕髁的范围超过 1/3，尤其磨除了寰椎椎体侧块时，颈枕关节的稳定性将受损，需要进行颈枕融合术。融合需要在椎板下以钉棒系统和缝线进行，或以不锈钢丝线

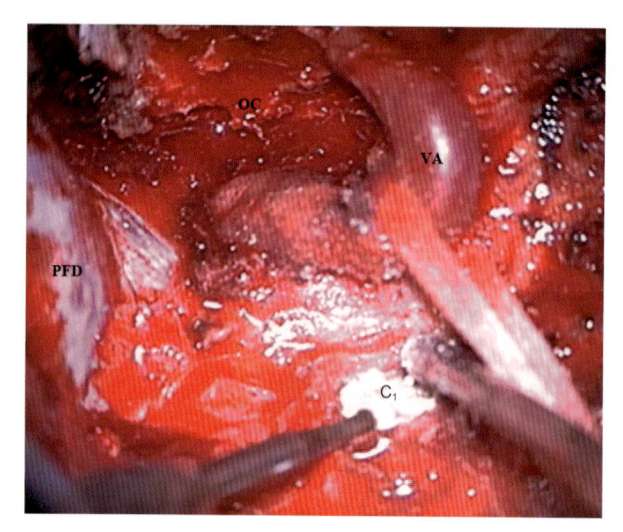

▲ 图 21-13　患者 1（十）
磨除寰椎后弓。C_1. 正在磨除 C_1 后弓；OC. 磨除后的枕髁；PFD. 颅后窝硬脑膜；VA. 椎动脉

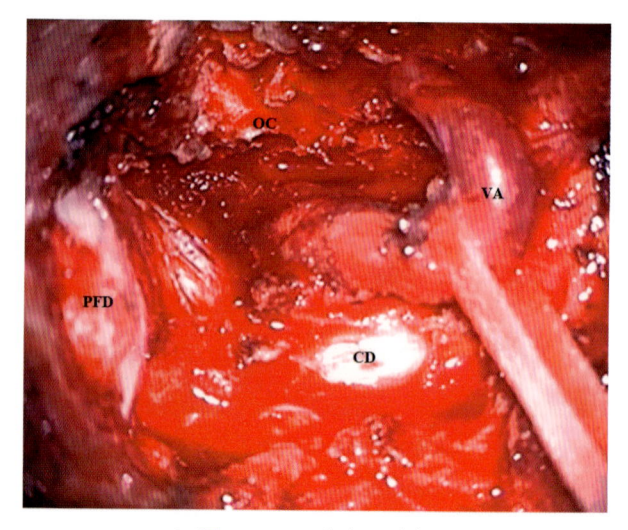

▲ 图 21-14　患者 1（十一）
在枕下开颅、C_1 后弓切除、椎动脉松解移位、磨除枕髁后，最终的硬脑膜显露范围。CD. 颈髓硬膜；OC. 磨除后的枕髁；PFD. 颅后窝硬脑膜；VA. 椎动脉

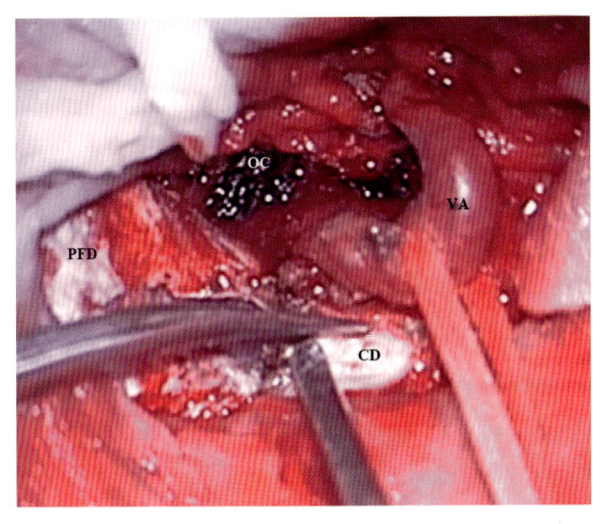

第 21 章 极外侧经枕髁入路治疗枕骨大孔区病变
Extreme Lateral Transcondylar Approach to the Foramen Magnum

▲ 图 21-15 患者 1（十二）

剪开枕下和上段颈髓硬膜。枕骨大孔区硬脑膜分叶之间的环状窦需要电凝和分割开。CD. 颈髓硬膜；OC. 磨除后的枕髁；PFD. 颅后窝硬脑膜；VA. 椎动脉

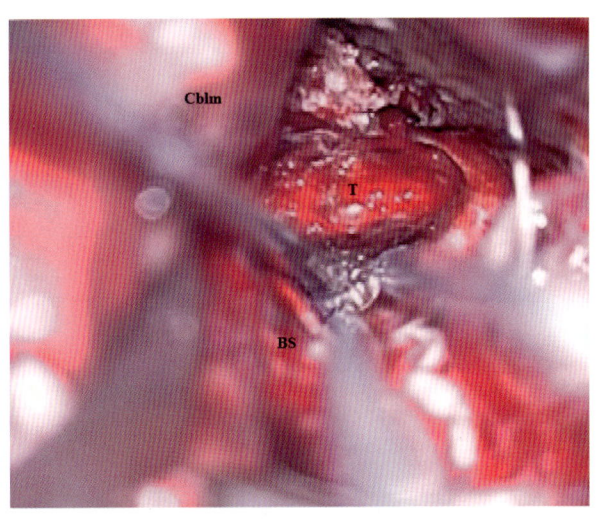

▲ 图 21-17 患者 1（十四）

保持蛛网膜界面完整的囊内减压术有助于从脑干和上颈髓切除肿瘤。
BS. 脑干；Cblm. 小脑；T. 肿瘤

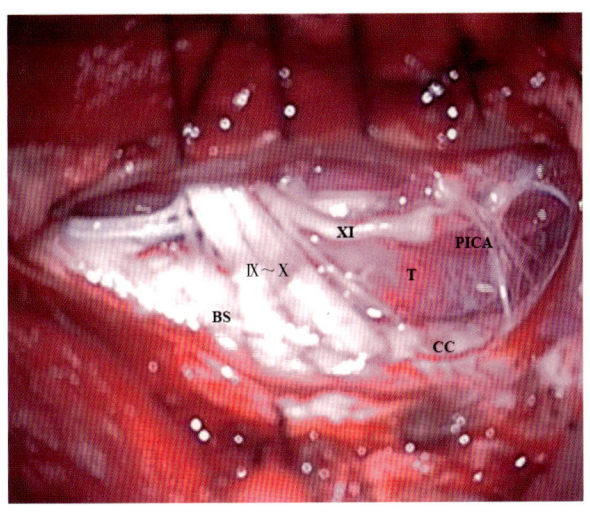

▲ 图 21-16 患者 1（十三）

打开硬脑膜，清晰可见位于脑干 / 上延颈交界处的肿瘤。必须小心翼翼地打开覆盖于肿瘤和脑干表面的蛛网膜层。肿瘤上方可清楚地看到后组脑神经、副神经（Ⅺ）和小脑后下动脉（PICA）。BS. 脑干；CC. 颈髓；Ⅸ～Ⅹ. 舌咽神经和迷走神经；T. 肿瘤

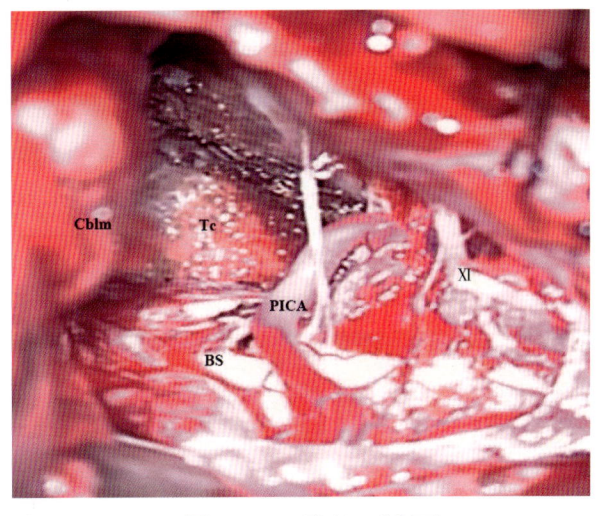

▲ 图 21-18 患者 1（十五）

前方的硬脑膜附着处已被电凝，肿瘤全切除后瘤腔覆盖可吸收止血纱布。BS. 脑干；Cblm. 小脑；PICA. 小脑后下动脉；Tc. 肿瘤腔；Ⅺ. 副神经

进行。

(11) 术后处理：术后需要预防吸入性肺炎、压疮和深静脉血栓；为避免过度磨除枕髁带来的不良反应，建议术后佩戴颈托至少 3 个月。

3. 远外侧入路

远外侧入路同样需要显露枕下肌肉和枕骨、寰椎后弓和枕下三角。在寰椎后弓上方可见有椎动脉跨过。枕下开颅或联合上段颈椎椎板切除（通常仅需要磨除寰椎后弓外 1/3），不需要磨除枕髁或移位椎动脉。相比于极外侧经枕髁入路（ETLC），该入路可以提供一个对延颈交界区域腹外侧面有限的显露。此入路特别适用于不需要

枕骨大孔腹侧的较大范围的显露时，比如说枕骨大孔腹侧区显著的硬膜外或外侧区的病变；易于切除和分离其包膜与蛛网膜间隙的神经纤维瘤；囊性病变；不需要对脑干或者上段颈髓进行操作就可以在枕骨大孔后外侧区域切除肿瘤包膜（图21-20 至图 21-31）。

【入路利弊】

该入路方法具备手术路径短、视野开阔等优点。肿瘤与神经组织分界垂直显露于视线之下，有利于更好的解剖。从枕骨大孔至上颈段腹侧区域的髓外硬膜内、外病变可选择该手术入路。肿瘤的硬膜内和硬膜外部分可同时显露并切除。该

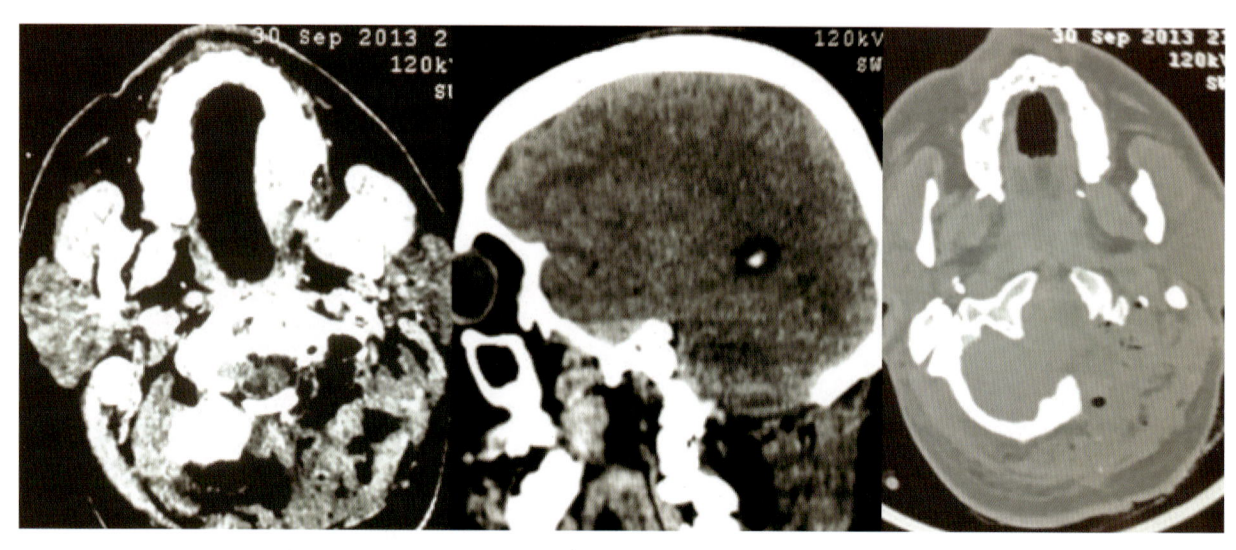

▲ 图 21-19　患者 1（十六）
术后 CT 扫描显示术区骨质缺如，肿瘤已切除

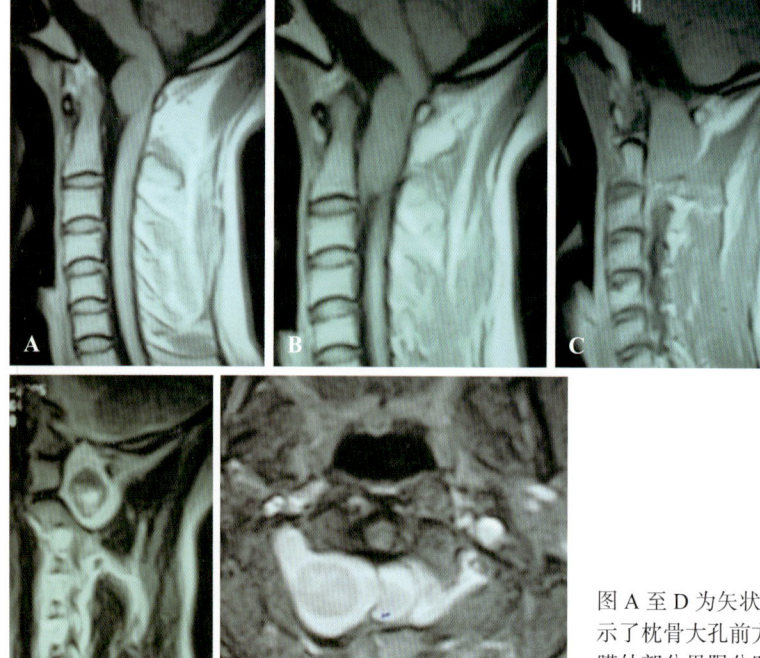

▲ 图 21-20　患者 2（一）
图 A 至 D 为矢状位及旁矢状位 MRI，图 E 为轴位 MRI。图像显示了枕骨大孔前方的哑铃形神经纤维瘤，肿瘤的硬膜内部分与硬膜外部分界限分明。横向生长的肿瘤将脊髓推挤至对侧，为手术入路提供了足够的视野，故不需要移位椎动脉和磨除枕髁

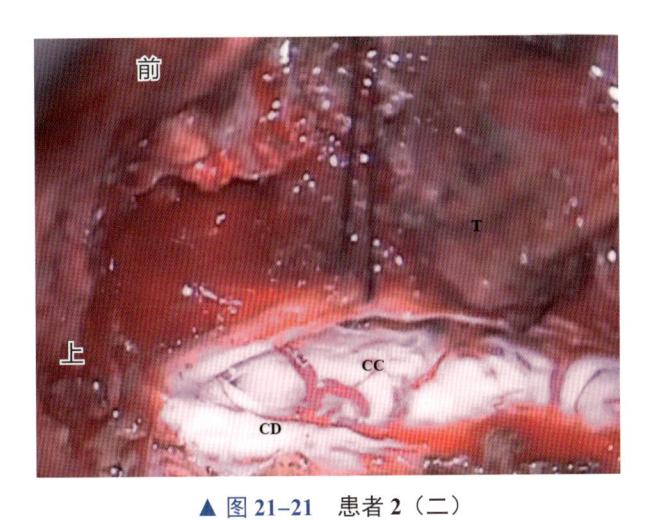

第 21 章 极外侧经枕髁入路治疗枕骨大孔区病变
Extreme Lateral Transcondylar Approach to the Foramen Magnum

▲ 图 21-21 患者 2（二）
肿瘤的硬膜外部分。打开硬膜显露颈髓。CC. 颈髓；CD. 颈髓硬膜；T. 肿瘤的硬膜外部分

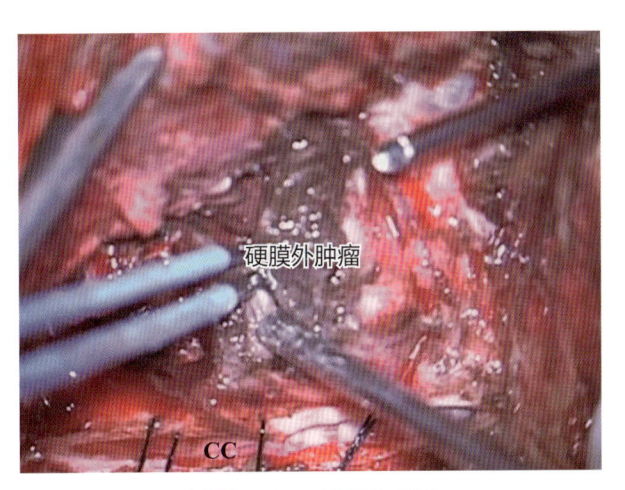

▲ 图 21-24 患者 2（五）
先使用双极电凝行肿瘤内减压，再松解、分离肿瘤包膜。CC. 颈髓

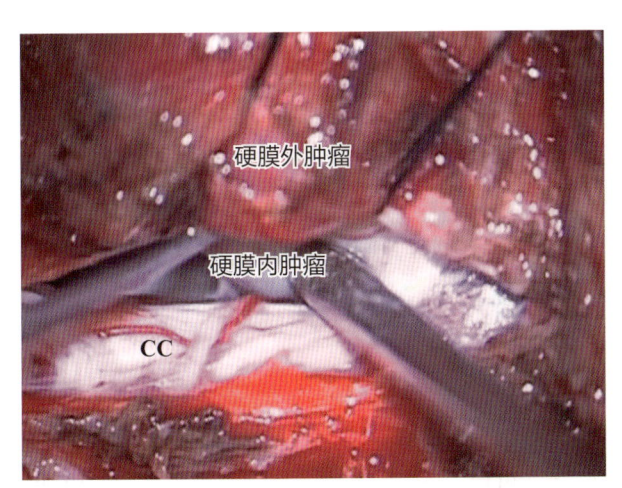

▲ 图 21-22 患者 2（三）
显露肿瘤的硬膜内部分

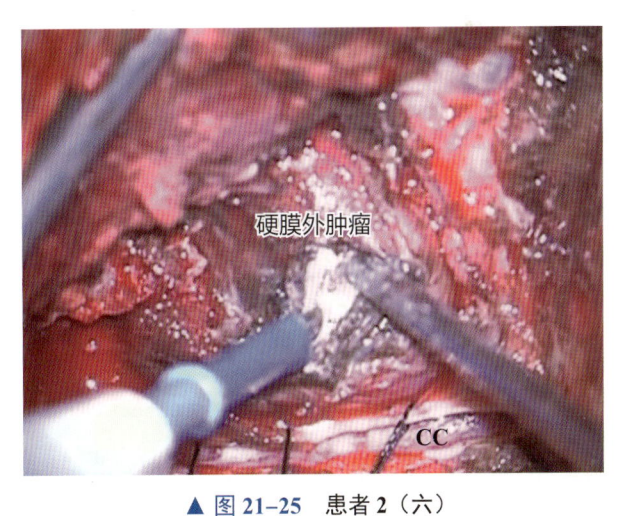

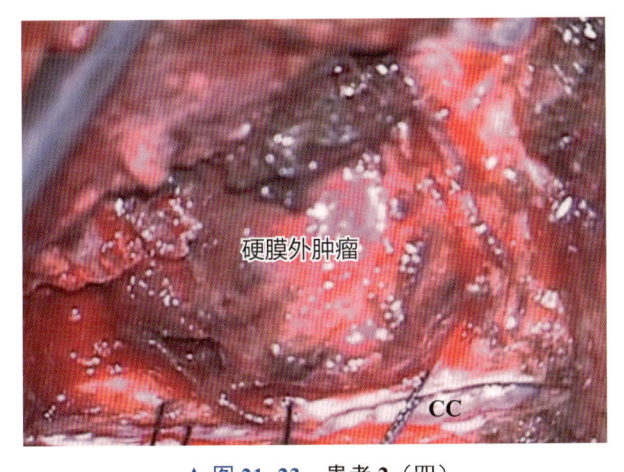

▲ 图 21-25 患者 2（六）
肿瘤质地坚韧的部分可使用单极电刀分离和超声刀超吸联合处理。CC. 颈髓

▲ 图 21-23 患者 2（四）
复位硬膜显示肿瘤的全部硬膜外部分；CC. 颈髓

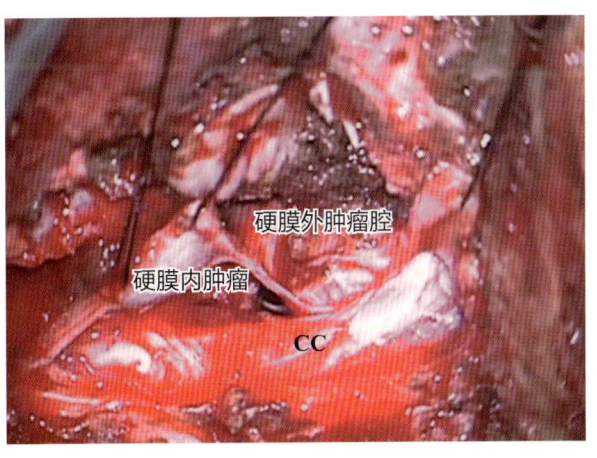

▲ 图 21-26 患者 2（七）
切除肿瘤的全部硬膜外部分。CC. 颈髓

127

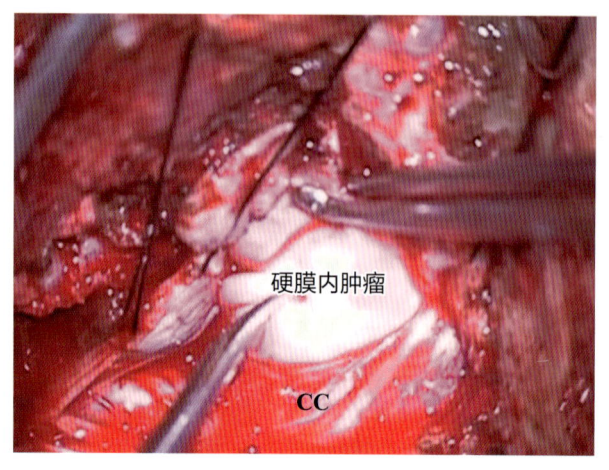

▲ 图 21-27 患者 2（八）

肿瘤没有黏附在硬膜上，即使不能完整显露脑干前部，也可将肿瘤的硬膜内部分可能连同部分蛛网膜滑出，因此不需要移动椎动脉，也不需要磨除部分枕髁。CC. 颈髓

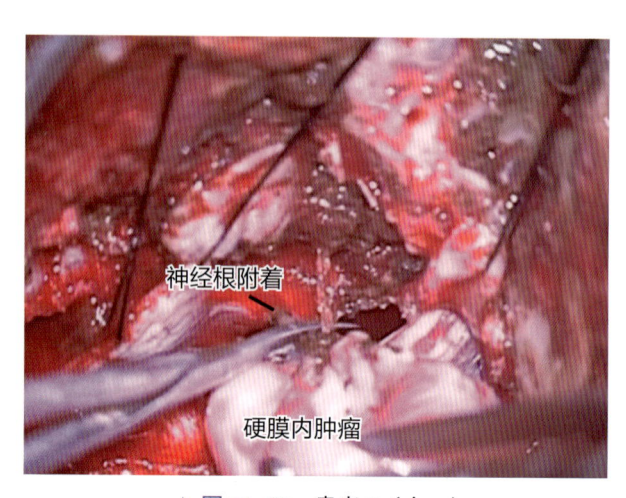

▲ 图 21-30 患者 2（十一）

离断载瘤神经根以去除肿瘤

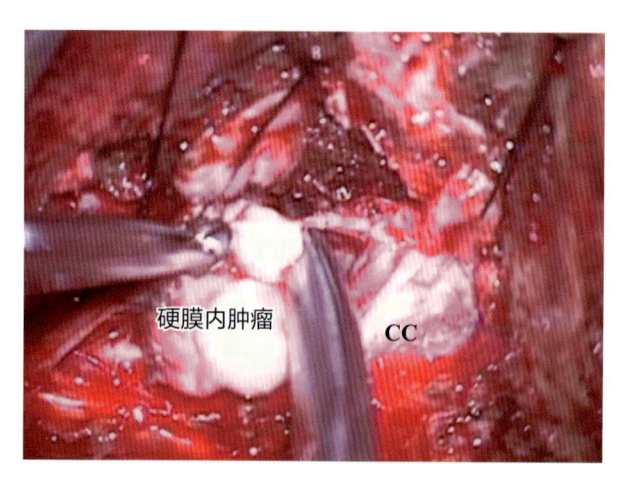

▲ 图 21-28 患者 2（九）

对浮起来的硬膜内部分肿瘤进一步行肿瘤内减压，以便从颈髓上向前侧进一步分离肿瘤。CC. 颈髓

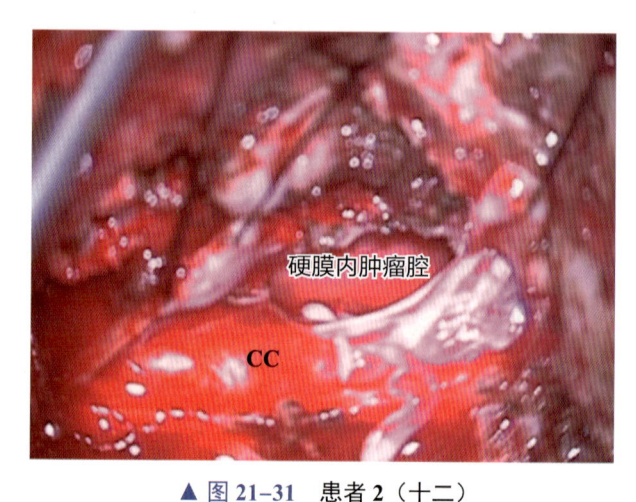

▲ 图 21-31 患者 2（十二）

完全切除肿瘤后颈髓上的空腔。CC. 颈髓

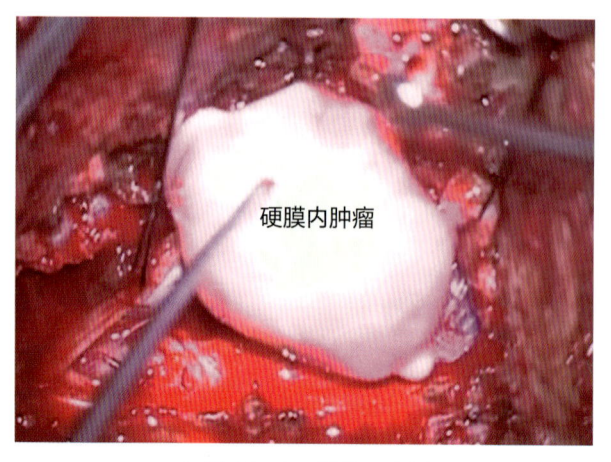

▲ 图 21-29 患者 2（十）

肿瘤的整个硬膜内部分分离完成

入路可早期控制椎动脉和小脑后下动脉，这有助于阻断肿瘤供血，也有助于对该区域的动脉瘤进行充分的近端控制。与经口显露不同，该手术入路是无菌的。该入路可与枕下入路、上颈椎入路、经岩骨后乙状窦前入路以及颞下 - 颞下窝入路相结合，可显著增加手术视野、显露病变范围。

该入路方法的缺点包括术者可能对解剖结构不熟悉，从而需要更长的手术时间；加重神经功能缺损；脑脊液漏和感染；解剖椎动脉造成其损伤导致出血或血栓形成；损伤后组脑神经导致吸入性肺炎、鼻窦炎和鼻反流。

第21章 极外侧经枕髁入路治疗枕骨大孔区病变
Extreme Lateral Transcondylar Approach to the Foramen Magnum

技巧与要点

- 头部和躯干保持侧卧位，避免旋转或倾斜，可防止椎动脉与寰椎、枢椎之间的移位，有助于术前定位。
- 将颈后区枕下肌群作为一层翻开可防止术后枕下区域肌肉萎缩。
- 枕下三角中的静脉丛损伤后出血较多，使用双极电凝，骨膜下剥离等外科技巧和纤维蛋白胶贴敷有助于控制持续性静脉出血。
- 如果肿瘤位于腹侧中线，则入路应采取从非优势椎动脉一侧进入，这样即使在手术过程中非优势椎动脉受损，也可防止基底动脉供血不足。
- 解剖分离椎动脉时保留筋膜鞘，并持续冲洗手术区域有助于保护椎动脉，防止自发性血栓形成。
- 枕骨外侧 1/3 的磨除可以更加充分地显露术区腹侧，该操作不会导致颅颈交界区域的不稳定，不需要额外的稳定性操作。
- 在进入硬脊膜时保留椎动脉周围硬脊膜袖套，有助于在切除肿瘤后进行精细的硬膜缝合。
- 硬脊膜开放后，在肿瘤与神经血管交界处预留一定距离开始解剖蛛网膜，这样有助于分离蛛网膜与肿瘤。并且即使肿瘤出血，双极电凝热灼止血时也不会损伤神经与血管。
- 在尝试从脑干表面分离肿瘤之前，必须进行充分的肿瘤内减压，肿瘤包膜从脑干、颈髓、椎基底动脉复合体和脊髓前动脉之间分离，这样可以保护上述组织，也可以保留蛛网膜间隙。如果病变考虑腹侧脑膜瘤，应切除其腹侧硬膜连接组织，这有助于减少肿瘤内出血和肿瘤的分离。
- 从后组脑神经之间的间隙分块切除肿瘤，有助于保护后组脑神经，可显著改善术后效果。
- 手术区域的垂直显露程度取决于肿瘤的位置，应避免不必要的显露操作。
- 即使可以完全缝合封闭硬膜，也应当从腹部或大腿上分离脂肪或筋膜并填充于硬膜外术腔中，并用纤维蛋白胶加固和衬垫，这样有助于防止术后脑脊液通过手术伤口渗出。行腰大池引流并维持 3 天，有助于预防脑脊液漏。

129

第十二篇 一半一半入路
Half and Half Approach

第 22 章 一半一半入路到达颅底
Half and Half Approach to the Skull Base

Sanjay Behari　Guruprasadh B.　Anant Mehrotra　著
云　强　译
余永佳　张洪钿　校

【一般原则】

该入路是通过充分解剖外侧裂和牵拉颞叶前部，并在滑车神经进入小脑幕缘后方切开小脑幕，可同时获得经外侧裂、额下和颞下的手术通道通往颅后窝的手术入路。

【适应证】

1. 脑干前外侧巨大岩斜脑膜瘤。
2. 肿瘤主体位于颅后窝的哑铃状三叉神经神经鞘瘤。
3. 广泛生长的表皮样囊肿和骑跨颅中窝和颅后窝的恶性病变（如软骨肉瘤）。
4. 延伸至颅中窝和颅后窝、蝶鞍上区、海绵窦区的岩尖骨性病变（如巨细胞瘤）。

【手术步骤】

图 22-1 CT 显示左侧巨大岩斜脑膜瘤，脑干前外侧明显受压。

1. 患者头部抬高 30°，并向对侧（右侧）旋转 40°，头架固定，标准额颞开颅。
2. 从颧弓上方开始，耳屏前 1cm，发际线后方弧形皮肤切口，内侧恰好过中线。头皮皮瓣向前翻开到眶缘上方。
3. 在耳屏水平，两层颞肌筋膜与皮瓣共同翻开，显露到颞肌。这样有助于保留面神经的额支，它走行于颞肌筋膜的两层之间。颞肌翻向下方到颧弓，在颞上线附着处保留一颞肌条。
4. 颅骨钻四孔完成开颅术。在额骨颧突和颞上线接合处的后方钻关键孔。在眶缘上方额骨上，第一个骨孔后方 5cm 的额骨上以及在颧弓上方的颞骨鳞部上钻其他 3 个孔。蝶骨嵴骨质较厚，需要一点点地咬开连接关键孔和颞部骨孔的骨质。将骨瓣完全游离取下（图 22-2）。

第 22 章　一半一半入路到达颅底
Half and Half Approach to the Skull Base

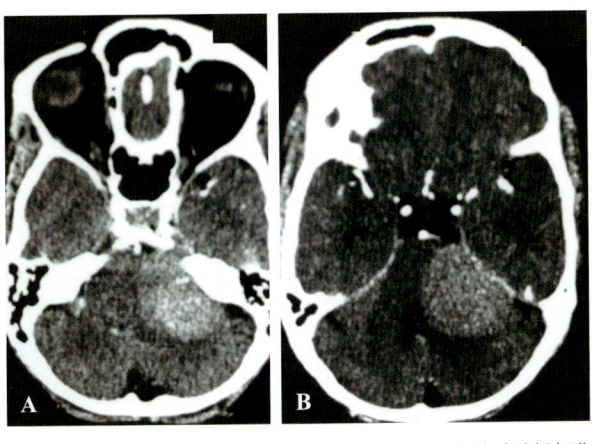

▲ 图 22-1　轴位增强 CT 扫描显示左侧巨大的岩斜脑膜瘤，导致脑干前外侧明显受压

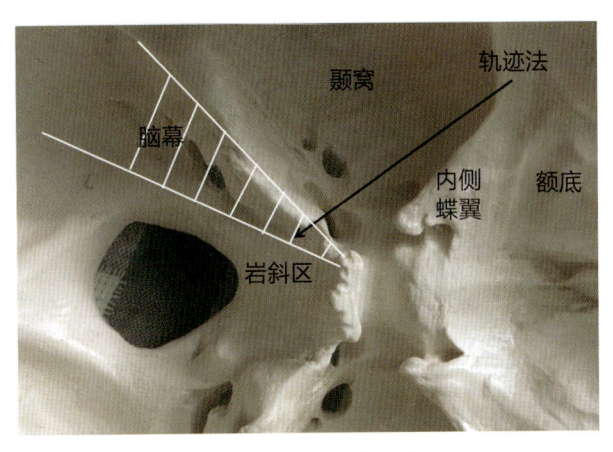

▲ 图 22-3　手术通道

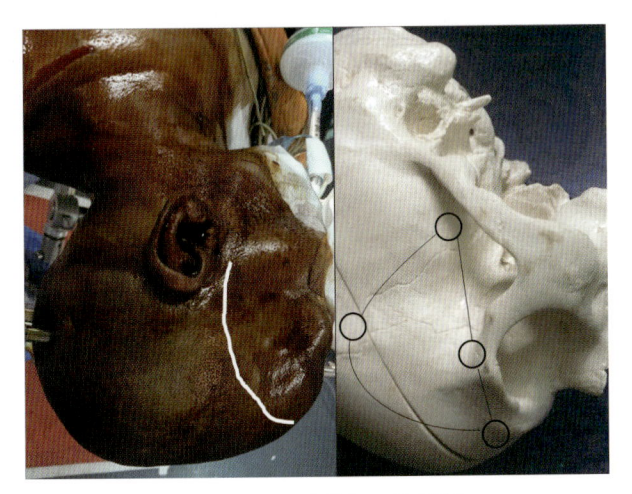

▲ 图 22-2　皮肤切口和骨瓣

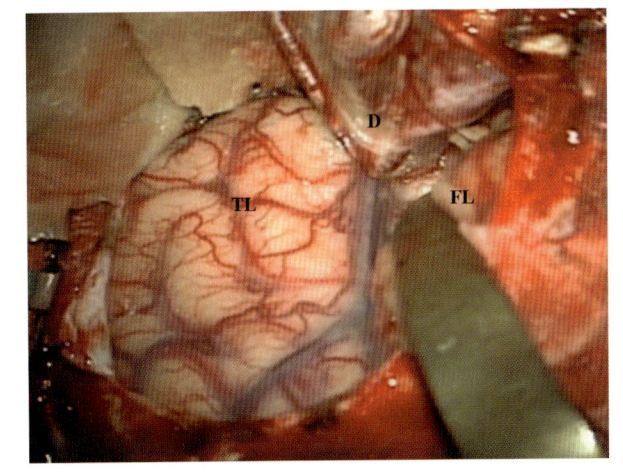

▲ 图 22-4　显露颞叶和额叶
D. 覆盖蝶骨嵴内侧硬脑膜；FL. 额叶；TL. 颞叶

5. 电凝脑膜中动脉，磨平蝶骨嵴至眶上裂，使额底与颞底互相平齐。
6. 弧形切开硬脑膜并翻向前下方。
7. 该入路提供了沿蝶骨嵴到小脑幕的通道（图 22-3）。
8. 硬脑膜开放后，显露颞叶和额叶，大脑中浅静脉作为外侧裂标志（图 22-4）。
9. 轻柔牵拉额叶，充分松解外侧裂蛛网膜，显露大脑中动脉及其在侧裂中的分支（图 22-5）。
10. 开放外侧裂池、颈动脉池、视交叉池和终板池，释放脑脊液，松弛大脑，改善术野的显露。可见到位于额叶眶额面的嗅神经（图 22-6）。

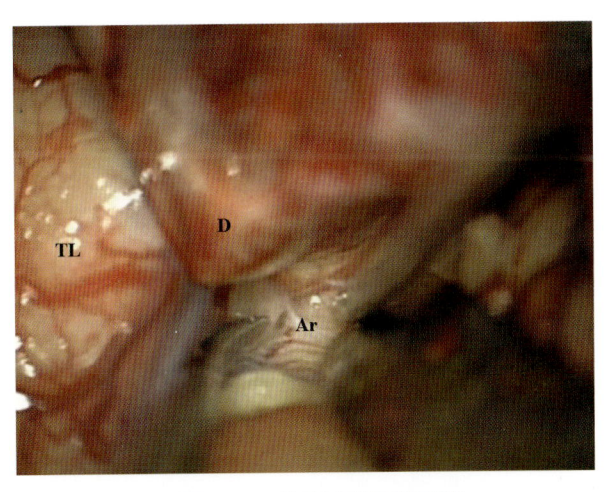

▲ 图 22-5　分离外侧裂蛛网膜
Ar. 覆盖侧裂的蛛网膜；D. 覆盖蝶骨嵴内侧的蛛网膜；TL. 颞叶

131

11. 剪开颈内动脉和视神经表面的蛛网膜，使它们清楚地显露出来（图 22-7）。
12. 手术显微镜的观察视角由外侧裂转移至颞叶前部进行解剖分离，数支引流颞叶前部的颞前静脉汇入蝶顶窦（图 22-8）。
13. 电凝和切断颞前静脉有助于牵拉颞极显露颞窝硬脑膜和小脑幕切迹。由于外侧裂已经被广泛开放，因此亦可看到颈内动脉和视神经（图 22-9）。
14. 开放颈内动脉外侧的脑池，显露动眼神经。抬起小脑幕切迹可以显露滑车神经（Ⅳ）进入幕缘的汇入点，亦可显露出位于幕下的肿瘤（图 22-10）。
15. 开放脑干外侧的脚间池和环池可以显露通过后交通动脉连接颈内动脉的大脑后动脉（PCA）。PCA 紧邻动眼神经和肿瘤（图 22-11）。
16. 将小脑幕电凝后再切开。避免电凝切开小脑幕前部，因为它可能包含与海绵窦相连的静脉湖。切开后这些窦导致的出血，通常用可吸收止血纱布和纤维蛋白胶止血，而不用电凝止血（图 22-12）。

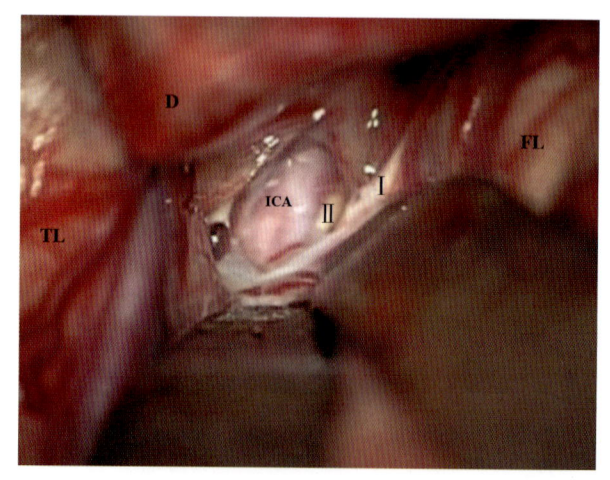

▲ 图 22-6 分离外侧裂蛛网膜后显露其下方结构
D. 覆盖蝶骨嵴内侧的蛛网膜；FL. 额叶；Ⅰ. 嗅神经；ICA. 颈内动脉；Ⅱ. 视神经；TL. 颞叶

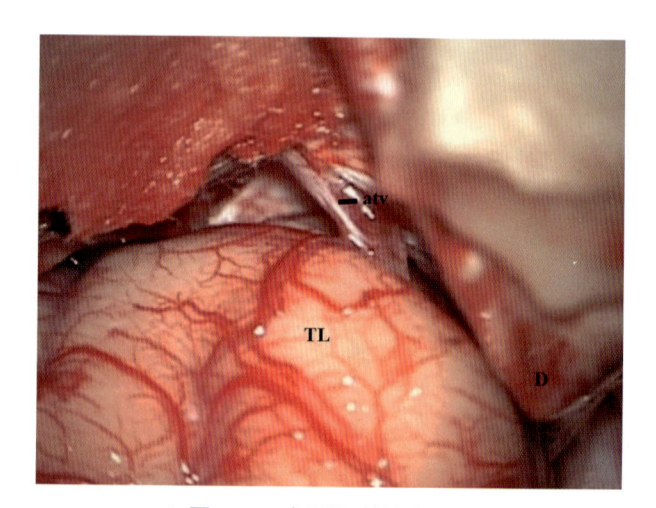

▲ 图 22-8 识别颞前静脉并电凝
atv. 颞前静脉；D. 覆盖蝶骨嵴内侧的硬脑膜；TL. 颞叶

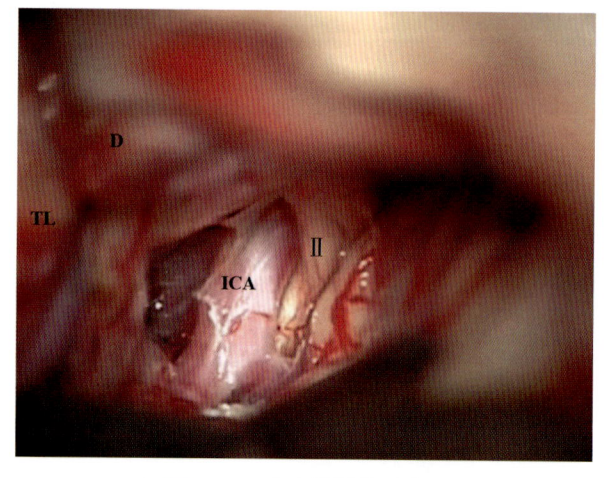

▲ 图 22-7 分离蛛网膜后的显露
D. 覆盖蝶骨嵴内侧的硬脑膜；ICA. 颈内动脉；Ⅱ. 视神经；TL. 颞叶

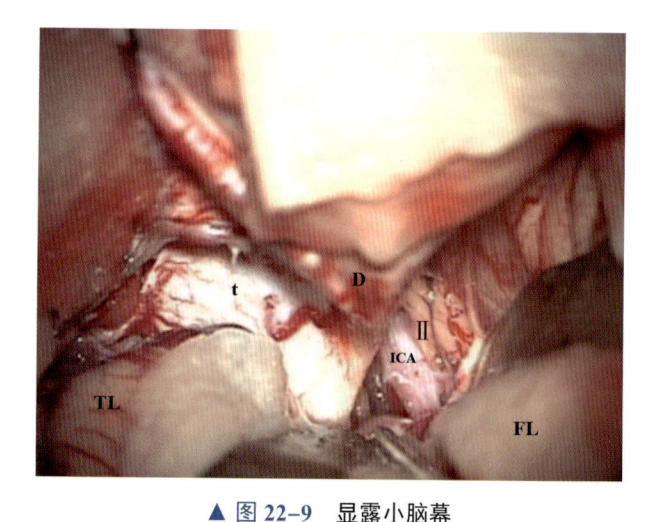

▲ 图 22-9 显露小脑幕
D. 覆盖蝶骨嵴内侧的硬脑膜；FL. 额叶；ICA. 颈内动脉；Ⅱ. 视神经；t. 小脑幕；TL. 颞叶

第 22 章 一半一半入路到达颅底
Half and Half Approach to the Skull Base

17. 在滑车神经汇入小脑幕切迹的后方切开小脑幕。在小脑幕切口之间显露出颅后窝肿瘤（图 22-13）。

18. 切开小脑幕直到小脑幕切迹的游离缘。使用丝线牵开切口两端的小脑幕，有利于充分显露肿瘤。必须小心保护沿小脑幕游离缘走行的滑车神经（图 22-14）。

19. 分离肿瘤附着在岩骨硬脑膜、小脑幕和斜坡的硬脑膜面。这也切断了肿瘤的血供。然后进行瘤内减压切除（图 22-15）。

20. 一旦肿瘤得到充分的减压，可从脑干和三叉神经（Ⅴ）的脑池段解剖分离肿瘤的包膜（图 22-16）。

21. 肿瘤被减压、移动、切除。如果保持完好的蛛网膜界面，脑桥小脑三角的其他脑神经通常能很好地包裹在蛛网膜界面内，并能很容易地与肿瘤包膜分离（图 22-17）。

22. 随着肿瘤的切除，脑干清晰可见。滑车神经进入幕缘处被保护良好（图 22-18）。

23. 肿瘤完全切除后的术野，切开的小脑幕，保留的滑车神经，松弛的额叶和颞叶（图 22-19）。

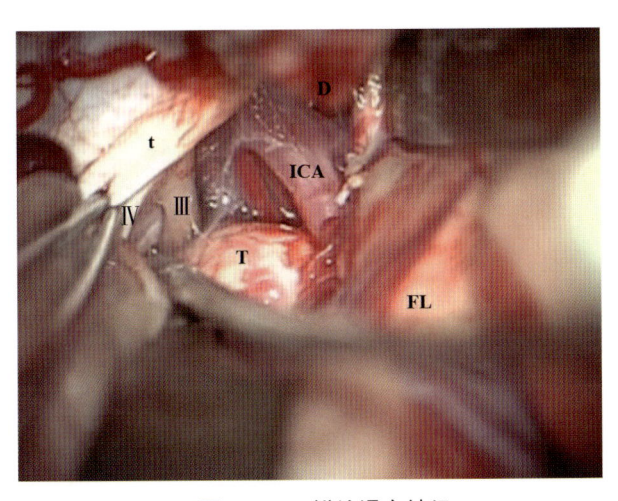

▲ 图 22-10 辨认滑车神经
D. 覆盖蝶骨嵴内侧的硬脑膜；FL. 额叶；ICA. 颈内动脉；Ⅲ. 动眼神经；Ⅳ. 滑车神经；t. 小脑幕；T. 肿瘤

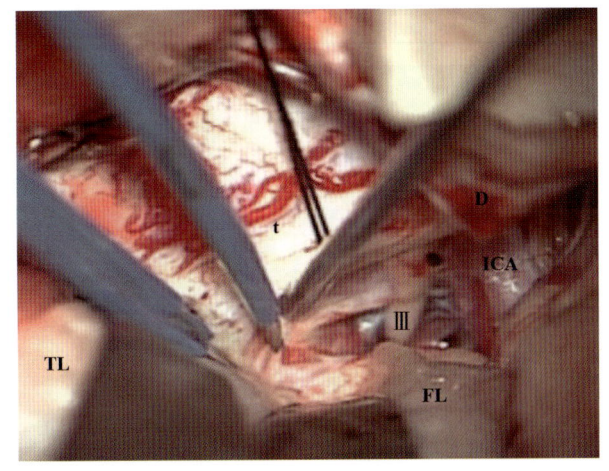

▲ 图 22-12 电凝小脑幕
D. 覆盖蝶骨嵴内侧的硬脑膜；FL. 额叶；ICA. 颈内动脉；Ⅲ. 动眼神经；t. 小脑幕；TL. 颞叶

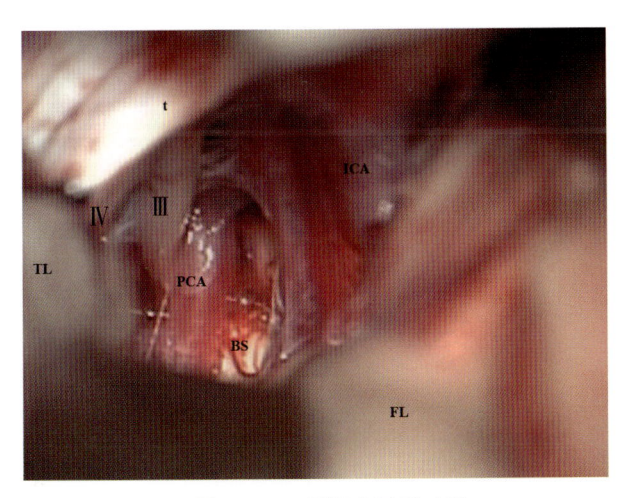

▲ 图 22-11 显露大脑后动脉
BS. 脑干；FL. 额叶；ICA. 颈内动脉；Ⅲ. 动眼神经；Ⅳ. 滑车神经；PCA. 大脑后动脉；t. 小脑幕；TL. 颞叶

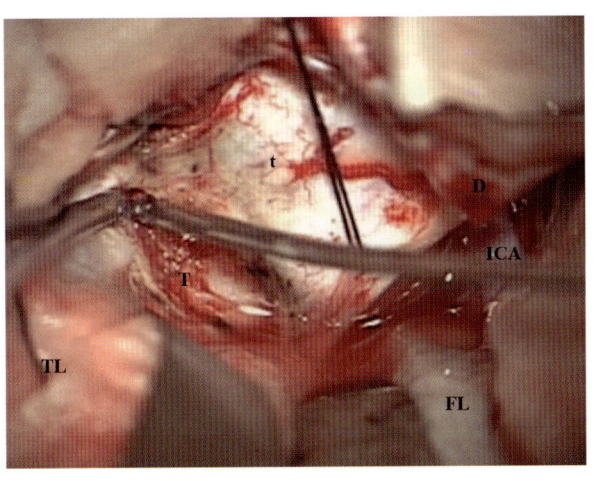

▲ 图 22-13 切开小脑幕
D. 覆盖蝶骨嵴内侧的硬脑膜；FL. 额叶；ICA. 颈内动脉；t. 小脑幕；T. 肿瘤（通过切开的小脑显露）；TL. 颞叶

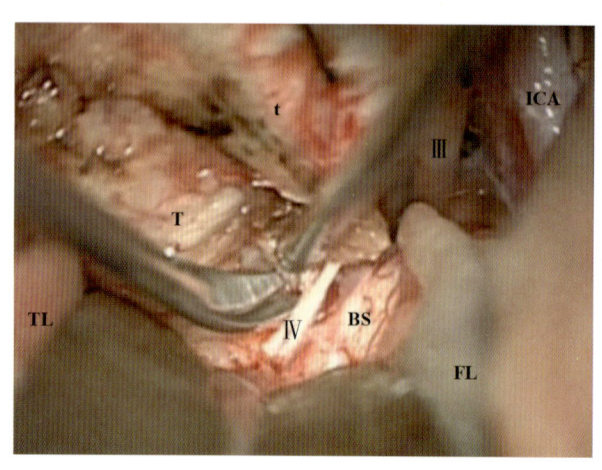

▲ 图 22-14　切开小脑幕时保持滑车神经在视野内
BS. 脑干；FL. 额叶；ICA. 颈内动脉；Ⅲ. 动眼神经；Ⅳ. 滑车神经；t. 小脑幕；T. 肿瘤；TL. 颞叶

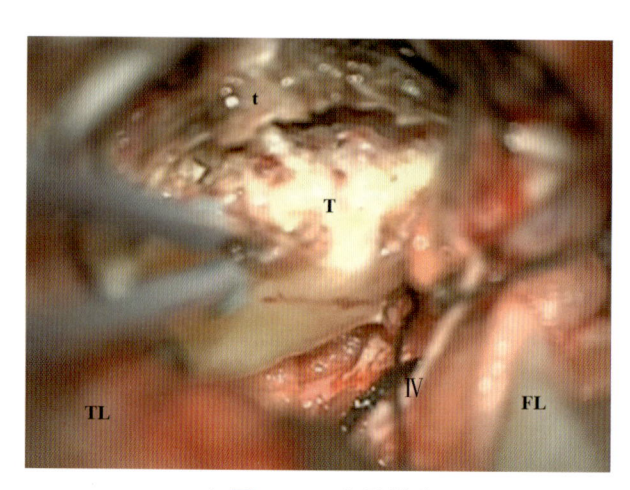

▲ 图 22-17　切除肿瘤
FL. 额叶；Ⅳ. 滑车神经；t. 小脑幕；T. 肿瘤；TL. 颞叶

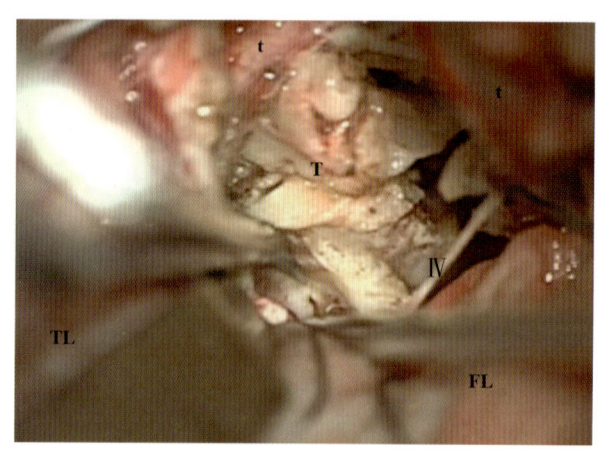

▲ 图 22-15　肿瘤内减压
FL. 额叶；Ⅳ. 滑车神经；t. 小脑幕；T. 肿瘤；TL. 颞叶

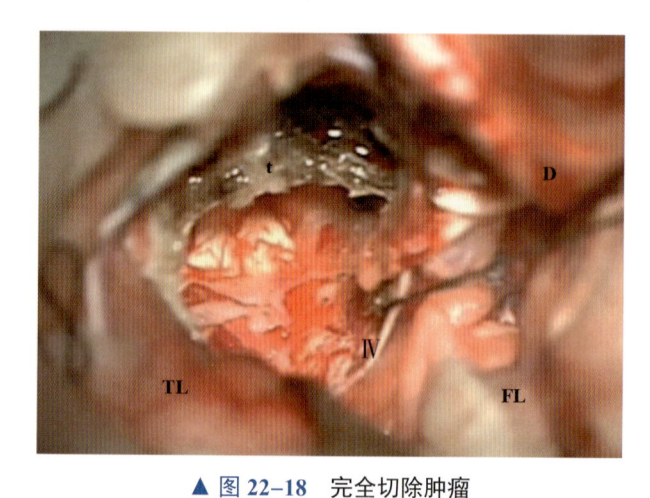

▲ 图 22-18　完全切除肿瘤
D. 覆盖蝶骨嵴内侧的硬脑膜；FL. 额叶；Ⅳ. 滑车神经；t. 小脑幕；TL. 颞叶

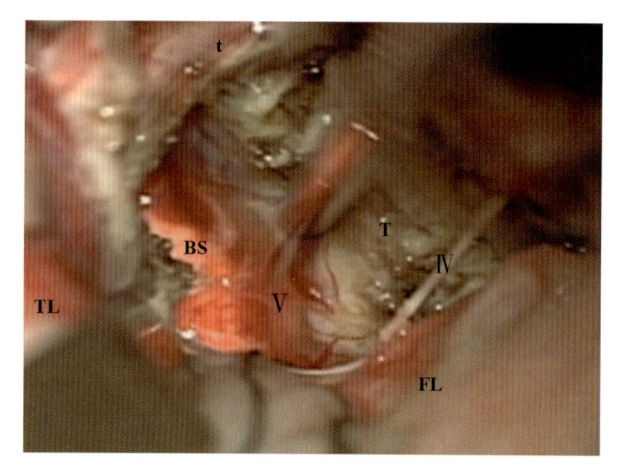

▲ 图 22-16　从三叉神经分离肿瘤包膜
BS. 脑干；FL. 额叶；Ⅳ. 滑车神经；t. 小脑幕；T. 肿瘤；TL. 颞叶；Ⅴ. 三叉神经（脑池段）

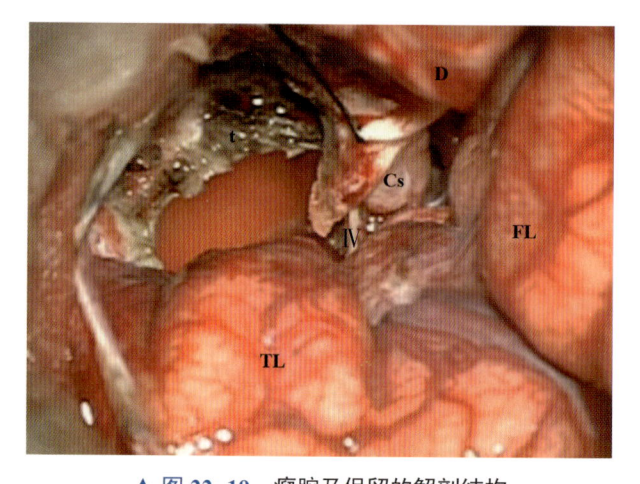

▲ 图 22-19　瘤腔及保留的解剖结构
D. 覆盖蝶骨嵴内侧的硬脑膜；FL. 额叶；Ⅳ. 滑车神经；t. 小脑幕；TL. 颞叶

技巧与要点

- 该入路的主要优势在于显露脑神经前通过轻微的脑牵拉即可以直接抵达肿瘤附着处。也有助于处理岩尖部的哑铃型病变。
- 哑铃型三叉神经鞘瘤在中颅窝位于硬膜外，幕下颅后窝部分位于硬膜下。
- 额颞开颅术应分别到达额底和颞窝底部。这样可以最大限度地减少牵拉脑组织。
- 广泛开放外侧裂确保充分显露。
- 间断牵拉颞极，以避免脑组织挫伤。充分引流脑池内脑脊液可确保大脑松弛并有利于脑牵开。注意不要将牵开器直接牵拉于静脉电凝后的脑表面，以防止静脉性梗死的发生。
- 小脑幕切开的位置应该在滑车神经进入小脑幕的后方。这就避免了与海绵窦相连的幕前部分的静脉湖的开放和引起麻烦的出血。也能避免因滑车神经损伤导致的向下注视时烦人的复视。
- 肿瘤只有在充分减压后才能从脑干和脑神经上切除。肿瘤-脑干蛛网膜界面应仔细保留，以防止脑干血供的损害。持续的冲洗有助于维持蛛网膜界面。
- 偶尔，第Ⅲ、Ⅳ、Ⅴ、Ⅶ～Ⅷ、Ⅸ～Ⅹ对脑神经和大脑后动脉可能延伸到肿瘤表面。在瘤内减压后，应小心地将它们从肿瘤上分离出来。
- 用此入路很难切除位于内听道下方的肿瘤。行同期或二期的乙状窦后入路有助于处理这部分病变。
- 分离解剖毗邻肿瘤的三叉神经可能导致角膜感觉的丧失，保护眼镜和人工泪液的使用（如有需要）有助于预防角膜炎和角膜溃疡。

第十三篇 颞骨切除术在恶性肿瘤中的应用
Temporal Bone Resections in Malignancy

第 23 章 颞骨外侧切除术
Lateral Temporal Bone Excision

Madhuri Mehta　Narayan Jayashankar　K. P. Morwani　著
刘关政　译
余永佳　张洪钿　校

【适应证】

颞骨外侧切除术用于治疗 T_1、T_2 期（Pittsburgh 分类）外耳道癌。我们认为，对外耳道壁或鼓膜有轻微局限侵蚀的早期 T_3 期外耳道癌也可以通过该术式来治疗。在这些早期的 T_3 期病例中，可根据需要进行腮腺浅叶或腮腺全切术并辅以舌骨上颈部清扫术。

颞骨外侧切除包括整块切除骨性外耳道、鼓膜、锤骨和砧骨。扩散的 T_3 和 T_4 期外耳道癌要求颞骨次全或全切除，腮腺浅叶切除或全切除，选择性颈部清扫+辅助放疗/化疗，具体取决于癌的组织病理类型。

【手术步骤】

尽管外侧颞骨切除术是专门针对 T_1 和 T_2 期外耳道癌的，但手术步骤对于早期 T_3 期外耳道癌（其浸润范围超出了骨性外耳道的界限）基本上是相同的。可以很清晰的分离出其浸润骨性外耳道的边界。图 23-1 显示了右侧外耳道的病变。

1. 耳后切口取自耳轮顶至乳突尖。
2. 做一个基底在后下方的肌骨膜瓣。为此，从颞骨底部至横窦与乙状窦上端交界处取一水平切口。第二个曲线切口是沿着外耳道骨缘进行的。沿着骨性外耳道的边缘切开第二条曲线切口，充分显露乳突皮质（图 23-2）。
3. 在外耳道的外侧做一个圆周切口，使癌组织远离安全边缘（图 23-3 和图 23-4）。
4. 进行乳突切除术并进行如在扩大后鼓室开放术部分中所述的扩大后鼓室开放术（图 23-5）。
5. 沿鼓环下缘（或鼓膜的下缘）磨除骨质以

第 23 章 颞骨外侧切除术
Lateral Temporal Bone Excision

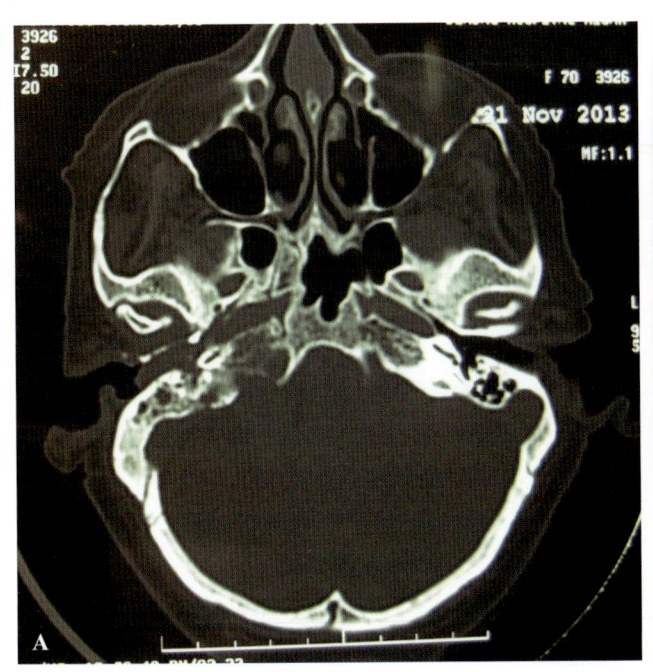

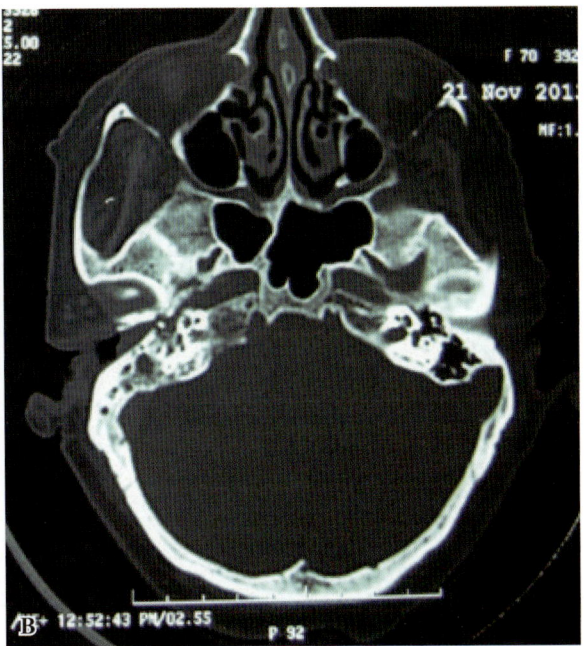

▲ 图 23-1　CT 扫描示右侧外耳道 S 形病变，侵蚀外耳道后壁，中耳腔变小（早期 T₃ 期病变，Pittsburgh 分类）

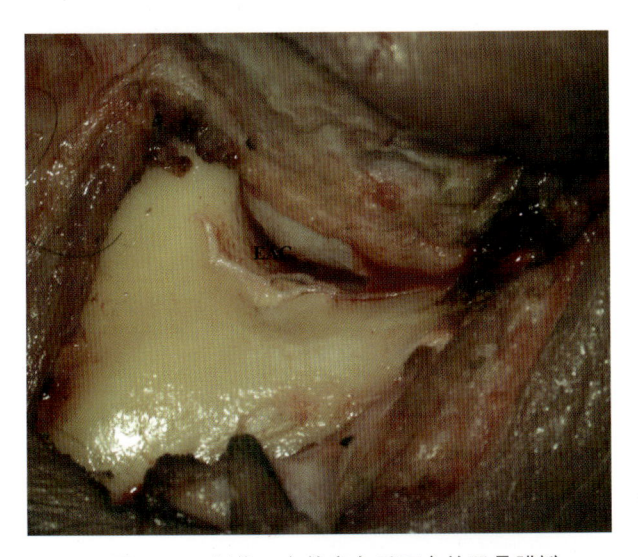

▲ 图 23-2　制作一个基底在后下方的肌骨膜瓣
EAC. 外耳道（右耳）

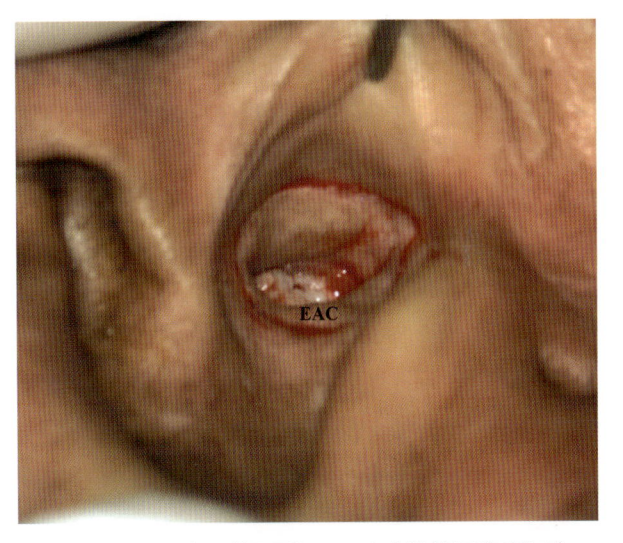

▲ 图 23-3　外耳道周围切口，安全边缘远离癌细胞
EAC. 外耳道

扩大下鼓室的显露，以形成一个分隔骨性外耳道和周围鼓骨的骨槽，并将该骨槽继续向前延伸直至到达下颌关节窝（图 23-6）。

6. 沿着颧弓根进行骨质磨除，分离外耳道上壁与鼓室天盖，从而开放整个上鼓室空间，继续向前扩展磨除直至到达下颌关节窝（图 23-7 和图 23-8）。

7. 从下颌关节窝锐性分离外耳道的前部，磨除外耳道周围附着的残余骨质（图 23-9 至图 23-11）。

8. 分离锤砧关节（图 23-12 和图 23-13）。

9. 将整个外耳道连同鼓膜、锤骨和砧骨一起整体切除（图 23-14 至图 23-17）。

10. 检查中耳和乳突腔是否有任何癌组织残留。如果有的话，分块切除，并将可能残留有肿瘤的骨质一起磨除。

137

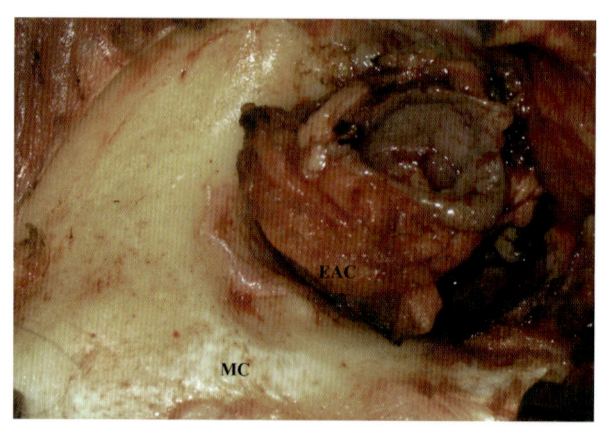

▲ 图 23-4 显露外耳道受累段的最外侧部分
EAC. 外耳道；MC. 乳突皮质

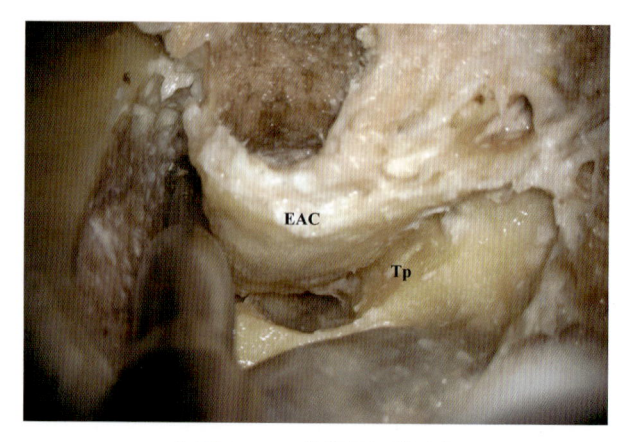

▲ 图 23-7 分离外耳道上部
EAC. 外耳道；Tp. 鼓室天盖

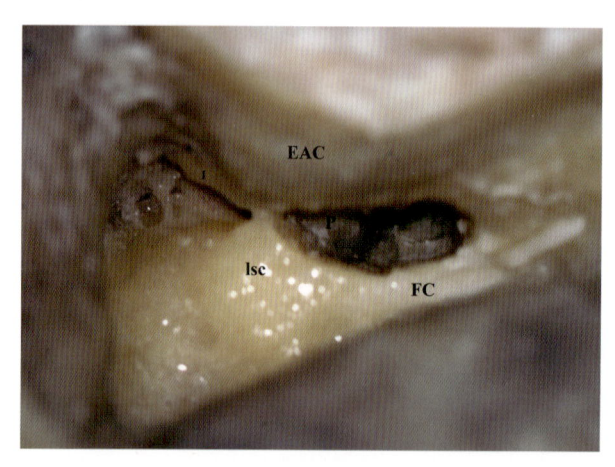

▲ 图 23-5 乳突皮质切除术和扩大后鼓室开放术
EAC. 外耳道；FC. 面神经管（乳突段）；I. 砧骨；lsc. 外半规管；P. 鼓岬

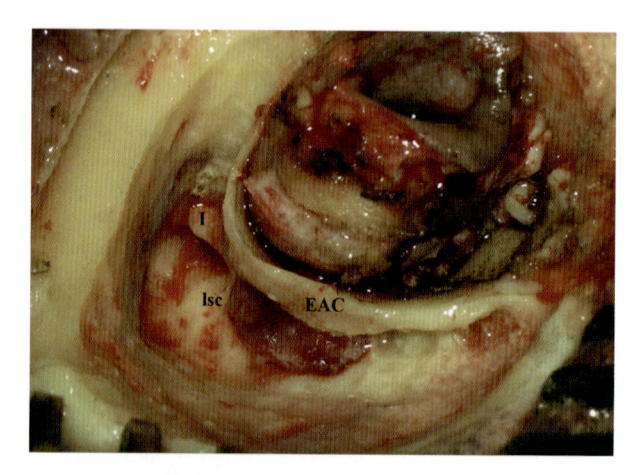

▲ 图 23-8 前壁需要进一步显露，外耳道下壁需要向关节窝方向进一步分离。注意癌细胞已突破外耳道后壁
EAC. 外耳道；I. 砧骨；lsc. 外半规管

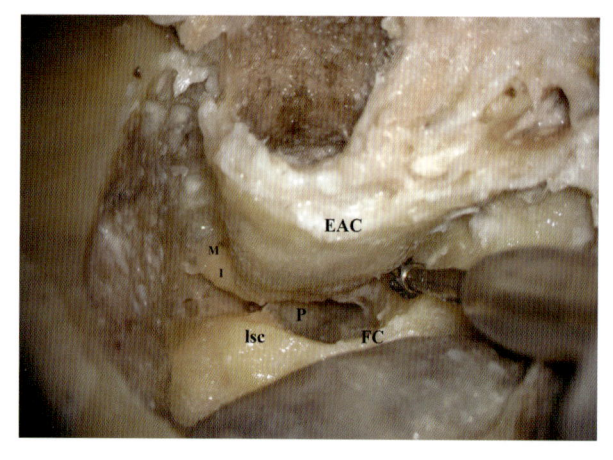

▲ 图 23-6 分离骨性外耳道的下部
EAC. 外耳道；FC. 面神经管（乳突段）；I. 砧骨；lsc. 外半规管；M. 锤骨；P. 鼓岬

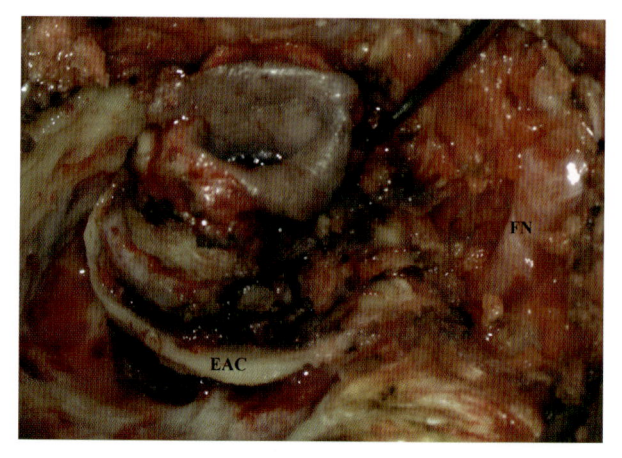

▲ 图 23-9 显露外耳道前方与下颌骨髁突和腮腺相连的区域
EAC. 外耳道；FN. 面神经（腮腺内主干）

第 23 章 颞骨外侧切除术
Lateral Temporal Bone Excision

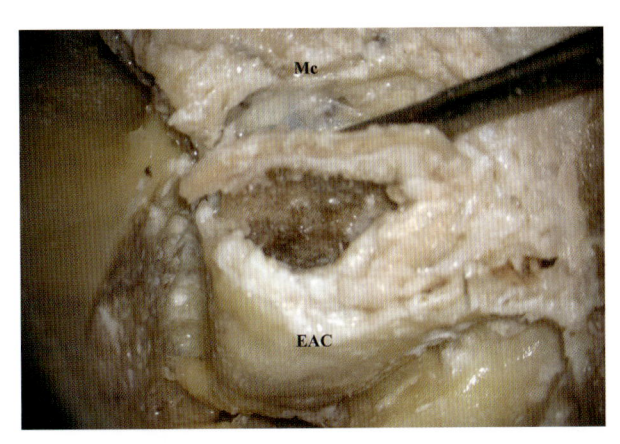

▲ 图 23-10 从下颌关节窝分离外耳道
EAC. 外耳道；Mc. 下颌骨髁突区

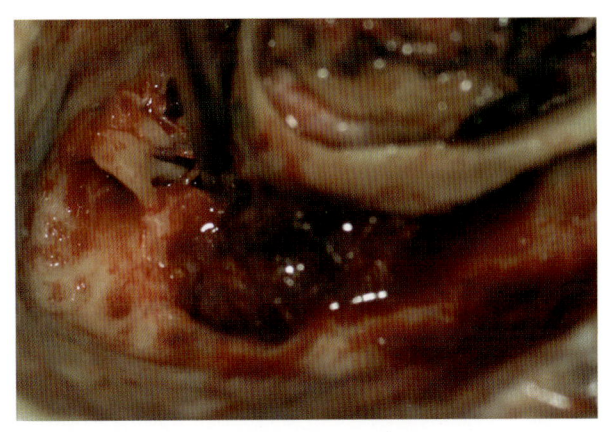

▲ 图 23-13 将砧骨和锤骨与外耳道一起切除，分离砧镫关节

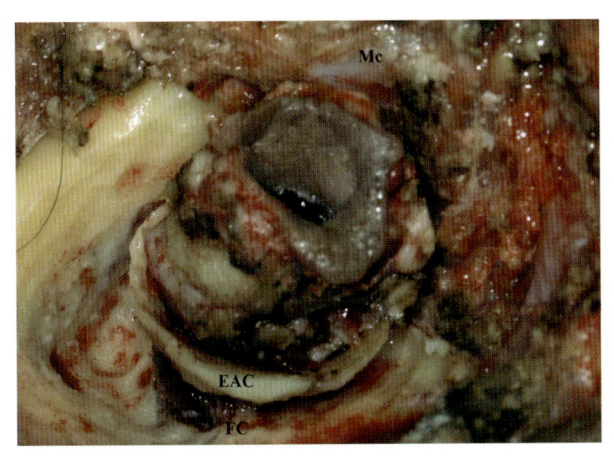

▲ 图 23-11 将外耳道与周围结构全部游离
EAC. 外耳道；FC. 面神经管（腮腺内主干）；Mc. 下颌骨髁突区

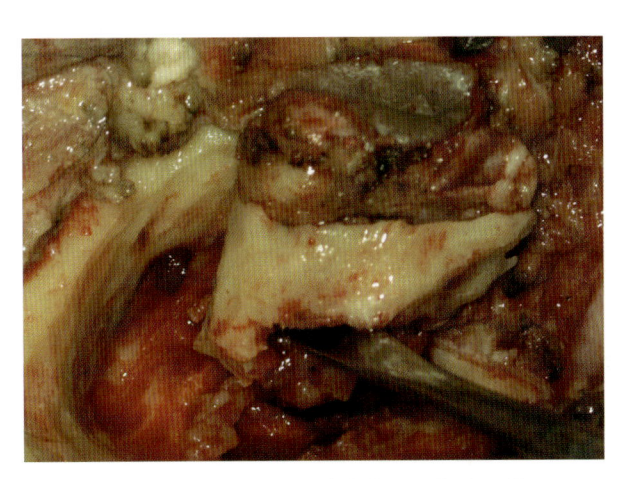

▲ 图 23-14 整块切除含癌组织的外耳道

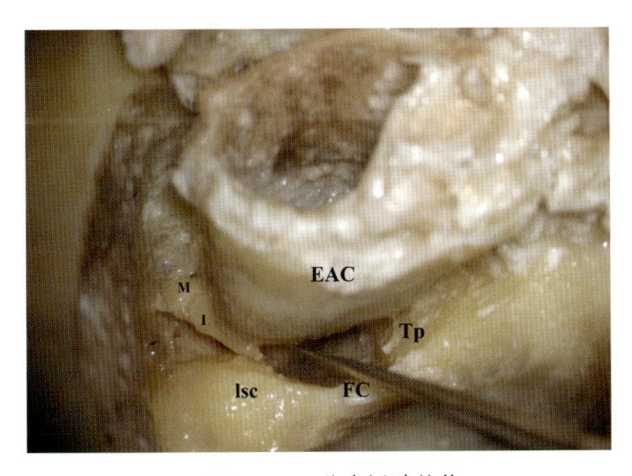

▲ 图 23-12 分离锤砧关节
EAC. 外耳道；FC. 面神经管（乳突段）；I. 砧骨；lsc. 外半规管；M. 锤骨；Tp. 鼓骨盖板

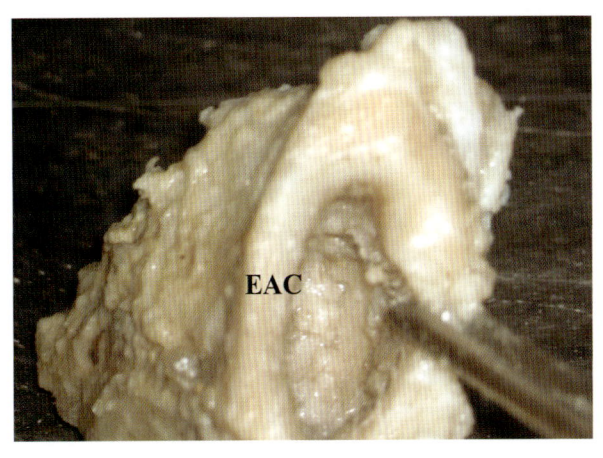

▲ 图 23-15 整块切除的外耳道标本中包含有鼓膜、锤骨和砧骨
EAC. 外耳道

139

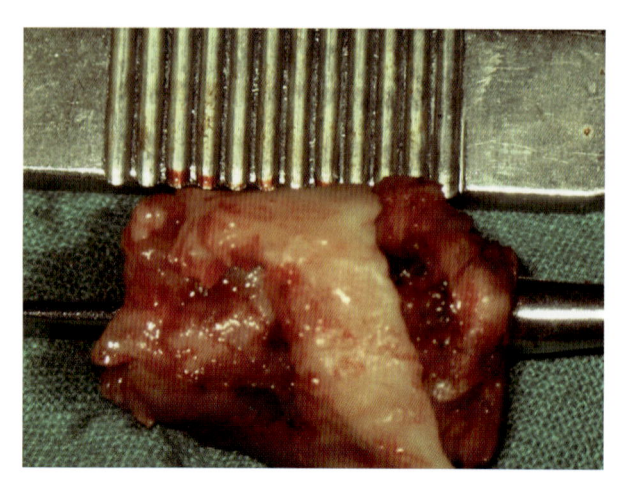

▲ 图 23-16 与癌组织一起整块切除下来的外耳道标本

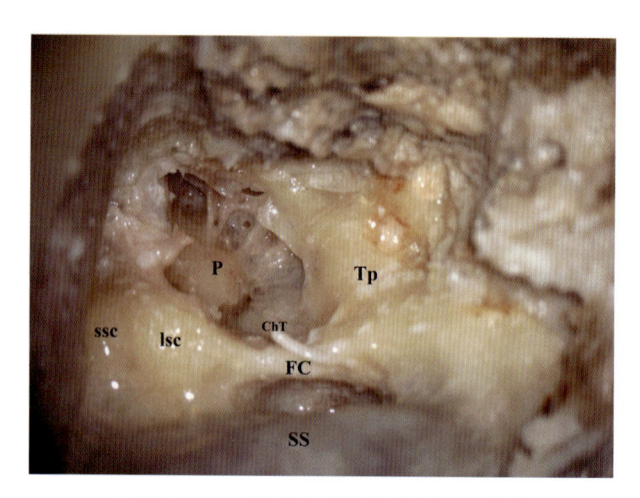

▲ 图 23-17 颞骨外侧切除术后所见结构
ChT. 鼓索；FC. 面神经管（乳突段）；lsc. 外半规管；P. 鼓岬；SS. 乙状窦；ssc. 前半规管；Tp. 鼓骨盖板

11. 在可行的情况下，用软骨行听骨链成形术并用筋膜移植物覆盖术腔。除了改善听觉外，听骨链成形术的目的是保留中耳腔的空间。最后可以进行扩大的耳道成形术。注意不要填塞术腔，以便可以早期发现复发。
12. 少数累及外耳道壁前方的病变，颞侧外侧骨切除术可连同腮腺浅叶切除术一起进行。

技巧与要点

- 虽然没有完美的分类，但可依据 Pittsburgh 分类。
- 颞骨外侧切除术仅限于整块外耳道、鼓膜、锤骨和砧骨切除。然而，突破鼓膜到达中耳或乳突的癌在颞骨外侧切除后需要额外的治疗。
- 偶尔，外耳道前壁边缘被肿瘤侵蚀。根据癌细胞对腮腺浅叶或深叶的侵犯程度，决定进行腮腺浅叶或全叶切除术以提高清除率和预后。

第 24 章 颞骨次全 / 全切除术
Subtotal/Total Resection of the Temporal Bone

Narayan Jayashankar　K. P. Morwani　Madhuri Mehta　著
王小峰　译
余永佳　张洪钿　校

颞骨次全切除术适用于 T_3 期外耳道癌，并包括了初始所进行的颞骨外侧切除。随着肿瘤的进展，需要进一步磨除骨囊、辨认内听道同时保留面神经（如果不涉及的话）逐步切除。但是，并没有磨除岩尖。如果术前面听神经功能存在，那么完成该术式后主要存在面神经及位听觉功能受损。这种术式结合了腮腺浅叶或全层切除术和肩胛舌骨上颈淋巴清扫术。

在颞骨全切中，骨质切除的范围进一步扩大，向上方扩展至颅中窝硬脑膜、向后方扩展至乙状窦后硬脑膜区的后方，扩展磨除的范围至少超过受累范围边缘 1cm。若其下方受累可进一步将乙状窦和颈静脉球减压，如果需要可进一步切除这些结构的外侧壁。在前方，腮腺全切同时需切除下颌骨髁突和冠突。在内侧，骨质磨除范围从耳囊扩展至岩尖，内侧到达颈内动脉岩段。同时联合舌骨上颈淋巴清扫术。虽然这种切除提高了 T_4 晚期肿瘤清除率，但可能比颞骨次全切存在更多术后并发症，且根据病变累及范围可能出现海绵窦或第Ⅲ、Ⅳ或Ⅵ对脑神经的损伤。由于此类患者往往术后还需进行放疗，因此为了减少术后并发症，对于如此广泛的全切术争议不断。

【手术步骤】

病例 1

这是一例左侧颞骨鳞状细胞癌，广泛累及耳廓和中耳。在另一治疗中心行乳突部分切除术后转入著者所在医疗中心。肿瘤累及面神经，左侧面瘫Ⅵ级已超过 3 年。外耳道前壁被侵蚀并延伸至靠近下颌骨髁突处，因此计划通过腮腺全切术和左侧改良颈淋巴清扫术根治性切除肿瘤（图 24-1）。

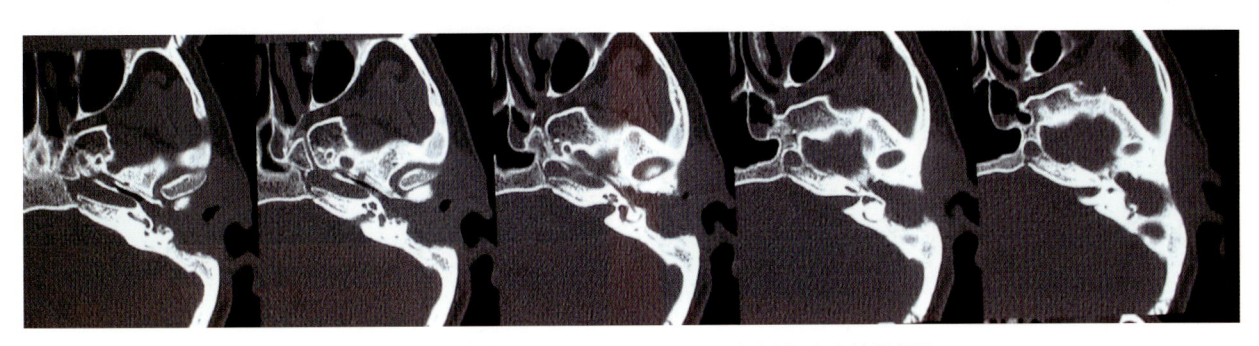

▲ 图 24-1　如正文所示，CT 扫描显示左侧有肿瘤扩展浸润

1. 环绕耳廓一周做切口，便于耳廓全切。颈部切口向下延伸至下颌骨下缘下两指至舌骨，以便于颈部清扫（图24-2）。

2. 在颈阔肌下水平翻起皮瓣。在耳后区域，皮肤和皮下组织剥离面位于肌骨膜层之上。在前方的腮腺表面，皮瓣在腮腺筋膜表面进行分离。悬吊缝合向四周牵拉周围皮瓣（图24-3）。

3. 从耳廓上极选定肌骨膜切口，肌骨膜切口的后界位于乳突后缘。根据肿瘤的范围，可向后伸展，直至到达肿瘤的安全全切区域。下方，肌骨膜切口延伸至乳突尖端。肌骨膜瓣在乳突皮质表面朝外耳道前方掀起（图24-4）。

4. 行乳突切除术。轮廓化乙状窦和中颅窝脑板，磨除至外耳道前壁。磨除时要注意识别并远离肿瘤边界（图24-5）。

5. 只要有可能，要尝试去寻找面神经。由于茎乳孔区域肿瘤往往累及面神经，轮廓化面神经乳突段后，从其出茎乳孔处向远端追寻。一旦再次确认面神经被肿瘤包裹，则认为可考虑牺牲面神经，将乳突和中耳磨除以全切肿瘤（图24-6）。

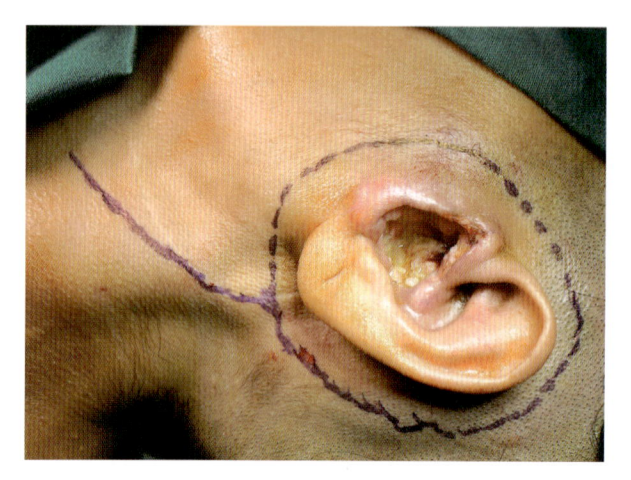

▲ 图 24-2　颞骨次全切除术伴颈淋巴清扫术切口

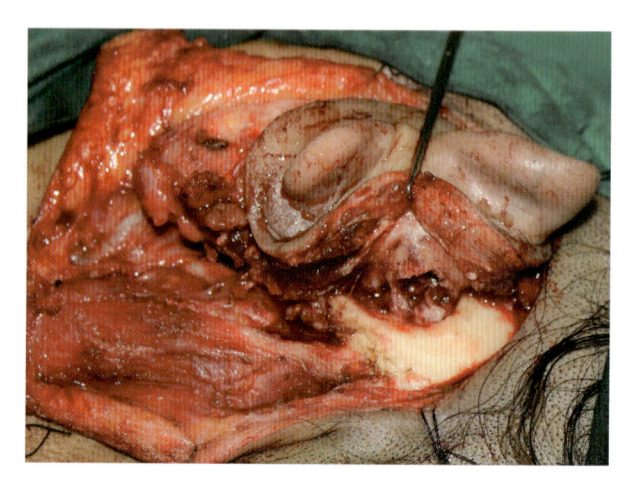

▲ 图 24-4　肌骨膜切口至少距离肿瘤边界 1.5cm

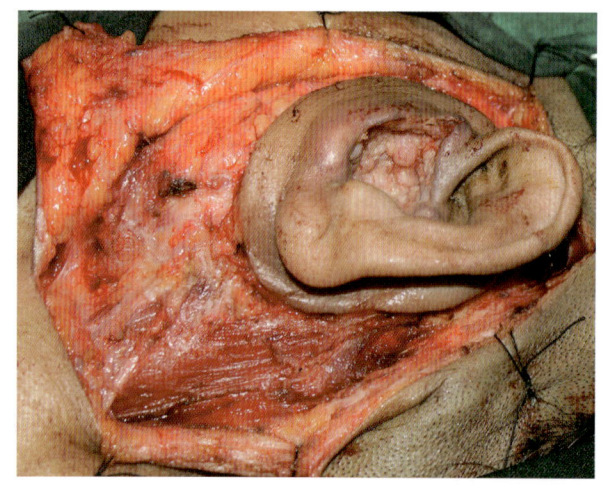

▲ 图 24-3　翻起耳廓周围的皮瓣

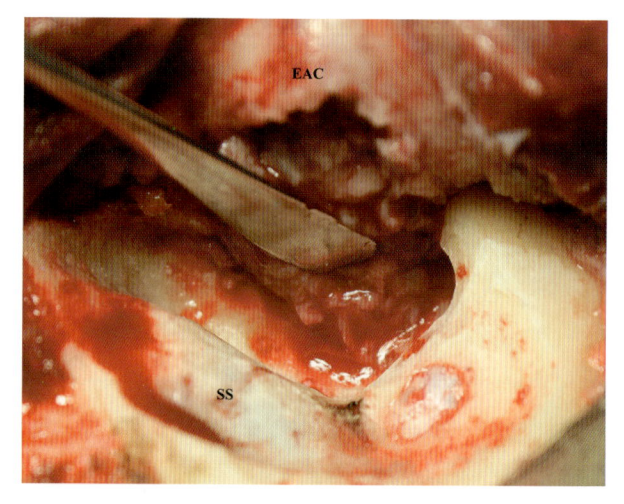

▲ 图 24-5　轮廓化乙状窦，可见肿瘤后缘
EAC. 外耳道；SS. 乙状窦

第 24 章 颞骨次全 / 全切除术
Subtotal/Total Resection of the Temporal Bone

6. 肿瘤侵及部分前壁。清除前上区后，可见肿瘤后方的下颌骨髁突（图 24-7）。

7. 若肿瘤侵及部分外耳道前壁，则行腮腺全切术，包括肿瘤、耳廓和全腮腺整块切除。在茎乳孔和下颌支内侧的另一区域可疑肿瘤累及（图 24-8）。

8. 切除可疑侵及的下颌支内侧及茎乳孔以外组织。可进一步磨除耳囊表面骨质，以完全切除残留肿瘤组织。前方确认颈内动脉管下段，且肉眼可见无受累。之后行舌骨上颈淋巴清扫术（图 24-9 和图 24-10）。

9. 采用胸肌肌皮瓣修复缺损（图 24-11）。

病例 2

该患者为右侧外耳道鳞癌，累及中耳腔和面神经（图 24-12）。

10. 颞骨上肿瘤团块切除后，进一步磨除肿瘤下方骨面，以免残留气房内的微小病变。通常要磨除骨质直至看到乳突腔或耳囊的乳白色骨质表面（图 24-13）。

11. 完全切除中耳腔黏膜，并磨除骨面。切除受累区域的神经髓鞘，清除面神经上的浅表肿瘤。若肿瘤黏附面神经，则切除受累节段面神经。

12. 切除咽鼓管黏膜，用骨屑和骨蜡将其封闭。

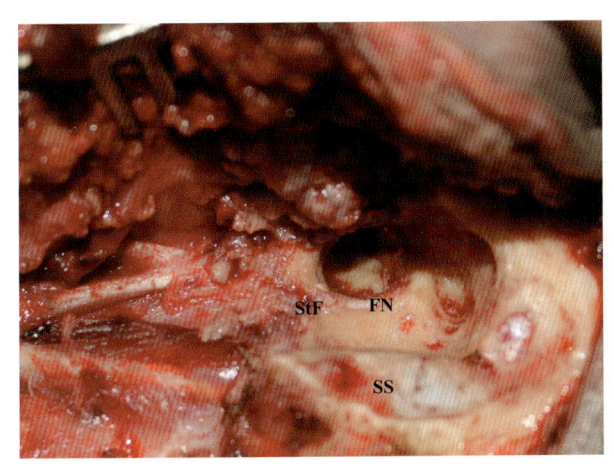

▲ 图 24-6 从上方看肿瘤的清除面。茎乳孔处的面神经因被肿瘤包裹侵犯而牺牲
FN. 面神经；SS. 乙状窦；StF. 茎乳孔

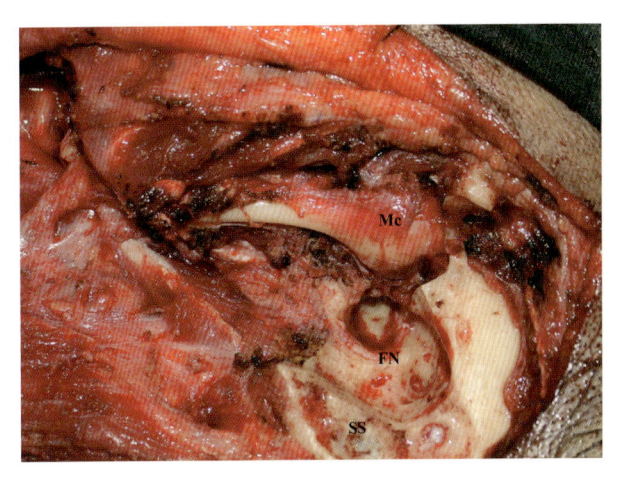

▲ 图 24-8 切除标本包括肿瘤、耳廓、全腮腺
FN. 面神经；Mc. 下颌骨髁突；SS. 乙状窦

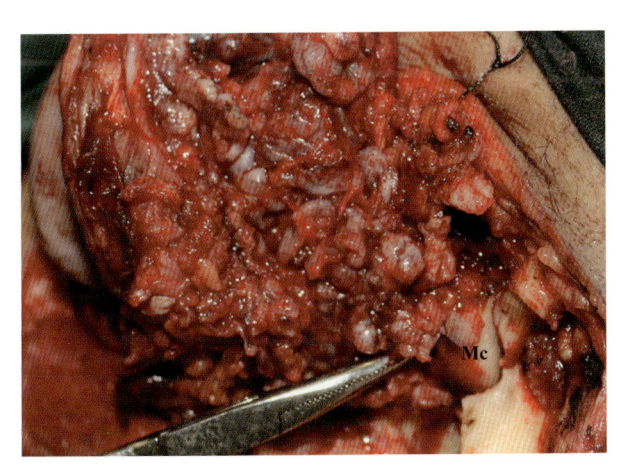

▲ 图 24-7 从前方看，下颌骨髁突的肿瘤已清除
Mc. 下颌骨髁突

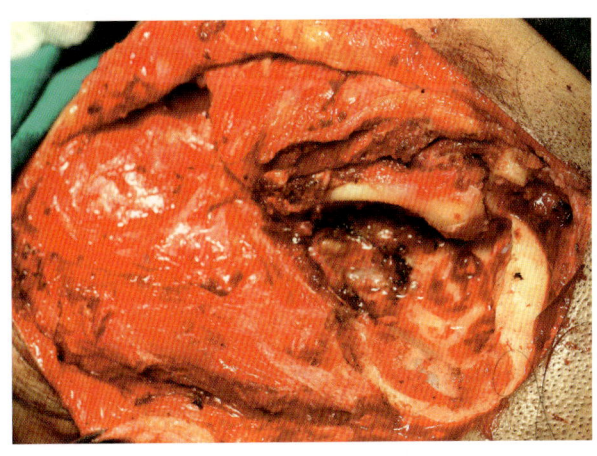

▲ 图 24-9 切除下颌支内侧可疑区域。磨除耳囊，直到清除所有疑似受累区域

143

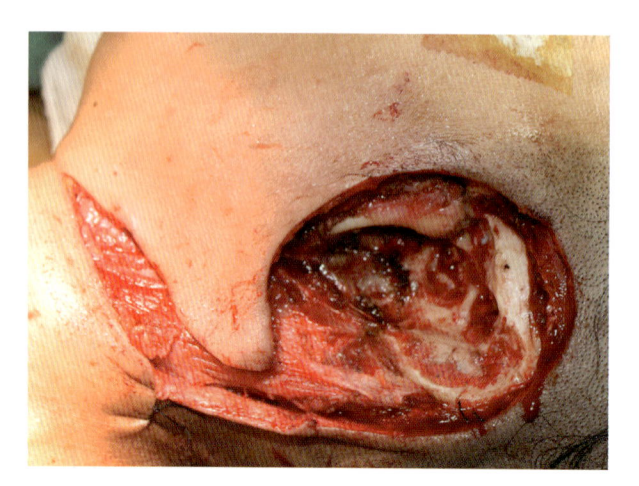

▲ 图 24-10 肿瘤切除后的缺损处

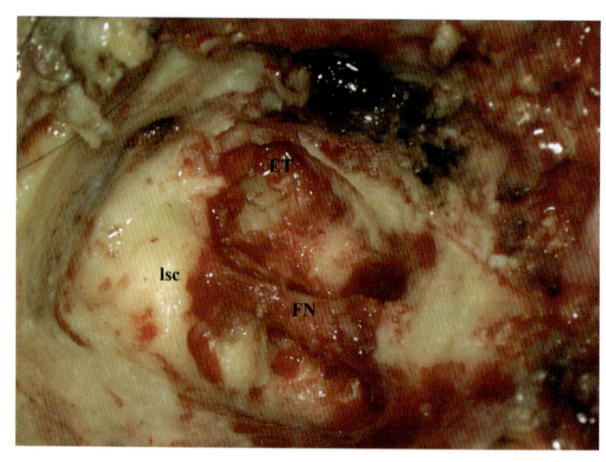

▲ 图 24-13 清除面下区肿瘤。面神经和鼓室窦上的肿瘤需进一步清除
ET. 咽鼓管；FN. 面神经（乳突段）；lsc. 外半规管

13. 颞骨外侧切除是否需要联合腮腺浅叶或腮腺全叶切除，取决于外耳道肿瘤的分期（图 24-14 和图 24-15）。
14. 取腹部或大腿脂肪填塞术腔。
15. 行外耳道盲袋封闭术。

病例 3

该患者为广泛浸润的颞骨恶性纤维组织细胞瘤。患者先前已行手术治疗，考虑肿瘤复发转至我治疗中心，展示恶性纤维组织细胞瘤的范围和切除情况。计划尽可能切除肿瘤组织，由于该类型肿瘤的化疗效果不确切，且对放疗不敏感，因此手术是最好也可能是唯一的选择（图 24-16 至图 24-18）。

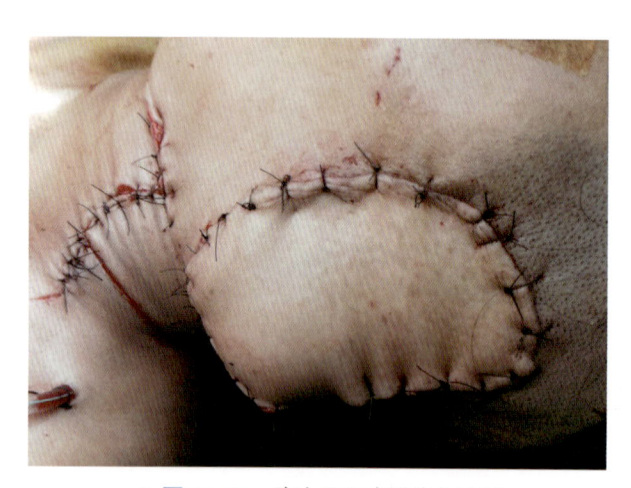

▲ 图 24-11 胸大肌肌皮瓣修复缺损

16. 在该病例中，肿瘤造成颞骨到岩尖的大范围破坏。因此，需要一点一点切除肿瘤，以辨别正常结构（图 24-19 至图 24-21）。
17. 病变破坏内听道骨性结构，且侵及岩尖。此病例中，面神经管被破坏，面神经被肿瘤完全侵犯，同时侵及耳囊（图 24-22 和图 24-25）。
18. 此种情况下，可实行次全切除。在蝶窦外侧壁附近残留少量肿瘤，以避免损伤走行于海绵窦内的神经。

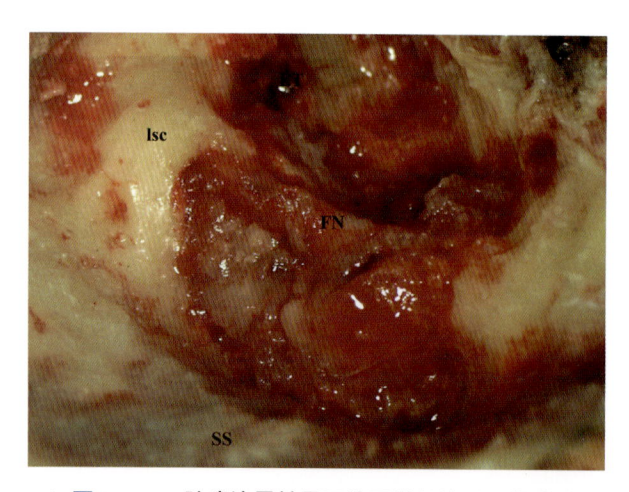

▲ 图 24-12 肿瘤边界扩展至外耳道以外（T₃ 期病变）
ET. 咽鼓管；FN. 面神经（乳突段）；lsc. 外半规管；SS. 乙状窦

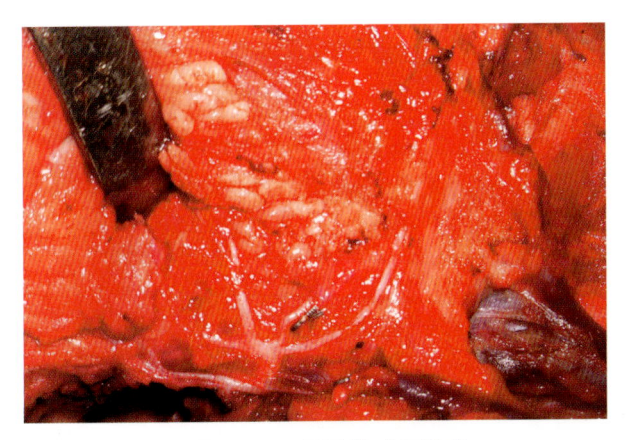

第 24 章　颞骨次全 / 全切除术
Subtotal/Total Resection of the Temporal Bone

▲ 图 24-14　腮腺浅叶切除术

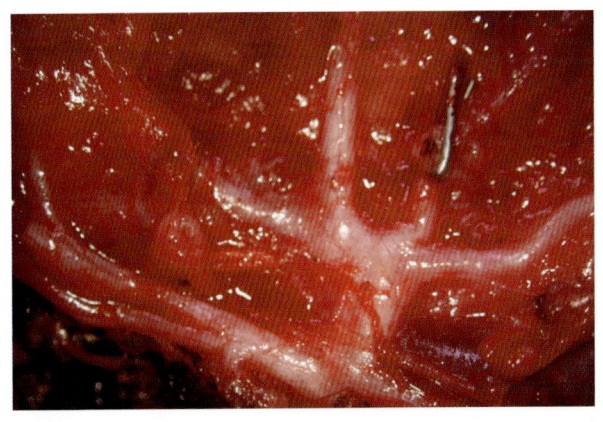

▲ 图 24-15　腮腺浅叶切除术后显露面神经在腮腺内的分支

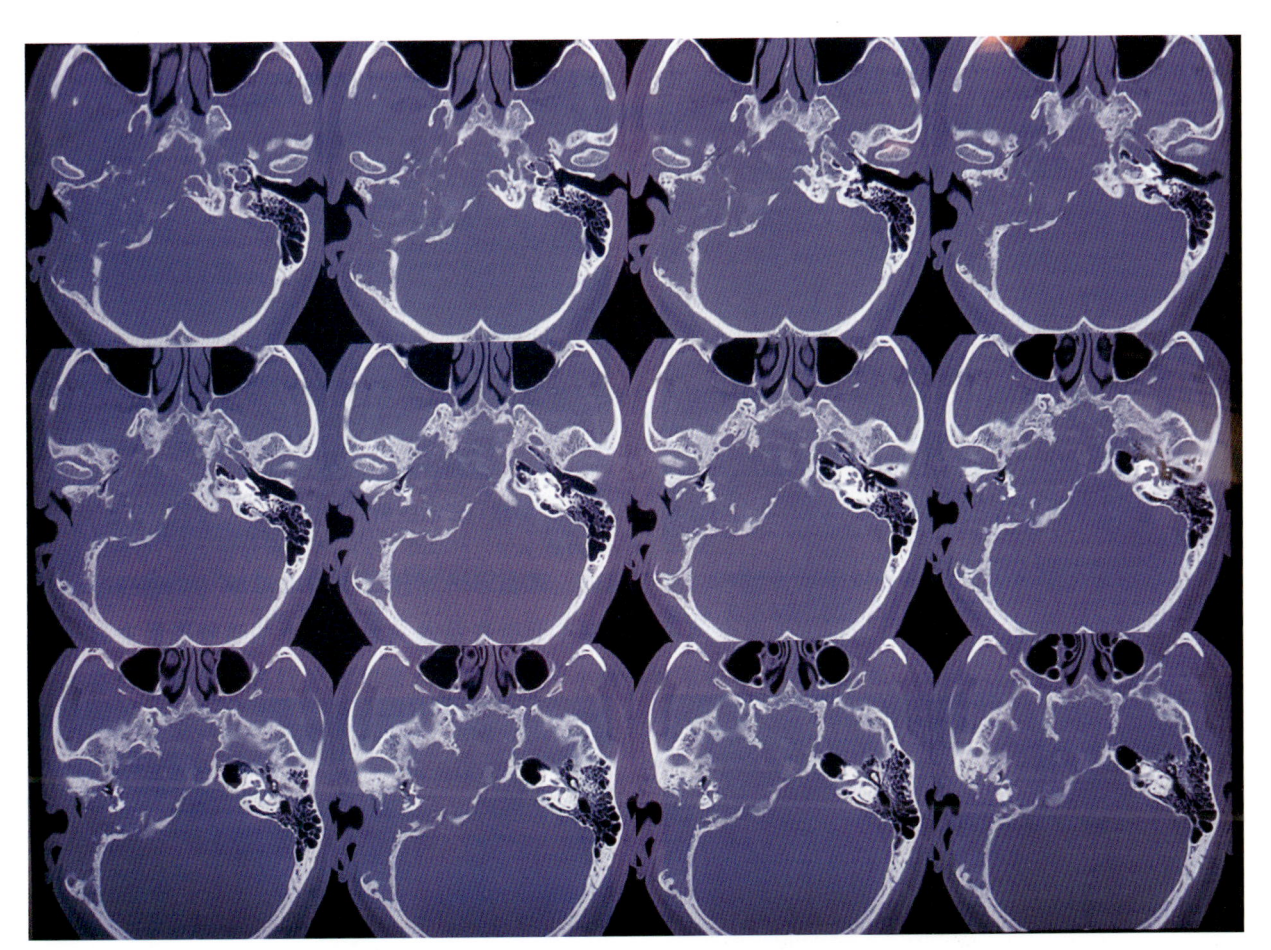

▲ 图 24-16　CT 显示病灶范围，累及中耳腔，延伸至岩尖

19. 磨除受到浸润的术腔内骨质，以清除残留其中的微小病变。
20. 腹部脂肪填塞空腔。逐层关闭肌骨膜层和皮肤层。如前所述，行外耳盲袋封闭。

病例 4

该患者为侵犯硬膜至皮肤的颞骨恶性肿瘤（感谢 Prepageran Narayanan 教授和 Philip Rajan 医生提供病例记录）（图 24-26 至图 24-29）。

145

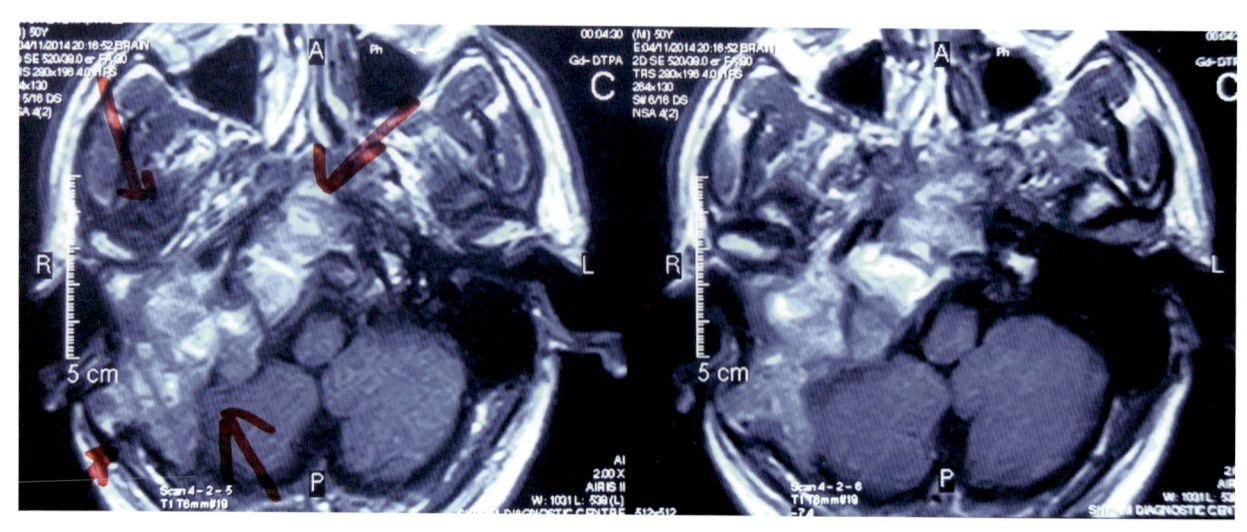

▲ 图 24-17　MRI 显示病变范围

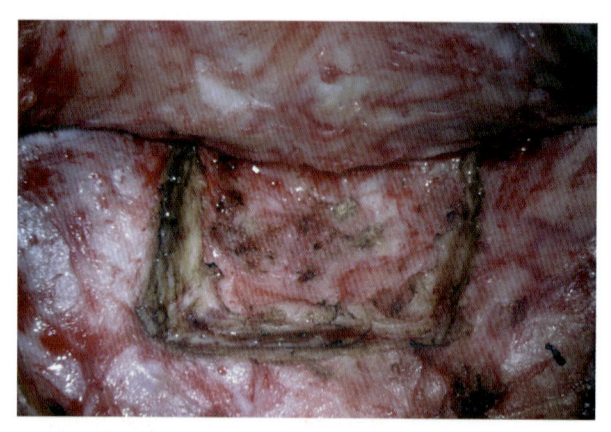

▲ 图 24-18　采用缝合肌骨膜作为外耳道盲袋封闭的第二层

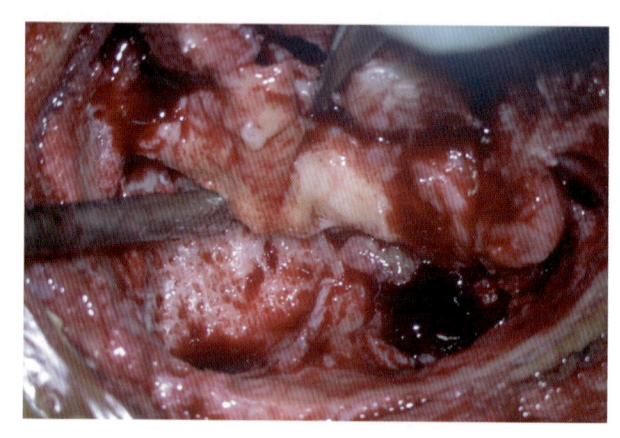

▲ 图 24-20　从周围逐步切除组织细胞瘤，辨别未受累区域

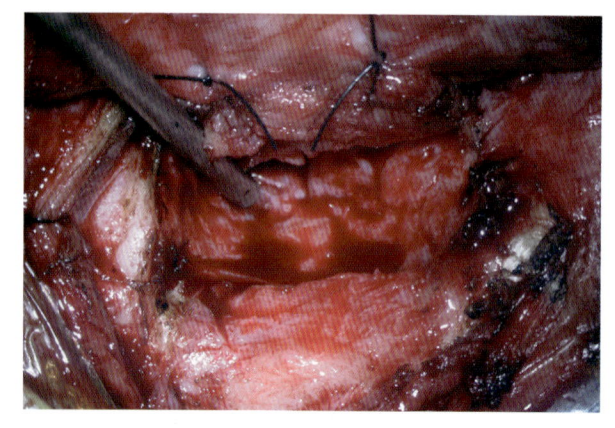

▲ 图 24-19　外耳道盲袋封闭的第二层通过缝合肌骨膜来封闭外耳道，术腔内可见恶性纤维组织细胞瘤

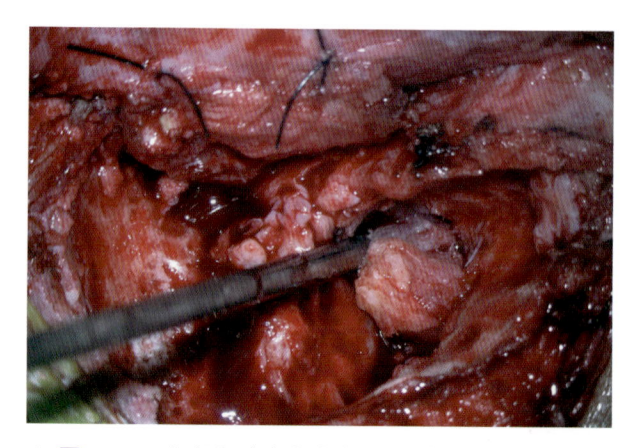

▲ 图 24-21　组织细胞瘤由迷路下和耳蜗下气房向颈静脉孔区延伸

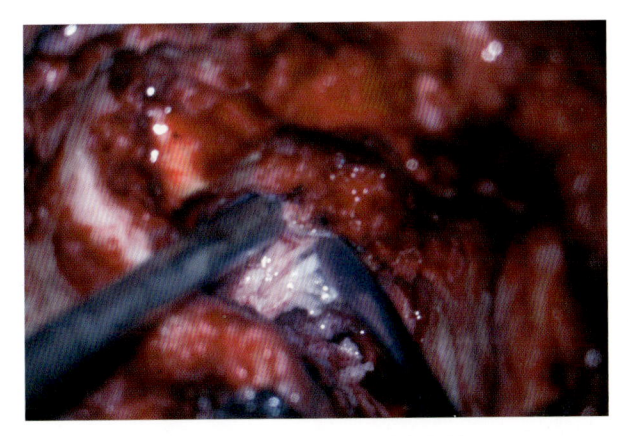

第 24 章　颞骨次全 / 全切除术
Subtotal/Total Resection of the Temporal Bone

▲ 图 24-22　可见内听道内的神经

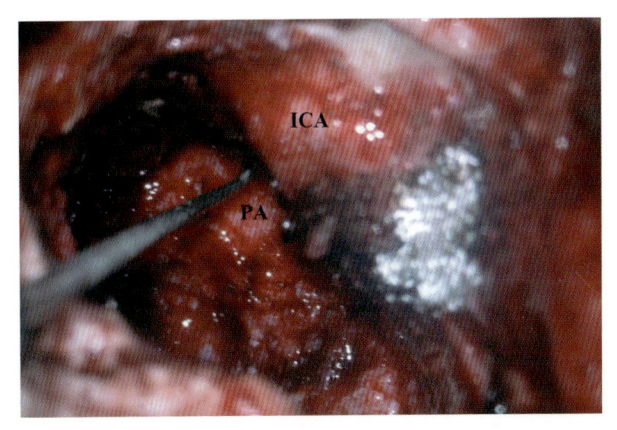

▲ 图 24-25　肿瘤向内（深）延伸至颈内动脉岩段
ICA. 颈内动脉；PA. 岩尖

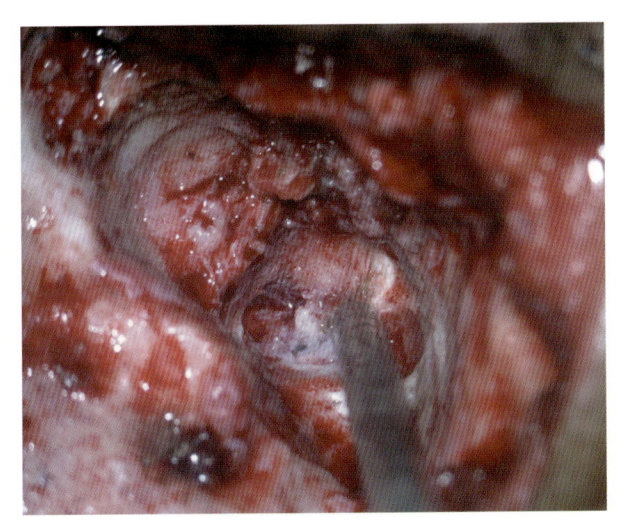

▲ 图 24-23　肿瘤向岩尖方向扩展

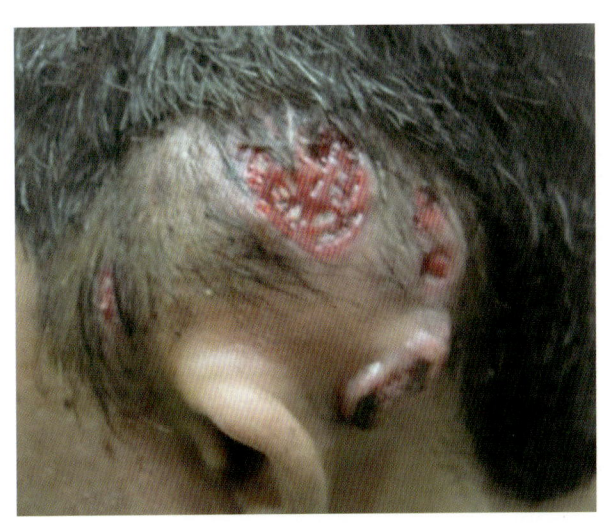

▲ 图 24-26　左耳外侧面观，耳廓前、上、后肿瘤穿透皮肤

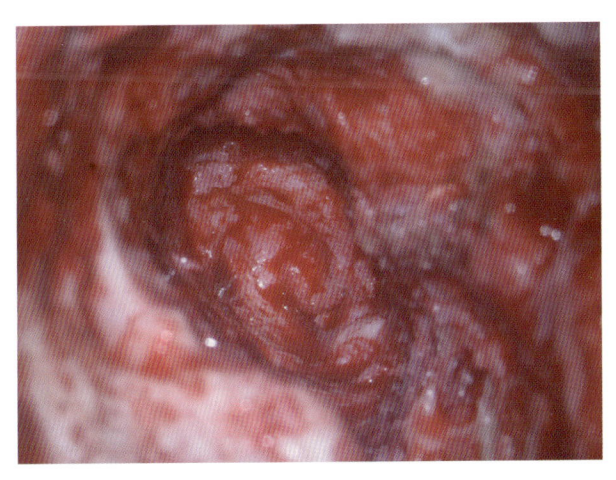

▲ 图 24-24　位于岩尖区的肿瘤

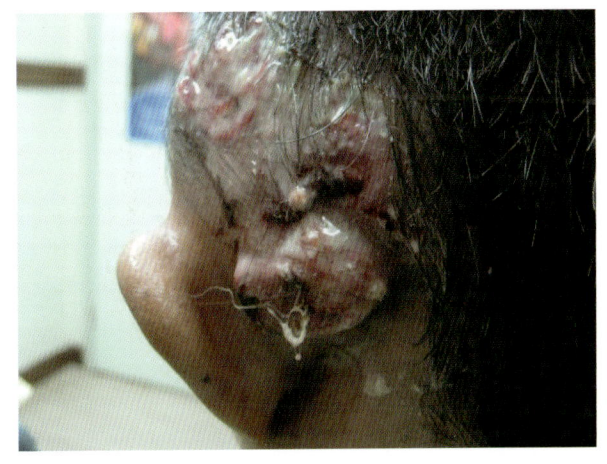

▲ 图 24-27　后面观见皮肤溃烂、感染

147

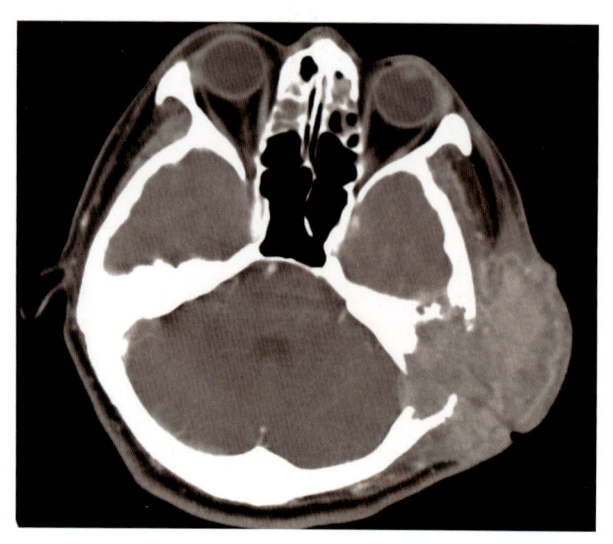

神经耳科与侧颅底手术图谱
Atlas of Neurotology and Lateral Skull Base Surgery

▲ 图 24-28　颞骨高分辨 CT 示肿瘤从皮肤向左侧颅后窝侵入

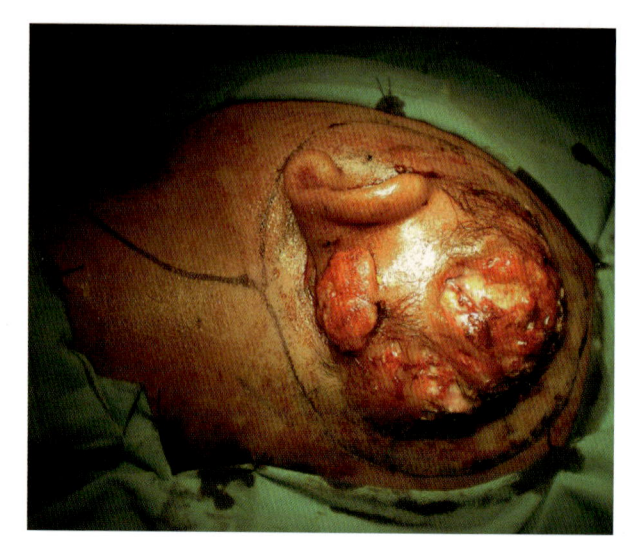

▲ 图 24-30　标记切口位置

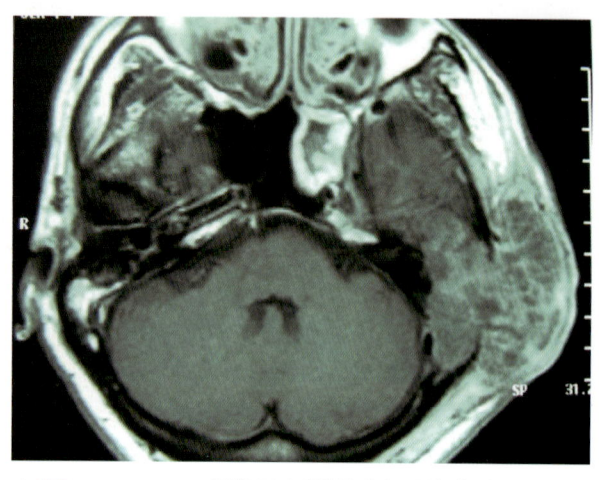

▲ 图 24-29　MRI 扫描示左侧颅后窝硬脑膜受累，但未侵犯小脑

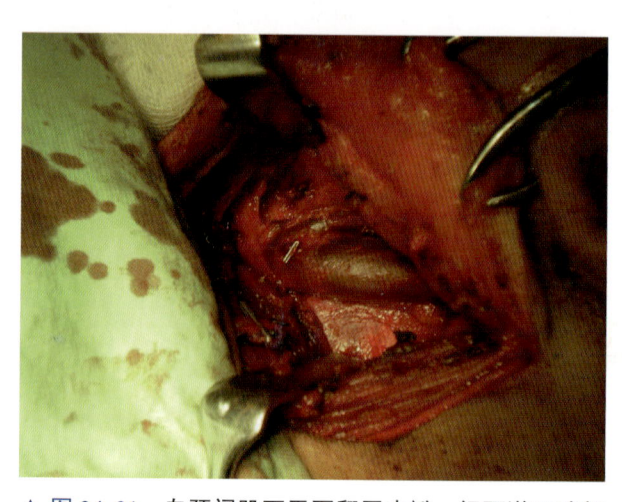

▲ 图 24-31　自颈阔肌下平面翻开皮瓣。行颈淋巴清扫术。识别颈内静脉，认真保留甲状腺上动脉和静脉，以便吻合游离皮瓣

【手术步骤】

1. 头部向外侧转动，略微伸展。Mayfield 头架固定患者头部，受累区域周围的切口距离肿瘤边缘至少 2cm。切口的下缘延伸至颈部，便于颈淋巴清扫（图 24-30）。

2. 下一步行颈部舌骨肌上区淋巴清扫术。随后确认甲状腺上血管，用于吻合游离皮瓣（图 24-31）。

3. 先用切割钻后用金刚钻磨除肿瘤周围的乳突和颞骨鳞部，直至颅后窝硬脑膜（图 24-32 和图 24-33）。

4. 剥离病变组织，残留粘连在硬脑膜上的肿瘤（图 24-34）。

5. 若肿瘤侵及外耳道骨质，如前所述，则行颞骨次全切除术，并且在同侧同时行全腮腺切除术。

6. 与颅后窝硬膜相粘连的肿瘤（图 24-35 和图 24-36）。

7. 切除肿瘤安全边界周围的颅后窝硬脑膜时要小心避免损伤其下方的小脑（图 24-37

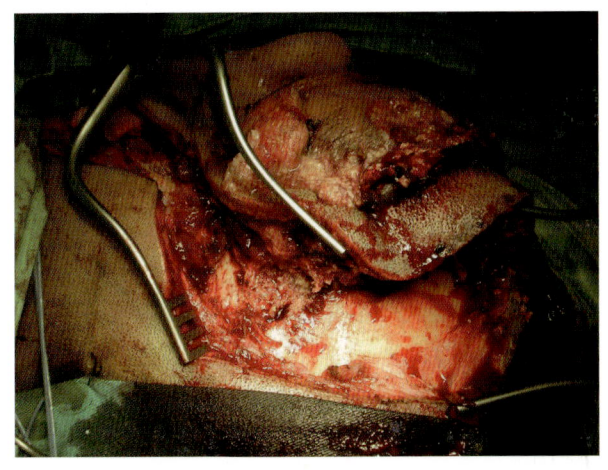

第 24 章 颞骨次全 / 全切除术
Subtotal/Total Resection of the Temporal Bone

▲ 图 24-32 继续向前分离，将肿瘤组织从颞骨乳突表面分离

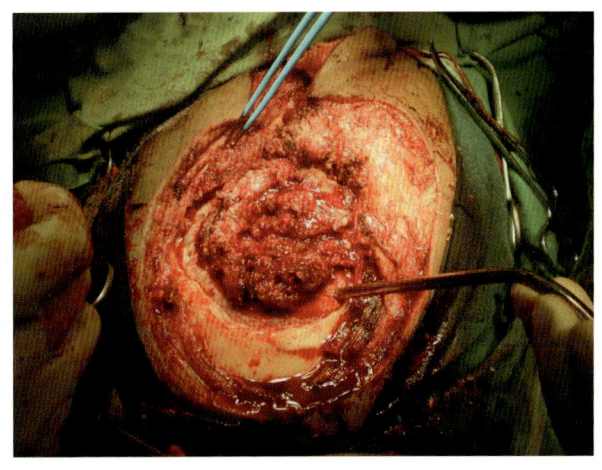

▲ 图 24-35 磨除肿瘤边界周围 1.5～2cm 的骨质

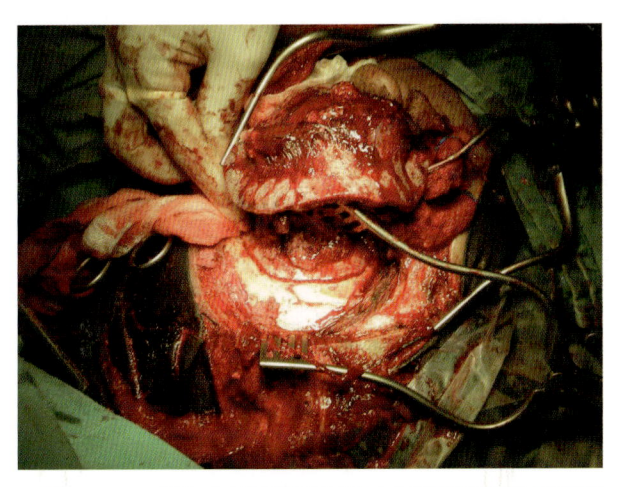

▲ 图 24-33 置入自动牵开器以防止组织塌陷到分离平面

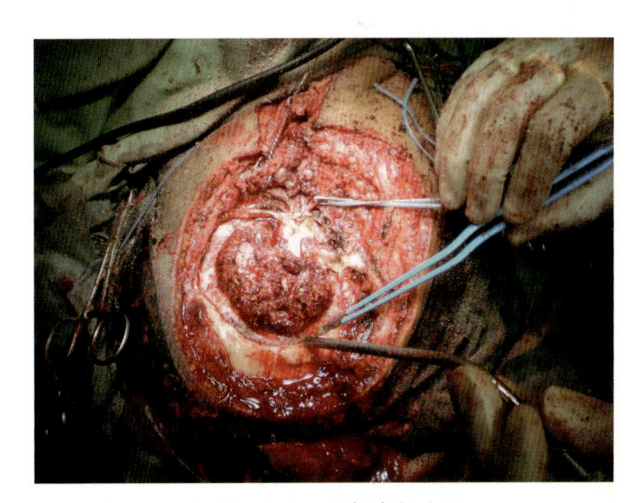

▲ 图 24-36 双极电凝止血

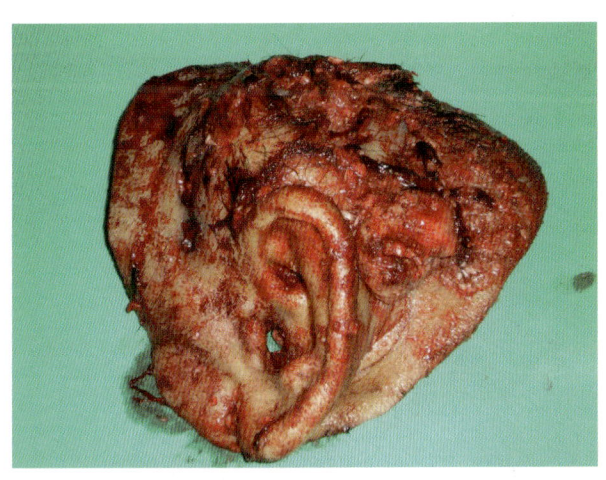

▲ 图 24-34 切除组织由耳廓和肿瘤浸润的皮肤组成

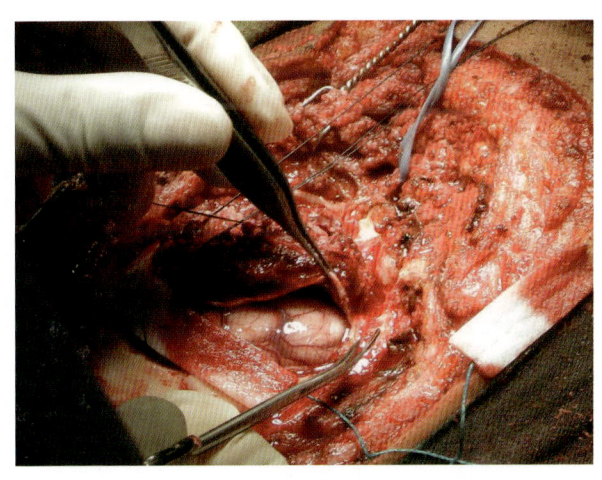

▲ 图 24-37 切开肿瘤安全边界外的硬脑膜

149

至图 24-39）。

8. 所有肿瘤相关组织均被切除至安全边界以外（图 24-40）。

9. 硬脑膜缺损的修补。第一层是人工硬脑膜，上面放置一层薄薄的止血纱布。在人造硬脑膜的边缘用纤维蛋白胶加固（图 24-41 和图 24-42）。

10. 最后一步是用前臂桡侧游离皮瓣修补缺损（图 24-43）。

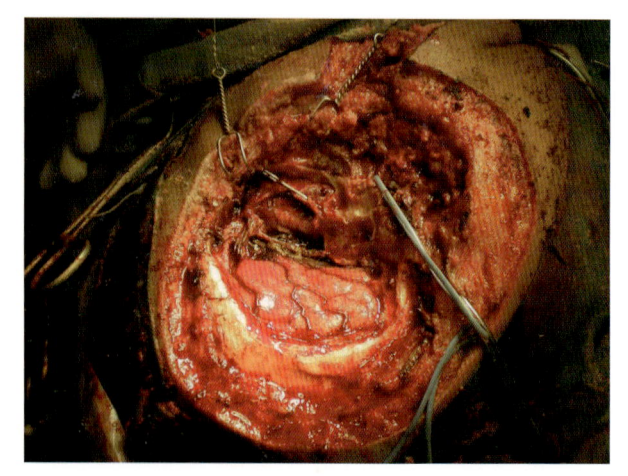

▲ 图 24-40　颞骨及颅后窝硬膜次全切除后的术腔

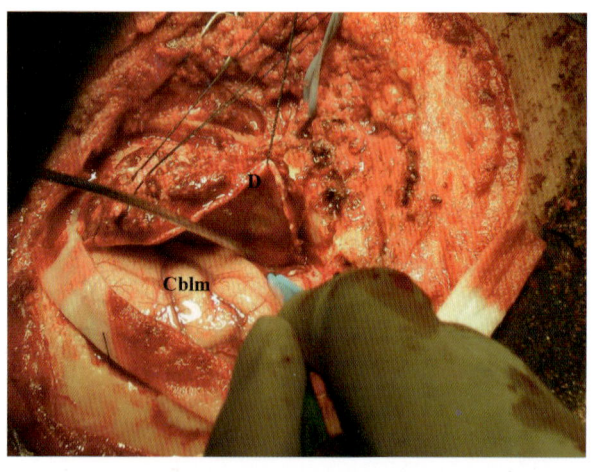

▲ 图 24-38　缝线悬吊于肿瘤和硬脑膜的正常组织边缘内，将硬脑膜及其下方的小脑分离开来，这就避免了对小脑不必要的牵拉

Cblm. 小脑；D. 硬脑膜

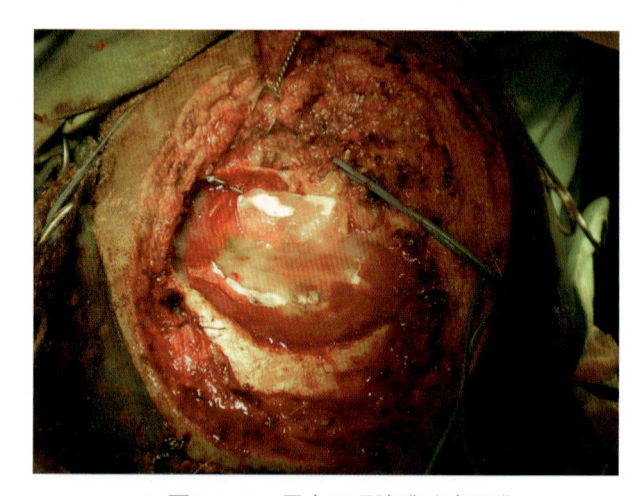

▲ 图 24-41　用人工硬脑膜重建硬膜

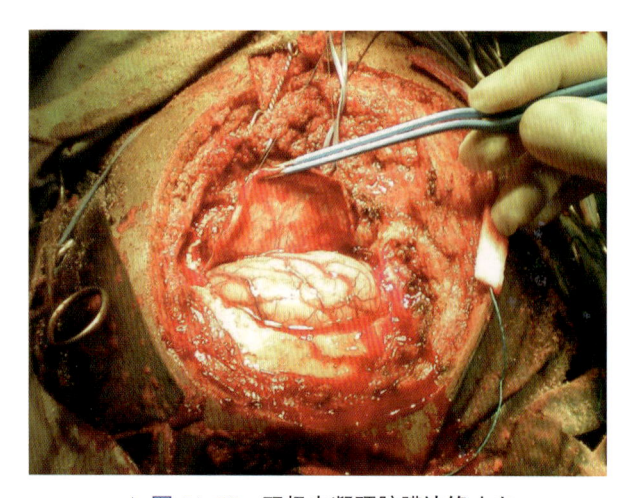

▲ 图 24-39　双极电凝硬脑膜边缘止血

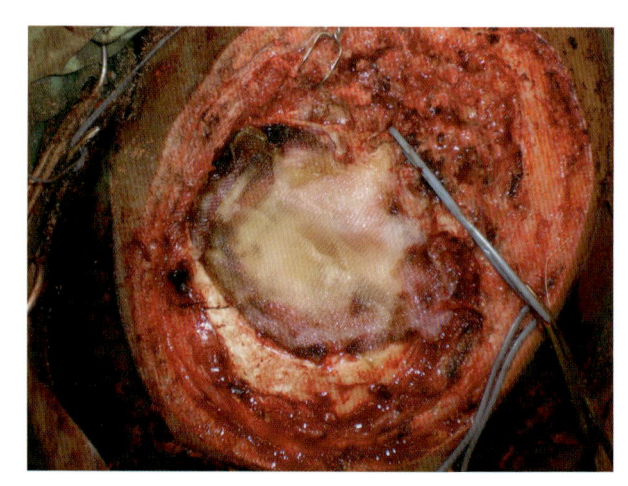

▲ 图 24-42　止血纱布置于人工硬脑膜上

150

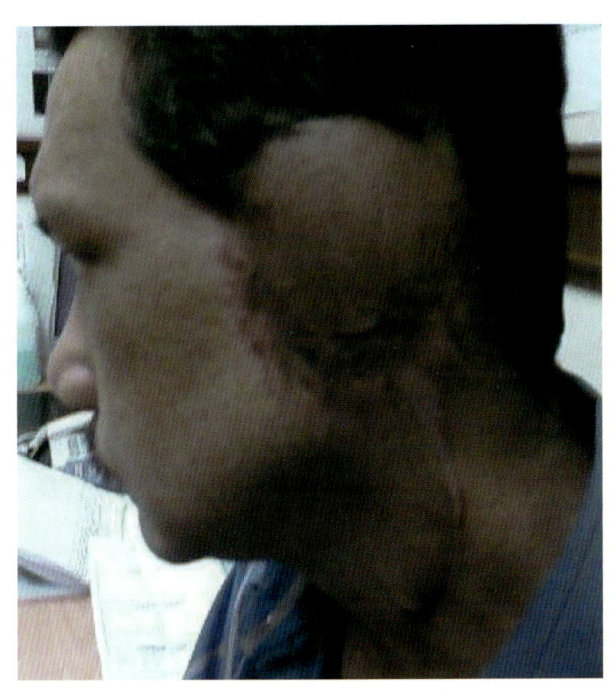

第 24 章　颞骨次全 / 全切除术
Subtotal/Total Resection of the Temporal Bone

▲ 图 24-43　术后 3 个月图片

> **技巧与要点**
>
> - 在可能的情况下，切除应包括距肿瘤至少 1.5cm 的边缘。对假定的正常组织边缘进行原位冰冻切片，以确认正常边缘。
> - 如有需要可磨除耳囊。同样，如果涉及圆窗和前庭窗、迷路下和耳蜗下气房、岩尖气房、中耳腔和茎乳孔等区域，也必须磨开，这些是肿瘤扩散到邻近区域的薄弱部位。
> - 手术入路并非固定，这取决于肿瘤的范围。基本前提是顺着肿瘤向那个方向延伸，然后切除肿瘤。如果可能完全切除，那应该积极尝试。然而如果肿瘤附着在周围重要结构上不能完全切除，应将其复发率降到最低。
> - 在对辅助放化疗有反应的肿瘤，必须采用这些辅助治疗方式来提高 5 年生存率。

第十四篇 眩晕的手术治疗
Surgeries for Vertigo

第25章 内淋巴囊减压术
Endolymphatic Sac Decompression

Narayan Jayashankar **著**
吴 亮 **译**
余永佳 张洪钿 **校**

【适应证】

听力正常，经药物治疗无效的梅尼埃病。

【手术步骤】

1. 在耳后沟后2cm处做耳后切口，从耳轮上极一直到乳突尖。向前翻开皮肤和皮下组织直至显露外耳道后壁。

2. 制作以后下方为基底的肌骨膜瓣。沿颞线从颧骨根水平切开至颞线与乳突后缘交界处，再沿骨性外耳道做一环状切口，包括上壁、下壁和后壁。肌骨膜瓣经缝线牵拉以显露出乳突皮质骨（图25-1）。

3. 乳突皮质骨切除术。先轮廓化出3个半规管，然后在乙状窦和颈静脉球表面仅保留一薄层骨质，充分磨除后半规管下方和后方的气房是非常重要的。同样需要将乙状窦前方的颅后窝硬脑膜表面的骨质用金刚砂磨钻蛋壳化（图25-2）。

4. 内淋巴囊位于Donaldson线下方。这条线沿着外半规管的轴线穿过，在走向乙状窦前方颅后窝硬脑膜时将后半规管一分为二。我们认为用后半规管蓝线来识别内淋巴囊是没有必要的（图25-3）。

5. 去除乙状窦前方颅后窝硬脑膜表面的菲薄骨质。向内侧下压乙状窦前颅后窝硬膜，使其与上面的骨质分离，然后用骨膜剥离子剥除其表面的骨质。颅后窝硬膜显露于后半规管的后方和下方，直至颈静脉球的上方（图25-4和图25-5）。

6. 若遇到高位颈静脉球，则需行减压术。用吸引器的侧边轻柔的牵拉，即可为显露乙状窦前的颅后窝硬脑膜提供所需的视野。

7. 与颅后窝硬膜呈蓝色相比，内淋巴囊呈白色。轻压内淋巴囊，可见内淋巴管在其走

第 25 章 内淋巴囊减压术
Endolymphatic Sac Decompression

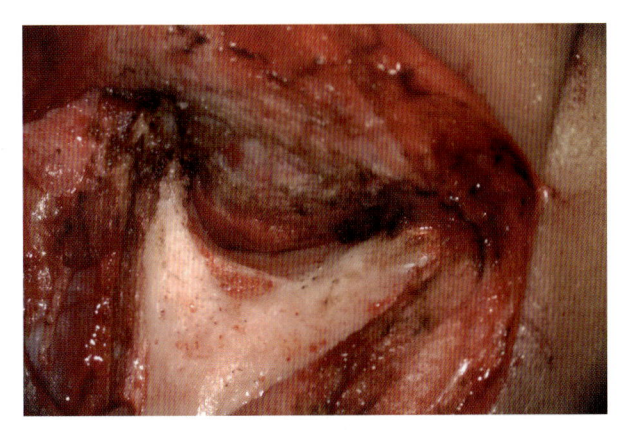

▲ 图 25-1 切开肌骨膜做一蒂在后下方的肌骨膜瓣

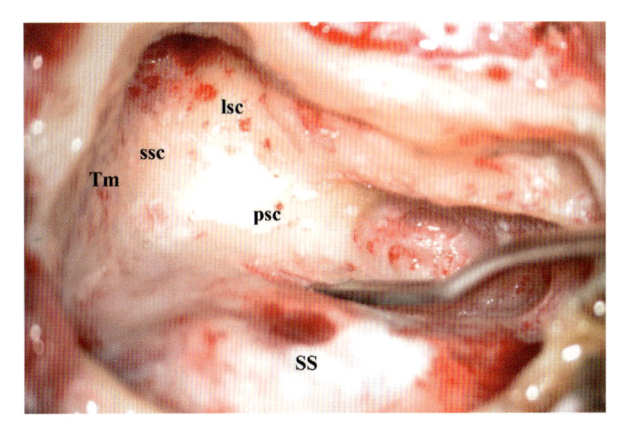

▲ 图 25-4 从乙状窦前颅后窝硬脑膜上剥离蛋壳般菲薄的骨质
lsc. 外半规管；psc. 后半规管；SS. 乙状窦；ssc. 前半规管；Tm. 被盖乳突

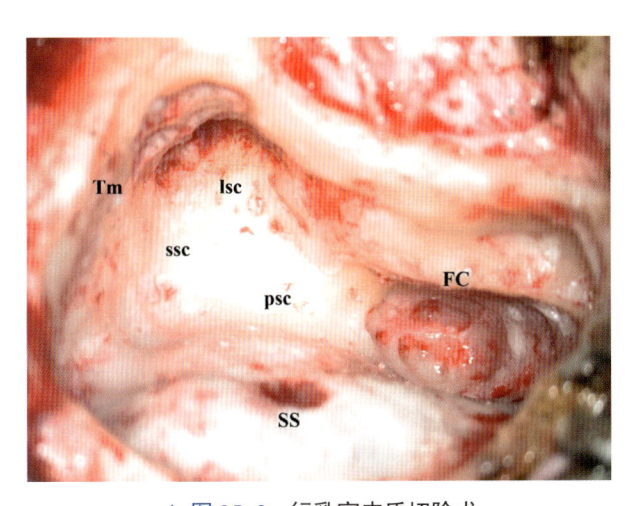

▲ 图 25-2 行乳突皮质切除术
FC. 面神经管；lsc. 外半规管；psc. 后半规管；SS. 乙状窦；ssc. 前半规管；Tm. 乳突天盖

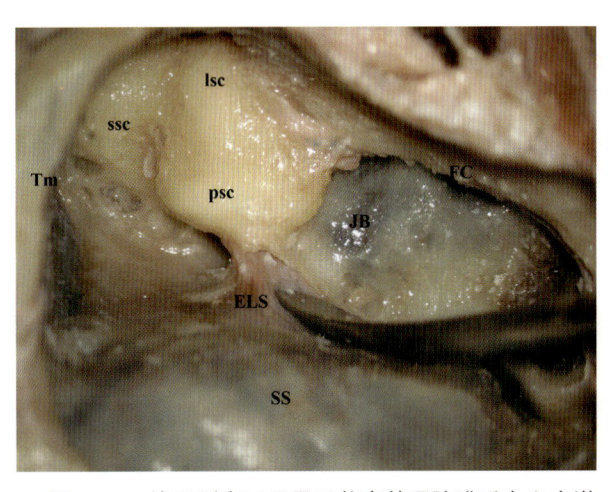

▲ 图 25-5 使用剥离子显露乙状窦前硬脑膜后方和内淋巴囊区域下方
ELS. 内淋巴囊；FC. 面神经管；JB. 颈静脉球；lsc. 外半规管；psc. 后半规管；SS. 乙状窦；ssc. 前半规管；Tm. 乳突天盖

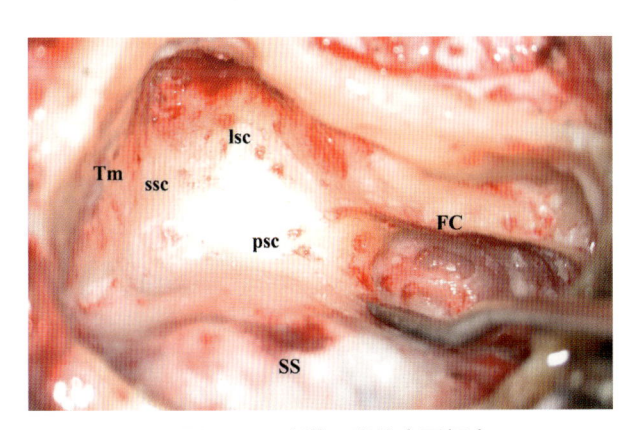

▲ 图 25-3 内淋巴囊的表面标志
FC. 面神经管；lsc. 外半规管；psc. 后半规管；SS. 乙状窦；ssc. 前半规管；Tm. 乳突天盖

向前庭的过程中穿过后半规管局部略隆起。剥离子沿着乙状窦前窝处硬膜从上向下移动时，由于有构成内淋巴囊的双层硬脑膜阻挡而不能自由移动。准确识别内淋巴囊是非常重要的，以防止意外切开颅后窝硬脑膜引起脑脊液漏（图 25-6 和图 25-7）。

8. 镰状刀或 Beaver 刀切开内淋巴囊的外壁。插入球状探针进一步扩大囊腔（图 25-8 至图 25-11）。

153

9. 制备 T 形硅胶片。将硅胶片的水平端置于内淋巴囊和导管的管腔内，垂直端显露在乳突腔内，这样可以有效地形成内淋巴乳突分流（图 25-12 至图 25-14）。
10. 将肌骨膜层和皮肤分层缝合。

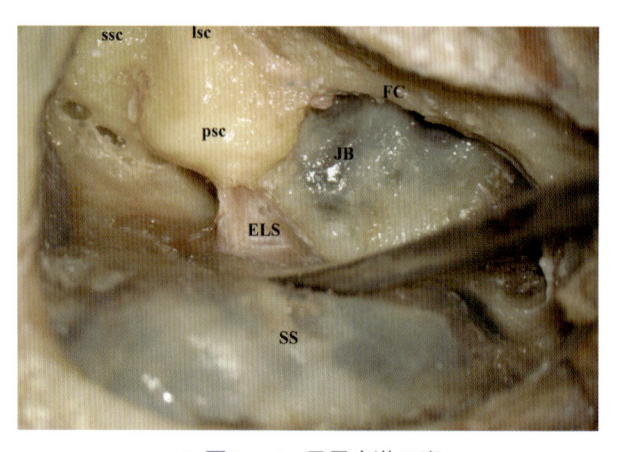

▲ 图 25-6 显露内淋巴囊
ELS. 内淋巴囊；FC. 面神经管；JB. 颈静脉球；lsc. 外半规管；psc. 后半规管；SS. 乙状窦；ssc. 前半规管

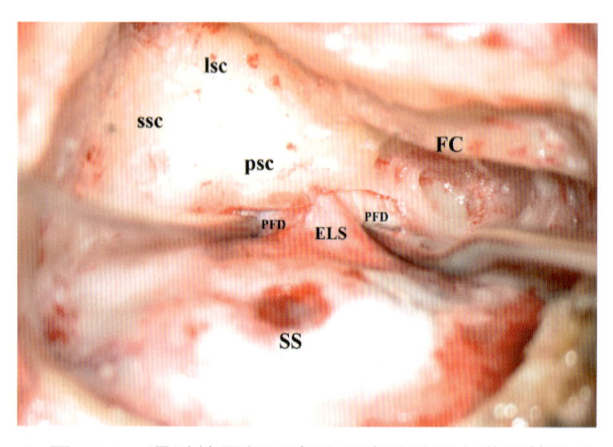

▲ 图 25-7 通过按压颅后窝处硬脑膜辨别内淋巴管和内淋巴囊。从颅后窝硬脑膜剥离导管，可以看到它通向后半规管的内侧
ELS. 内淋巴囊；FC. 面神经管；lsc. 外半规管；PFD. 颅后窝硬脑膜；psc. 后半规管；SS. 乙状窦；ssc. 前半规管

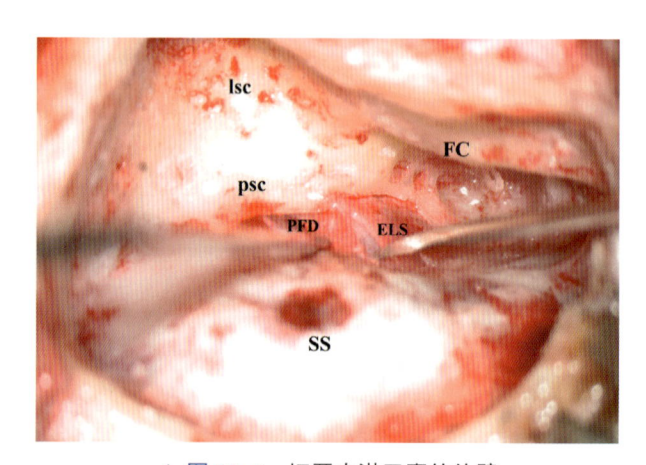

▲ 图 25-9 切开内淋巴囊的外壁
ELS. 内淋巴囊；FC. 面神经管；lsc. 外半规管；PFD. 颅后窝硬脑膜；psc. 后半规管；SS. 乙状窦

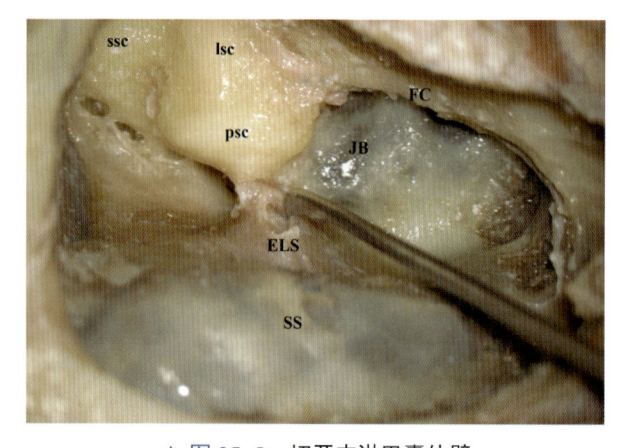

▲ 图 25-8 切开内淋巴囊外壁
ELS. 内淋巴囊；FC. 面神经管；JB. 颈静脉球；lsc. 外半规管；psc. 后半规管；SS. 乙状窦；ssc. 前半规管

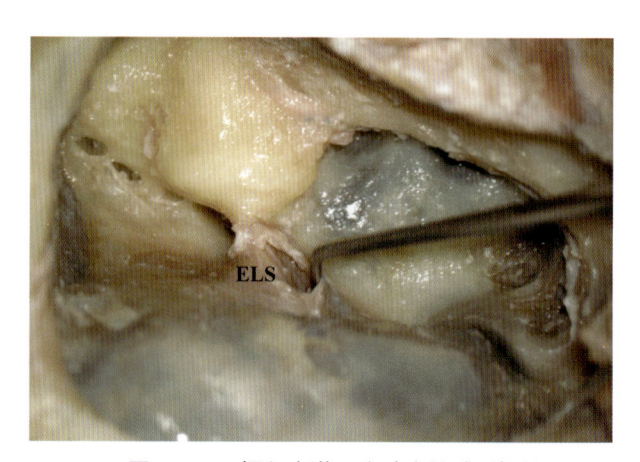

▲ 图 25-10 探入内淋巴囊腔内的球形探针
ELS. 内淋巴囊

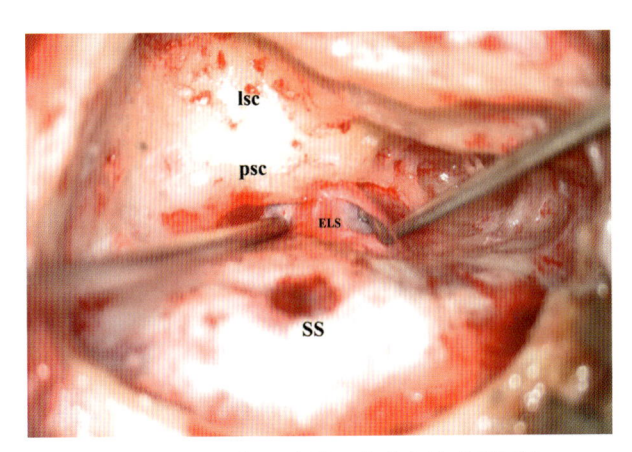

第 25 章　内淋巴囊减压术
Endolymphatic Sac Decompression

▲ 图 25-11　探入内淋巴囊腔内的球形探针
ELS. 内淋巴囊；lsc. 外半规管；psc. 后半规管；SS. 乙状窦

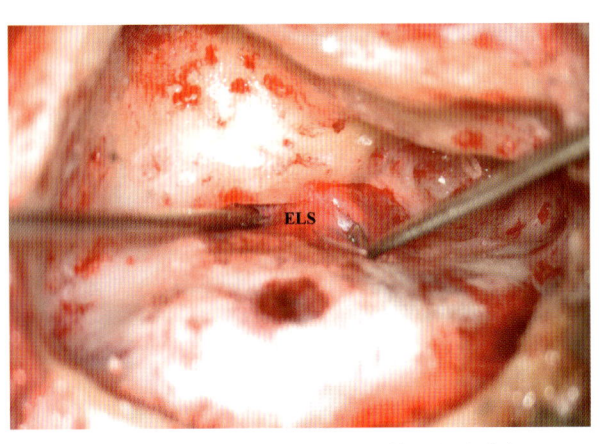

▲ 图 25-13　将硅胶片插入内淋巴囊的腔内
ELS. 内淋巴囊

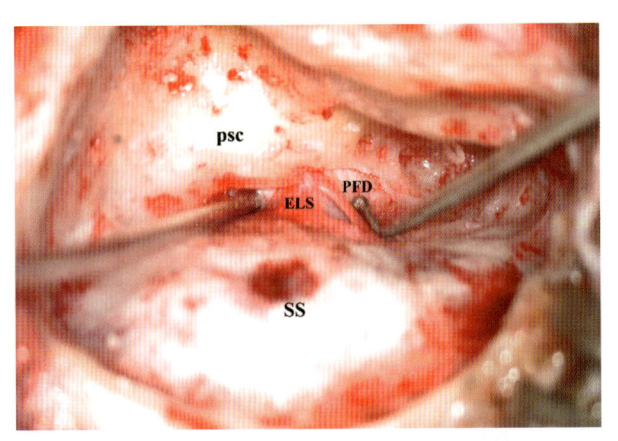

▲ 图 25-12　可见已经开放后的内淋巴囊腔
ELS. 内淋巴囊；PFD. 颅后窝硬脑膜；psc. 后半规管；SS. 乙状窦

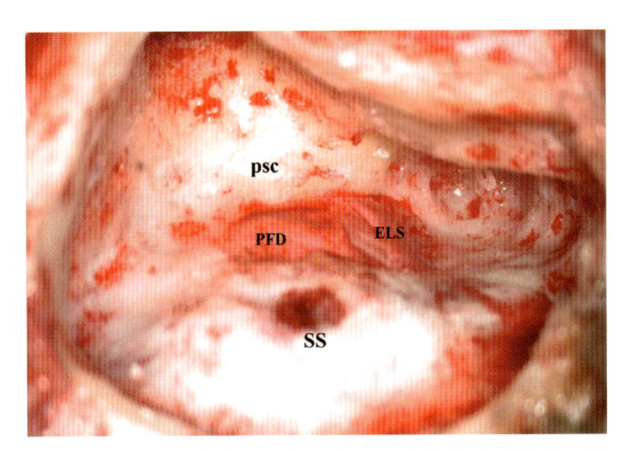

▲ 图 25-14　在内淋巴囊管腔外可见硅胶片的垂直端，形成内淋巴乳突分流
ELS. 内淋巴囊；PFD. 颅后窝硬脑膜；psc. 后半规管；SS. 乙状窦

技巧与要点

- 除非确认是内淋巴囊，否则不要切开。颅后窝硬膜意外切开会导致脑脊液漏。
- 经颅后窝硬脑膜牵拉内淋巴管有助于明确识别内淋巴囊。
- 可用 T 形硅胶片来维持内淋巴乳突分流的通畅。

第 26 章 经乳突迷路切除术
Transmastoid Labyrinthectomy

Narayan Jayashankar　K. P. Morwani　著
吴　亮　译
余永佳　张洪钿　校

【适应证】

1. 单侧外周前庭疾病伴听力障碍。
2. 处理前庭神经或Ⅷ神经手术进入迷路的部分。
3. 无实用听力的迷路内神经鞘瘤（罕见）。

【手术步骤】

1. 取沿乳突后缘、耳后沟后约 1.5cm 处的切口切开乳突后缘。直接切开皮肤和皮下组织层（图 26-1）。
2. T 形切开肌骨膜层。水平线为颞线的延伸。而垂直线自耳后沟和皮肤切口间垂直水平切开。将肌骨膜瓣向前、向后、向上翻转缝合，露出乳突皮质（图 26-2）。
3. 乳突皮质切除术包括切除乙状窦、颅中窝硬脑膜、乳突尖以及外耳道后壁表面的骨质。磨除外半规管、后半规管和前半规管周围气房，将其轮廓化。在磨除过程中还应仔细辨认乳突段面神经管。清除面后和迷路下气房，将颈静脉球表面骨质磨除，仅留一薄层骨壳（图 26-3）。
4. 沿后半规管、外半规管和前半规管的方向来磨除骨质。开放的半规管管腔可协助判断半规管的方向（图 26-4）。
5. 出血常出现于前半规管半圆的中心位置，责任动脉为弓状下动脉，出血的控制方法是使用双极电凝或用金刚钻钻头干磨止血。
6. 磨除并开放 3 个半规管的壶腹端，进一步将已开放的 3 个半规管磨除（图 26-5）。
7. 开放前庭，去除神经上皮。注意不要损伤位于前庭侧方的面神经第二支（图 26-6）。
8. 缝合肌骨膜层。
9. 全层缝合皮肤和皮下组织。

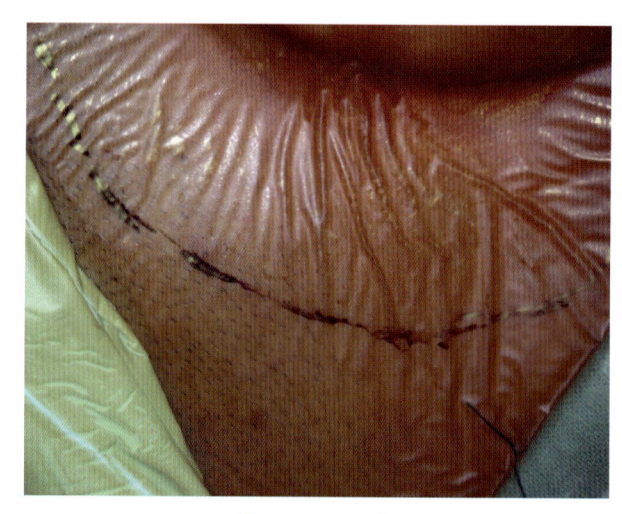

▲ 图 26-1　右侧切口

第 26 章 经乳突迷路切除术
Transmastoid Labyrinthectomy

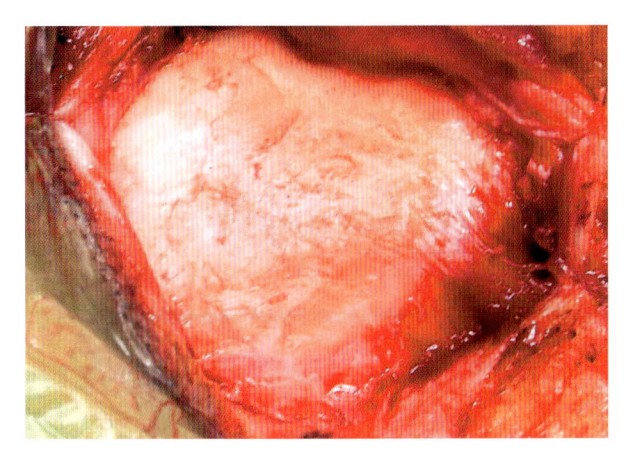

▲ 图 26-2 显露乳突皮质骨

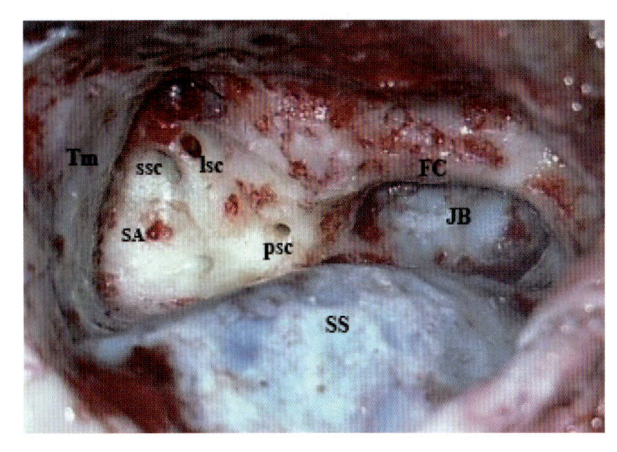

▲ 图 26-5 显露半规管的壶腹端
FC. 面神经管；JB. 颈静脉球；lsc. 外半规管（壶腹端）；psc. 后半规管（壶腹端）；SA. 弓状下动脉；SS. 乙状窦；ssc. 前半规管（壶腹端）；Tm. 乳突天盖

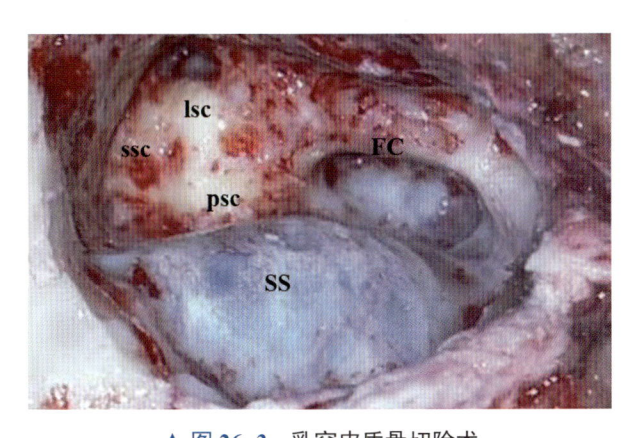

▲ 图 26-3 乳突皮质骨切除术
FC. 面神经管；lsc. 外半规管；psc. 后半规管；SS. 乙状窦；ssc. 前半规管

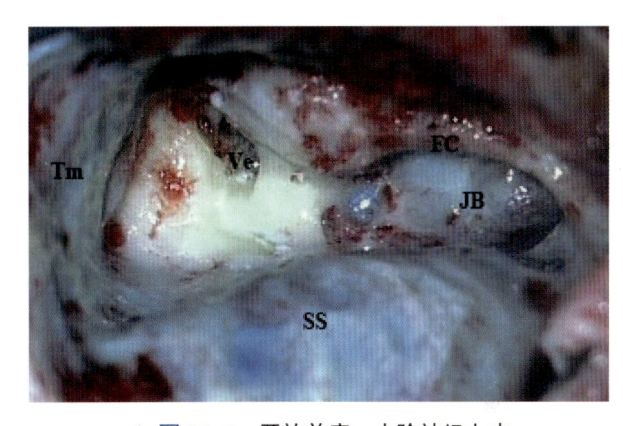

▲ 图 26-6 开放前庭，去除神经上皮
FC. 面神经管；JB. 颈静脉球；SS. 乙状窦；Tm. 乳突天盖；Ve. 前庭

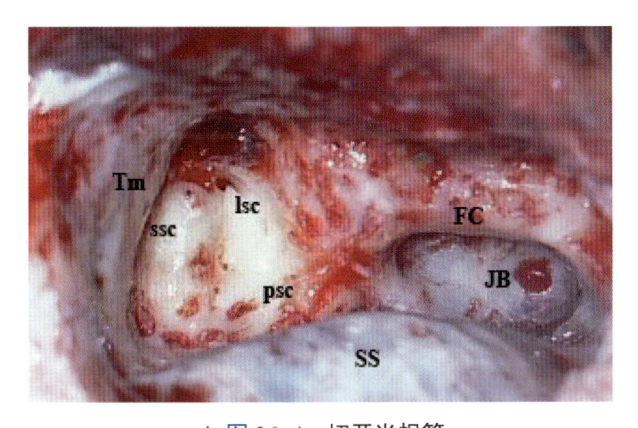

▲ 图 26-4 切开半规管
FC. 面神经管；JB. 颈静脉球；lsc. 外半规管；psc. 后半规管；SS. 乙状窦；ssc. 前半规管；Tm. 乳突天盖

技巧与要点

- 该术式仅可用于存在听力障碍的患者。
- 必须切除前庭和 3 个半规管壶腹末端的神经上皮。

第 27 章　乙状窦后入路前庭神经切断术
Retrosigmoid Vestibular Neurectomy

K. P. Morwani　Narayan Jayashankar　著
吴　亮　译
余永佳　张洪钿　校

【适应证】

1. 顽固性的周围性眩晕，且听力正常。
2. 内淋巴囊手术失败。

【手术步骤】

1. 沿乳突后缘标记乙状窦走行，并经颞线向后的延长线标记横窦走行（图 27-1）。
2. 手术切口如图所示，全层切开皮肤和皮下组织。皮瓣向前翻转，前方显露到乙状窦，前上方显露到乙状窦和横窦移行处，上缘应超过横窦水平（图 27-2）。
3. 沿乙状窦、乙状窦与横窦交界、向后沿横窦走行，皮肤切口稍内侧行肌骨膜切开，形成一个基底在后方的肌骨膜瓣，该方法可通过肌骨膜瓣与皮瓣切口不重叠来防止脑脊液漏（图 27-3）。
4. 在乙状窦后磨除出一 3cm×3cm 小骨窗，将骨粉收集在托盘中备用。颅后窝硬膜外的骨质磨至蛋壳样，最后用骨膜剥离子将其剥下。骨窗前缘达乙状窦，上缘达横窦（图 27-4 和图 27-5）。
5. 如图示切开硬脑膜，形成一基底在前方的

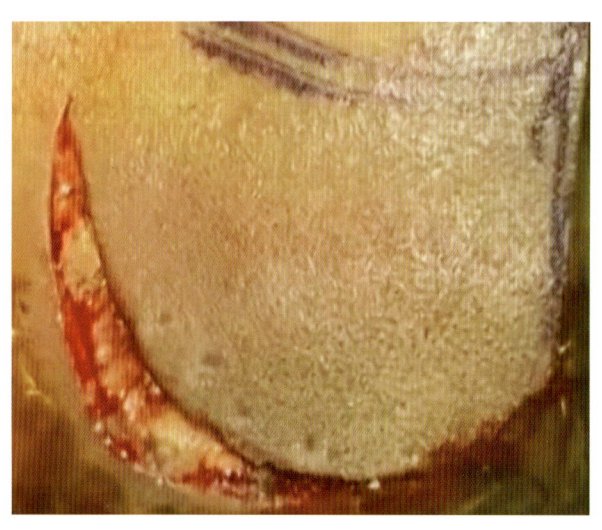

▲ 图 27-1　左侧皮肤切口

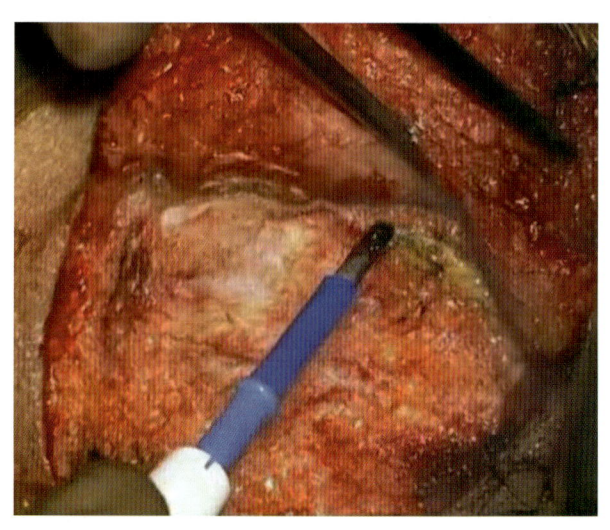

▲ 图 27-2　皮肤和皮下组织瓣

第 27 章 乙状窦后入路前庭神经切断术
Retrosigmoid Vestibular Neurectomy

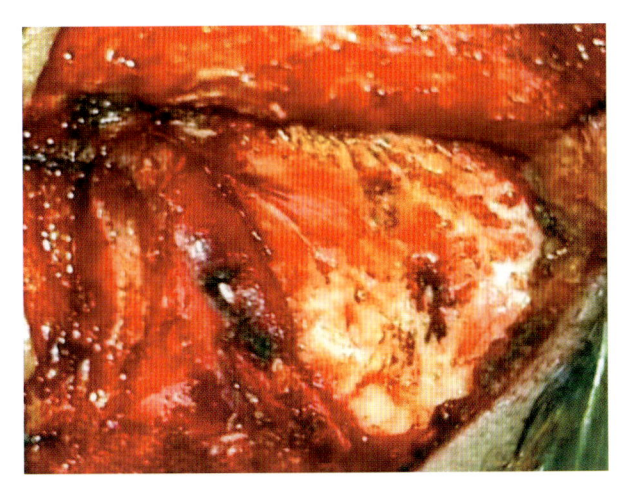

▲ 图 27-3 向后牵开肌骨膜瓣，显露乙状窦后骨质

硬膜瓣。硬膜一旦切开，先在硬膜下置入一保护片，以避免小脑及其表面的血管损伤。硬膜牵向前方，用 2 条临时缝合线固定（图 27-6 和图 27-7）。

6. 切开硬脑膜，打开蛛网膜，释放脑脊液后，小脑回缩，继而很容易就可以显露脑桥小脑三角。

7. 可确认位于脑桥小脑三角的前庭蜗神经，并可见到其内听道入口（图 27-8 和图 27-9），在这个阶段，采用 0° 和 45° 内镜可更清楚的观察脑桥小脑三角的解剖结构。

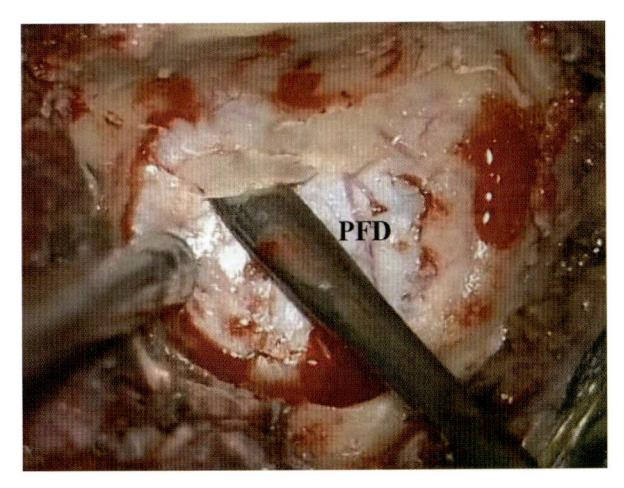

▲ 图 27-4 剥离颅后窝硬脑膜表面薄层骨壳
PFD. 颅后窝硬脑膜

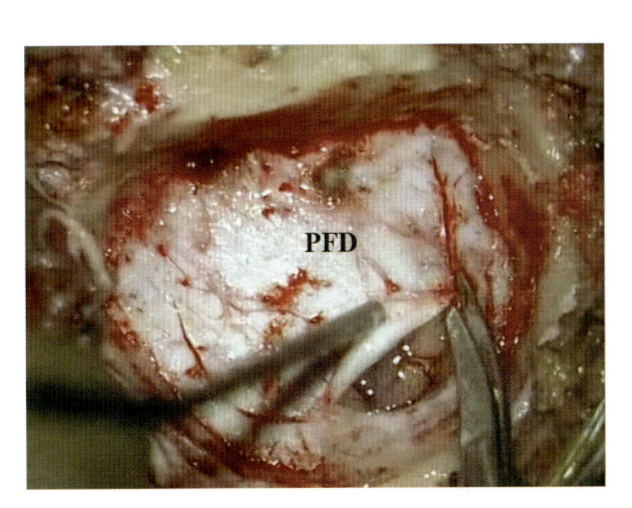

▲ 图 27-6 切开乙状窦后硬脑膜
PFD. 颅后窝硬脑膜

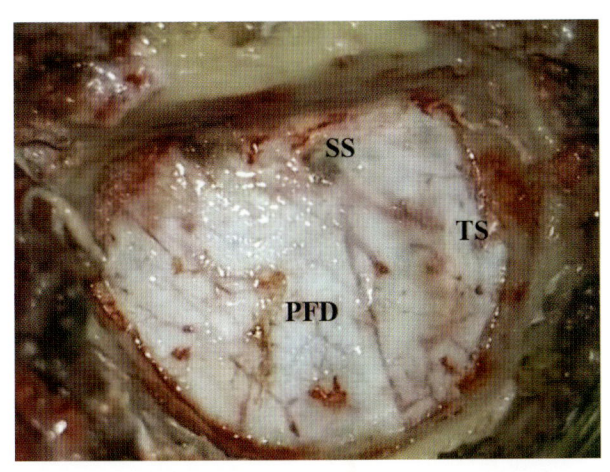

▲ 图 27-5 显露乙状窦后大小约 3cm×3cm 的硬脑膜
PFD. 颅后窝硬脑膜；TS. 横窦；SS. 乙状窦

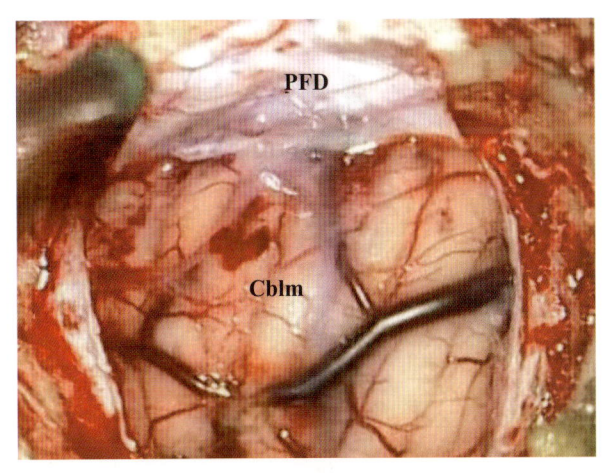

▲ 图 27-7 向前方掀起硬脑膜瓣
Cblm. 小脑；PFD. 颅后窝硬脑膜

8. 图示，下方可见后组脑神经（图27-10和图27-11）。

9. 位于上方的前庭神经与位于下方的蜗神经之间存在清楚的界面。用精细的钩针穿过该界面可清晰地将前庭神经从蜗神经上分离（图27-12）。

10. 面神经位于前上方，向下方轻轻牵拉前庭蜗神经即可显露面神经（图27-13）。

11. 用显微剪刀剪断前庭神经。用带钩的探针将前庭神经的断端分开，注意防止损伤前方的面神经或下方的蜗神经（图27-14和图27-15）。

12. 脑桥小脑三角区注满生理盐水，防止气颅。

13. 硬膜复位并用4-0抗菌薇乔缝合硬膜（图27-16）。

14. 硬脑膜边缘之间的间隙用腹部或大腿的脂肪封闭，再用纤维蛋白胶将其固定（图27-17）。

15. 将开颅时所收集的骨粉与纤维蛋白胶混合，压平形成骨板，覆盖于骨质缺损部位（图27-18）。

16. 肌骨膜瓣用3-0薇乔线缝合复位（图27-19）。

17. 全层缝合皮下组织和皮肤（图27-20）。

▲ 图 27-8　辨认Ⅶ～Ⅷ神经复合体
AFB. 面听神经束；Cblm. 小脑

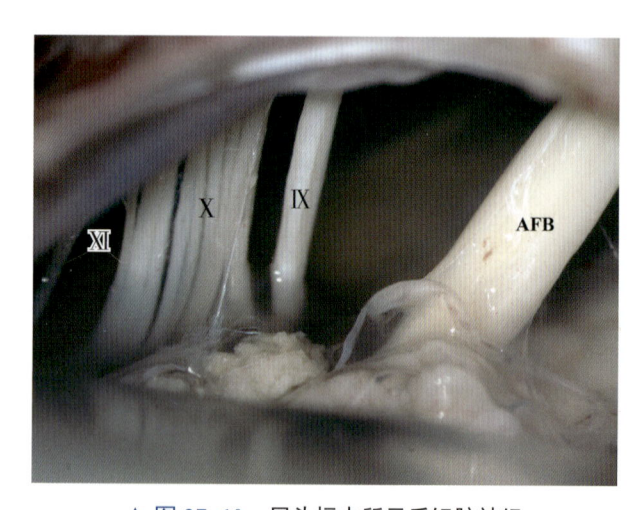

▲ 图 27-10　尸头标本所示后组脑神经
AFB. 面听束；Ⅸ. 舌咽神经；Ⅹ. 迷走神经；Ⅺ. 副神经

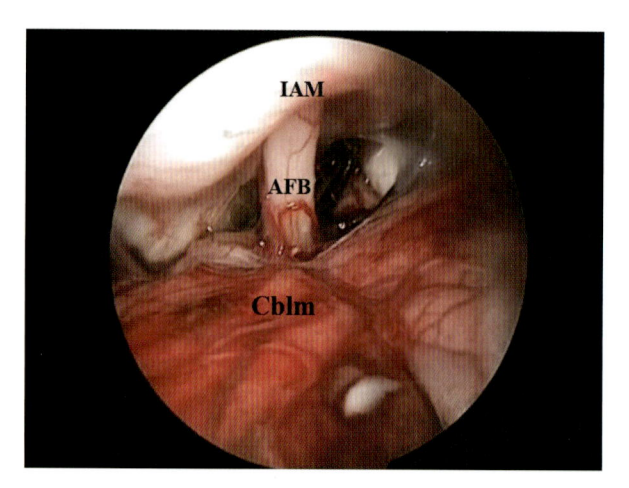

▲ 图 27-9　神经内镜观察Ⅶ～Ⅷ神经复合体
AFB. 听面神经束；Cblm. 小脑；IAM. 内听道

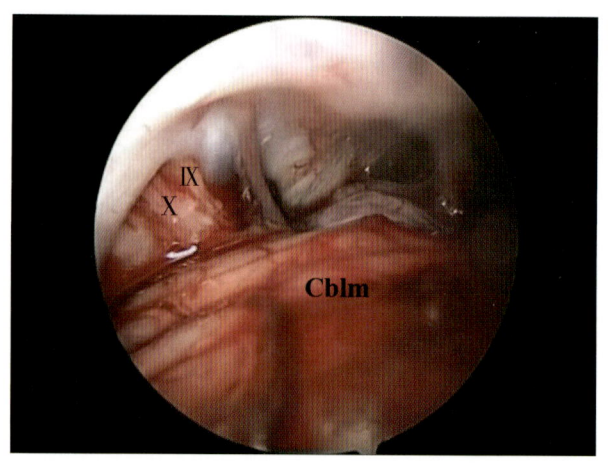

▲ 图 27-11　神经内镜观察脑桥小脑三角区的后组脑神经
Cblm. 小脑；Ⅸ. 舌咽神经；Ⅹ. 迷走神经

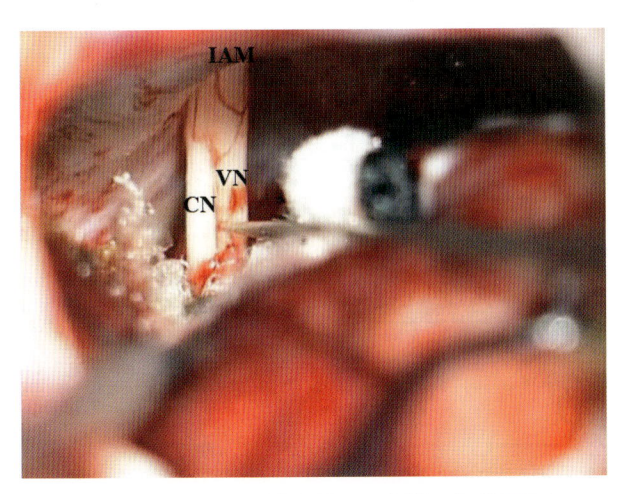

第 27 章 乙状窦后入路前庭神经切断术
Retrosigmoid Vestibular Neurectomy

▲ 图 27-12 辨别前庭神经和蜗神经间的界面
CN. 蜗神经；IAM. 内听道；VN. 前庭神经

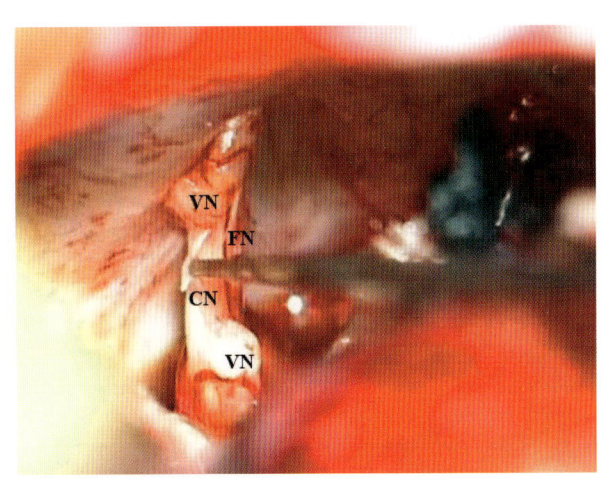

▲ 图 27-15 分离前庭神经断端
CN. 蜗神经；FN. 面神经；VN. 前庭神经

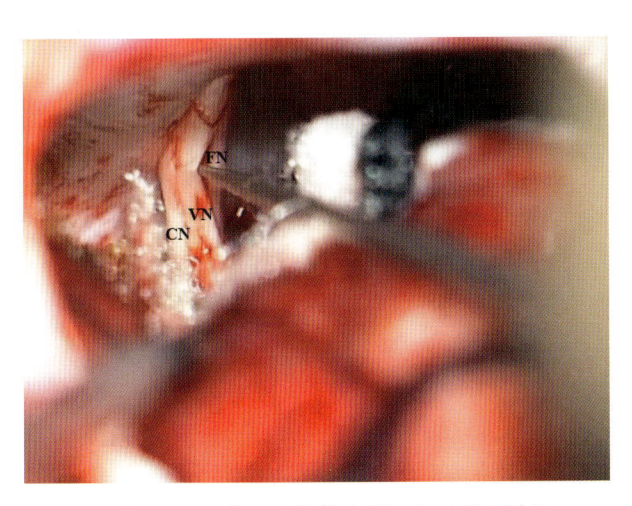

▲ 图 27-13 向下牵拉前庭蜗神经显露面神经
CN. 蜗神经；FN. 面神经；VN. 前庭神经

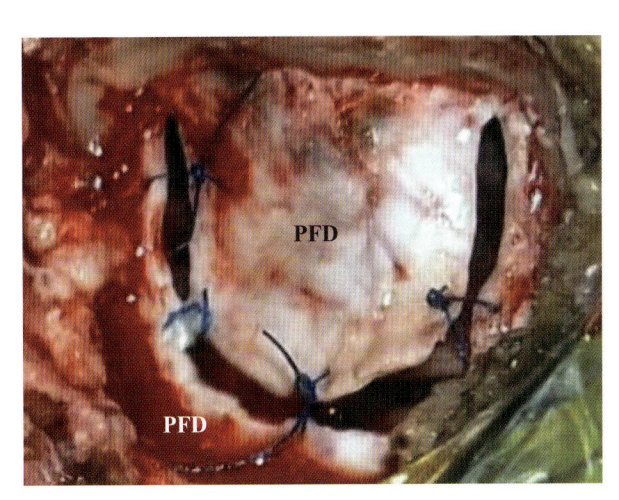

▲ 图 27-16 复位并缝合硬脑膜
PFD. 颅后窝硬脑膜

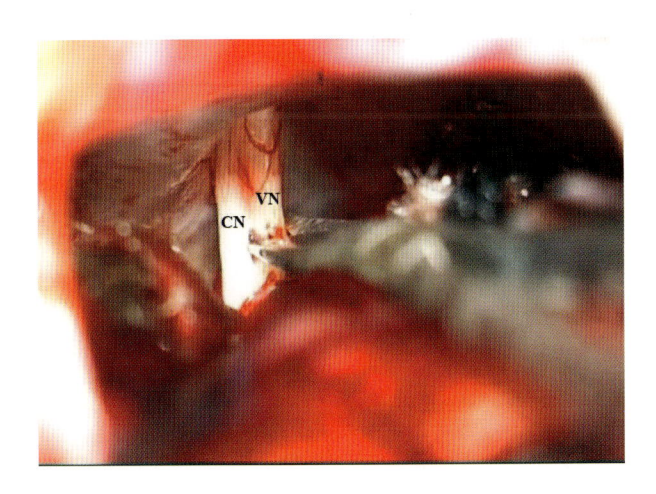

▲ 图 27-14 离断前庭神经
CN. 蜗神经；VN. 前庭神经

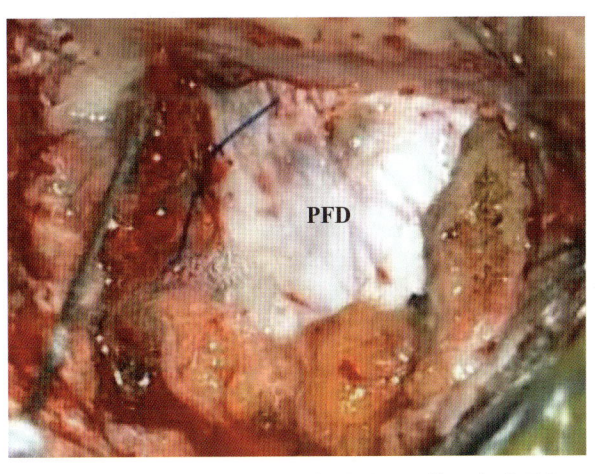

▲ 图 27-17 脂肪封闭硬膜间缝隙，纤维蛋白胶固定
PFD. 颅后窝硬脑膜

161

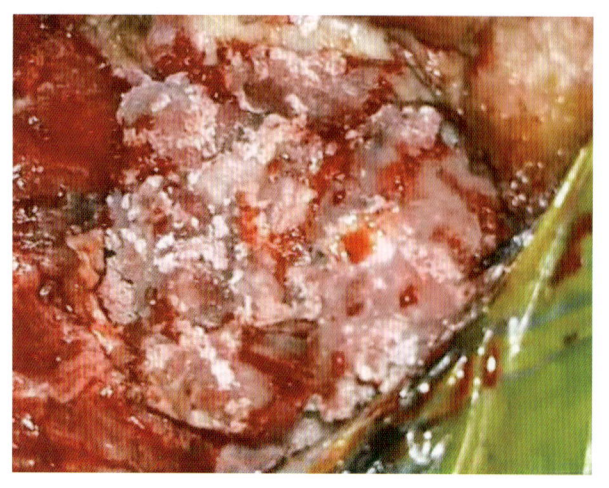

▲ 图 27-18　用自体骨质与纤维蛋白胶制成的骨板修补缺损的颅骨

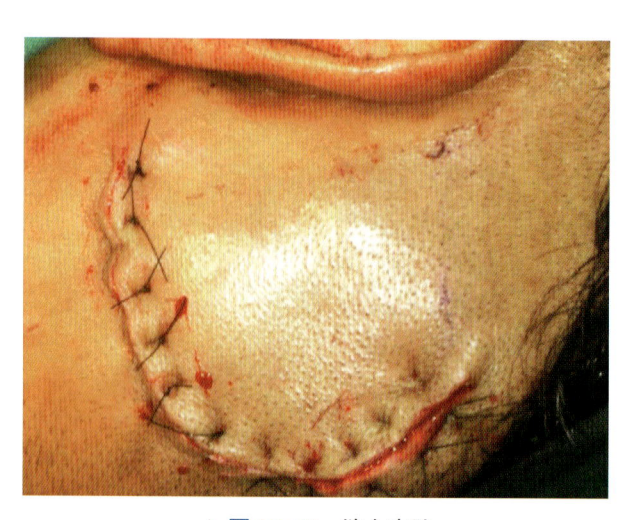

▲ 图 27-20　缝合皮肤

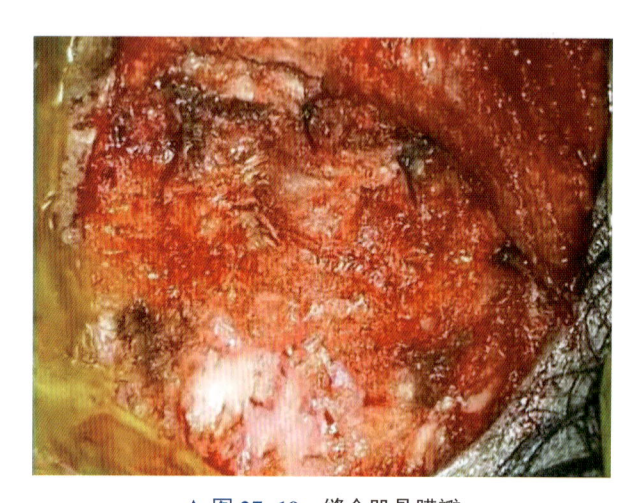

▲ 图 27-19　缝合肌骨膜瓣

技巧与要点

- 应该避免在同一处切开皮肤和肌骨膜瓣，有助于避免发生术后脑脊液漏。
- 面神经位置靠前，术中应仔细辨认，避免将其损伤。
- 前庭神经和蜗神经之间的分离界面应该用尖头的探针探查辨别后，再离断前庭神经。
- 前庭神经的断端需要分离距离大些，以免其重新吻合。
- 避免损伤小脑前下动脉（AICA）的分支——内听动脉。

第十五篇 颈动脉体瘤的手术治疗
Management of Carotid Body Tumors

第 28 章 颈动脉体瘤的手术治疗
Management of Carotid Body Tumors

K. P. Morwani　Madhuri Mehta　Narayan Jayashankar　著

魏攀 译

陈为为　张洪钿 校

颈动脉体瘤的分类（Shamblin 分类）

颈动脉体瘤分为Ⅰ型、Ⅱ型、Ⅲ型（图 28-1）。

【手术步骤】

图 28-2 MRI 显示左侧颈动脉体肿瘤，Shamblin 分类之Ⅱ型。

1. 在胸锁乳突肌前缘行弧形切口，在颈阔肌下方平面掀起皮瓣。沿着胸锁乳突肌前缘切开颈深筋膜浅层（图 28-3）。

2. 向后牵开胸锁乳突肌，识别并分离颈总动脉、颈外和颈内动脉，以及脑神经Ⅹ、Ⅺ、Ⅻ。舌下神经（Ⅻ）通常跨过肿瘤表面向前走行，需要仔细从肿瘤表面将其分离。需要注意保留舌下神经降支（颈襻上

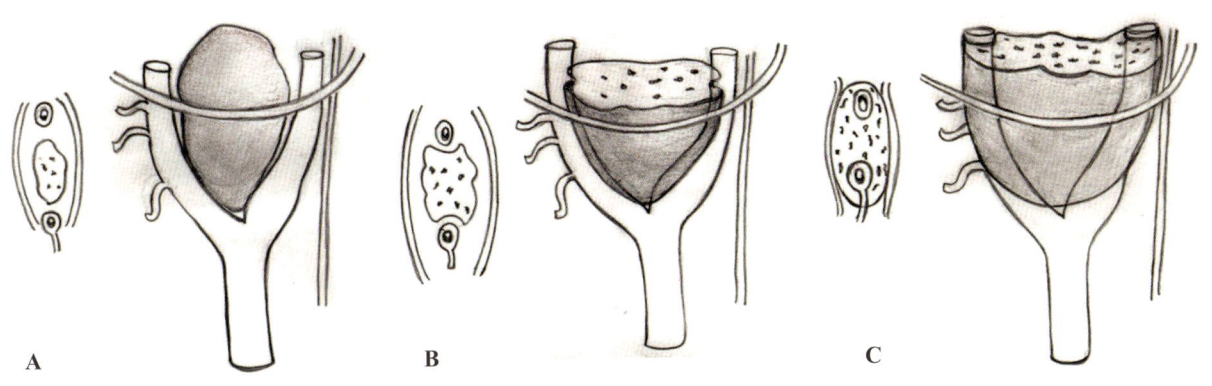

▲ 图 28-1　**A.** Ⅰ型颈动脉体瘤；**B.** Ⅱ型颈动脉体瘤；**C.** Ⅲ型颈动脉体瘤

图片由 Madhuri Mehta 博士提供

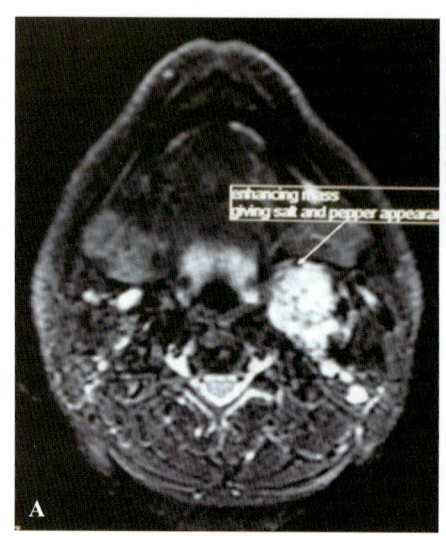

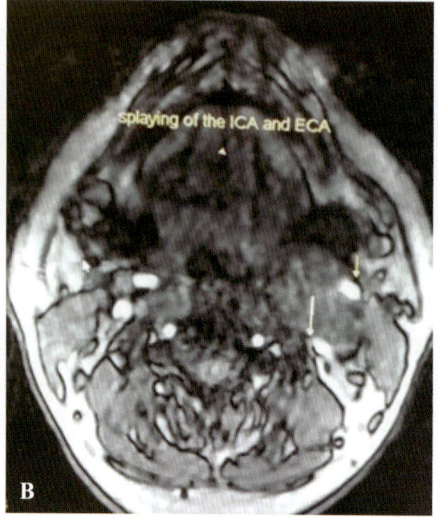

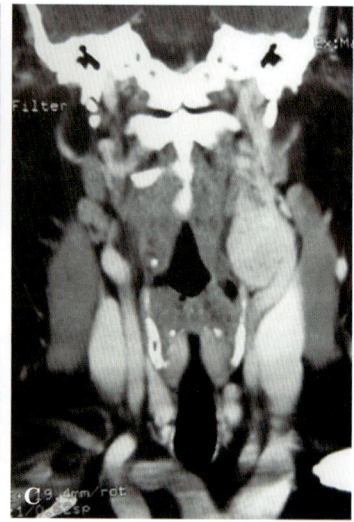

▲ 图 28-2　MRI 显示左侧颈动脉体瘤，Shamblin 分类之 Ⅱ 型

根），但有时候需要将其牺牲。在做更加高位的大型的肿瘤时，需要另外识别脑神经Ⅸ。肿瘤通常位于颈内和颈外动脉之间的颈动脉球区域，也就是颈总动脉分为颈内动脉及颈外动脉的位置。如果需要进一步显露肿瘤时，可能需要向上牵拉或者切断二腹肌肌腱（图 28-4 至图 28-6）。

3. 需要结扎颈外动脉供应肿瘤的分支。因颈外动脉分支较多，在切除肿瘤的时候，偶尔可以结扎颈外动脉自身。这可以减少在切除肿瘤过程中的出血。

4. 在尝试切除肿瘤之前，应在所有的重要血管和神经结构处放置血管带标记以利于识别。颈总动脉上的血管带可以提供近端控制，而肿瘤上方颈内、颈外动脉的血管带可以提供远端控制。

5. 用双极电凝将肿瘤从颈内动脉外膜平面进行剥离，在颈总动脉分叉处应尤其小心，因为在此位置颈内动脉与肿瘤粘连的更为紧密（图 28-7 至图 28-10）。

6. 一旦肿瘤被切除后，必须检查以确保肿瘤的所有供血动脉被结扎，而不是仅仅以电凝来防止术后的出血（图 28-11）。

7. 分层缝合切口并且放置颈部引流。

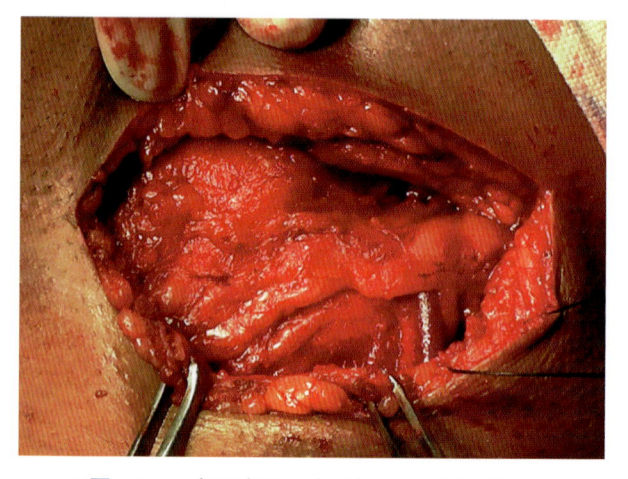

▲ 图 28-3　左颈术区，在颈阔肌下平面掀起皮瓣

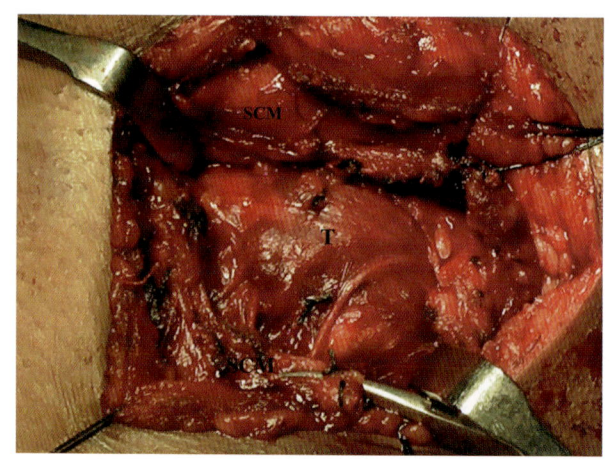

▲ 图 28-4　牵拉胸锁乳突肌显露肿瘤表面
SCM. 胸锁乳突肌；T. 肿瘤（颈动脉体）

第 28 章 颈动脉体瘤的手术治疗
Management of Carotid Body Tumors

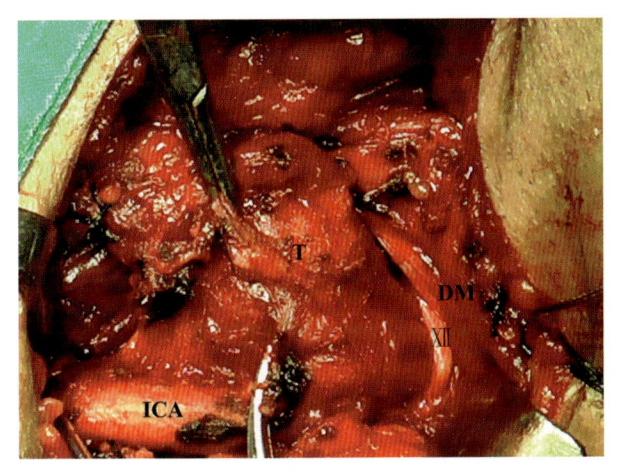

▲ 图 28-5 游离出舌下神经和二腹肌肌腱
DM. 二腹肌肌腱；ICA. 颈内动脉；T. 肿瘤；XII. 舌下神经

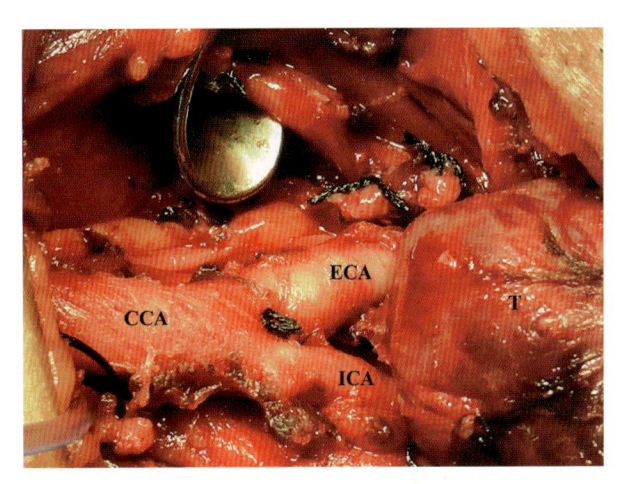

▲ 图 28-8 肿瘤从颈动脉分叉部分离
CCA. 颈总动脉；ECA. 颈外动脉；ICA. 颈内动脉；T. 肿瘤

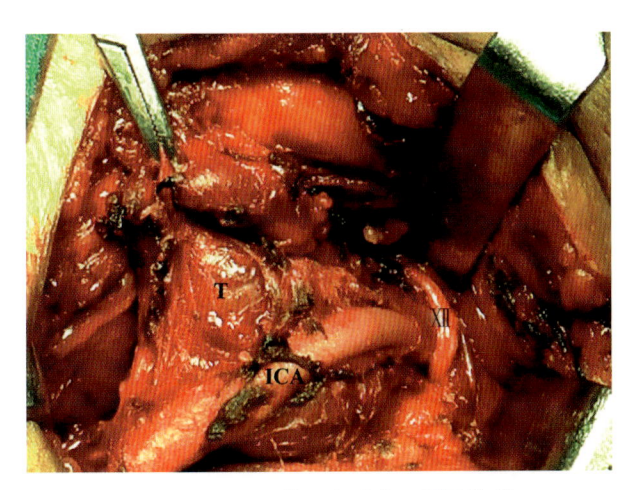

▲ 图 28-6 沿着颈内动脉可显露肿瘤
ICA. 颈内动脉；T. 肿瘤；XII. 舌下神经

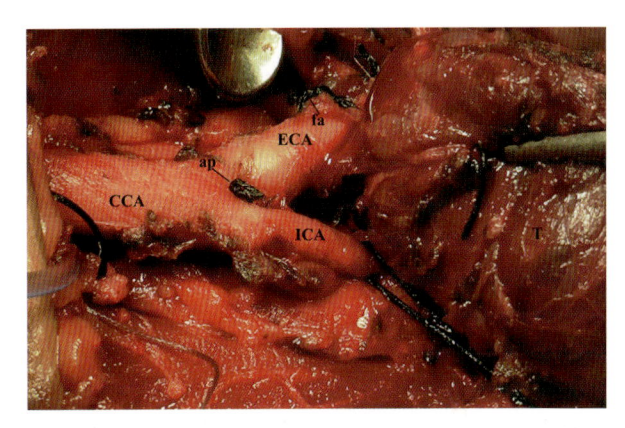

▲ 图 28-9 肿瘤从颈外动脉上分离下来，各滋养血管已早期结扎
ap. 咽升动脉；CCA. 颈总动脉；ECA. 颈外动脉；fa. 面动脉；ICA. 颈内动脉；T. 肿瘤

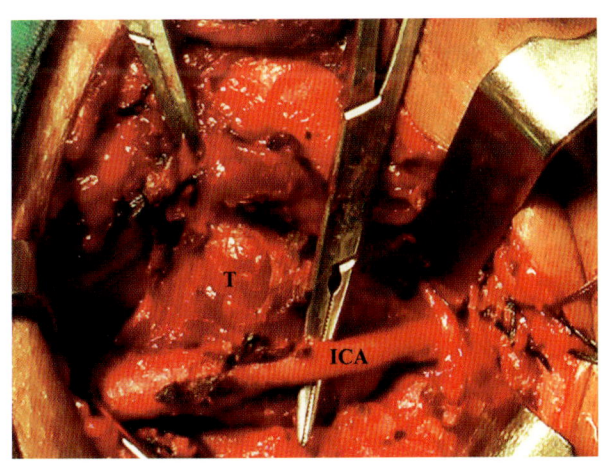

▲ 图 28-7 从颈内动脉上分离下部分肿瘤
ICA. 颈内动脉；T. 肿瘤

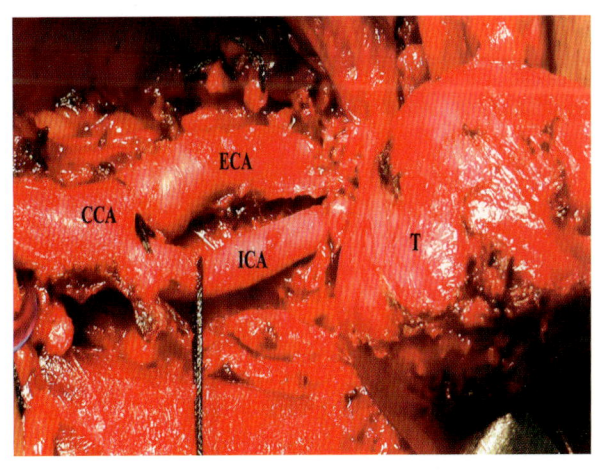

▲ 图 28-10 从颈内动脉以及颈外动脉上切除肿瘤
CCA. 颈总动脉；ECA. 颈外动脉；ICA. 颈内动脉；T. 肿瘤

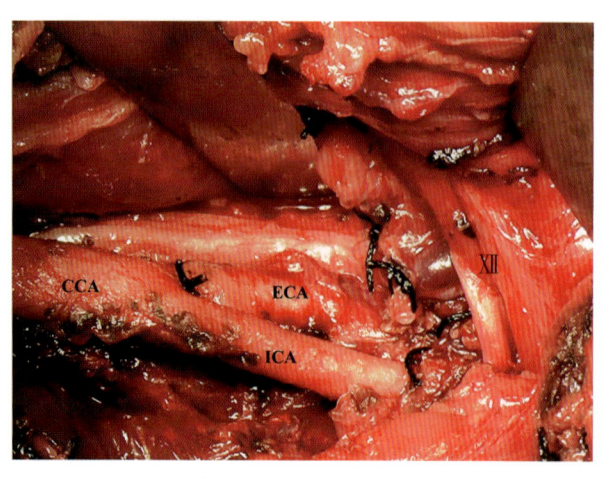

▲ 图 28-11　肿瘤完全切除后，标记咽升动脉，面动脉以及枕动脉结扎处

CCA. 颈总动脉；ECA. 颈外动脉；ICA. 颈内动脉；Ⅻ. 舌下神经

8. 对于与颈内动脉粘连紧密的肿瘤，在肿瘤切除前放置转流装置，然后再切开受累动脉。
9. 如果出现了颈内动脉的撕裂伤，需进行部分肝素化。在损伤的颈总动脉近端和颈内动脉远端进行临时阻断。需用 7-0 聚丙烯缝线缝合颈内动脉壁，如果出现略大一些的颈内动脉撕裂口，可在撕裂口处加用部分肌肉组织进行修补。当然，最佳的选择是在颈内动脉内放置支架。在完全修补损伤后方能释放阻断。

技巧与要点

- 在肿瘤切除前，必须结扎并切断所有滋养血管。
- 对于颈动脉针孔大小的损伤，可以用双极电凝在表面灼烧止血。尽量避免在离颈动脉较近的地方使用单极电凝。
- 对于动脉线形的撕裂，应使用临时阻断夹并以 7-0 丝线进行显微缝合。另外，对于裂口也可以用可吸收止血纱布联合脑棉片给予合适的压力进行压迫止血。如果不能奏效，捣碎的肌肉组织放在裂口处，以脑棉片压迫数分钟，可以用可吸收止血纱布加强肌肉的止血效果。
- 当需要时放置颈动脉支架可作为另一选择。
- 总之，术者在做颈动脉体瘤手术前必须掌握各种处理颈动脉出血的技巧。

第十六篇 一期经乳突引流术治疗耳源性颅内脓肿

Single-Stage Transmastoid Drainage of Otogenic Intracranial Abscess

第29章 一期经乳突引流术治疗耳源性颅内脓肿

Single-Stage Transmastoid Drainage of Otogenic Intracranial Abscess

K. P. Morwani　Madhuri Mehta　Narayan Jayashankar　著

周洪龙　译

陈为为　张洪钿　校

1991年，K. P. Morwani博士首次描述了此技术，并于1999年在圣地亚哥举办的第三届国际颅底协会会议上展示。

慢性耳部感染是颞叶和小脑脓肿的最常见原因之一。颅内脓肿（无论是硬膜外、硬膜下还是脑脓肿）的发生率不尽相同，其中胆脂瘤型耳部感染占41%，非胆脂瘤型耳部感染，即肉芽组织增生型感染占59%。高分辨率CT扫描可用于分析耳源性病灶的并发症。在大多数情况下，我们可以清楚地描绘出颞骨某些部分的侵蚀导致邻近部位的脓肿，如窦周区、颅后窝或颞顶叶区。

当耳部与颅内病变在麻醉状态下同时处理时，耳源性颅内脓肿术后致残率和死亡率最低。当神经外科医生为挽救患者生命急诊处理颅内脓肿，或耳源性颅内脓肿与乳突病变部位不连续时，耳源性病灶应尽早处理，最好在12~24h内行引流术。

【适应证】

1. 继发于耳部感染的脑炎。
2. 所有耳源性颅内并发症。
3. 颅内脓肿，与耳源性病灶有关的硬膜外、硬膜下或脑脓肿。

特此强调，在非胆脂瘤型耳部感染，通过定位到脓肿，行完壁式乳突切除术。在其他情况下，根据肉芽组织的性质和自身破坏决定要进行乳突切除术的类型。然而，在导致脓肿的胆脂瘤型耳部感染，先行开放式乳突切除术，然后切除胆脂瘤，定位到脓肿并完全清除脓肿。与脓肿相延续的骨质缺损需行 2~3 层修补。在每例耳源性脑内脓肿一期经乳突引流术时，均应进行术腔封闭手术联合听骨链成形术。

描述了两种情况的案例。一种情况是神经外科医师首先从颅侧对脓肿进行手术，随后耳鼻咽喉科医生从乳突侧手术。

第二种情况是一期耳鼻咽喉科医生单独对颅内脓肿行经乳突引流术并修复和乳突切除术。

【手术步骤】

病例 1 为右侧胆脂瘤伴右颞叶脓肿（图 29-1）。

1. 在右侧，从耳后沟后 2~3mm，从颞区开始到乳突尖端下方 1cm 行 C 形切口。
2. 至少取大小为 3cm×3cm 的颞筋膜移植物（图 29-2）。
3. 做基底在后下方的肌骨膜瓣：从颧弓根到横窦与乙状窦上端交点行横切口。沿外耳道骨缘行第二个曲线切口（图 29-3 至图 29-5）。
4. 从后、上、下沿外耳道的 3/4 周长将皮肤从外耳道骨面分离（图 29-6）。
5. 将鼓膜外耳道瓣一直分离至鼓环下方，然后将瓣方向前，显露骨性外耳道和鼓环（图 29-7）。
6. 必要时行外耳道成形术，可以在一个象限或整个圆周上进行外耳道成形术，具体取决于骨性外耳道的狭窄程度。当进行外耳道成形术时需将皮肤翻向前方，重要的是要保持耳道皮肤的完整性。在磨除骨质时可取一片铝箔放置在皮肤表面加以保护（图 29-8）。

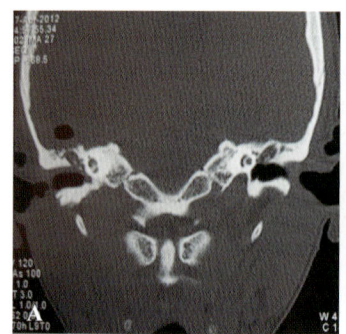

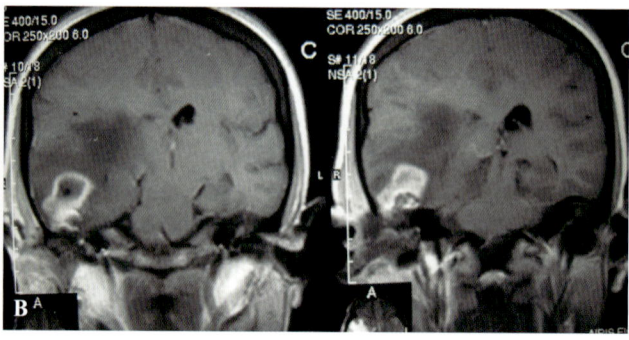

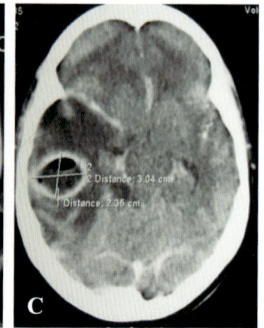

▲ 图 29-1 A.CT 提示右侧胆脂瘤；B 和 C.胆脂瘤患者行冠状位及轴位 MRI 提示右侧颞叶脓肿

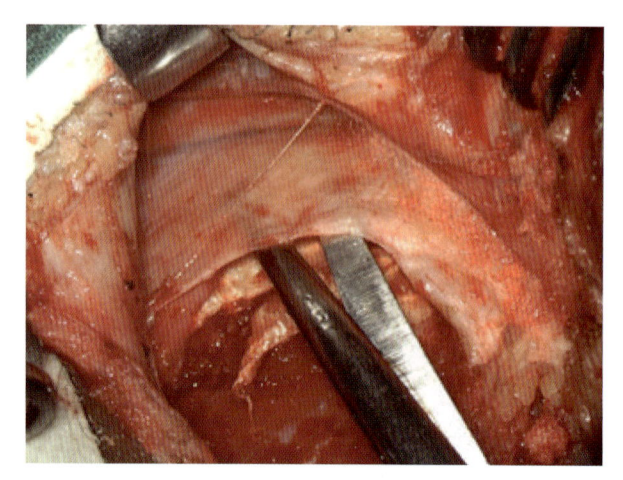

▲ 图 29-2 获取颞筋膜移植物

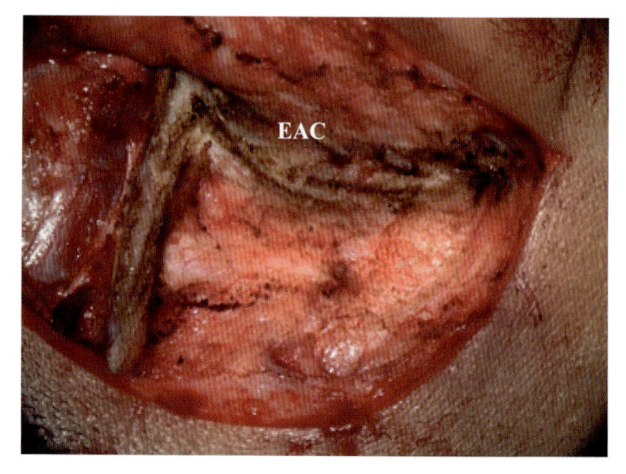

▲ 图 29-3 形成以后下方为基底的肌骨膜瓣
EAC. 外耳道

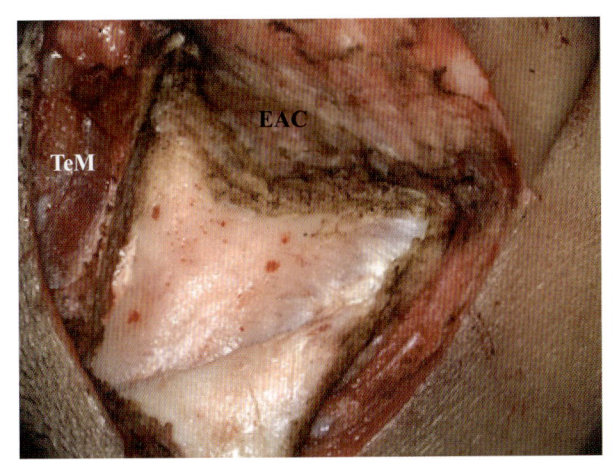

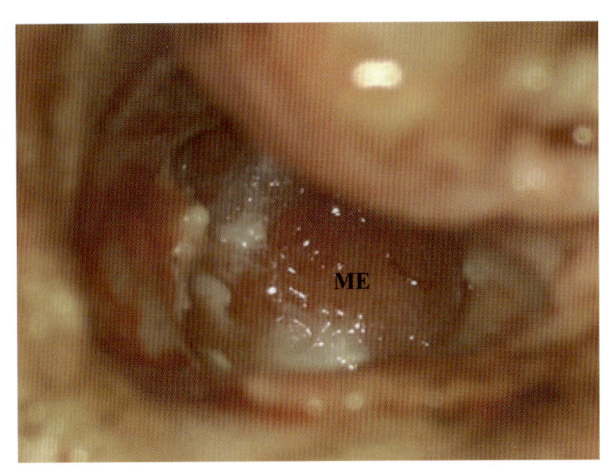

第 29 章　一期经乳突引流术治疗耳源性颅内脓肿
Single-Stage Transmastoid Drainage of Otogenic Intracranial Abscess

▲ 图 29-4　掀开肌骨膜瓣广泛显露乳突皮质
EAC. 外耳道；TeM. 颞肌

▲ 图 29-7　将鼓膜外耳道瓣掀至鼓环深部并翻向前上方，如果出现鼓膜 / 残余物，我们只掀开鼓环外侧的耳道皮瓣，并在 3/4 周长前上方将其掀开
ME. 中耳

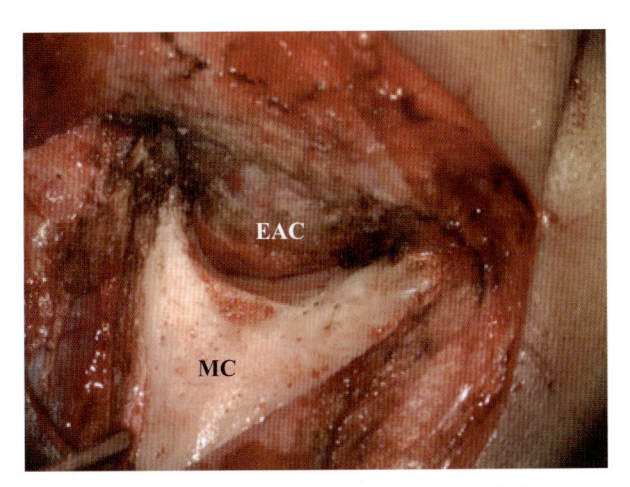

▲ 图 29-5　缝合肌骨膜瓣，充分显露乳突皮质
EAC. 外耳道；MC. 乳突皮质

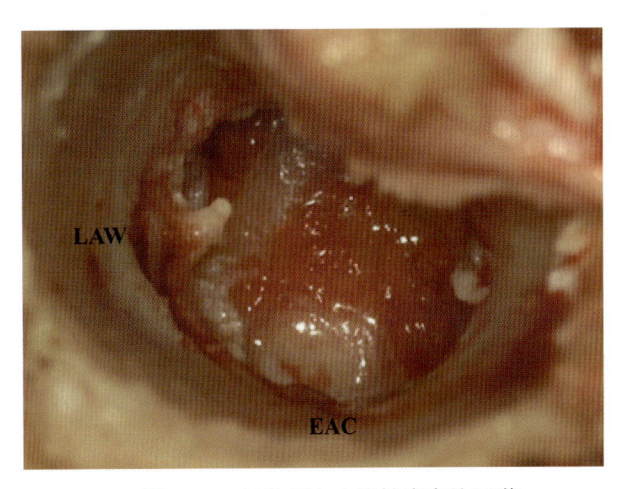

▲ 图 29-8　从外侧向内侧扩磨宽外耳道
EAC. 外耳道（骨性）；LAW. 上鼓室外侧壁

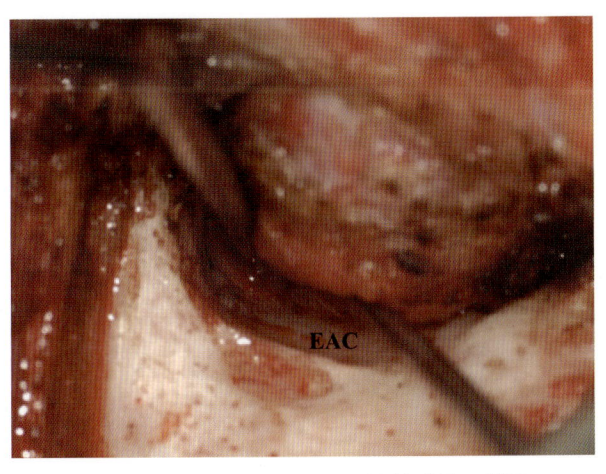

▲ 图 29-6　掀起周长约 3/4 的鼓膜外耳道瓣
EAC. 外耳道

7. 行开放式乳突切除术，围绕胆脂瘤周围和侧方磨除直至胆脂瘤末端，继续向中耳方向去除胆脂瘤。外耳道后壁磨低至面神经管水平。磨薄面神经嵴，也就是在面神经管乳突部和鼓环之间磨除骨质以充分显露鼓室窦。磨除胆脂瘤囊下方和乳突腔内所有气房（窦脑膜角、迷路周围、迷路后、迷路下、乳突尖气房）。在相应结构的表面留下光滑的硬脑膜板和乙状窦板，碟形化术腔，最终形成一个光滑的空腔（图 29-9 至图 29-13）。

神经耳科与侧颅底手术图谱
Atlas of Neurotology and Lateral Skull Base Surgery

8. 根据脓肿的部位，结合 CT 扫描结果，检查天盖硬脑膜、颅后窝硬脑膜或乙状窦表面的薄层骨板是否受到侵袭（图 29-14）。
9. 在从硬脑膜表面骨板上去除不健康黏膜过程中，确定脓肿囊的感染途径。
10. 在探查病灶感染途径的过程中，打开脓肿囊壁，脓液涌入手术区域，充分打开面向乳突腔的脓肿口，以完全开放脓肿（图 29-15）。
11. 用稀释的过氧化氢和聚维酮碘（1:10）反复冲洗脓腔，直至冲洗液清亮后停止冲

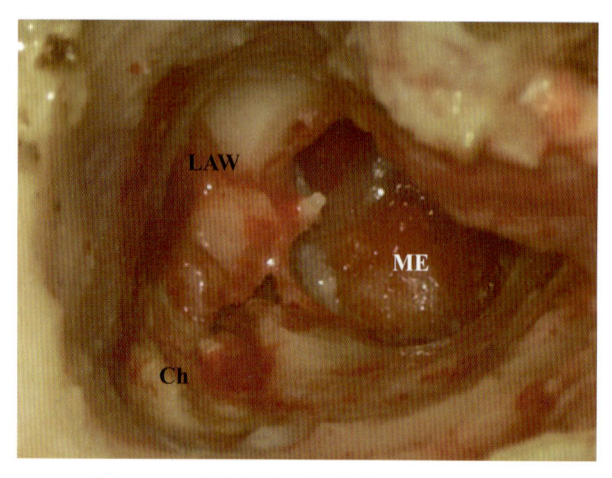

▲ 图 29-9　从上鼓室开始磨除（由内到外入路）
Ch. 胆脂瘤；LAW. 上鼓室外侧壁（已部分磨除）；ME. 中耳

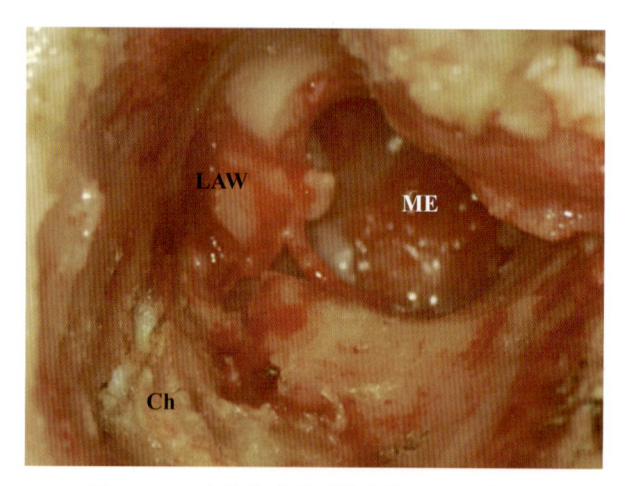

▲ 图 29-10　在胆脂瘤基质的周围和外侧磨除骨质
Ch. 胆脂瘤；LAW. 上鼓室外侧壁（已部分磨除）；ME. 中耳

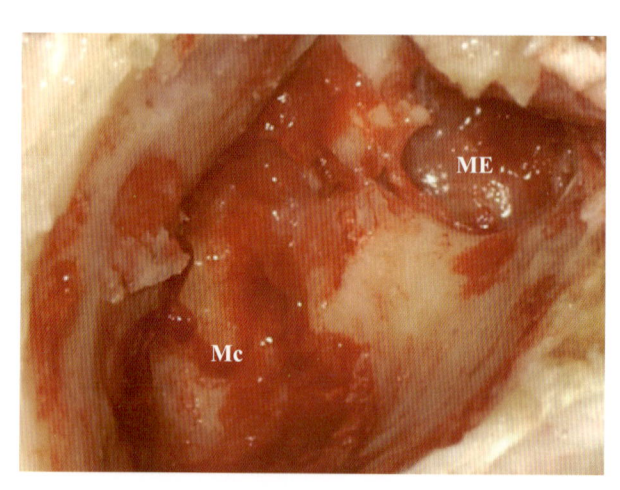

▲ 图 29-12　从乳突到中耳，已完全切除胆脂瘤囊
Mc. 乳突腔；ME. 中耳

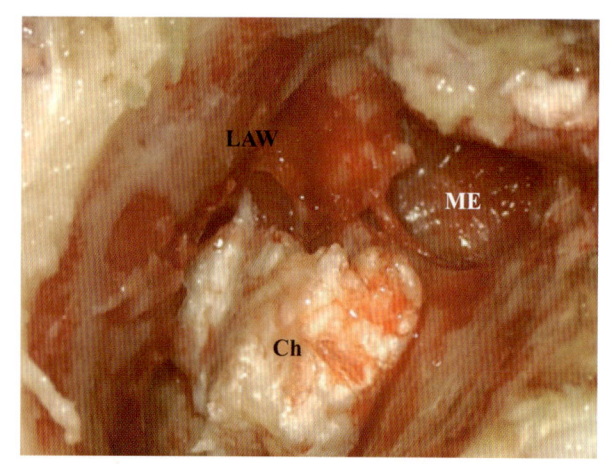

▲ 图 29-11　胆脂瘤基质扩展至乳突腔内，胆脂瘤在切除前需要进行充分显露
Ch. 胆脂瘤；LAW. 上鼓室外侧壁（已部分磨除）；ME. 中耳

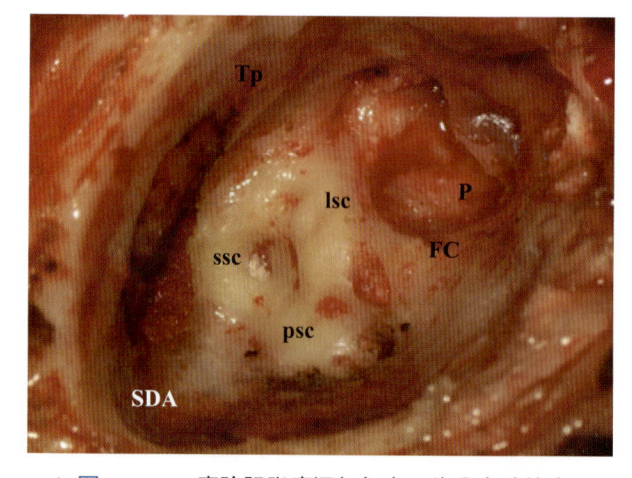

▲ 图 29-13　磨除胆脂瘤深部气房，将乳突腔轮廓化
FC. 面神经管；lsc. 外半规管；P. 鼓岬；psc. 后半规管；SDA. 窦脑膜角；ssc. 前半规管；Tp. 乳突天盖

170

第 29 章 一期经乳突引流术治疗耳源性颅内脓肿
Single-Stage Transmastoid Drainage of Otogenic Intracranial Abscess

洗。如果可能的话，使用 0° 内镜观察脓肿腔确保彻底清除脓液和感染性碎屑。

12. 烧灼脓肿腔口不健康组织（图 29-16）。
13. 用局部游离的肌肉移植物封堵脓肿腔/硬脑膜缺损口，肌肉移植物 2/3 长推入脓肿腔，留 1/3 在脓肿腔口外，使得开口像插入一个软木塞（图 29-17 和图 29-18）。
14. 第二层移植物是颞筋膜，覆盖在封堵的硬脑膜缺损上，并延伸到正常硬脑膜，以加强一期修复。颞筋膜位于肌肉移植物和硬脑膜之间（图 29-19）。

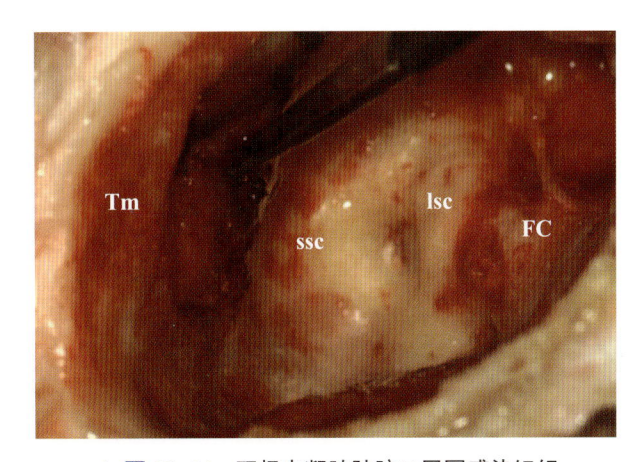

▲ 图 29-16 双极电凝脓肿腔口周围感染组织
FC. 面神经管（乳突段）；lsc. 外半规管；ssc. 前半规管；Tm. 乳突天盖

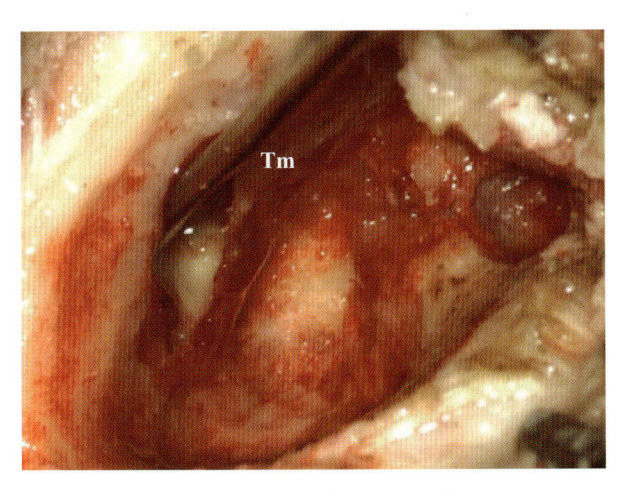

▲ 图 29-14 脓肿位于乳突天盖内
Tm. 乳突天盖

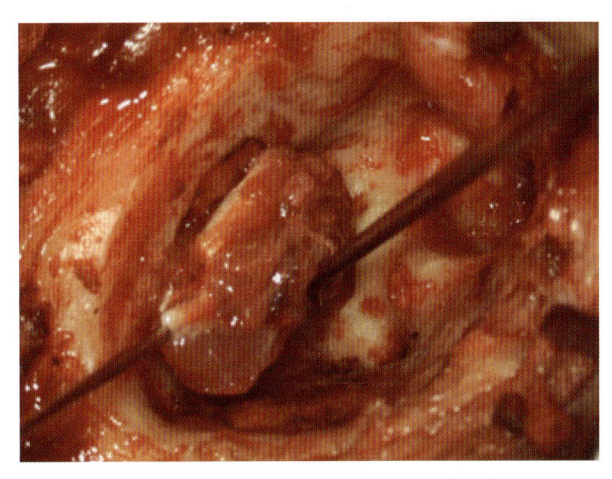

▲ 图 29-17 肌肉移植物塞入硬脑膜缺损处

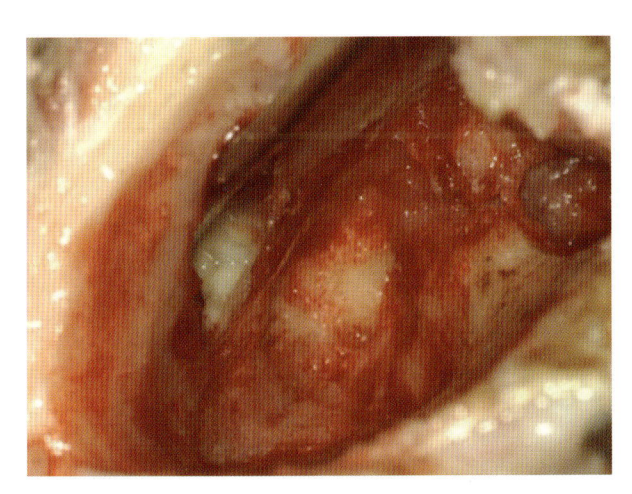

▲ 图 29-15 去除乳突腔内的脓肿壁排脓

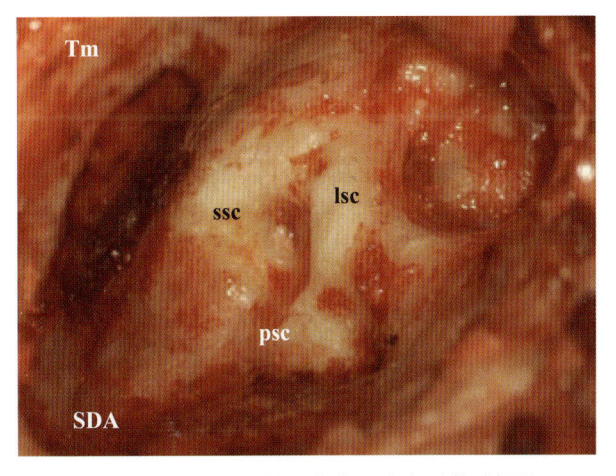

▲ 图 29-18 肌肉移植物塞入乳突天盖缺损处
lsc. 外半规管；psc. 后半规管；SDA. 窦脑膜角；ssc. 前半规管；Tm. 乳突天盖

15. 取一块软骨（一般是耳屏软骨）作为第三层用于修补鼓室天盖或颅后窝硬脑膜的骨质缺损处。这块软骨放在楔入骨质缺损边缘的颅内侧与硬脑膜之间（图29-20和图29-21）。
16. 一旦骨质缺损完全修复，行听骨链成形术重建听力（取决于可以保留下来的听骨链）。在这些情况下，我们更喜欢软骨听骨链成形术（一期）。如果需要改善听力，可以二期用听骨链赝复物行鼓室成形术（图29-22）。
17. 用骨屑或软骨消灭空腔，如果空腔较大，可以用带蒂肌瓣填充（图29-23和图29-24）。
18. 行充分的外耳道成形术。目的是用颞肌筋膜或皮肤在显露的乳突腔上形成一层（图29-25和图29-26）。

病例2为右侧小脑脓肿伴胆脂瘤（图29-27至图29-52）。

病例3在没有胆脂瘤痕迹的窦硬膜角区域毗邻乳突天盖的左侧横窦周围脓肿（图29-53）。

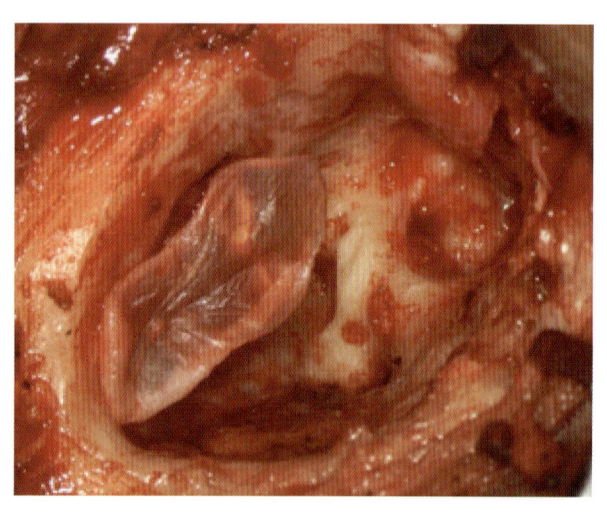

▲ 图 29-19 颞肌筋膜移植作为第二层（放在脑板的颅内面）

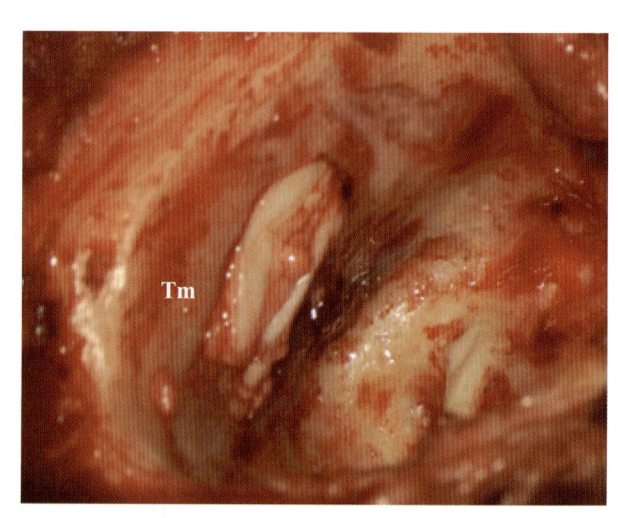

▲ 图 29-21 用软骨作为第三层进一步加固
Tm. 乳突天盖

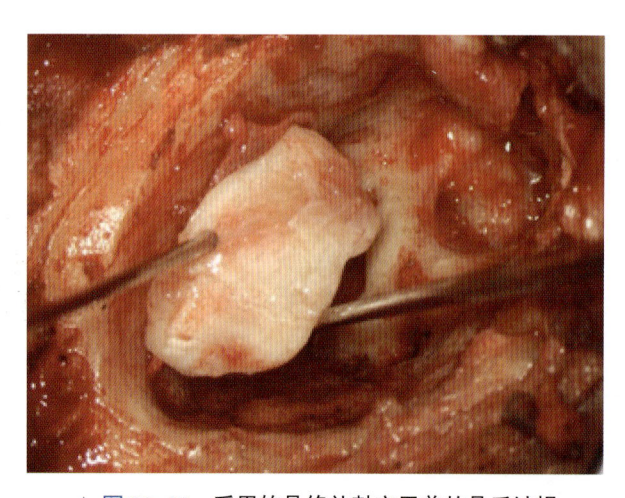

▲ 图 29-20 采用软骨修补鼓室天盖的骨质缺损

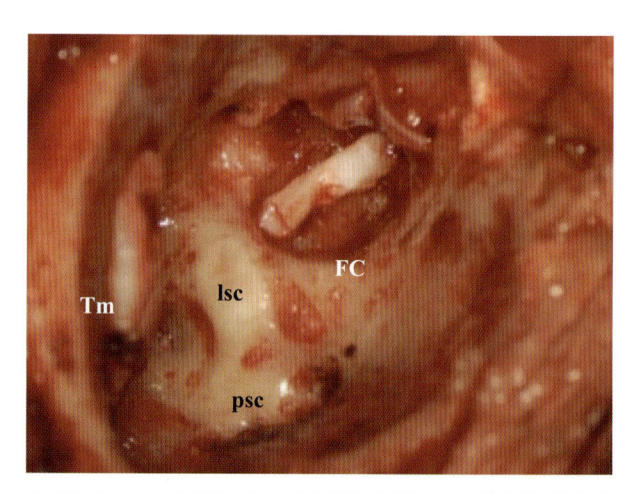

▲ 图 29-22 从镫骨头至鼓环前下部行软骨听骨链成形术
FC. 面神经管（乳突段）；lsc. 外半规管；psc. 后半规管；Tm. 乳突天盖

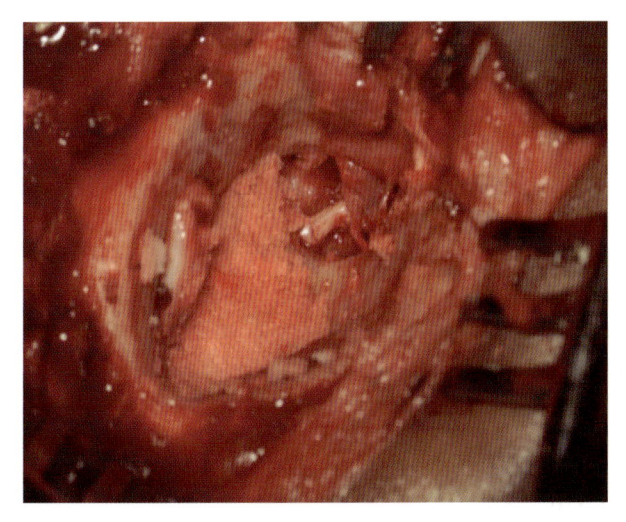

第 29 章 一期经乳突引流术治疗耳源性颅内脓肿
Single-Stage Transmastoid Drainage of Otogenic Intracranial Abscess

▲ 图 29-23 收集正常皮质骨屑填充空腔

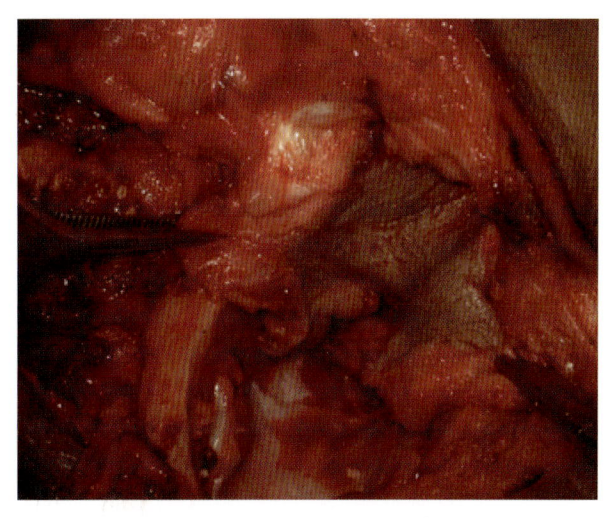

▲ 图 29-25 打开外耳道皮肤

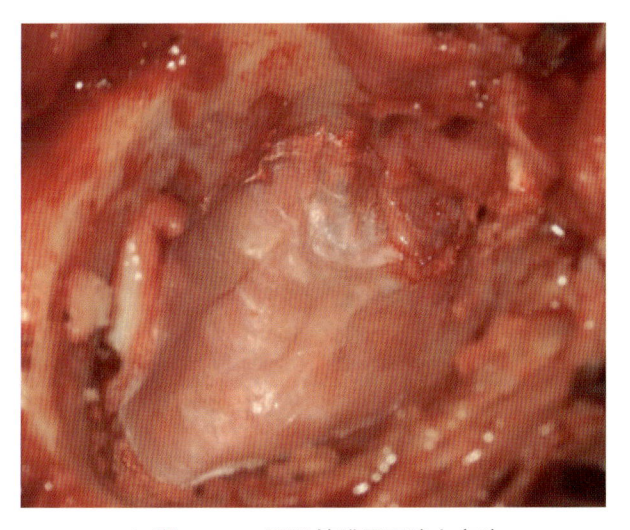

▲ 图 29-24 颞肌筋膜用于填充空腔

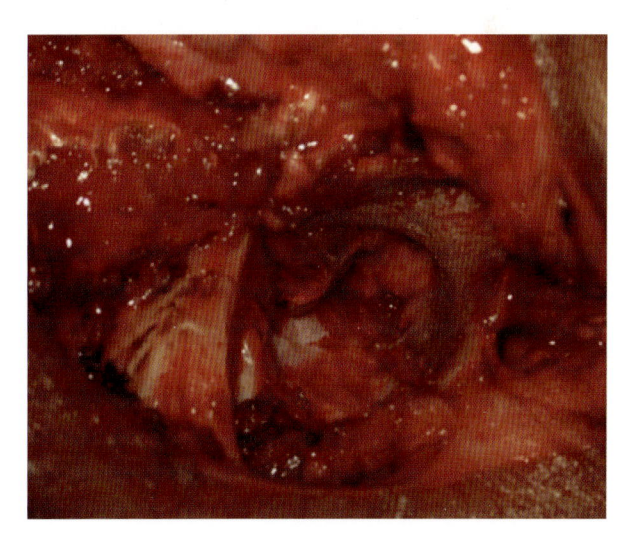

▲ 图 29-26 上下缝合耳道成形术皮瓣

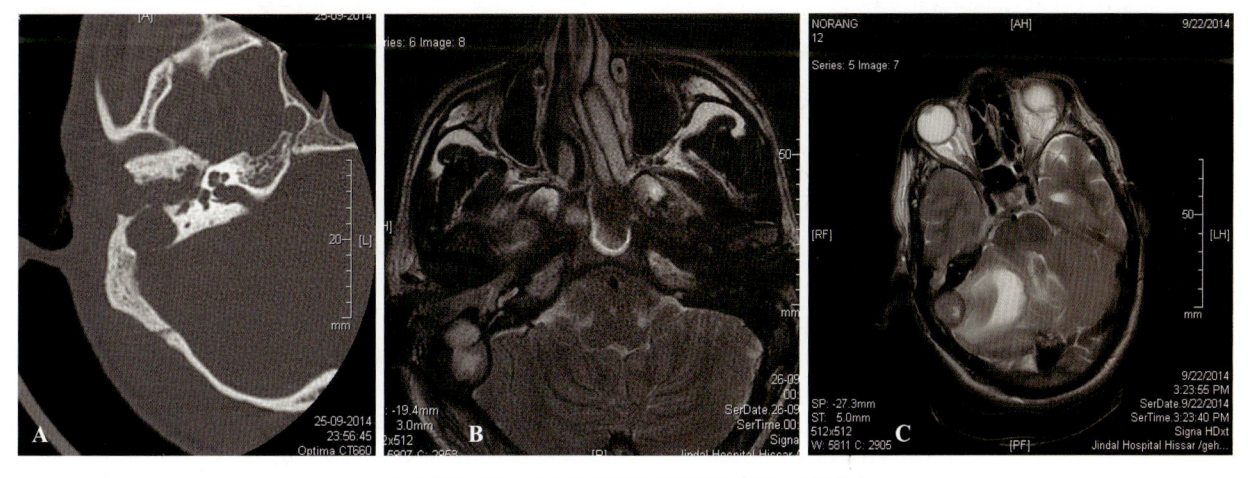

▲ 图 29-27 MRI 显示右耳胆脂瘤伴小脑脓肿

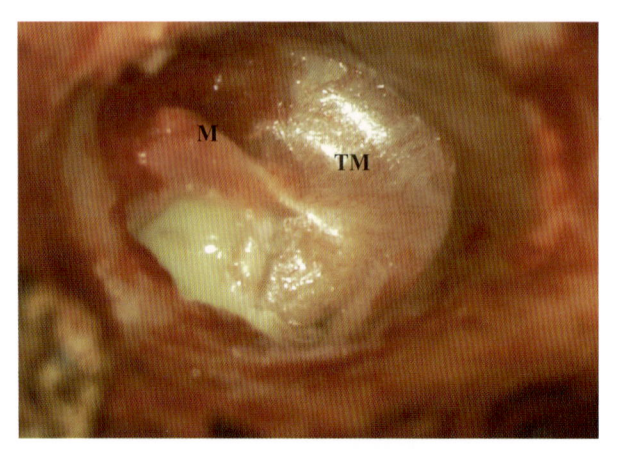

▲ 图 29-28　后上象限胆脂瘤伴脓液
M. 锤骨；TM. 鼓膜

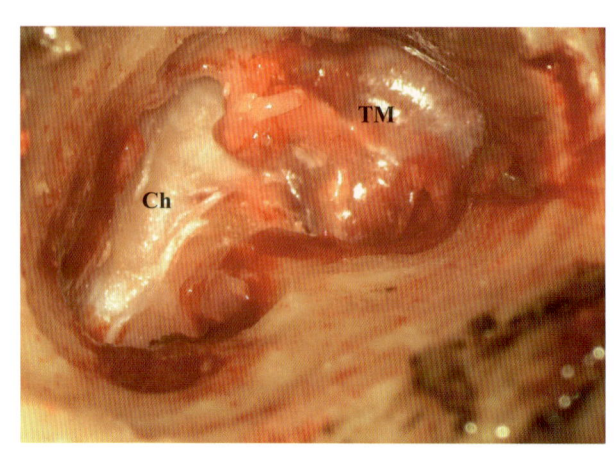

▲ 图 29-31　从乳突后上象限显露胆脂瘤（由内向外技术）
Ch. 胆脂瘤；TM. 鼓膜

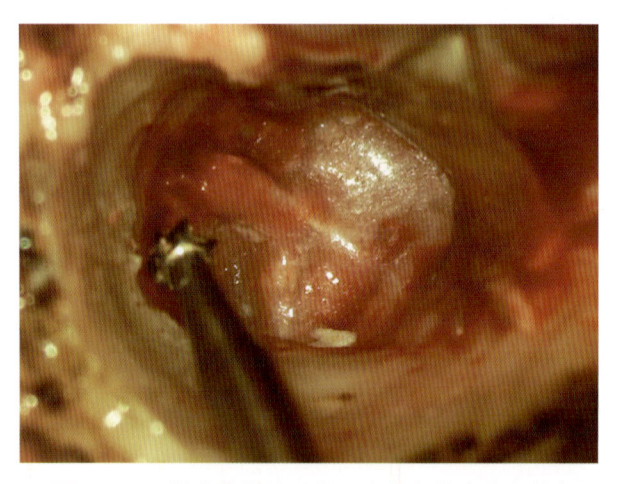

▲ 图 29-29　扩大骨性外耳道，由内向外磨除上鼓室区域骨质

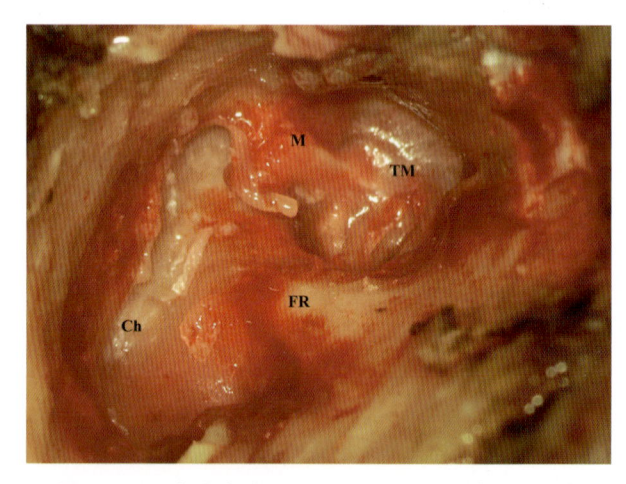

▲ 图 29-32　在乳突内逐步可见更多胆脂瘤囊。在切除胆脂瘤囊前需广泛磨除骨质直至显露出全部的胆脂瘤囊边界。部分磨低面神经嵴
Ch. 胆脂瘤；FR. 面神经嵴；M. 锤骨；TM. 鼓膜

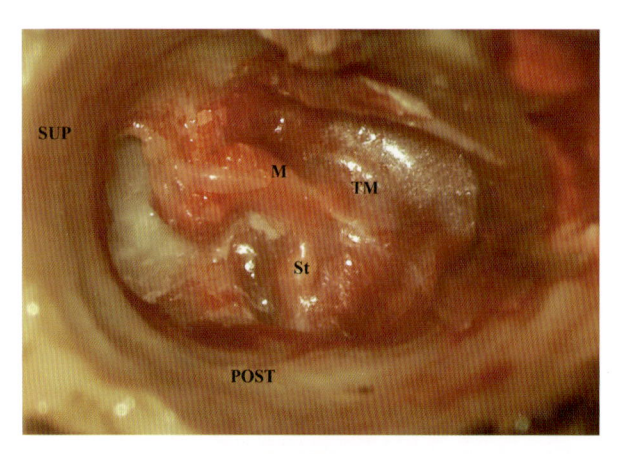

▲ 图 29-30　由内向外行乳突切除术，已开放部分上鼓室
M. 锤骨；POST. 后面；St. 镫骨；SUP. 上面；TM. 鼓膜

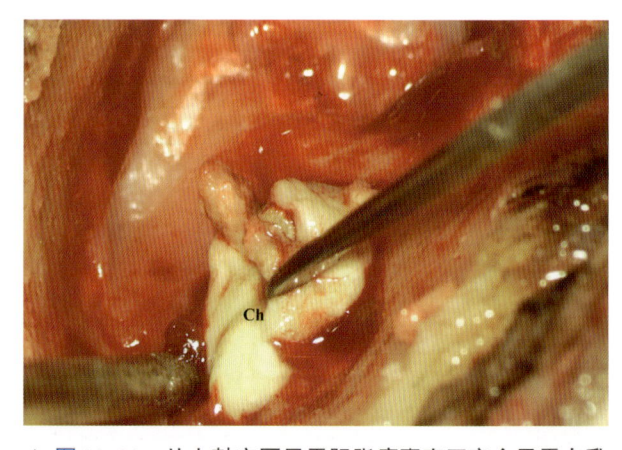

▲ 图 29-33　从上鼓室区显露胆脂瘤囊直至完全显露在乳突内。磨低部分面神经嵴。在胆脂瘤切除后需进一步将面神经嵴磨低以显露面神经管
Ch. 胆脂瘤

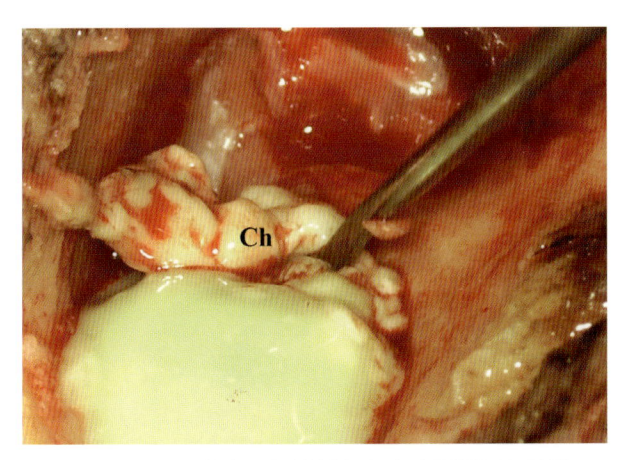

第 29 章　一期经乳突引流术治疗耳源性颅内脓肿
Single-Stage Transmastoid Drainage of Otogenic Intracranial Abscess

▲ 图 29-34　在窦周区域掀起胆脂瘤释放深部脓液
Ch. 胆脂瘤

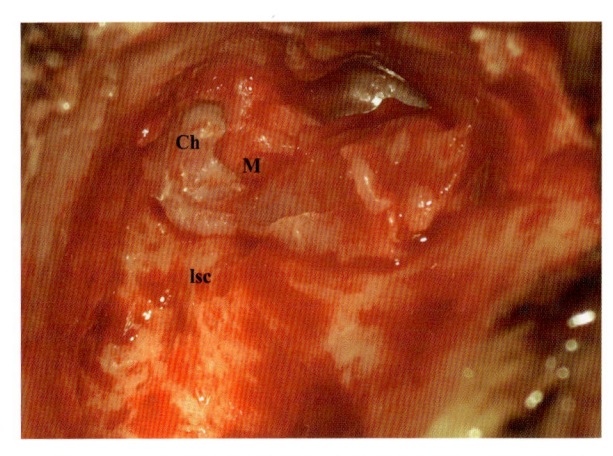

▲ 图 29-37　胆脂瘤延伸进入上鼓室前间隙，需切除锤骨头以显露该区域
Ch. 胆脂瘤；lsc. 外半规管；M. 锤骨

▲ 图 29-35　掀起胆脂瘤基质
Ch. 胆脂瘤

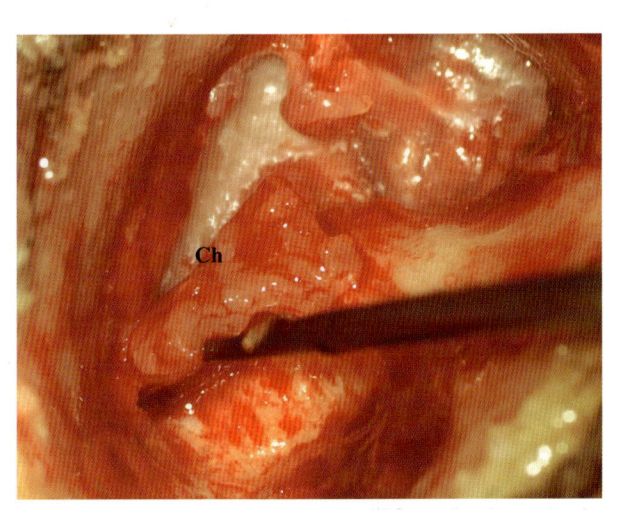

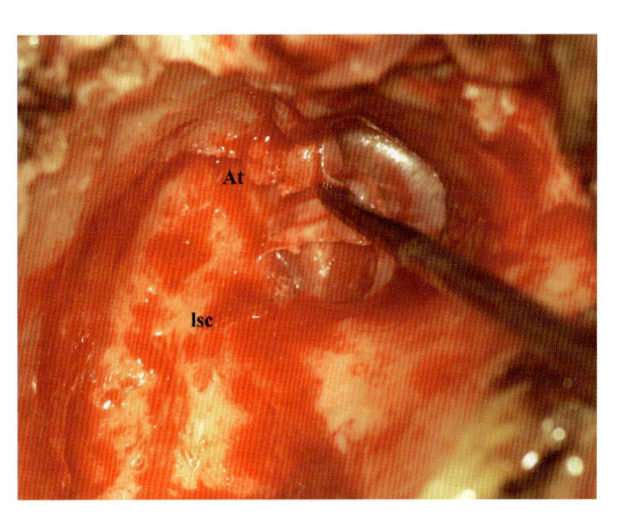

▲ 图 29-38　切除锤骨头以便从上鼓室前间隙清除胆脂瘤
At. 鼓室上隐窝；lsc. 外半规管

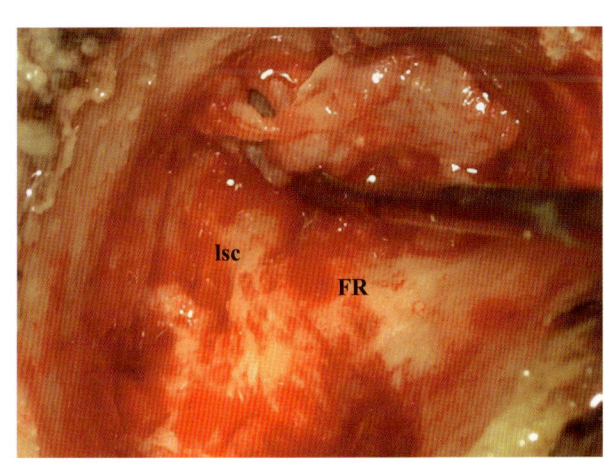

▲ 图 29-36　从乳突向上鼓室区掀起胆脂瘤基底
FR. 面神经嵴；lsc. 外半规管

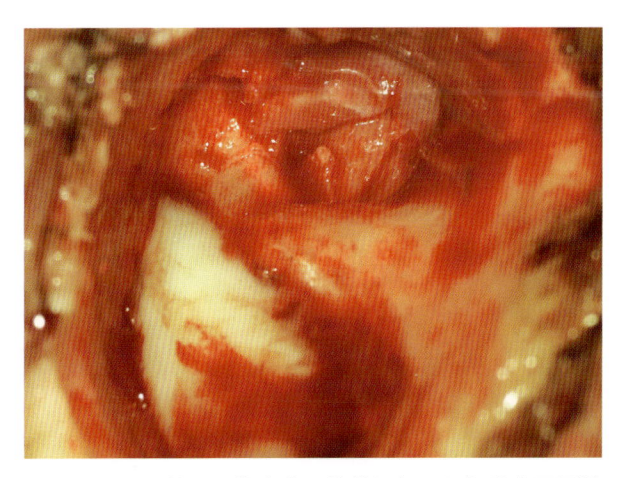

▲ 图 29-39　处理乙状窦表面的软组织，以便从窦周区域释放脓液

175

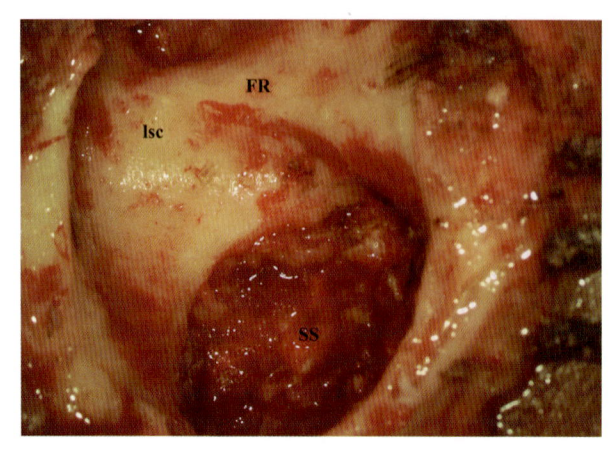

▲ 图 29-40 在窦周区可见感染组织
FR. 面神经嵴；lsc. 外半规管；SS. 乙状窦

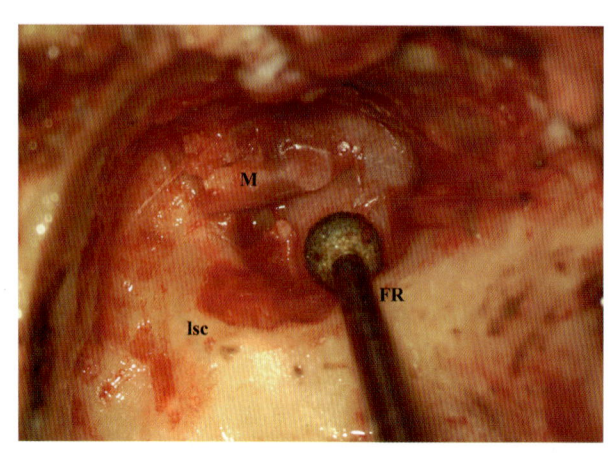

▲ 图 29-43 将面神经嵴进一步磨低至面神经管水平
FR. 面神经嵴；lsc. 外半规管；M. 锤骨（柄）

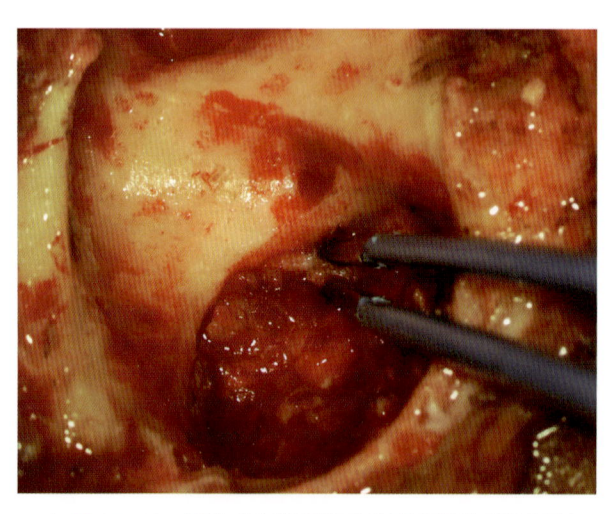

▲ 图 29-41 剔除或电凝所有乙状窦表面的感染组织

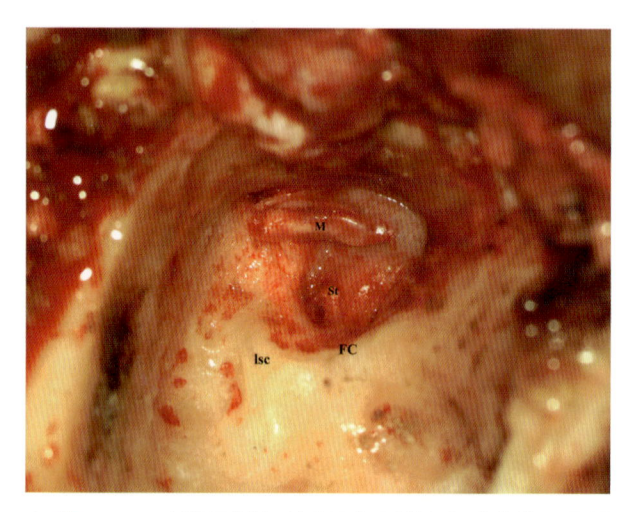

▲ 图 29-44 低于面神经管水平的面神经切迹变薄，显露整个鼓室窦
FC. 面神经管；lsc. 外半规管；M. 锤骨（柄）；St. 镫骨

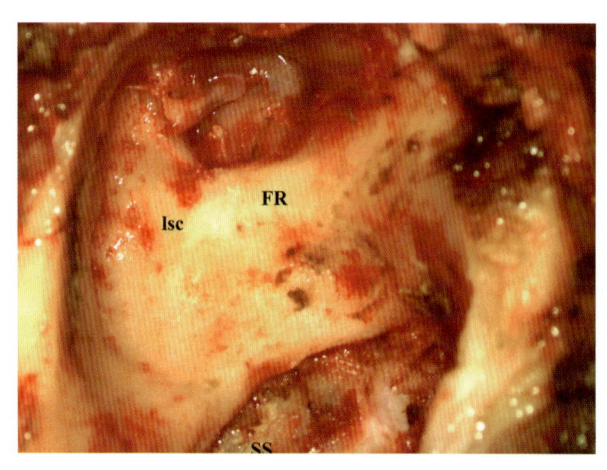

▲ 图 29-42 去除感染组织后看起来健康的乙状窦表面
FR. 面神经嵴；lsc. 外半规管；SS. 乙状窦

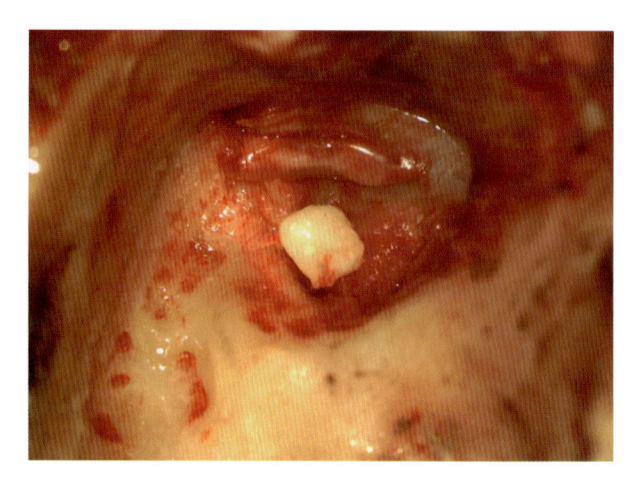

▲ 图 29-45 将软骨片置于镫骨头上

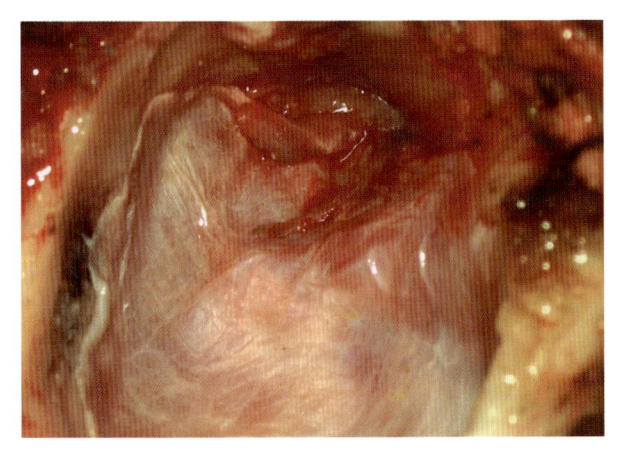

第 29 章 一期经乳突引流术治疗耳源性颅内脓肿
Single-Stage Transmastoid Drainage of Otogenic Intracranial Abscess

▲ 图 29-46 颞筋膜移植物放在中耳和乳突腔上并完全覆盖。移植物在中耳前半部残余鼓膜下。移植物反折以缩小乳突腔尺寸

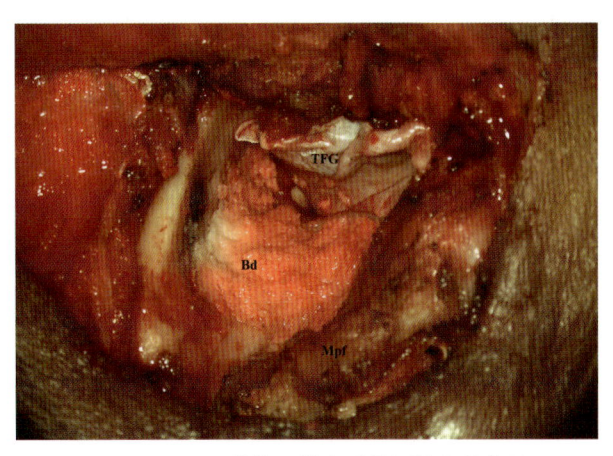

▲ 图 29-49 收集正常皮质骨屑填充乳突腔
Bd. 骨屑；Mpf. 肌骨膜瓣；TFG. 颞筋膜移植物

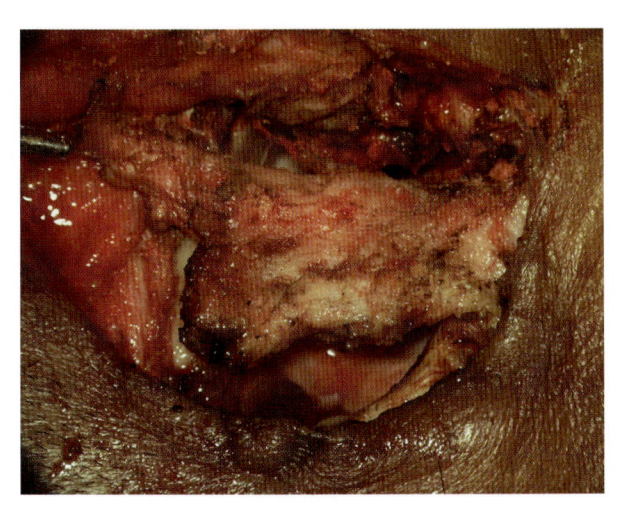

▲ 图 29-47 游离基底位于后下的肌骨膜瓣

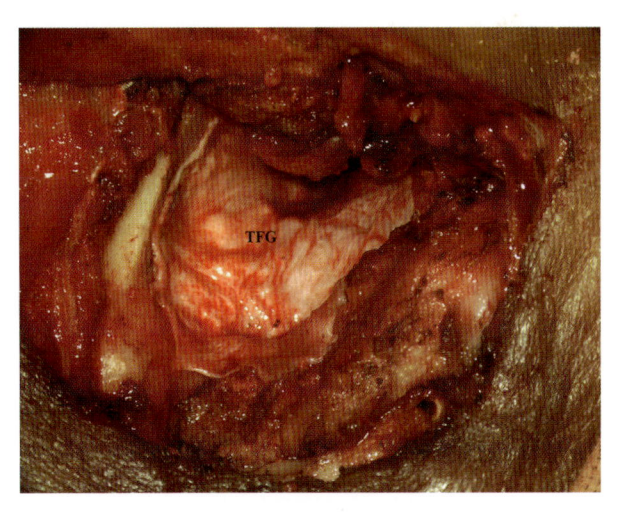

▲ 图 29-50 移植物覆盖中耳和乳突腔
TFG. 颞肌筋膜移植物

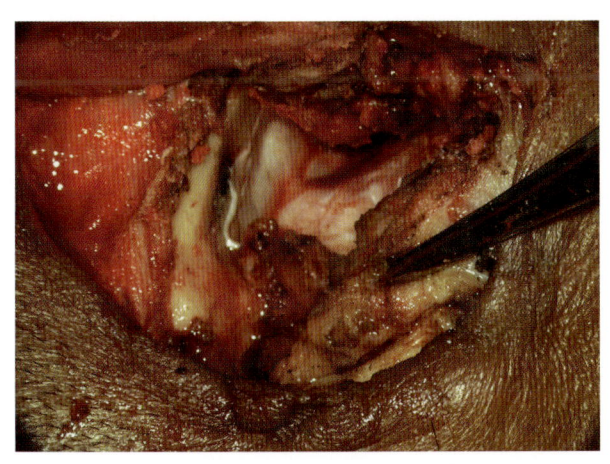

▲ 图 29-48 后下肌骨膜瓣翻转至乳突腔后壁以缩小乳突腔尺寸

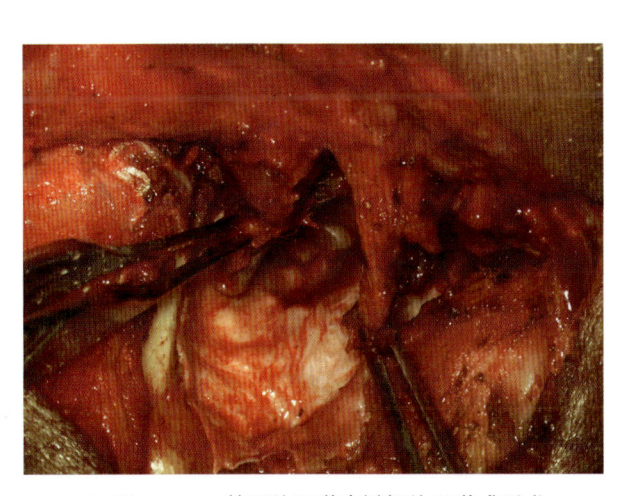

▲ 图 29-51 剪开外耳道皮瓣行外耳道成形术

177

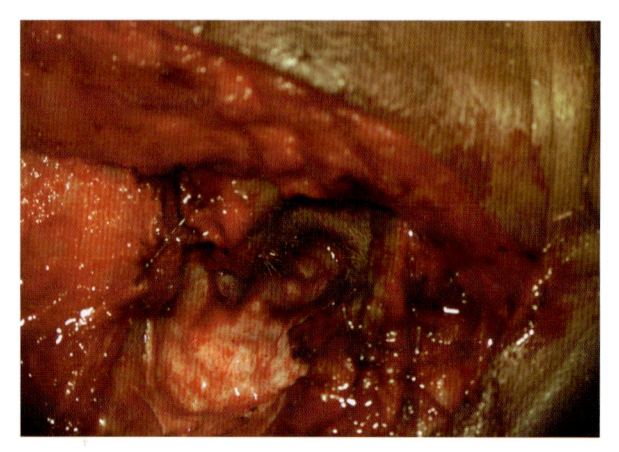

▲ 图 29-52　将剪开的皮瓣上下分别缝合

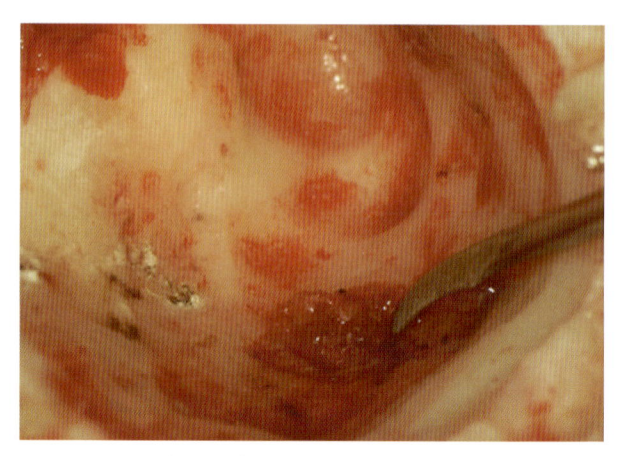

▲ 图 29-54　在左侧窦脑膜角区域的乙状窦和乳突天盖上端交汇处可见肉芽组织

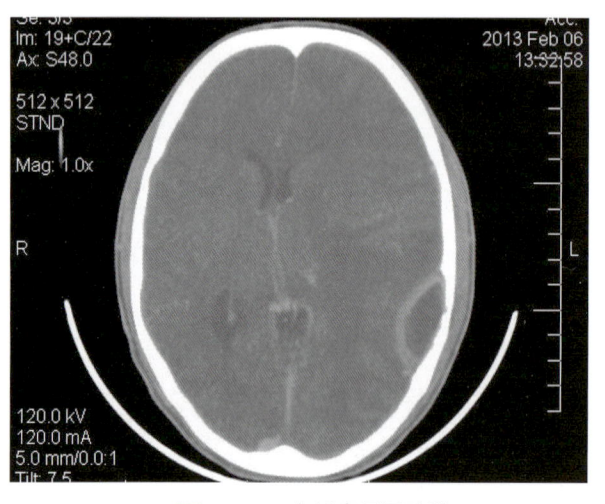

▲ 图 29-53　左侧窦周围脓肿

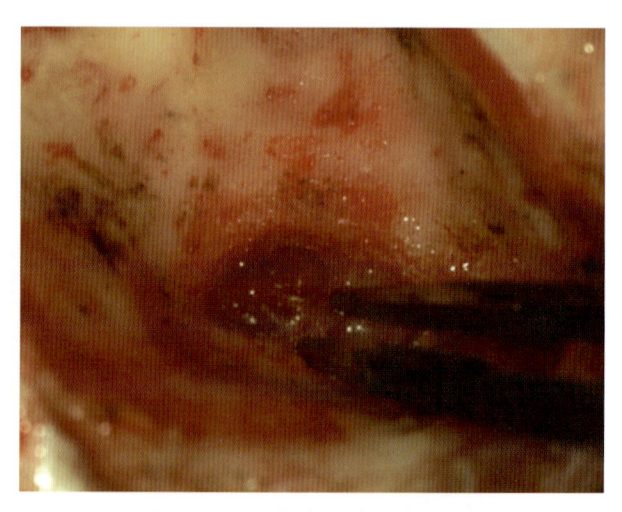

▲ 图 29-55　双极电凝并切除肉芽组织

1. 因为与胆脂瘤没有关系，左侧行皮质乳突切除术。
2. 清除乳突腔内气房，经常可见肉芽组织。磨除浅表的肉芽组织往往可显露比之前看到更多的肉芽组织。双极电凝并切除肉芽组织。通过磨除更多的骨质以进一步去除深部肉芽组织直至到达正常的组织（图 29-54 至图 29-56）。

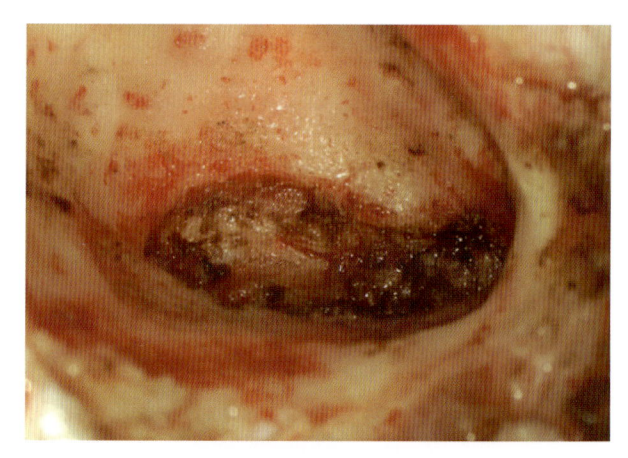

▲ 图 29-56　在窦脑膜角区域可见电凝后的肉芽组织。注意，与上图相比显露了更多的肉芽组织

第 29 章 一期经乳突引流术治疗耳源性颅内脓肿
Single-Stage Transmastoid Drainage of Otogenic Intracranial Abscess

3. 拨开肉芽组织，可见脓液区，继续探查该区域，可见脓液在空腔内突然涌出（图 29-57）。
4. 用聚维酮碘和过氧化氢混合稀释液冲洗该区域。所有感染的肉芽组织在双极电凝后予以切除，直至到达正常组织（图 29-58）。
5. 同任何乳突皮质切除术一样，缝合肌骨膜瓣和皮肤。

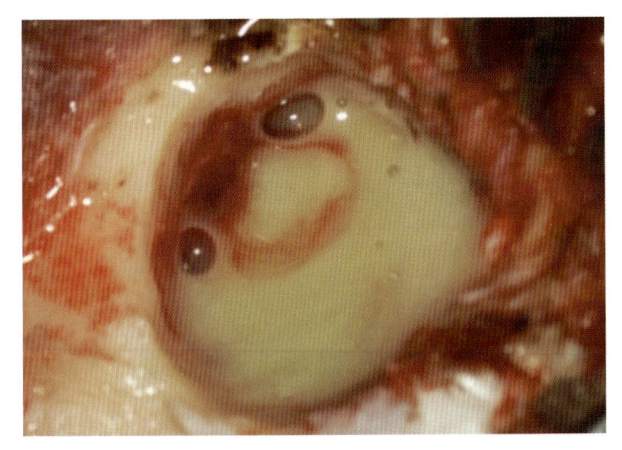

▲ 图 29-57　乳突腔内的脓液

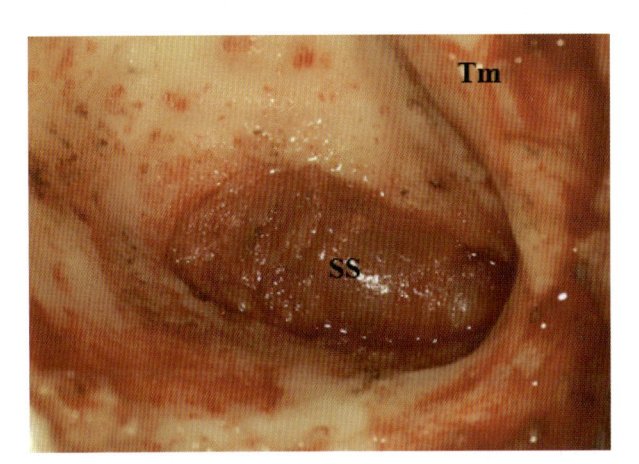

▲ 图 29-58　正常的乙状窦
SS. 乙状窦；Tm. 乳突天盖

技巧与要点

- 与胆脂瘤型耳部感染相比，非胆脂瘤型耳部感染更易并发耳源性硬膜外、硬脑膜下、脑和横窦周围脓肿。
- 每个耳源性脑脓肿不需要与颞骨病变连续，必须按常规处理，我们希望尽可能同时处理脑脓肿和颞部病变。
- 如果患者由于脑脓肿出现嗜睡或昏迷，则必须尽早处理脑脓肿。
- 手术的优势在于可修复硬脑膜和天盖的缺损，从而避免持续感染的可能。
- 如果胆脂瘤伴周围脓肿，与胆脂瘤的常规处理相似，建议在根除胆脂瘤后，部分填充空腔或缩小空腔联合鼓室成形术。此外，尽管患者总是在二期行鼓室成形术，我们建议一期行鼓室成形术。一部分患者切实听力受益，这也避免了二期行鼓室成形术。对于一期听骨链重建我们仅仅使用软骨而非赝复物。
- 如果有大片的硬脑膜缺损、脑脓肿复发或死耳，我们建议行外耳道盲袋封闭。

179

第十七篇 经颧上鼓室前入路
Transzygomatic Anterior Attic Approach

第30章 经颧上鼓室前入路面神经减压术
Transzygomatic Anterior Attic Approach for Facial Nerve Decompression

K. P. Morwani　Madhuri Mehta　著
云　强　译
陈为为　张洪钿　校

这一术式是为了到达面神经迷路段设计的，由资深专家K. P. Morwani博士于1995年首次描述。

【适应证】

1. 颅脑损伤后面神经麻痹，损伤部位在面神经第一膝或迷路段。
2. 对药物治疗方法长时间（3~4个月）没有反应的Bell麻痹。
3. 切除累及第一膝的神经鞘瘤和血管瘤。

下面是一个简要的到达面神经迷路段入路的比较。

【入路特点】

1. 经乳突入路
- 难以到达硬化型乳突的迷路段面神经。
- 容易损伤到上、外半规管的壶腹端（图30-1和图30-2）。

2. 颅中窝入路
- 神经外科专家喜欢使用该入路。
- 需要专用器械。这可能会导致对颞叶的牵拉。

3. 经颧入路
- 不需要专用器械。
- 任何有经验的耳鼻咽喉科医生都可以完成。
- 可直接处理面神经第一膝和迷路段。
- 可用于硬化型乳突的患者。

4. 经颧骨入路
- 患者取侧卧位（图30-3）。
- 术者坐在患者前方（图30-4）。
- 将患者固定于手术台上，这样头部/身体就可以向两个方向转动。

第 30 章 经颧上鼓室前入路面神经减压术
Transzygomatic Anterior Attic Approach for Facial Nerve Decompression

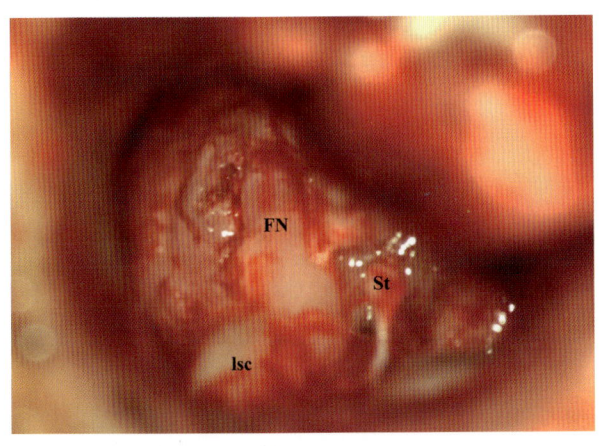

▲ 图 30-1 经耳道入路显露面神经水平部分
FN. 面神经；lsc. 外半规管；St. 镫骨

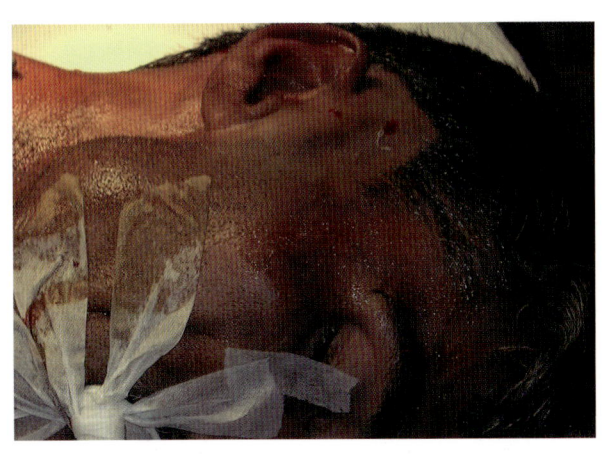

▲ 图 30-3 患者侧卧位，右耳准备做手术

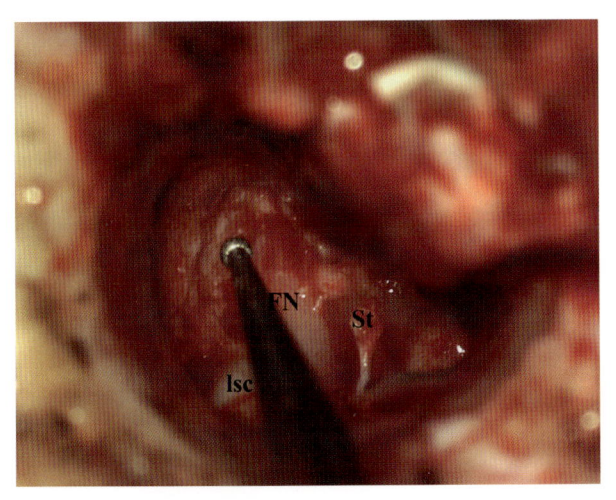

▲ 图 30-2 当从乳突侧磨除骨质显露第一膝和迷路段时，有损伤外半规管和镫骨的危险
FN. 面神经；lsc. 外半规管；St. 镫骨

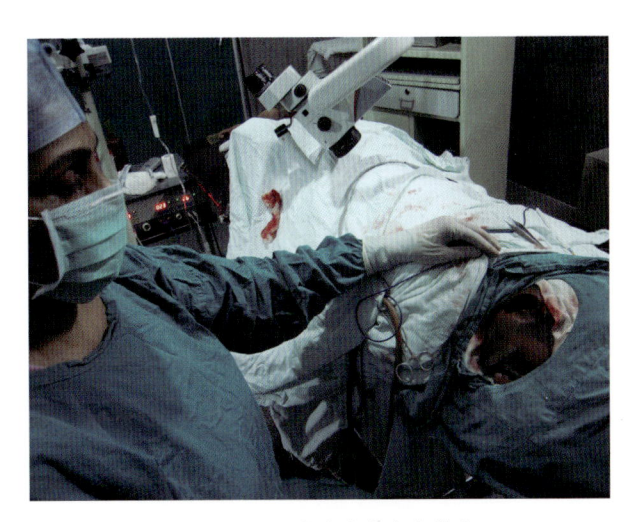

▲ 图 30-4 术者坐在患者前方

- 采用扩大的耳内或耳后切口。

【手术步骤】

（一）耳内切口

1. 在局部麻醉或全身麻醉下均可进行这一技术。
2. 耳内切口可以对面神经迷路段和第一膝减压。如果我们需要对第一膝远端的面神经进行减压，可以使用耳后切口。
3. 耳内切口如图 30-5 所示。
4. 取颞肌筋膜作为移植物。
5. 在外耳道骨软骨交界处做环形切口（图 30-6）。
6. 分离骨性外耳道表面的皮肤并推向鼓环。
7. 将鼓环完全从鼓沟内分离。
8. 将带有鼓膜、锤骨和砧骨的外耳道皮筒（分离砧镫关节后）取出并保存。
9. 显露颧骨根。

（二）耳后切口

如果病变要求减压面神经第二膝的远端，则首选耳后切口。

1. 做耳后切口。

2. 保留筋膜移植物。
3. 切开肌骨膜层。从乳突皮质表面向后下掀开肌骨膜瓣（图 30-7）。
4. 完全游离骨性外耳道表面的皮肤，向前游离至鼓环上方，用一个自持的乳突牵开器撑开固定（图 30-8 至图 30-10）。
5. 从 3 点钟位置到 6 点钟位置向前掀开鼓环。下方，包括整个后方区域即鼓膜面积的 3/4 牵向前下方（图 30-12）。
6. 分离砧镫关节（图 30-13）。
7. 在锤骨颈水平切断锤骨（图 30-14）。
8. 连同锤骨柄一起将鼓膜向下翻转。
9. 取出砧骨和锤骨头，用生理盐水保存。
10. 从颧骨根部开始向鼓室方向磨除骨质（图 30-11）。术者改变当前位置，坐在患者的前面（图 30-15）。
11. 骨质磨除从颧骨根部开始（图 30-16）。
12. 通过磨除上鼓室外侧壁拓宽上鼓室前部空间（图 30-17 和图 30-18）。
13. 沿充分显露的上鼓室磨除骨质到鼓室天盖（图 30-19 和图 30-20）。
14. 这一阶段的重要标志是匙突、面神经管鼓室段、镫骨、外和前半规管的壶腹端（图 30-21）。

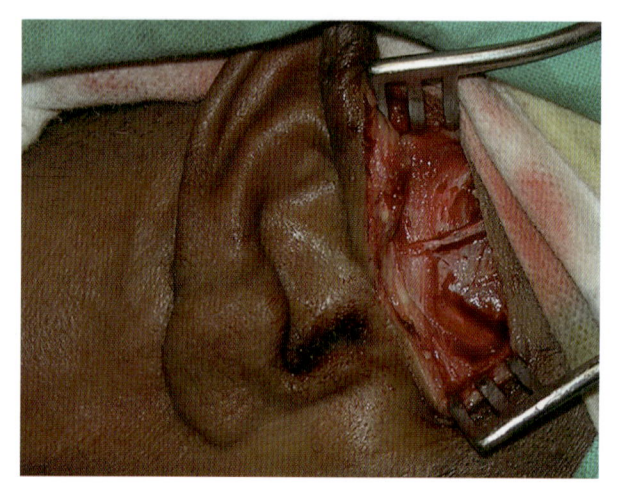

▲ 图 30-5　耳内切口

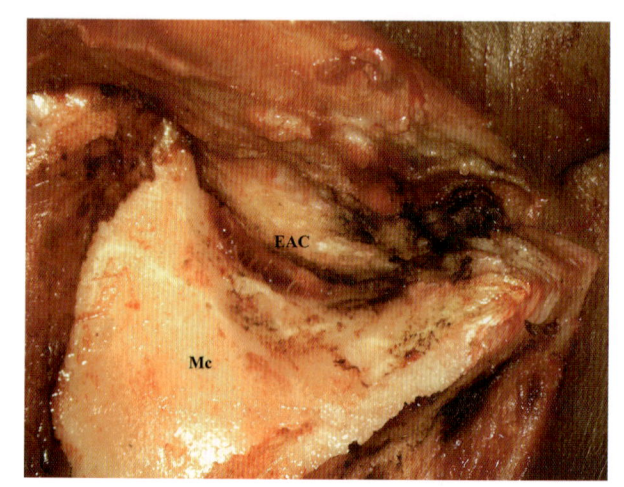

▲ 图 30-7　以后下为基底翻开肌骨膜瓣显露乳突皮质
EAC. 外耳道；Mc. 乳突皮质

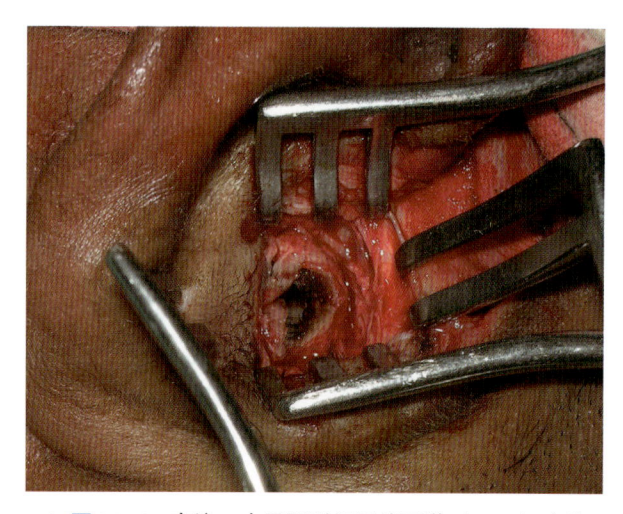

▲ 图 30-6　在这一水平环形切开外耳道（EAC）皮肤

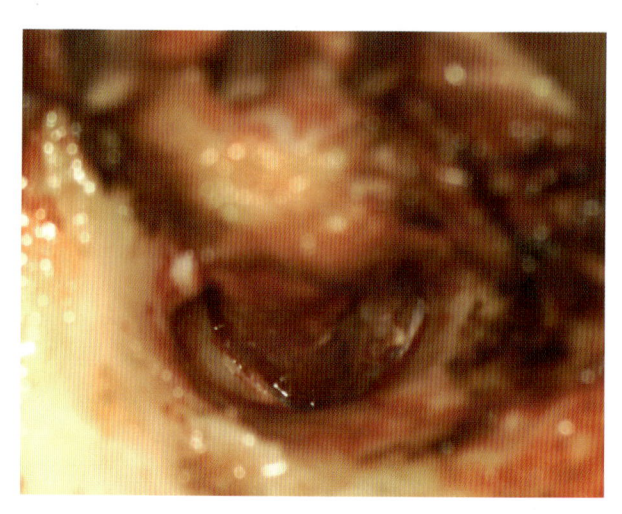

▲ 图 30-8　从骨性外耳道表面掀起外耳道皮肤周径的 3/4

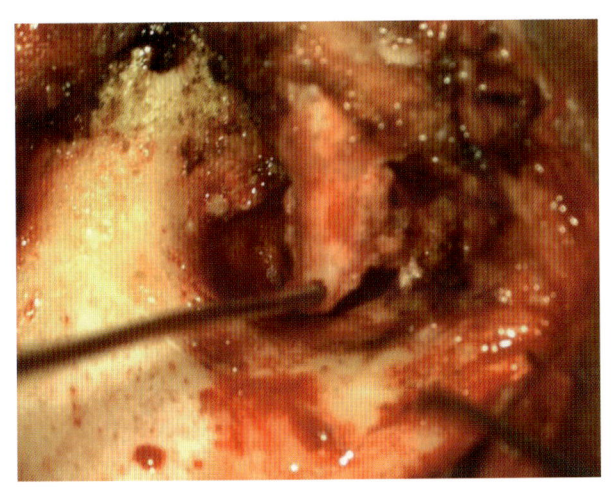

第 30 章　经颧上鼓室前入路面神经减压术
Transzygomatic Anterior Attic Approach for Facial Nerve Decompression

▲ 图 30-9　外耳道的皮肤

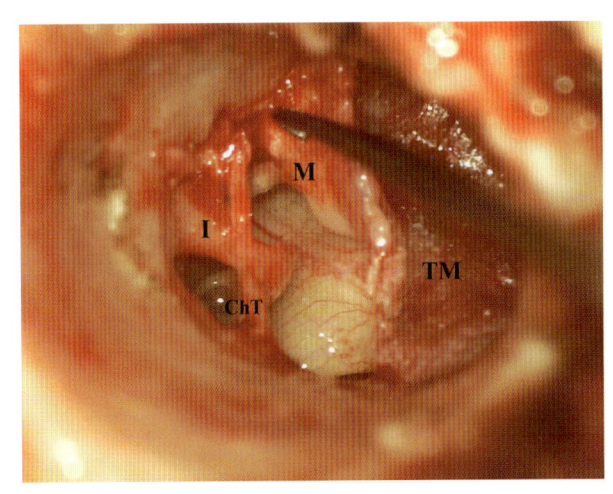

▲ 图 30-12　从 3 点钟到 6 点钟位置掀开鼓膜环
ChT. 鼓索；I. 砧骨；M. 锤骨；TM. 鼓膜

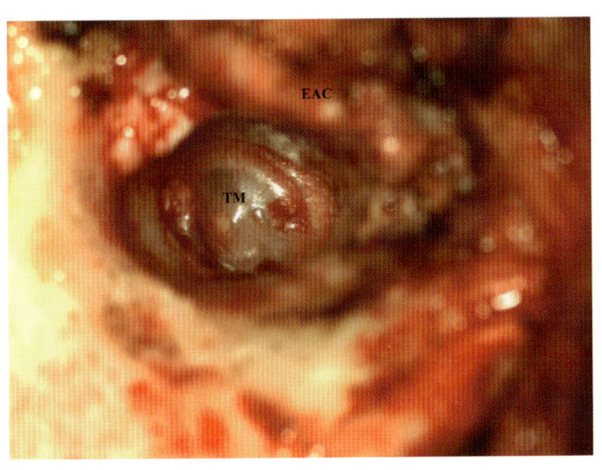

▲ 图 30-10　用自动的乳突牵开器将外耳道皮肤牵向前方
EAC. 外耳道皮肤翻向前上；TM. 鼓膜

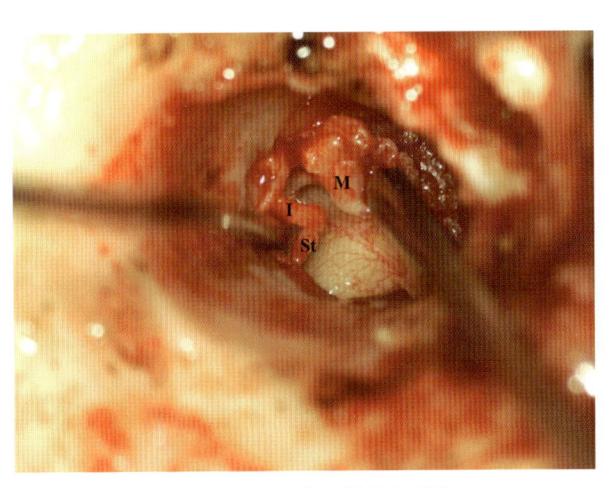

▲ 图 30-13　将砧镫关节脱位
I. 砧骨；M. 锤骨；St. 镫骨

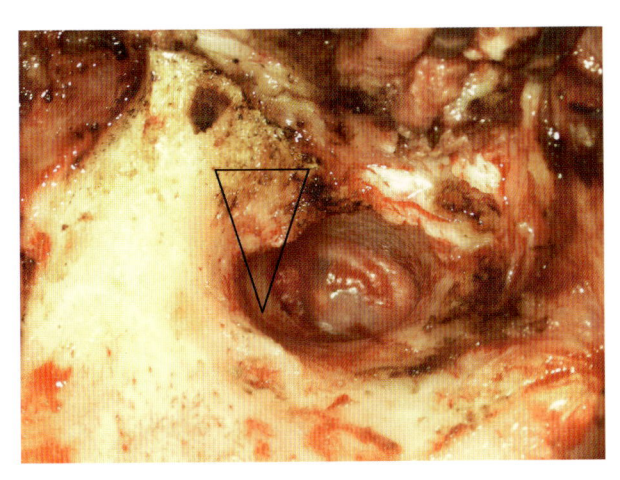

▲ 图 30-11　在颧弓根部磨除骨质

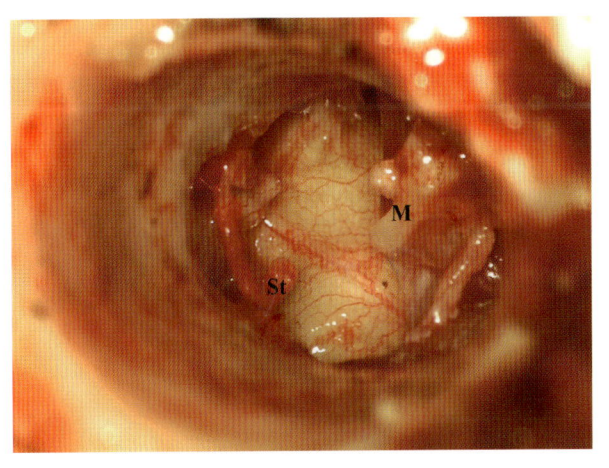

▲ 图 30-14　在颈部切断锤骨，将锤骨柄和鼓膜一起翻向前下
M. 锤骨；St. 镫骨

183

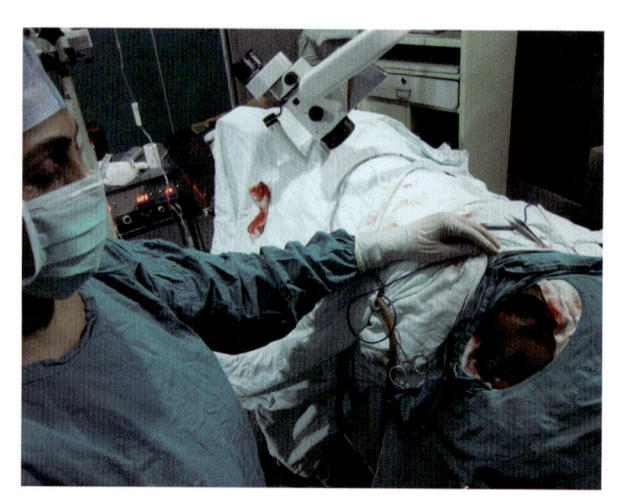

▲ 图 30-15　术者转移到患者前方

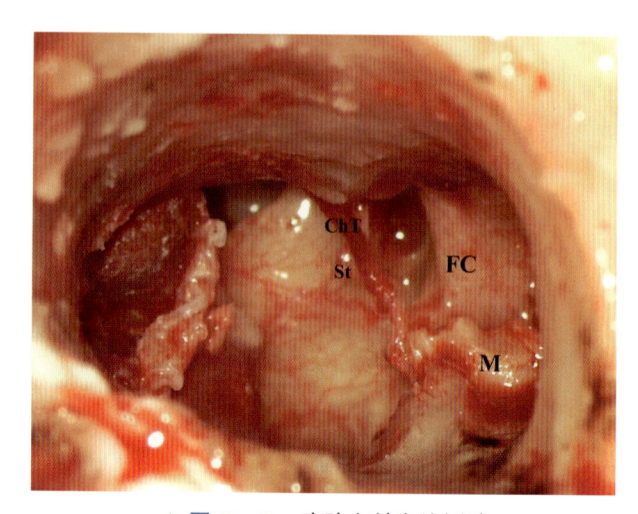

▲ 图 30-18　磨除上鼓室外侧壁
ChT. 鼓索；FC. 面神经管（鼓室段）；M. 锤骨头；St. 镫骨

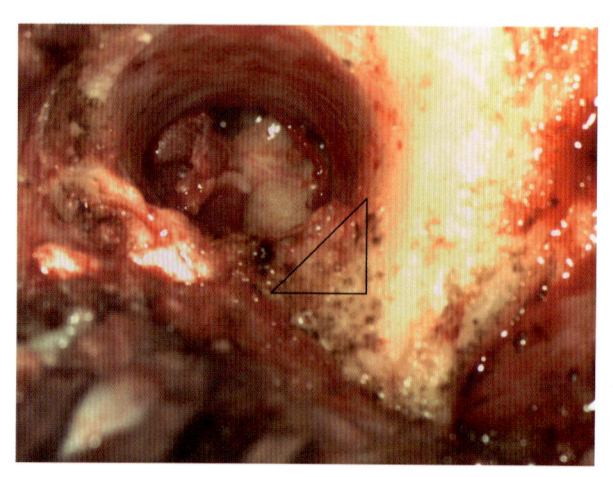

▲ 图 30-16　在颧弓根磨除前上方到外耳道的区域；鼓膜向下移位；可见鼓索、镫骨；通过鼓膜可见锤骨柄

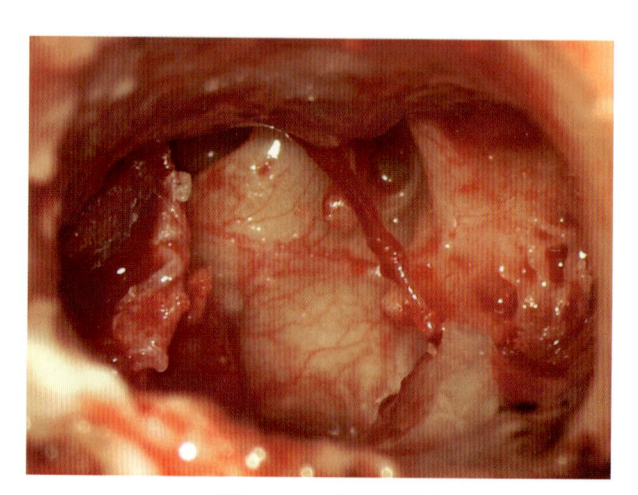

▲ 图 30-19　移除锤骨头

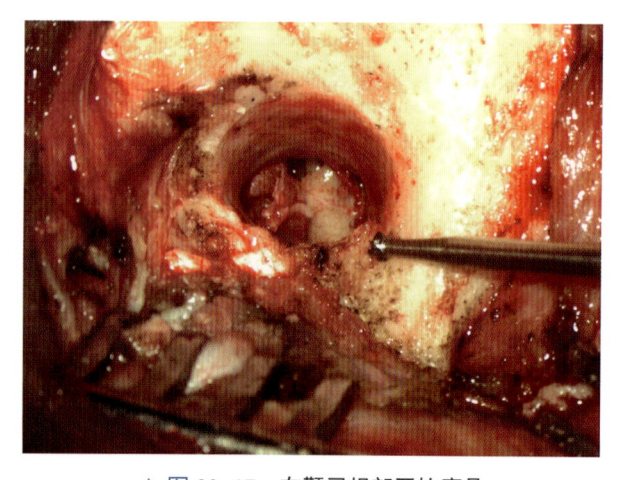

▲ 图 30-17　在颧弓根部开始磨骨

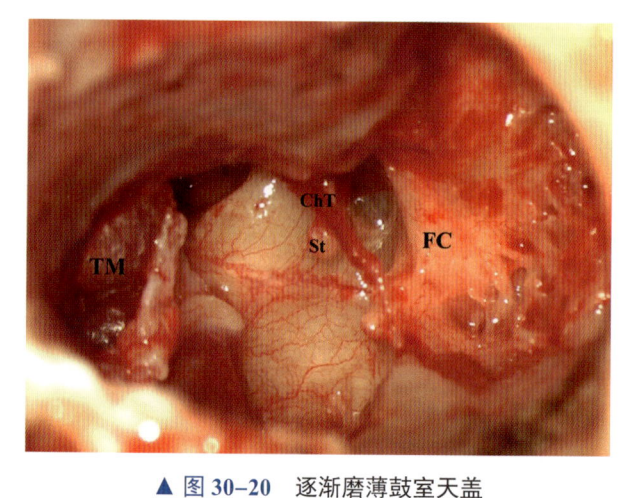

▲ 图 30-20　逐渐磨薄鼓室天盖
ChT. 鼓索；FC. 面神经管（鼓室段）；St. 镫骨；TM. 鼓膜（翻向前下方）

第 30 章　经颧上鼓室前入路面神经减压术
Transzygomatic Anterior Attic Approach for Facial Nerve Decompression

15. 在上鼓室前部前方开始磨除，从颧弓外侧到上鼓室底深部这个区域的骨质使之蛋壳化，显露膝状神经节和岩浅大神经（Gspn）。一旦显露岩浅大神经（Gspn），继续解剖显露面神经管膝部和迷路部分（图 30-22 和图 30-23）。

16. 现在，面神经管膝部和迷路段面神经上方蛋壳化的薄层骨质用一个尖头或钝头钩针去除。在 Bell 麻痹中，面神经减压从迷路段至内听道的外侧端（图 30-24 至图 30-26）。

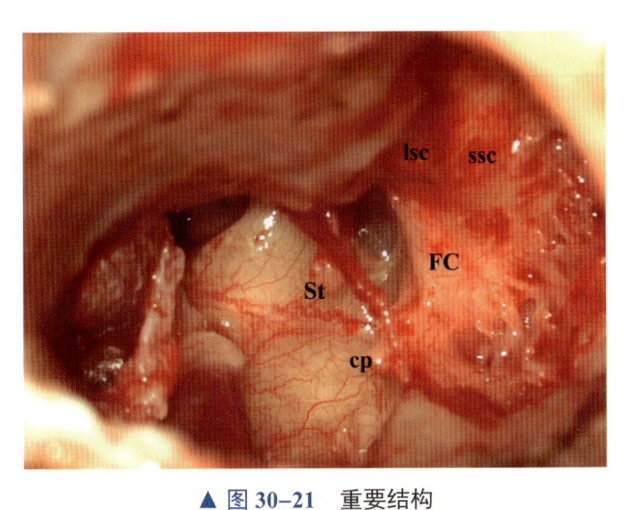

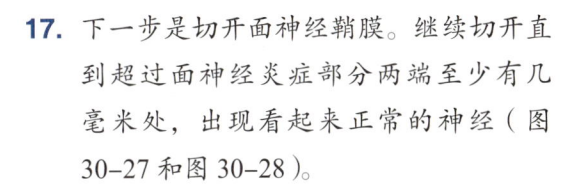

17. 下一步是切开面神经鞘膜。继续切开直到超过面神经炎症部分两端至少有几毫米处，出现看起来正常的神经（图 30-27 和图 30-28）。

18. 如果神经已完全撕裂，则行面神经移植。移植物通常取自耳大神经或腓肠神经。

19. 上鼓室外侧壁（外耳道上壁）用耳屏软骨移植重建。软骨移植物模仿外耳道上壁来放置，不应触碰其内侧，内侧有面神经鼓室段。这样可以保留上鼓室的空间（图 30-29 和图 30-30）。

▲ 图 30-21　重要结构
cp. 匙突；FC. 面神经管（鼓室段）；lsc. 外半规管（壶腹部末端）；ssc. 前半规管（壶腹部末端）；St. 镫骨

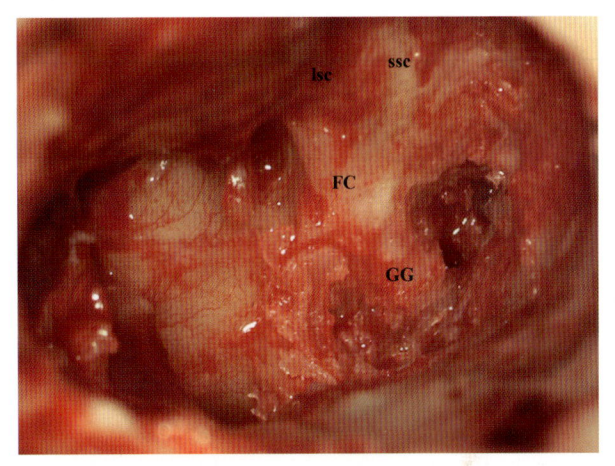

▲ 图 30-23　围绕膝状神经节和面神经上方的气房磨骨，追踪面神经迷路段
FC. 面神经管（鼓室段）；GG. 膝状神经节；lsc. 外半规管；ssc. 前半规管

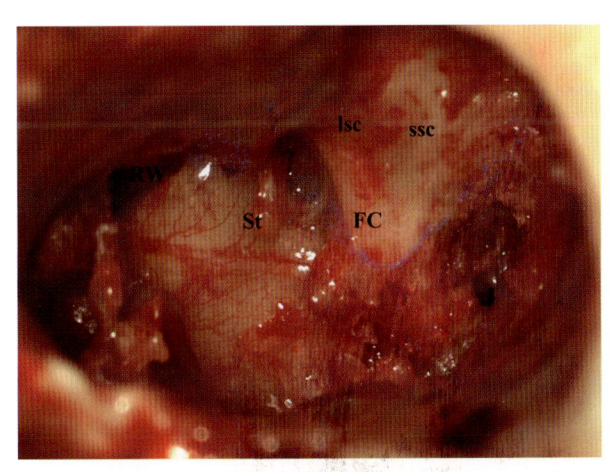

▲ 图 30-22　在鼓膜张肌肌腱上方磨除骨质
FC. 面神经管（鼓室段）；lsc. 外半规管（壶腹端）；RW. 圆窗；ssc. 前半规管（壶腹端）；St. 镫骨

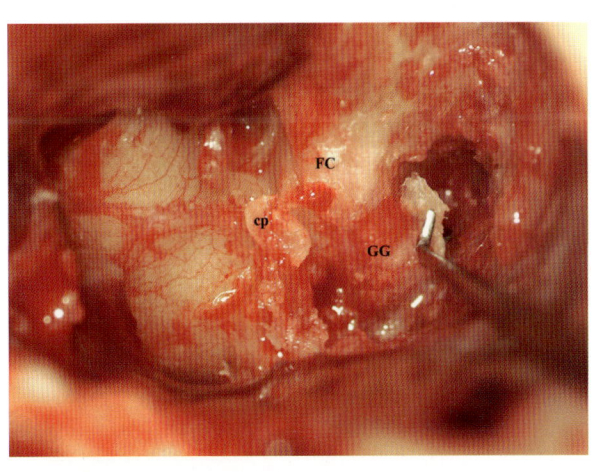

▲ 图 30-24　去除膝状神经节和面神经迷路段上方的蛋壳化的薄层骨质
FC. 面神经管；cp. 匙突；GG. 膝状神经节

185

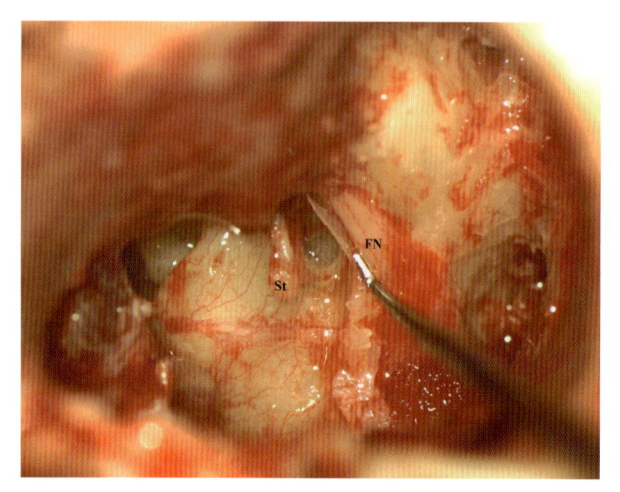

▲ 图 30-25　从面神经鼓室段掀起蛋壳化的薄层骨质

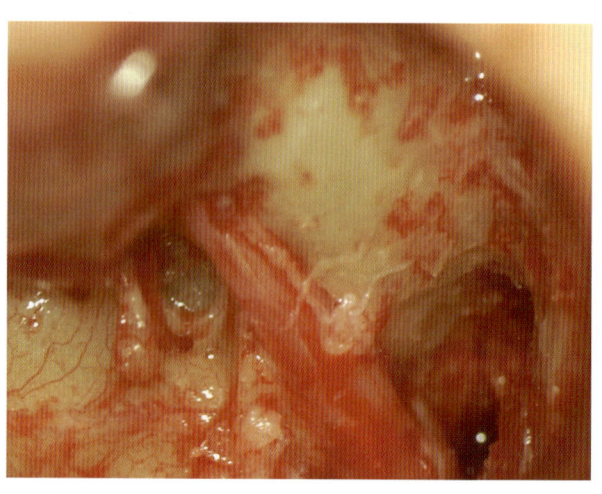

▲ 图 30-28　将迷路段到第二膝的面神经进行减压，可见已切开的面神经鞘

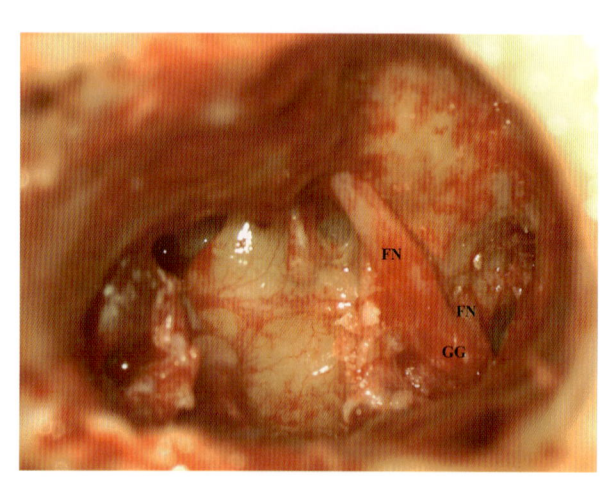

▲ 图 30-26　显露从迷路段至第二膝的面神经。面神经鼓室段近端、膝状神经节和面神经迷路段呈现水肿状
FN. 鼓室段和迷路段面神经；GG. 膝状神经节

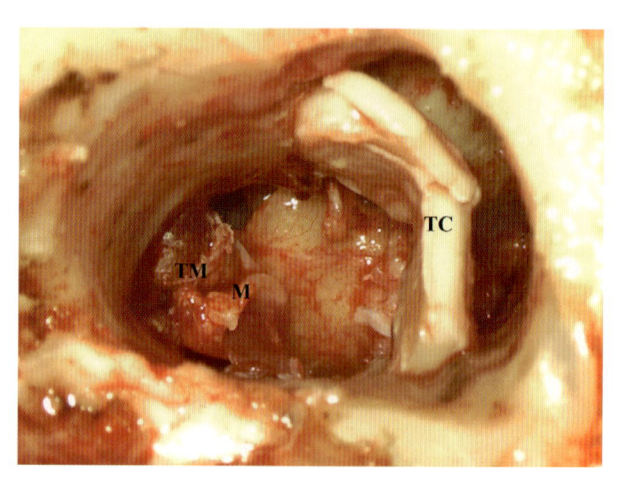

▲ 图 30-29　用耳屏软骨重建外耳道上壁
M. 锤骨柄；TC. 耳屏软骨移植物；TM. 鼓膜

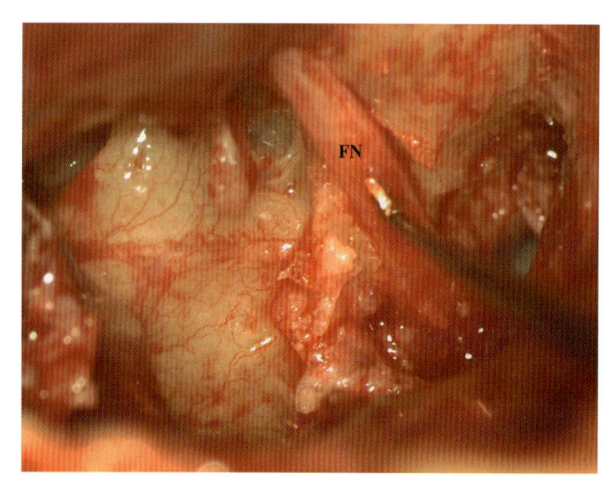

▲ 图 30-27　切开面神经鞘膜而不损伤神经纤维
FN. 面神经

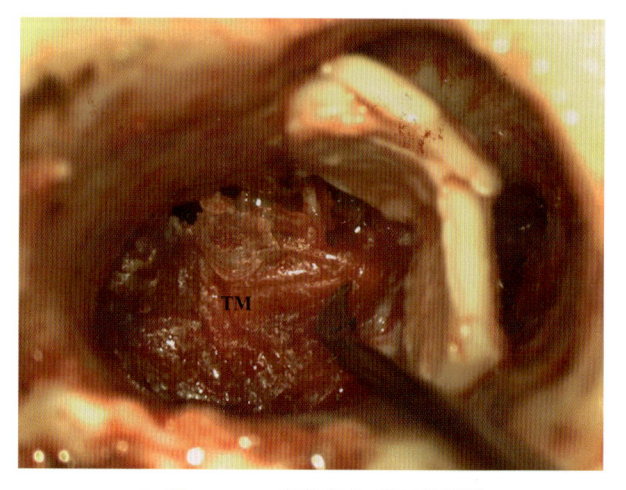

▲ 图 30-30　复位翻向前下的鼓膜
TM. 鼓膜

第 30 章 经颧上鼓室前入路面神经减压术
Transzygomatic Anterior Attic Approach for Facial Nerve Decompression

20. 可用重新塑形的砧骨、镫骨上方放置锤骨头，或镫骨头和鼓环前部之间放置软骨来进行听骨链成形术（图 30-31 和图 30-32）。
21. 将颞肌筋膜移植物放置于下方后复位鼓膜（图 30-33）。
22. 复位外耳道皮肤（图 30-34）。
23. 外耳道内填充吸收性明胶海绵。
24. 缝合伤口。

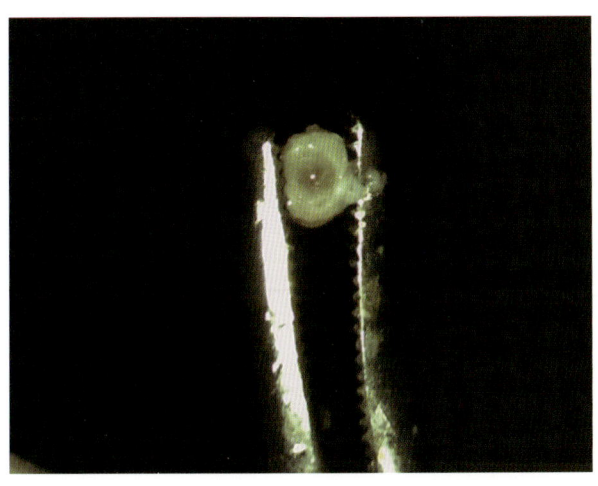

▲ 图 30-31　雕琢锤骨头表面使之能嵌到镫骨头上

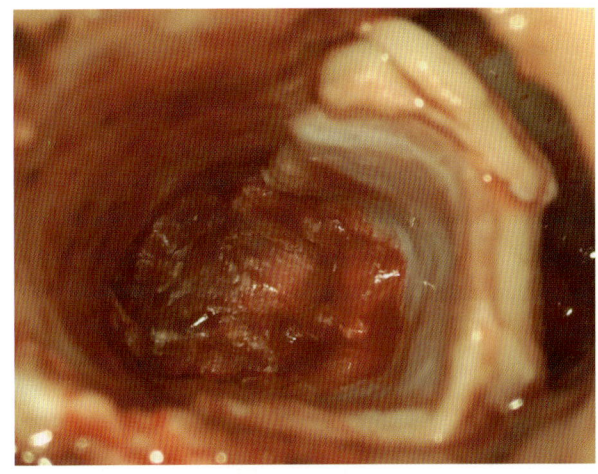

▲ 图 30-33　使用颞肌筋膜作为移植物，鼓膜复位于其上

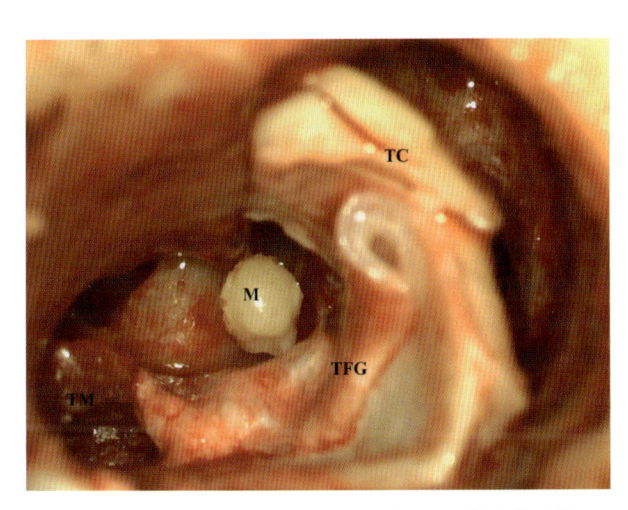

▲ 图 30-32　锤骨头置于镫骨上方的听骨链成形术
M. 锤骨头（重塑形并置于镫骨头上）；TC. 耳屏软骨（重建外耳道上壁）；TFG. 将颞筋膜移植物翻开以确认锤骨头置于镫骨头的上方；TM. 鼓膜

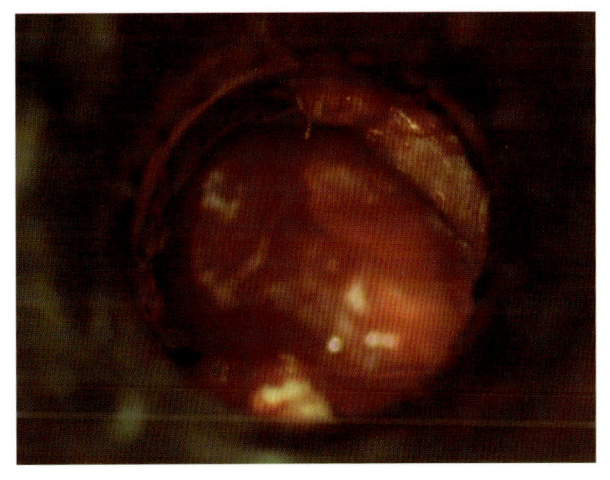

▲ 图 30-34　复位外耳道皮肤

技巧与要点

- 经颧上鼓室前入路至面神经迷路段可获得较好的磨骨角度，尤其对迷路段。
- 在天盖位置低的病例，颅中窝硬脑膜可能被显露。应提前采取保护措施避免损伤硬脑膜。
- 在晚期面神经减压的情况下，面神经鞘通常黏附在神经纤维上。切开时要注意避免无意中损伤神经纤维。
- 由于砧骨和锤骨都被移动，即使是最好的听骨链成形术也会留下20～25dB的气导骨导差。

第十八篇　面部重塑
Facial Reanimation

第 31 章　面部重塑
Facial Reanimation

Narayan Jayashankar　K. P. Morwani　著
付　强　译
陈为为　张洪钿　校

一、概述

随着对神经变性和神经再生研究的逐步深入，对面部麻痹和面瘫也有了更好的认识。现在可以提供多种技术来改善这些患者的美容效果。对神经生理学的深入认识有助于为这些患者提供正确的技术，并有可能获得良好的结果。神经修复技术的应用取决于神经损伤的程度，神经麻痹或神经瘫痪的持续时间，以及治疗医生的正确评估。

在本章中，著者将讨论神经修复技术，如面神经减压术、面神经缝合术、神经移植术、上眼睑黄金材料植入术、面神经舌下神经吻合术、颞肌悬吊术及各种术式的适应证和效果。

二、面神经减压术

【适应证】

1. 神经减压适用于术中出现神经水肿，神经鞘撕裂或神经纤维受损少于25%。
2. 高分辨率计算机断层扫描（CT）显示骨折线穿过面神经管同时出现面部麻痹或面瘫。

【手术方法】

手术方法取决于面神经受损的部位和患者的听力状况。

1. 听力存在

(1) 颅中窝：损伤发生在内听道、面神经迷路段或膝状神经节。

(2) 经颧/经上鼓室：损伤位于面神经迷路段、膝状神经节或鼓室部分。

(3) 经乳突：当损伤发生在面神经膝状神经节，鼓室段或乳突段直至茎乳孔。

(4) 经乳突/经颈部：损伤自茎乳孔到颞骨外段的面神经。

2. 听力丧失

(1) 经乳突：损伤发生在面神经的膝状神经节、鼓室段或乳突段，直至茎乳孔。

(2) 经迷路：损伤发生在面神经的迷路段或内听道段。

【手术步骤】

将损伤区域的面神经上的骨质磨薄至蛋壳化，先用切割钻头，然后在邻近面神经时改为金刚砂钻头。使用平的骨锉或剥离子掀起面神经上的薄层骨片（图 31-1）。在面神经损伤的任一面进行减压，直至看到正常的面神经。围绕面神经进行 180° 减压而无须将其完全游离。用镰状刀切开面神经鞘膜，以减轻由于水肿导致的神经纤维张力增高。注意在此步骤中不要损坏神经纤维。在少数情况下，由于神经鞘膜和神经纤维之间的分辨率差，此时可能会在损伤部位的两侧切开神经鞘膜，而不是在损伤处切开。在这种情况下，延迟切开损伤部位的神经鞘膜可防止损伤神经纤维。

面神经减压的术前和术后照片如图 31-2 所示。

【结果】

损伤后早期进行神经减压的结果较晚期好。如果在损伤后 2 周内进行手术，则超过 90% 的患者可提高至 Ⅱ 级或 Ⅰ 级（H-B 分级）。在我们看来，少数病例在减压后无改善，可能与早期未被发现的面神经颅内段损伤有关。

三、面神经移植术

【适应证】

当面神经的两断端可以在无张力的情况下对接时，则进行端端吻合。然而，当面神经的两断端无法良好匹配或者断端间有间隙时，需进行神经移植术。

原则如下。

1. 如果受损的神经束厚度在 20%~25%，则无须神经移植。神经减压即可满足。

2. 如果受损的神经束厚度在 25%~50%，需

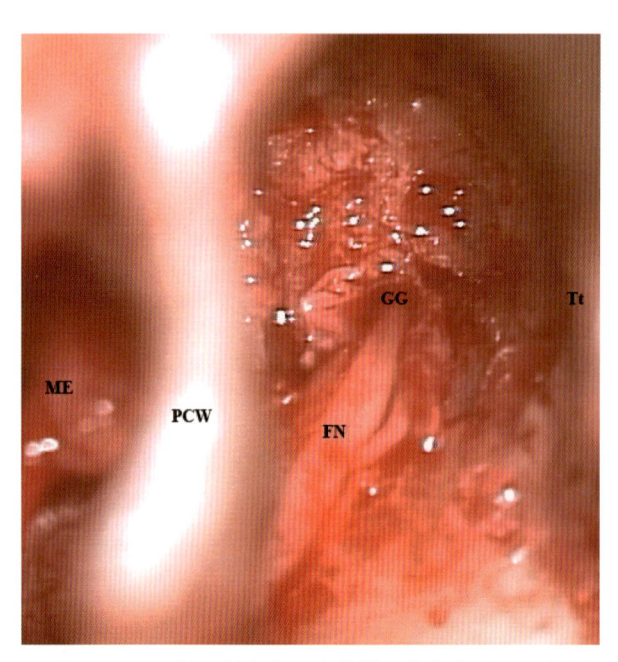

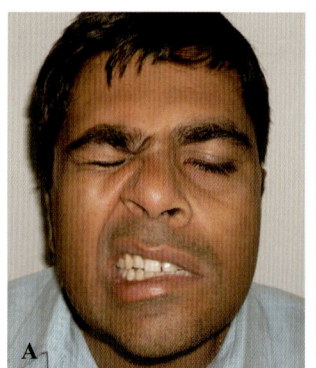

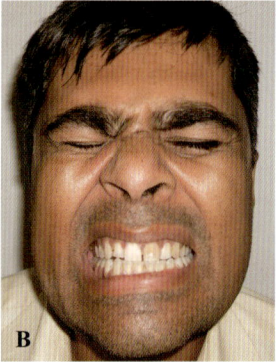

▲ 图 31-1 面神经鼓室段至膝状神经节段的减压 - 左侧
FN. 面神经（鼓室段）；GG. 膝状神经节；ME. 中耳；PCW. 外耳道后上壁；Tt. 鼓室天盖（图片由 Rahul Agrawal 医生提供）

▲ 图 31-2 面瘫
A. 左侧 Ⅲ 级面瘫术前照片；B. 面神经减压术后照片显示术后 2 个月左侧 Ⅱ 级

要进行部分神经移植。

3. 当神经束损伤超过 50% 时，应进行全层神经移植。

【神经移植物的选择与获取】

选择神经移植物的两个主要考虑因素是神经缺损长度和神经轴突体积。耳大神经和腓肠神经是两个最容易获得的神经移植物，具有足够的轴突体积和长度，因此比其他神经移植物更可取。可以获取到耳大神经长度约为 7cm，而可以获取腓肠神经的长度达到 20cm，甚至更长。

首先在下颌角和乳突尖之间画一条线以描绘耳大神经走行，耳大神经位于胸锁乳突肌的表面从胸锁乳突肌后缘开始沿着胸锁乳突肌上缘走行至中点再沿着胸锁乳突肌上缘的垂线上行并朝腮腺走行（图 31-3）。

腓肠神经位于外踝和隐静脉后方的跟腱之间（图 31-4）。在腓肠肌两头之间很容易找到腓肠神经。重点要记住，神经移植物的长度至少比估计的神经缺损长 1cm，这样移植的神经才可以在无张力的条件下缝合。

一旦获取了神经移植物，要清除神经表面的疏松结缔组织。神经移植物的 2 个切口末端应为干净的切口，且轴突无损伤。将神经移植物两端的神经外膜剥去 1~2mm，露出神经束膜进行缝合。

【手术步骤】

识别出受损的面神经的两端。受损的面神经可能有局部缺血、坏死、神经瘤或纤维变性。必须切除这些受损神经以露出正常的神经界面进行移植。用尖刀将神经切断，而不会损伤神经末端。如果神经移植物的直径与面神经不同，有时会斜切面神经和神经移植物以获得与神经移植物的良好贴合，增大了吻合面积。将面神经切口末端的神经外膜剥去 1~2mm，以帮助缝合。将神经移植物置于健康组织上，避免将两断端之间移植的神经处于悬空状态（图 31-5）。在高倍显微镜下，使用 8-0 单线将面神经断端的神经束膜与神经移植物的神经束膜进行缝合。通常，缝合 2~3 针即可获得良好吻合。或者，可以在断端使用纤维蛋白胶黏合。但是应该注意的是，在腮腺中应缝合神经移植物，不应单独使用纤维蛋白胶。移植完成后，缝合的神经末端可以用颞筋膜或阔筋膜覆盖。

【结果】

面神经移植的预期最佳结果是Ⅲ级（House-Brackmann 分级）。但是，只有 55%~70% 的对象达到了Ⅲ级。已经确定，在受伤后的第 1 个月内进行神经移植的效果要好于 1 个月后进行神经移植的患者，而在受伤后的 1 年以上进行神

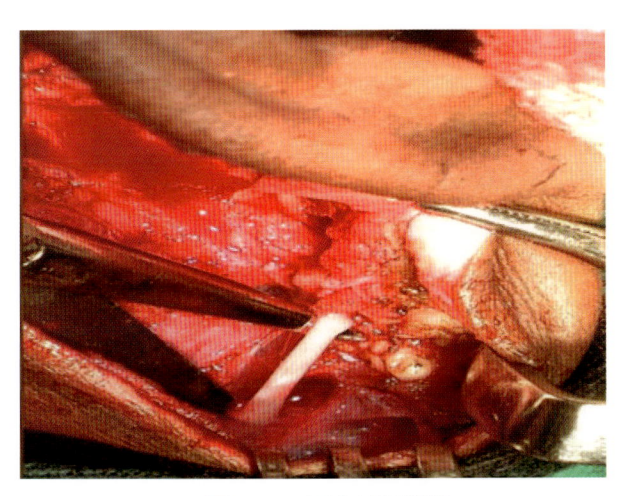

▲ 图 31-3　耳大神经移植

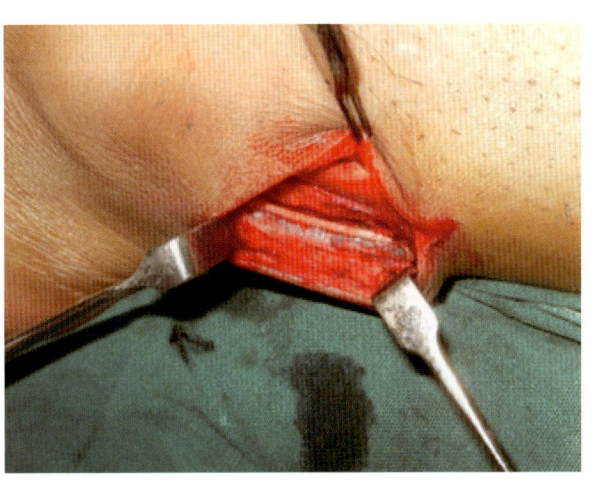

▲ 图 31-4　腓肠神经移植（左下肢）

经移植的效果则很差。实际上，术前神经功能丧失的持续时间是能否取得神经移植良好效果的最重要因素。下面显示了一位患者的术前（图31-6A）和术后照片（图31-6B）。

四、上眼睑黄金材料植入术治疗麻痹性睑裂闭合不全

【适应证】

1. 预防任何病因引起的麻痹性睑裂闭合不全，以防止发生角膜并发症。

2. 眼药水、眼药膏和眼睑贴带等保守方法对具有眼部症状的轻度面瘫没有作用时。

3. 预计在长时间内可以恢复面神经功能时，与面神经端端吻合术、面神经移植术、面神经舌下神经吻合术和面神经改道手术同时实施。

【原则】

上眼睑黄金材料植入术是麻痹性睑裂闭合不全中恢复眼睑闭合功能的手术方法。早期恢复上眼睑功能可预防角膜擦伤和溃疡，以及最终可能导致失明的深层角膜溃疡发生。必须了解使用黄金植入物的原理。眼轮匝肌由面神经支配以闭合上眼睑。动眼神经支配提上睑肌以抬高上眼睑睁眼。因此，当提上睑肌松弛时，眼轮匝肌可收缩闭眼。手术的原理是通过在睑板上植入合适的黄金材料来代替麻痹侧眼轮匝肌的作用。因此，当提上睑肌放松时，黄金植入物的重量加上重力作用有助于闭眼。这种手术的效果是在瘫痪侧模拟正常的闭眼活动。

【定制上眼睑黄金植入物】

术前，需要确定黄金植入物的重量。在国际上，可以定制植入物。但是，进口这些植入物需要花费很长时间，而且价格昂贵。本文作者设计了一种方法，可以根据患者个人所需的尺寸和重量个体化定制植入物。术前（坐位）在上眼睑上贴上不同重量的植入物进行测量（图31-7），并确定能完全闭合上眼睑的黄金植入物的重量（图31-8）。为了消除任何边缘误差，在测得的重量中添加 0.05g。黄金植入物由 24K 或 99.9% 纯度的黄金制成（图31-9）。植入物的长度为患眼从内眦至外眦上眼睑长度的 2/3。在成人中，内侧末端的宽度为 5mm，而外侧末端的宽度为 4mm。但是，在年轻患者组中，宽度会根据需要成比例地降低。这种设置是基于以下观察结果：与外侧端相比，需要使用更大的重量来闭合眼睑的内侧端。将黄金植入物边缘磨平，设置 3 个孔用于将

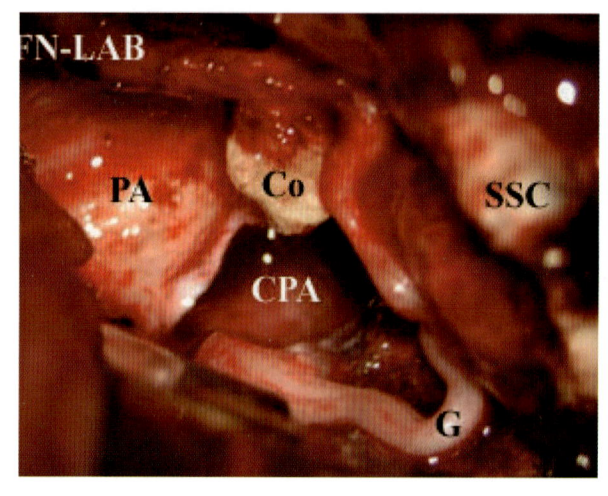

▲ 图 31-5 面神经脑干段和迷路段间移植物——扩大颅中窝入路
Co. 耳蜗；CPA. 脑桥小脑三角；FN-LAB. 面神经迷路段；G. 神经移植物；PA. 岩尖；SSC. 前半规管

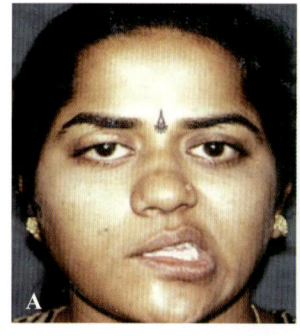

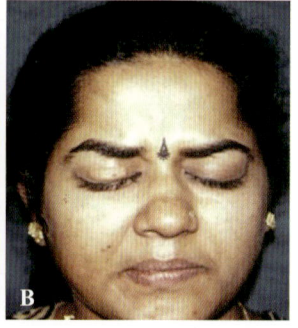

▲ 图 31-6 在右上眼睑植入金植入物以治疗眼部症状
A. 另一位患者右侧面神经功能 V 级（医源性损伤）的术前照片；B. 神经移植术后 1 年，右侧面神经功能已恢复至 Ⅲ 级

其固定于睑板上。植入物由当地有经验的金匠制作。使用前需对其进行高压灭菌。在我们的患者中，成人所需的重量在 1.8～2.1g。以这种方式制备的植入物的优点是即使在偏远地区也容易获得，经济成本低，并且最重要的是患者能够获得完美尺寸和重量的植入物。

【手术步骤】

1. 手术在局部麻醉下进行。在角膜上滴入 2 滴 4% 的利多卡因。放置角膜防护罩并将其固定到眼睑的边缘。2ml 浓度为 1 : 200 000 的利多卡因与肾上腺素混合液渗透到上眼睑的睑板及上睑板内（图 31-10）。
2. 切口位于睑板与上睑板的皱褶处，距睑缘约 6mm，累及上眼睑中部 1/3（图 31-11）。
3. 切口涉及皮肤和睑板浅表的眼轮匝肌。在眼轮匝肌和睑板之间的平面上形成一个囊袋（图 31-12）。
4. 将植入物放在该囊袋中，植入物的下边缘距眼睑边缘 3mm（图 31-13）。
5. 用 6-0 爱惜康线穿过植入物上的 3 个孔，将植入物缝合至睑板上（图 31-14）。
6. 用 5-0 薇乔线缝合眼轮匝肌（图 31-15）。
7. 用 6-0 爱惜康线缝合皮肤（图 31-16）。

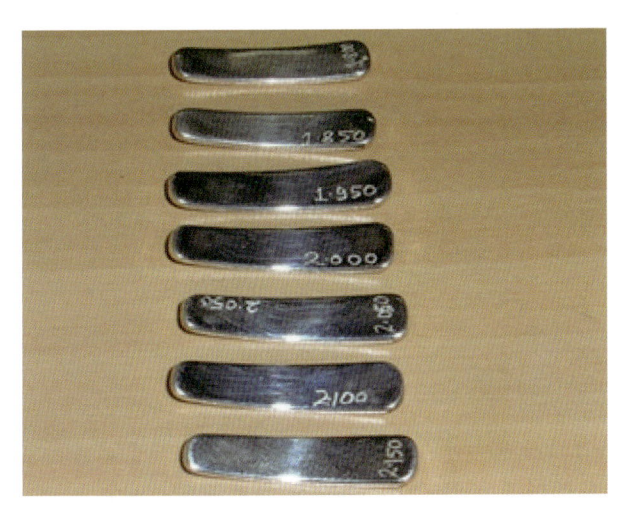

▲ 图 31-7　植入物重量测量器

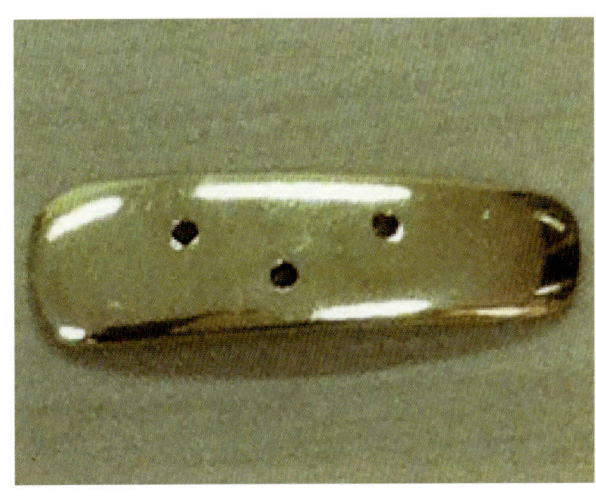

▲ 图 31-9　上眼睑黄金植入物

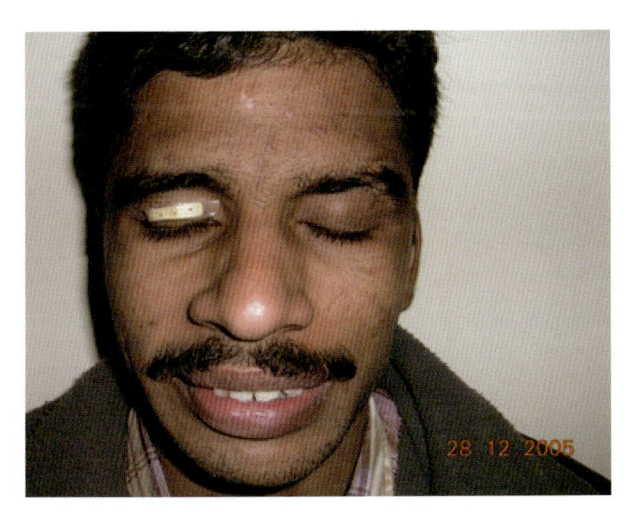

▲ 图 31-8　通过测量粘在上眼睑的测量器上来确定植入物的重量，以确定闭合眼睑的植入物的重量

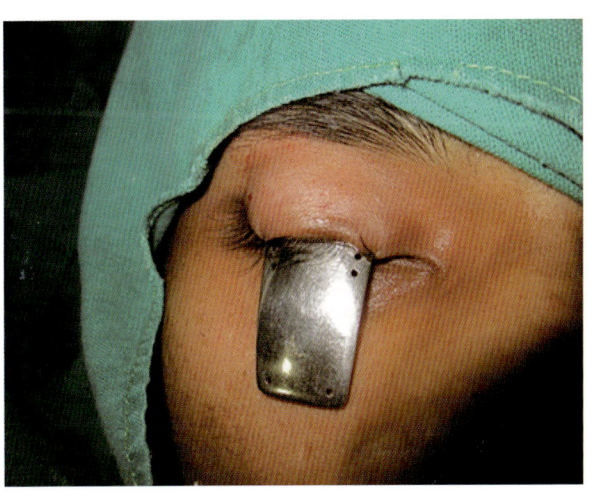

▲ 图 31-10　角膜保护器的放置位置

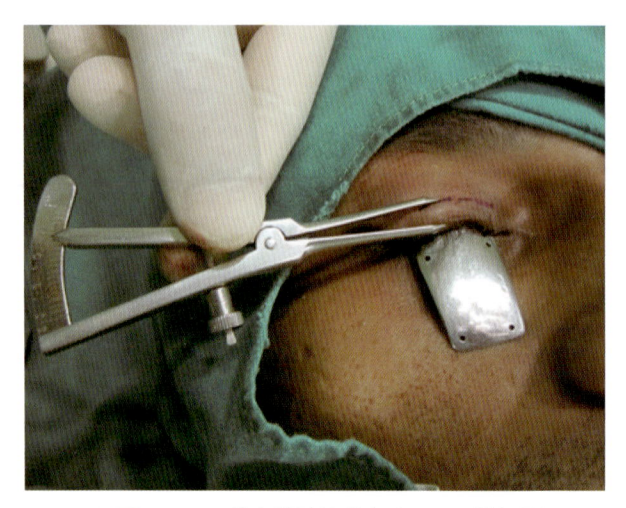

▲ 图 31-11　从上眼睑边缘向上 6mm 处切开

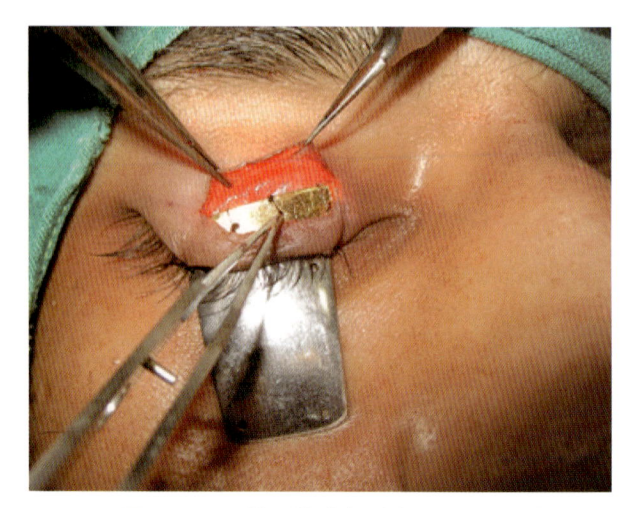

▲ 图 31-14　植入物缝合到睑板的部分深度

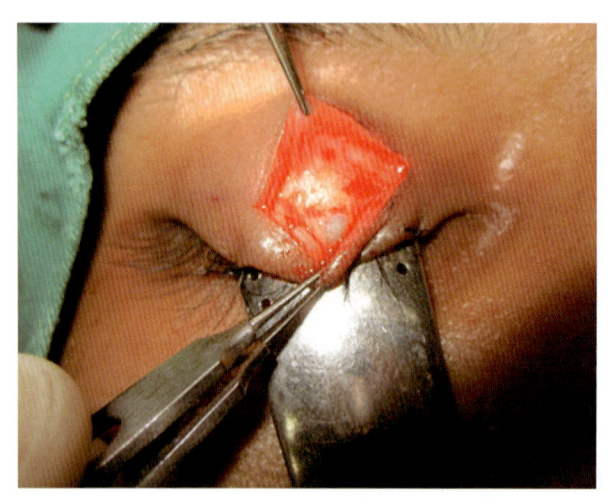

▲ 图 31-12　在眼轮匝肌和睑板之间形成袋

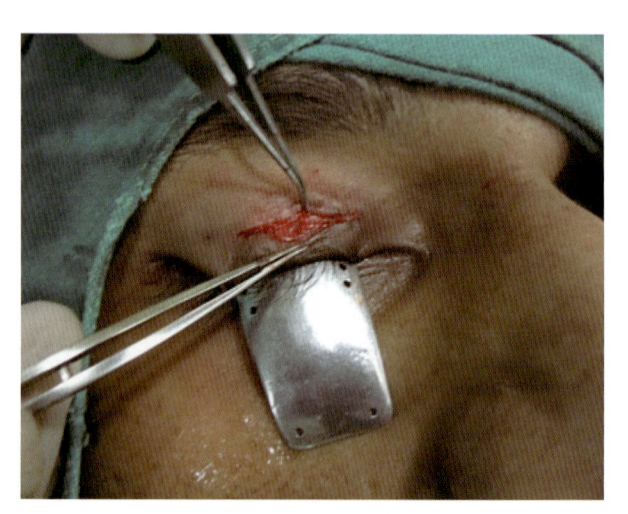

▲ 图 31-15　眼轮匝肌的缝合

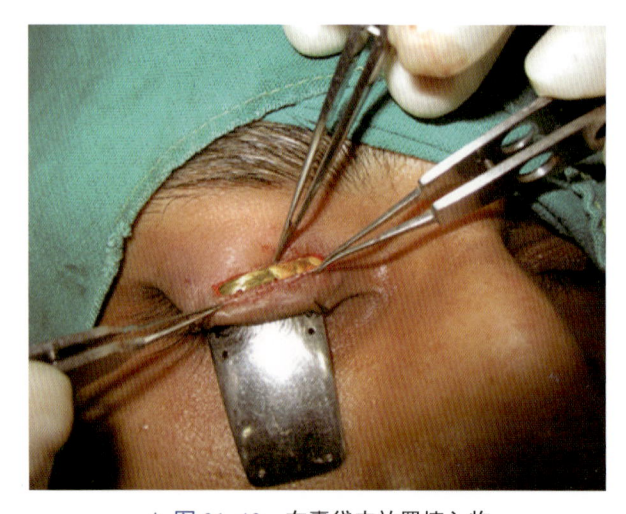

▲ 图 31-13　在囊袋内放置植入物

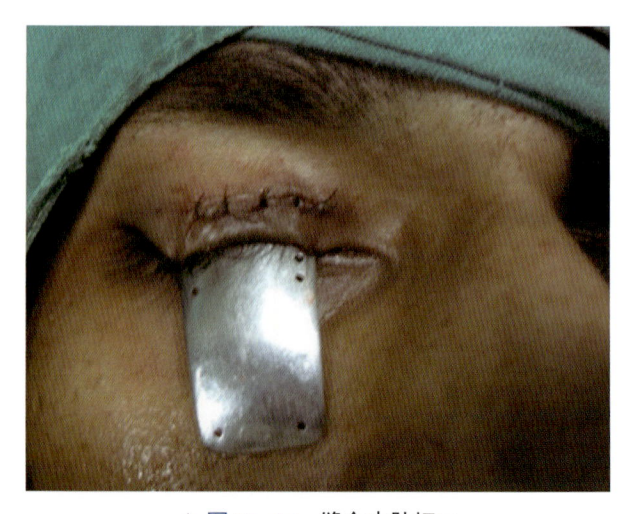

▲ 图 31-16　缝合皮肤切口

8. 显示术前和术后的照片（图31-17）。
9. 如果下眼睑下垂，则对下眼睑进行紧缩手术。

【结果】

在我们报道的130名患者中，至少随访了1年，我们进行了4例植入物去除术。原因有由于眼轮匝肌盖覆植入物不足（1名老年患者），植入物固定不当或植入物在睑板上的固定结松动（3名患者）导致植入物与皮肤切口粘连。没有出现任何手术操作相关并发症。具有上述问题的患者中，有86.6%的患者因浅表角膜溃疡愈合显著改善了视力。

五、面神经-舌下神经吻合术

【适应证】

1. 在前庭神经鞘瘤或其他脑桥小脑三角手术后可能发生面神经近侧残端受损或面神经脑干附近残端长度不足以行神经吻合术。
2. 在长期面瘫（即超过12个月但不足18个月），但肌肉萎缩更长时间的年轻患者中，我们对损伤时间超过26个月的年轻患者成功地进行了面神经-舌下神经吻合术。必须仔细选择病例，在大多数情况下，将老年面瘫患者的最长时间延长至18个月将无法获得预期的结果。
3. 面神经吻合术失败或早期神经移植失败。

【禁忌证】

1. 可能会涉及多个脑神经的神经纤维瘤病Ⅱ型。
2. 迷走神经麻痹时额外的舌下神经麻痹会加重言语和吞咽障碍。
3. 面瘫发作后2~3年出现面部肌肉张力下降。

舌下神经（CN Ⅻ）通常被选做与面神经相接进行神经再通，因为两者解剖位置相邻，粗细相似以及功能相近，两者都是运动神经，尤其是在吞咽运动中具有一定程度的功能交互。在面神经重建手术中，从早期的面神经与舌下神经全层吻合术改成面神经与舌下神经部分吻合术，部分切断舌下神经以减轻舌肌无力。随着外科手术的发展，现在使用跳接移植将面神经远端神经干吻合到舌下神经的1/3厚度位置。

【手术步骤】

1. 切口类似于腮腺手术切口，掀开皮瓣（图31-18）。
2. 从茎乳孔出口处找出面神经，然后追踪其进入腮腺直至分叉处。用耳屏点作为识别

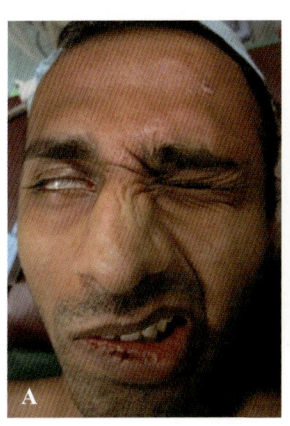

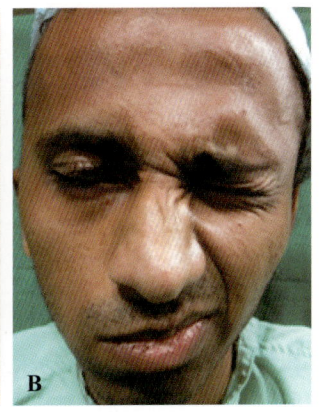

▲ 图31-17 A. 术前照片显示右侧麻痹性眼睑闭合不全；B. 术后照片显示右侧眼睑完全闭合

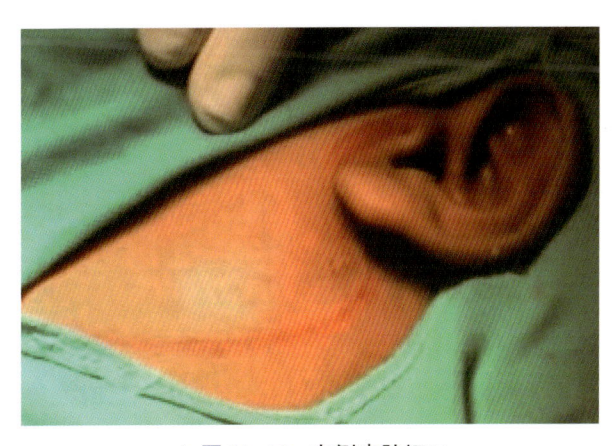

▲ 图31-18 左侧皮肤切口

面神经的主干的标志。或者，识别出二腹肌后腹的上端，面神经位于其前内侧。将面神经在紧靠茎乳孔出口处切断，主干向下反折（图31-19）。

3. 在舌下神经进入到二腹肌后腹的肌腱深部前，舌下神经在其垂直和水平行程中均可被看到。术中应尽可能保留横穿后方的神经膝部的枕动脉。在颈部辨认舌下神经，在神经表面做一楔形切口，大致为神经厚度的1/3。这种神经部分切除术有助于保留舌下神经的部分功能（图31-20）。

4. 通常情况下，保持面神经和舌下神经末端的松弛是很困难的，因此需要进行神经移植（腓肠神经或耳大神经）。移植神经的两端需要翻转，即移植神经的远端与面神经主干的近端缝合。

5. 将两个神经末梢的神经束膜分离牵开几毫米，以显露神经内膜。在一大块吸收性明胶海绵或长方形的手套片上，神经末梢用8-0号的单丝缝合线和一根三角针缝合在一起。一般情况下，在移植神经的两端，缝合3~4针就足以保证面神经主干和舌下神经1/3厚度之间能够完美的接合在一起（图31-21）。这些手术步骤均需要在显微镜下操作。在手术开始时可收集一块筋膜用以包裹神经吻合口。

6. 分两层闭合伤口。如果需要，可以在肌肉层和皮肤之间的吻合处放置一个小的引流管。

【手术效果】

面神经 - 舌下神经吻合术对于下半部分面部的恢复是非常有益的。50%~62.5%的病例术后能达到Ⅲ级的效果。在6~12个月可以达到部分面部对称和自主微笑，并且直到24个月左右才能看到进一步的改善。当然，这些患者的恢复情况与患侧上眼睑所植入的黄金植入物的重量亦有关。

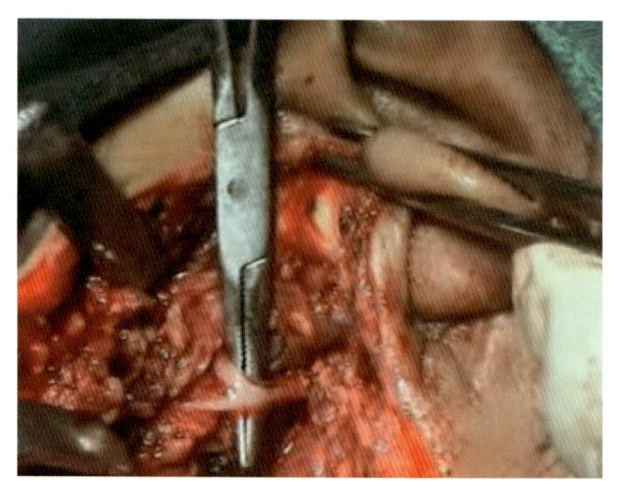

▲ 图31-19 面神经干主干位于茎突孔的远端

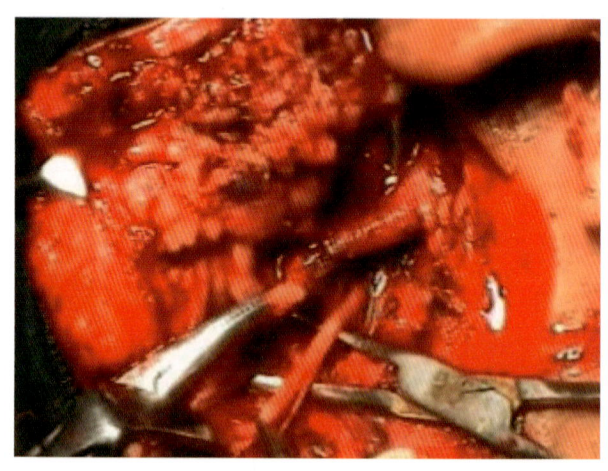

▲ 图31-20 在颈部可以看到二腹肌肌腱正下方的舌下神经

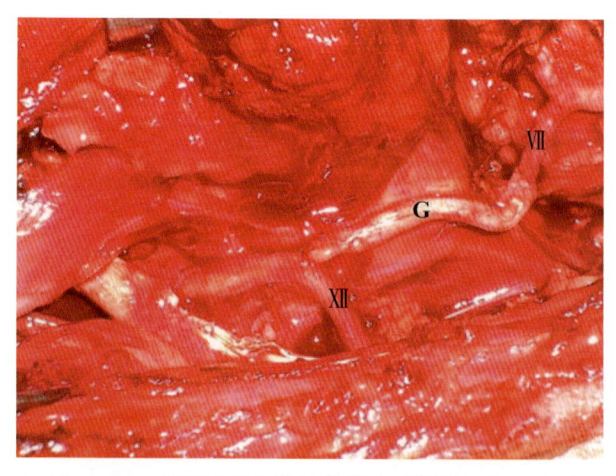

▲ 图31-21 将耳大神经移植物缝合到面神经主干和舌下神经的1/3厚度处
G. 神经移植物；Ⅶ. 面神经（在茎乳孔出口处的面神经主干）；Ⅻ. 舌下神经

六、悬吊手术

【适应证】

1. 面瘫时间超过 3 年（当面肌发生萎缩时）。
2. 之前有过神经吻合术失败病史的患者。

【悬吊分类】

• 静态悬吊术：①阔筋膜悬吊术；②带刺的 proline 线悬吊术。
• 动态悬吊术：颞肌转移术。

1. 静态悬吊术

静态技术用于不愿进行肌肉移位和（或）由于术后随访差或康复设施差而无法进行肌肉移位的患者。阔筋膜最常用于静态悬吊术。阔筋膜的一端固定在颧弓的骨膜上，作为悬吊点。另一端分为三个部分。第一部分固定在鼻唇沟的上端，位于鼻翼的外侧。第二部分固定到上唇的外侧角，而第三部分固定到下唇的外侧角。缝合上下唇的黏膜下层。

该方法的缺点是，尽管在静止状态下达到了面部对称性，但是在该侧不能进行面部自主运动，从而在做各种面部表情时仍然存在着面部不对称。

2. 动态悬吊术：颞肌悬吊术

设计这种肌肉移位技术目的是为了达到静止状态下面部的对称性，并且可以获得面瘫侧的自主运动。颞肌悬吊术是被普遍接受的下面部瘫痪修复术。当颞肌悬吊术与上眼睑黄金植入术均实施时，可在面瘫侧出现自主运动，总体效果良好。

(1) 适应证：与"悬吊手术"的适应证相同。
(2) 禁忌证：牙齿缺损患者出现颞肌萎缩；颞肌已经作为一部分在其他手术中使用了。

【手术步骤】

1. 垂直切口从耳轮前方开始向上到顶部的皮肤和皮下组织。清除颞肌筋膜表面的疏松组织，并将囊袋扩大至能完全显露颞肌表面的筋膜。将沿着筋膜和骨膜的颞肌中间 2/3 移向颧弓（图 31-22）。

2. 当颞肌向下面部牵拉时，如果保留颧弓，面部会出现包块。因此，为了改善外观，作者更倾向于切除颧弓。

3. 如果肌肉带很短，把颞肌筋膜或骨膜从肌肉上提起，保留筋膜与颞肌切缘的连接，这样可以增加肌肉带长度。还可以通过将筋膜或骨膜缝合到颞肌切缘来加强肌肉带（图 31-23）。

4. 从颞肌带向鼻唇沟和下唇各形成一条皮下通道。然后，将颞肌分离为两条，每条穿过相对应的皮下通道固定至鼻唇沟和下唇处固定（图 31-24 和图 31-25）。

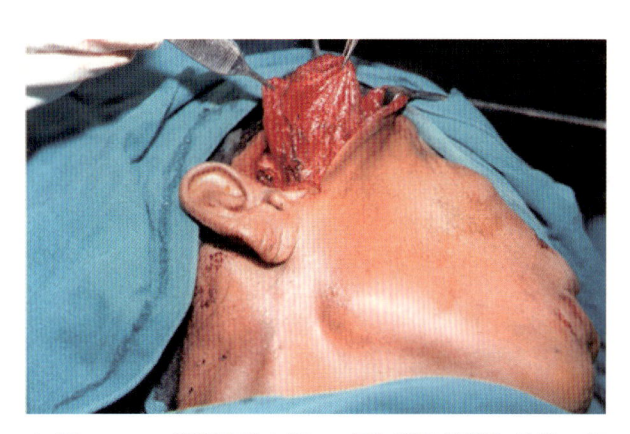

▲ 图 31-22 将颞肌的中间 2/3 层与颞肌筋膜和骨膜一起游离

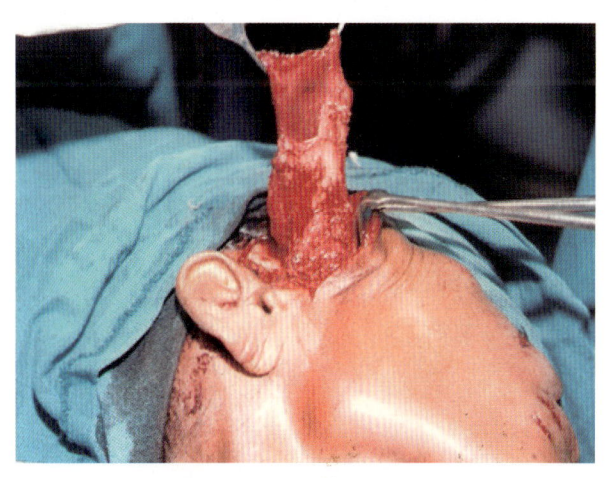

▲ 图 31-23 将颞肌筋膜除远端外从肌肉上提起，以便获得额外的长度进行移位

5. 将肌肉条缝合到眼轮匝肌或黏膜下层，如此当牵拉时可产生与对侧相同的正常的鼻唇沟和口角外形。必须注意的是，缝合时必须增加患侧的牵拉力，因为随着时间的推移牵拉力会慢慢减弱。
6. 缝合鼻唇沟和下唇周围的皮肤切口。颞部放置引流管，缝合皮下和皮肤切口。
7. 显示了术前和术后的照片（图 31-26）。

【结果】

据研究结果显示，该疗法成功地使 219 名患者中的 80% 恢复了微笑，并使 96% 的患者的口部功能得到了全面改善。目前最大的一组病例是由 May M. 所报道的 224 例患者，我们的研究组虽然人数相对较少但是效果与其相同。

七、病例思考

1. 作者成功地对 1 例 18 岁 Ⅵ 级面瘫（H-B 级），损伤时间超过 26 个月的年轻患者进行了面神经 – 舌下神经吻合术。决定施行该手术基于观察到该患者的面部肌肉似乎没有任何明显萎缩。该患者在术后 4 个月时开始出现面瘫改善，并在术后 1 年时恢

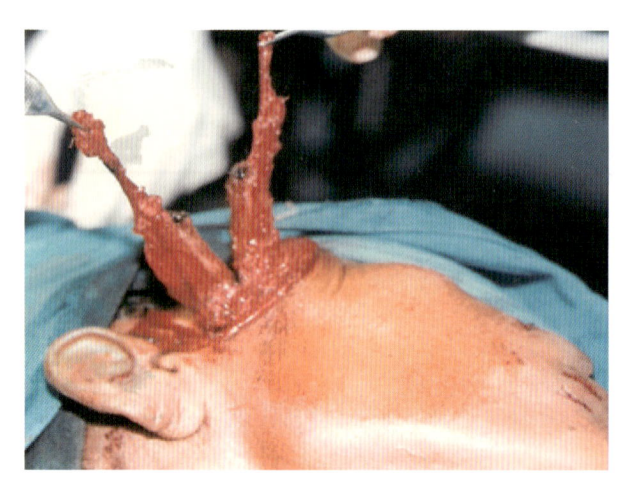

▲ 图 31-24 将颞肌分成两个肌条，一条牵向鼻唇沟 / 上唇，另一条牵向下唇

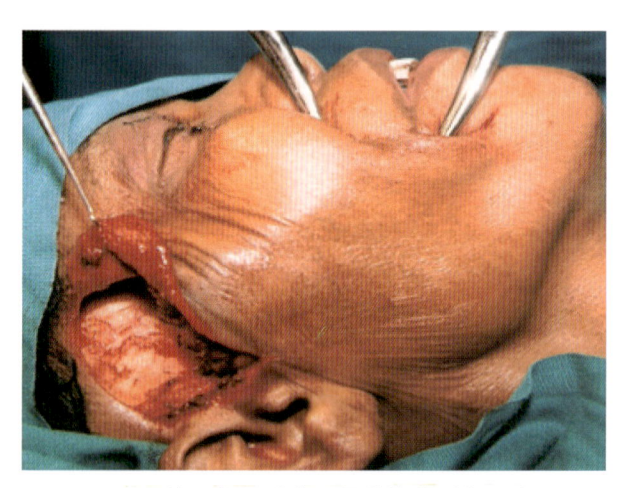

▲ 图 31-25 将肌条通过皮下通道转移到鼻唇沟和下唇区域

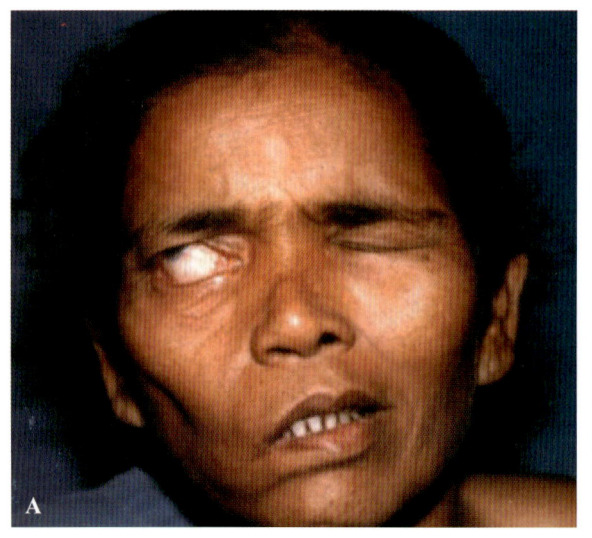

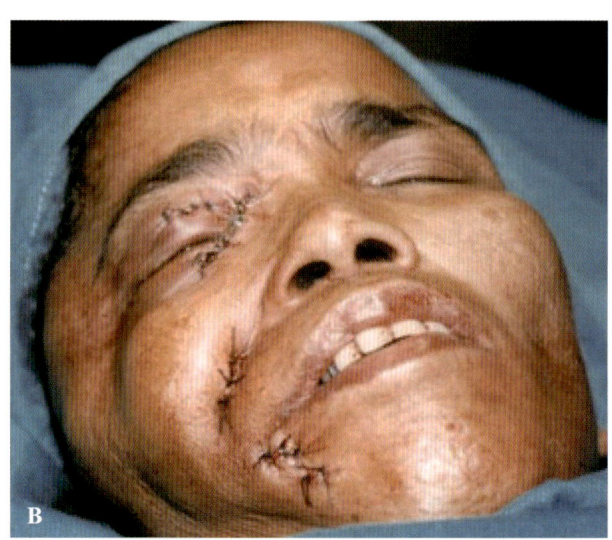

▲ 图 31-26 A. 术前照片显示右侧面瘫；B. 右侧上眼睑黄金植入术，下眼睑紧缩术及颞肌至鼻唇沟和下唇转移术

第 31 章　面部重塑
Facial Reanimation

复到Ⅲ级面瘫（H-B 级）。

2. 1 名 58 岁的女性患者来到本文第一作者这里进行胆脂瘤手术。她 7 年前也进行过胆脂瘤手术，当时术后即出现Ⅵ级面瘫。因此，在胆脂瘤手术后随即进行了开放式鼓室乳突切除术。在手术台上，面神经两端健康，无萎缩迹象。给患者家属的解释是目前没有证据或文献表明神经移植会对面神经损伤 7 年后仍有帮助。但是，由于手术显露的面神经两端看起来很健康，因此进行了神经移植术，并向患者家属讲述了目前文献已报道的事实。手术后 3 个月，该患者的患侧肌肉张力与运动有所改善。该患者在 1 年内提高到了Ⅱ级（H-B 级）。该患者的术前和术后照片（图 31-27）。

第一作者想对这个病例提出的观点是，尽管对于这个病例不会计划进行神经移植术，但是如果在受损的面神经区域进行其他疾病的手术，则应该与患者及其亲属沟通进行面神经移植术，并根据文献解释手术效果不理想。不管这种机会多么渺茫，如果它确实起作用，那么就避免进行其他的面部重塑手术。这同样取决于神经移植术相对于面神经舌下神经吻合术所达到的恢复程度，原因稍后说明。

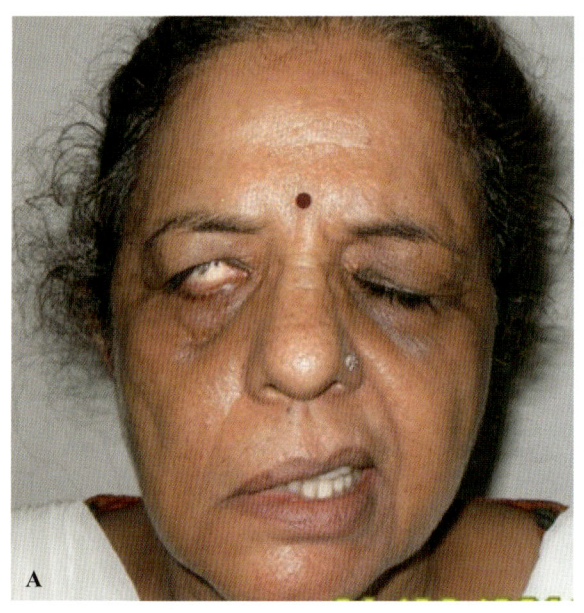

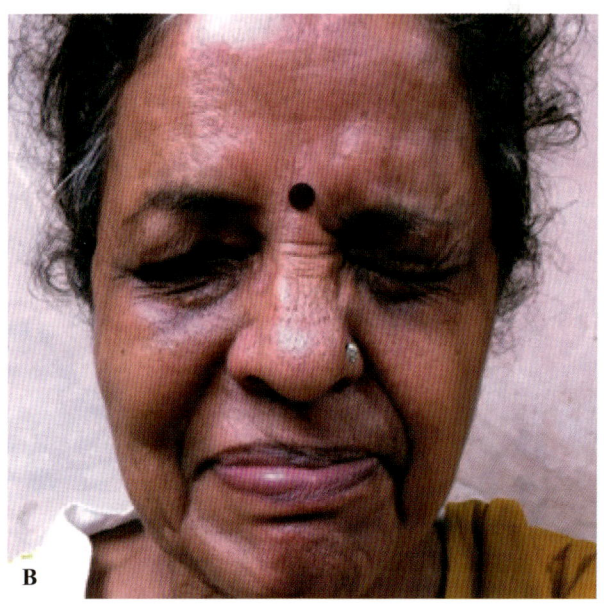

▲ 图 31-27　A. 术前照片；B. 术后 1 年的照片

技巧与要点

- 尽管文献描述了相关神经修复手术的理想时间窗，但神经修复手术还取决于临床参数、患者的年龄及外科医生的个人经验。
- 我们认为，CT 扫描显示沿面神经管的骨折线伴有面部轻瘫或麻痹是进行面神经减压的明确指征。但是，如外伤后沿面神经管无骨折线，因传导性听力丧失或持续性脑脊液漏而需行耳科手术，此时可在耳科手术中由经验丰富的医生通过茎乳突入路，对面神经乳突段、鼓室段，甚至迷路段进行减压。这种减压不仅不会对面神经造成损害，还会缩短面神经的恢复期，但是可能会抵消减压手术的有益效果。

- 神经移植术不常用于病程超过2年的患者。但是，如果患者年轻且面部肌肉张力正常，则可以适当地尝试进行神经移植术，病程最长不超过3年。当然，尽管我们有一些患者已恢复到Ⅲ级（H-B分级），但仍无法预测这种神经移植术的效果。
- 通常当面瘫超过3年，医生从未尝试对患者进行神经移植术。但是，本文作者提出了一种特殊情况。患者因某些良性病变进行耳部手术，如胆脂瘤再次手术（在其他医院的第一次手术中，面神经发生了医源性损伤，面瘫持续时间超过3年）。在这种情况下，如果可辨认出面神经的两端且看起来很正常，并且神经刺激可出现面部肌肉抽动，则无论面瘫的时间有多长，都要尝试进行面神经移植。需要向患者告知可能术后效果不会太明显，但是，即使有1例患者出现面瘫改善，也值得进行面神经移植术。需要强调的是，神经移植不是主要目的。实际上，主要目的是治愈面瘫。再者，神经移植也可能无效。但我们有1例患者，有7年Ⅵ级面瘫的病史，面部功能最终有了明显的改善。因此，这是个值得思考的病例。
- 定制黄金植入物甚至可以在那些难以获得植入物商品的国家中的农村地区进行制作。上面已讲述了制作这些植入物的正确方法，并且还向感兴趣的读者公开了制作方法。

第十九篇 侧颅底外科的听力重建
Hearing Rehabilitation in Lateral Skull Base

第32章 侧颅底术后的听力重建手术选择
Audiological Rehabilitation Postlateral Skull Base Surgery—Surgical Options

Prepageran Narayanan　Philip Rajan　著
吴炳山　译
陈为为　张洪钿　校

侧颅底手术会导致传导性、感音性或者混合性听力丧失，取决于疾病的进展特点及手术范围。多种用于听力重建的植入装置已面世（表32-1）。选择植入装置类型时要考虑多种因素，其中首要因素是听力障碍在听觉通路上的位置。

表 32-1　不同类型耳聋的适用植入装置

耳聋类型	植入装置类型
单侧耳聋	• 骨锚式助听器 • 经皮骨传导植入（骨桥系统，BAHA Attract系统，Sophono系统）
传导性耳聋	• 骨锚式助听器 • 经皮骨传导植入（骨桥系统，BAHA Attract系统，Sophono系统） • 中耳植入（振动声桥系统）
感音神经性聋	• 人工耳蜗植入
混合性耳聋	• 中耳植入（振动声桥系统）
神经性耳聋	• 听觉脑干植入

一、单侧耳聋手术（骨桥系统）

【适应证与入选标准】

1. 术侧完全性感音神经性听力丧失，如经乙状窦后入路切除听神经瘤术后。
2. 非术侧听力水平空气传导20dB以上。

【手术步骤】

1. 耳廓后起自颞线至乳突尖长3cm直切口。切口用单极电刀分层切开（图32-1）。
2. 使用骨膜剥离子显露乳突骨皮质（图32-2）。
3. 后上方做一骨膜袋放置磁铁和解调器，要求植入器模板放入骨膜袋后能紧密贴敷（图32-3）。
4. BCI-FMT（骨传导漂浮体转换植入器）模板用于标记植入器放置的部位。这个部位大致位于窦脑膜角的前方（图 32-4）。

5. 植入器边缘用 3mm 金刚钻打孔（图 32-5）。
6. 用稍大的钻头切削并用金刚钻打磨不断扩大并加深植入孔。不断用植入器模板比量以使植入孔大小和深度合适（图 32-6 和图 32-7）。
7. 模板放入后确保锚上的孔位于平面上，这样螺丝钉可以固定紧密。用自带的锥子和塞子为螺丝钉预开孔（图 32-8）。
8. FMT 植入器放进植入孔内，固定螺丝钉放到固定锚上。用旋转扳手将螺丝钉旋转到位，约 10Ncm 的力度足够了（图 32-9 至图 32-11）。

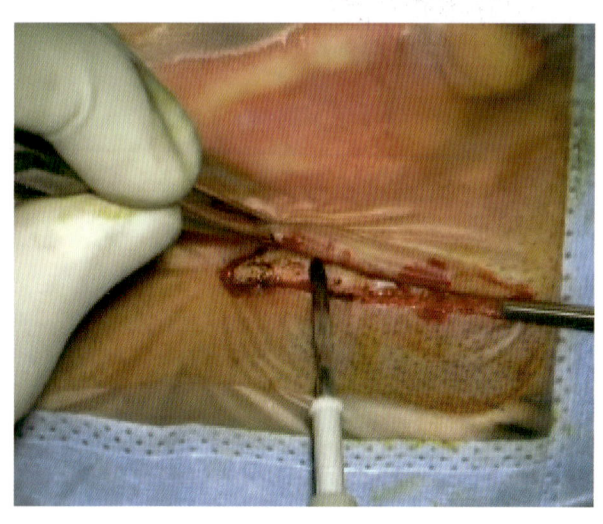

▲ 图 32-1 耳后切口

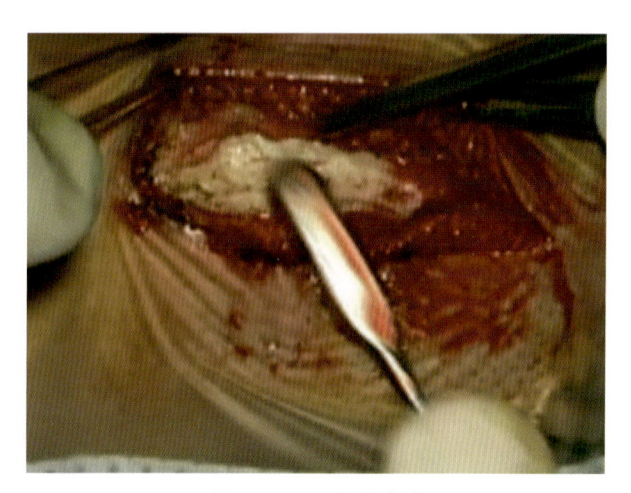

▲ 图 32-2 显露乳突皮质

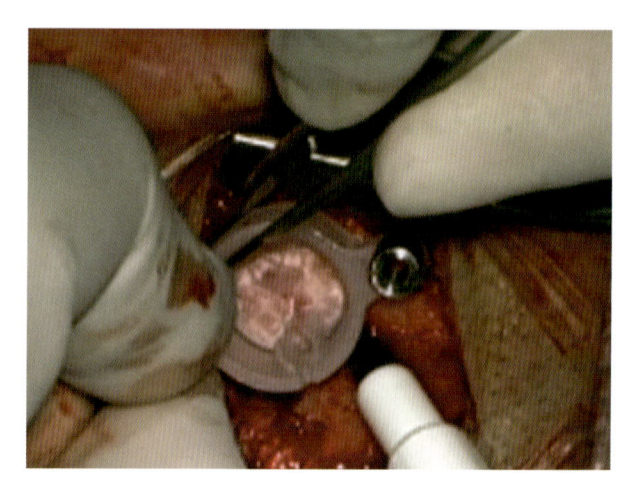

▲ 图 32-4 无菌笔标记植入位置

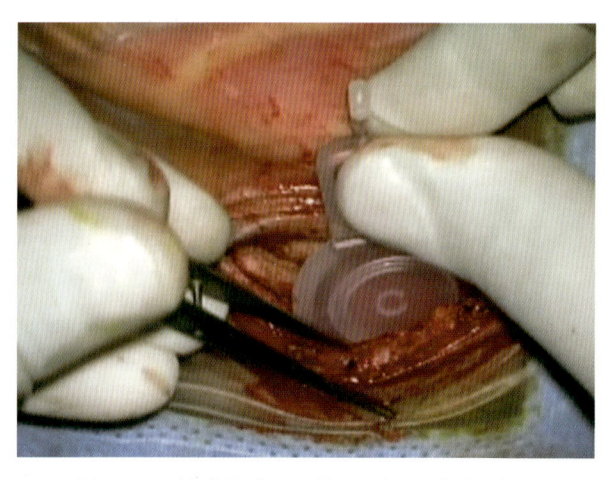

▲ 图 32-3 做成骨膜下口袋用于植入磁铁和解调器

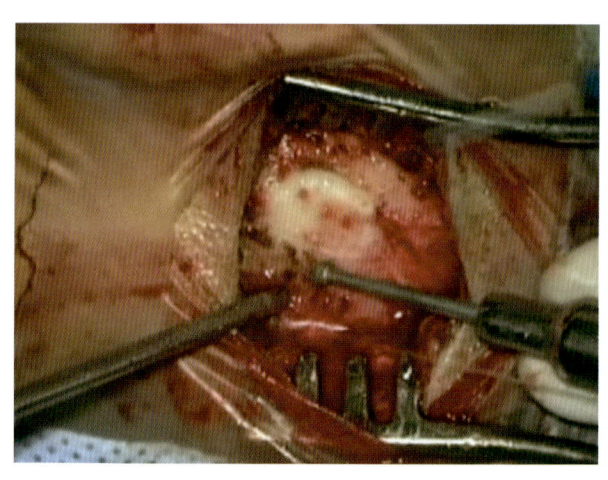

▲ 图 32-5 3mm 金刚钻刻画植入位置边界

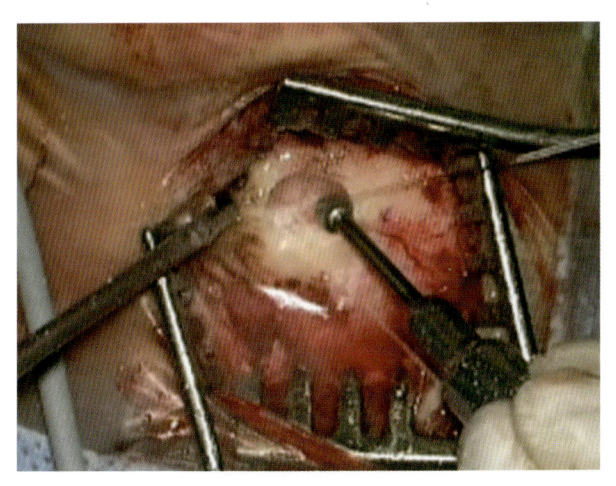

第 32 章 侧颅底术后的听力重建手术选择
Audiological Rehabilitation Postlateral Skull Base Surgery—Surgical Options

▲ 图 32-6 使用金刚钻和切削钻磨出大小合适的植入孔

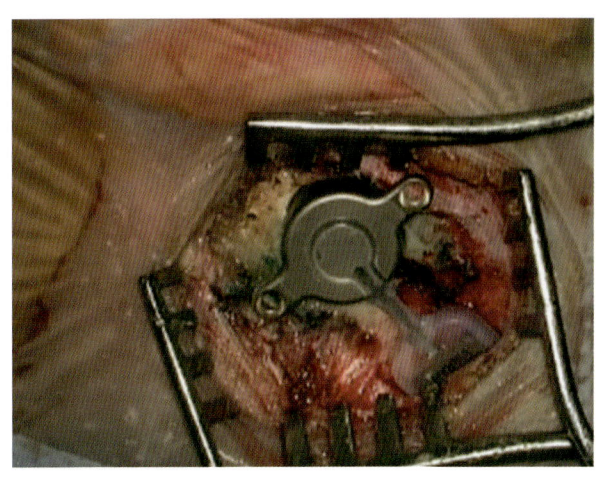

▲ 图 32-9 将 FMT 植入器放进植入孔内，将磁铁和解调器放到骨膜下间隙

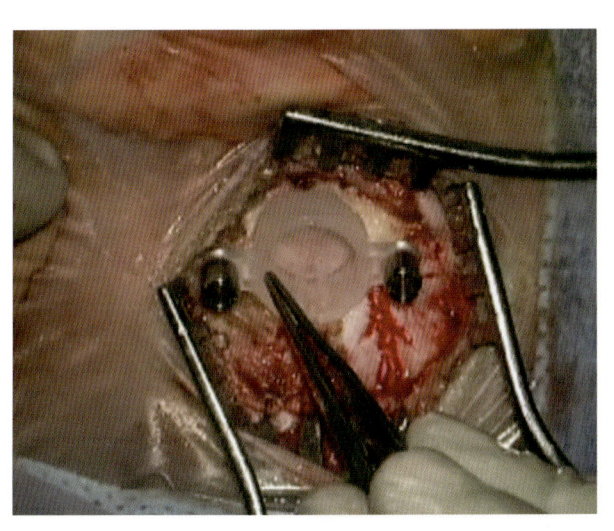

▲ 图 32-7 孔内放入植入模板

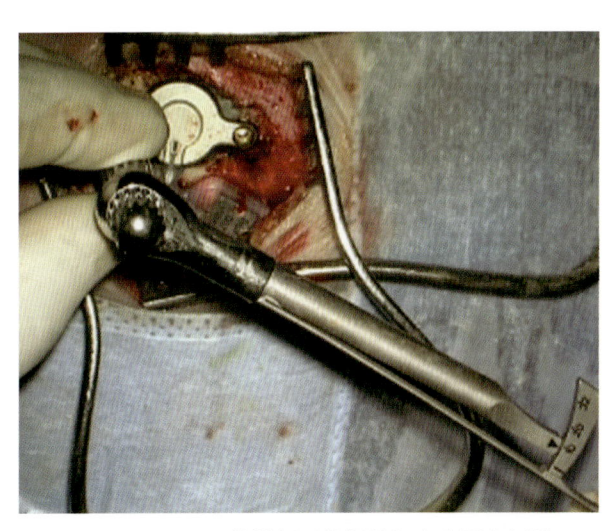

▲ 图 32-10 用旋转扳手将螺丝钉安全固定侧锚

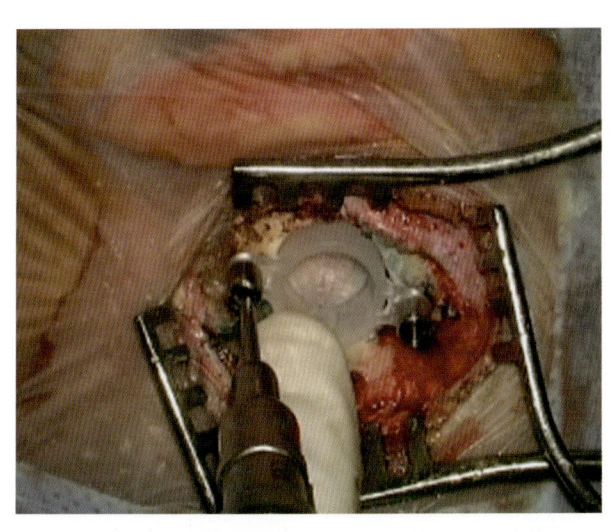

▲ 图 32-8 用订制的带塞子的钻头为螺丝钉创建固定孔

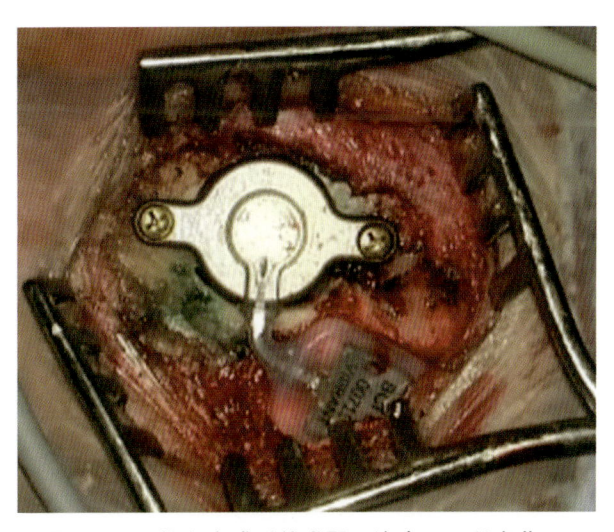

▲ 图 32-11 植入完成后的术野。注意，可以弯曲 FMT 和线圈/调制解调器之间的转接管以使 FMT 锚定到位

203

9. 逐层缝合切口。这不仅紧密固定植入器，还消除潜在的无效腔，防止术后形成血肿或积液。

技巧与要点

- 乳突气化不良时，打开颅中窝和乙状窦能够得到更大空间，要用骨蜡封闭这些结构。
- 特别设计的骨传导植入器托。
- 植入器放置到位后，只可使用双极电凝止血。

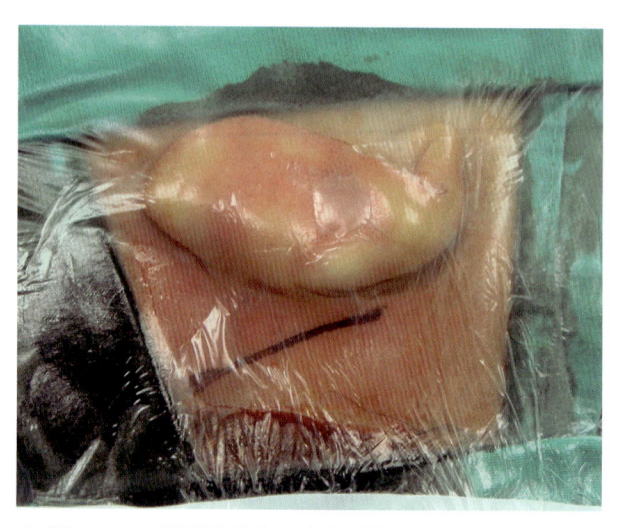

▲ 图 32-13 透明贴膜将耳廓向前推，切口用利多卡因肾上腺素溶液浸润

二、感音神经性耳聋手术（人工耳蜗植入术）

【适应证与入选标准】

1. 术侧重度感音神经性听力丧失。
2. 内耳和神经听觉通路必须正常。

【手术步骤】

1. 耳廓后起自颞线至乳突尖长 3~4cm 直切口，距耳后沟 1~2cm（图 32-12 至图 32-16）。

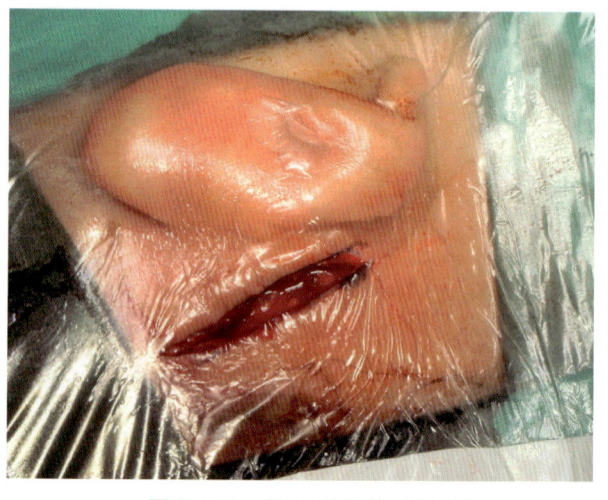

▲ 图 32-14 用 10 号刀片切开皮肤

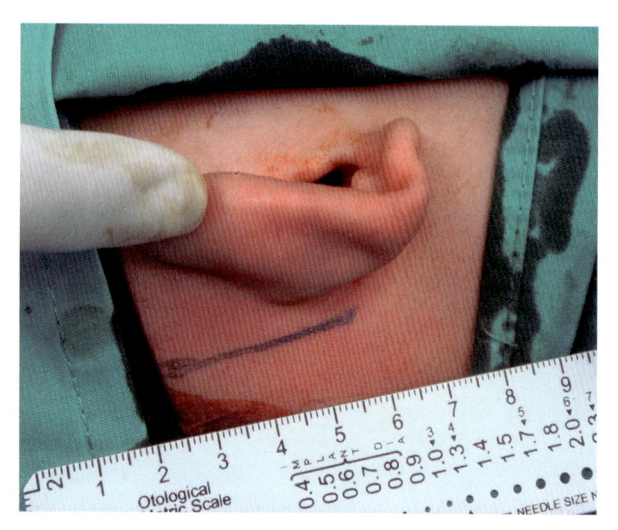

▲ 图 32-12 亚甲蓝标记的耳后"微创"切口

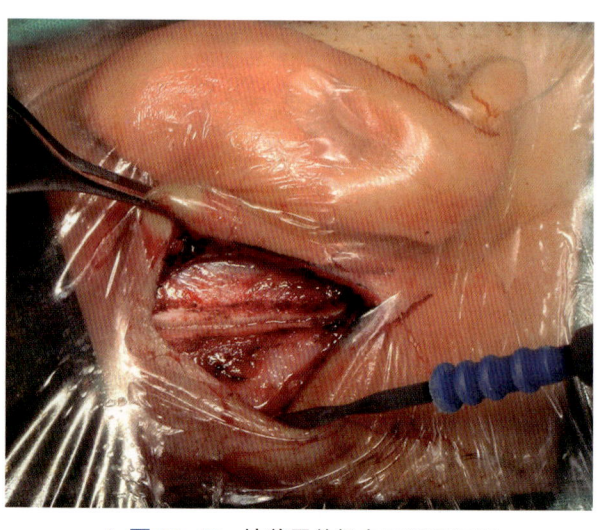

▲ 图 32-15 接着用单极电刀逐层切开

2. 于后上方分离骨膜袋，接收 – 刺激器将置入其中（图 32-17 和图 32-18）。
3. 接着切除乳突皮质骨，耳蜗置入时乳突切除术边界成锐角或骨质有所悬垂，这与胆脂瘤或中耳疾病传统的乳突切除术中碟形凹陷或者边界呈斜面是有所不同的（图 32-19 至图 32-21）。
4. 行后鼓室开放术，边界为面神经垂直段的后缘、鼓索神经前方、砧骨窝骨质上方。使用小金刚砂钻，用大量生理盐水冲洗，防止面神经热损伤。仔细磨除以防止显露面神经（图 32-22 至图 32-25）。
5. 用浸有肾上腺素的棉球置于鼓岬表面，以减少其上黏膜血供，减轻随后耳蜗切开过程中的出血。干棉球覆盖在后鼓室和鼓室上隐窝切开处，防止磨骨床和电极槽时的骨屑进入中耳。
6. 再次确认接收 – 刺激器位置，将模具放到骨膜下，亚甲蓝标记出下界（图 32-26 至图 32-30）。
7. 乳突腔的骨屑清理干净，拿去上皮皮瓣棉球。接着进行耳蜗造孔术（图 32-31 至图 32-37）。

完成术中的电极监测。逐层关闭切口，敷料包扎。

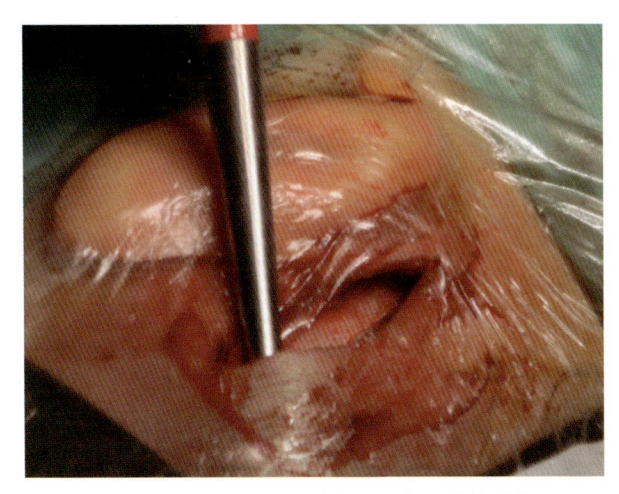

▲ 图 32-17　用骨膜剥离子分离形成骨膜袋

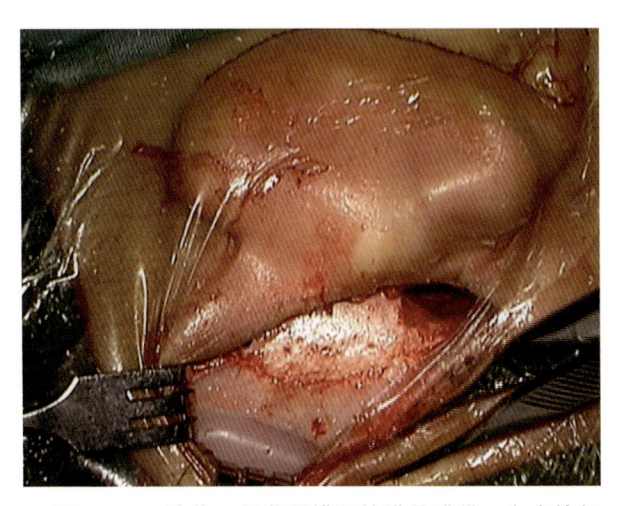

▲ 图 32-18　接收 – 刺激器模具放进骨膜袋，它应恰好在体外言语处理器后。言语处理器模型放在耳后，这样接收 – 刺激器的大概位置就确定了

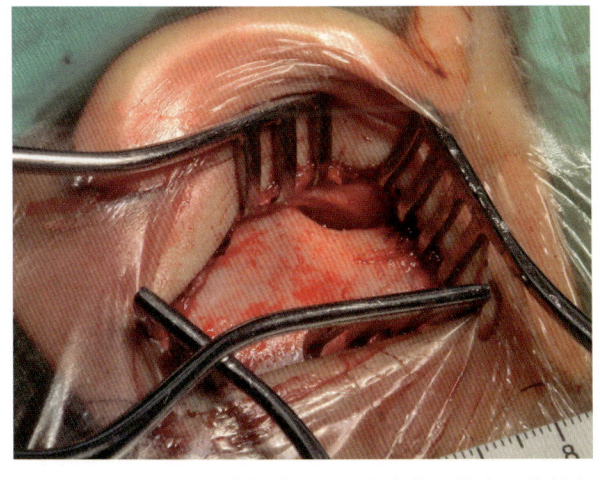

▲ 图 32-16　显露乳突骨皮质，用乳突牵开器牵开获得合适的显露

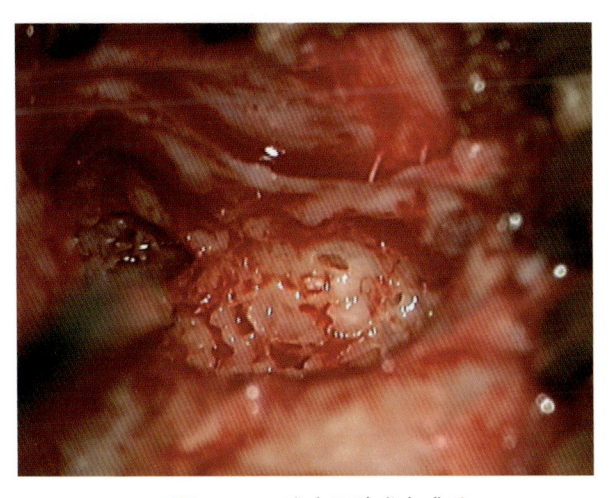

▲ 图 32-19　乳突切除术完成后

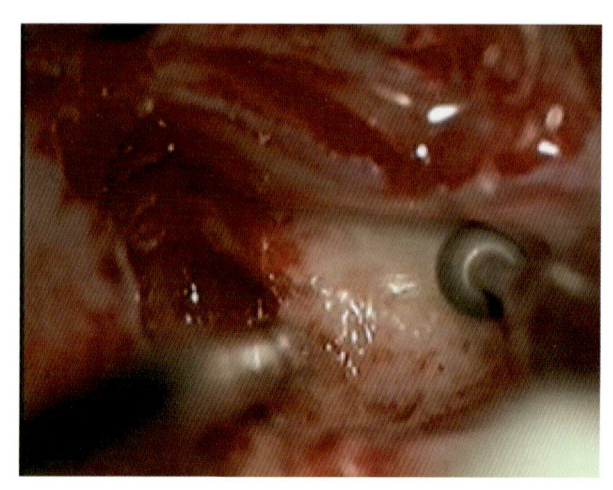

▲ 图 32-20　磨薄外耳道后壁

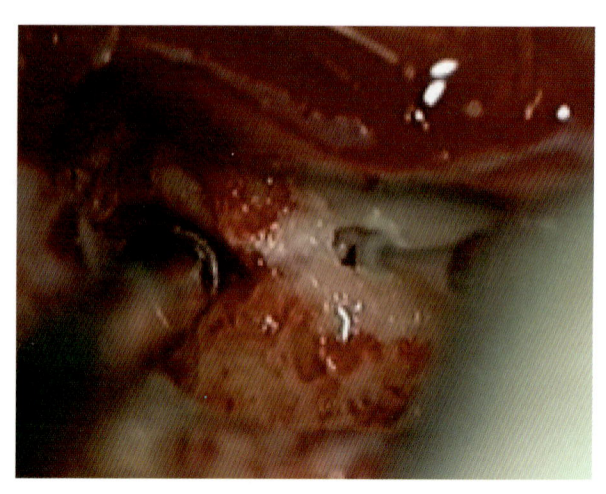

▲ 图 32-23　向深部磨除直到开放面神经隐窝

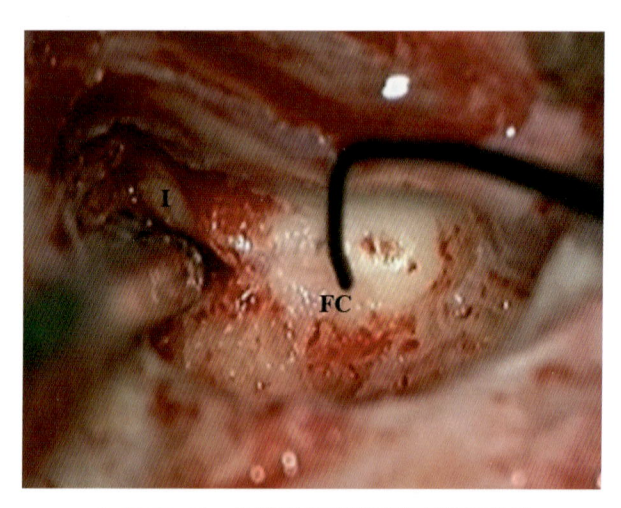

▲ 图 32-21　用神经刺激器确定面神经位置
FC. 面神经管（已磨薄）；I. 砧骨

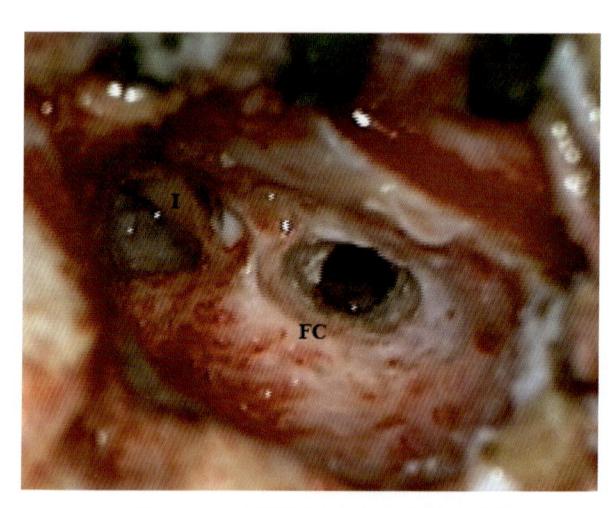

▲ 图 32-24　逐渐扩大后鼓室开放的范围
FC. 面神经管（已磨薄）；I. 砧骨

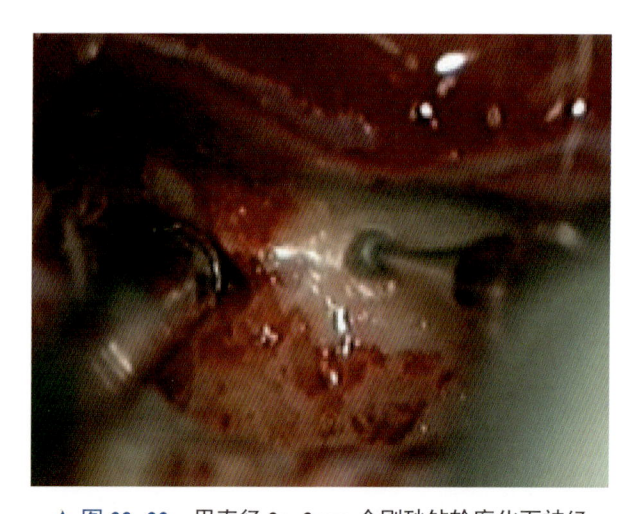

▲ 图 32-22　用直径 2～3mm 金刚砂钻轮廓化面神经

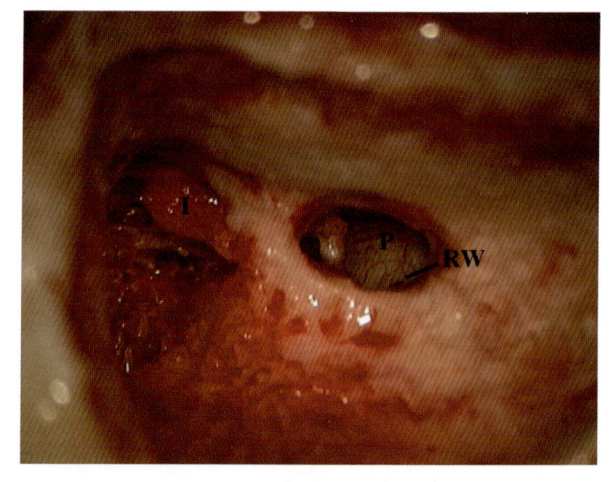

▲ 图 32-25　后鼓室开放后可充分显露鼓岬、圆窗龛和砧镫关节
I. 砧骨；P. 鼓岬；RW. 圆窗龛

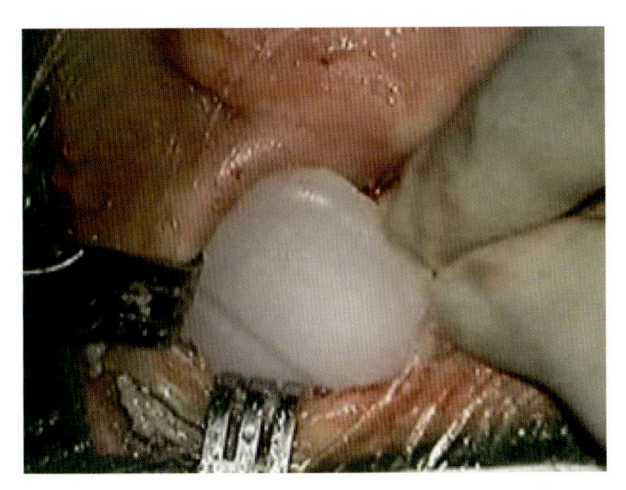

第 32 章 侧颅底术后的听力重建手术选择
Audiological Rehabilitation Postlateral Skull Base Surgery—Surgical Options

▲ 图 32-26 接收 – 刺激器模具放到骨膜下腔

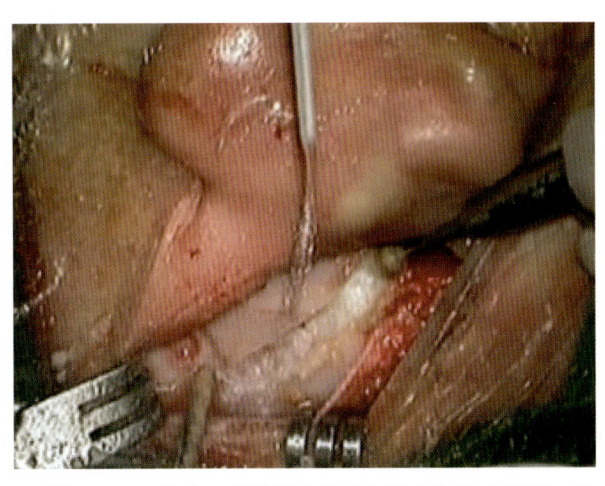

▲ 图 32-29 接收 – 刺激器的骨床和乳突切除术区磨一骨槽放置电极线

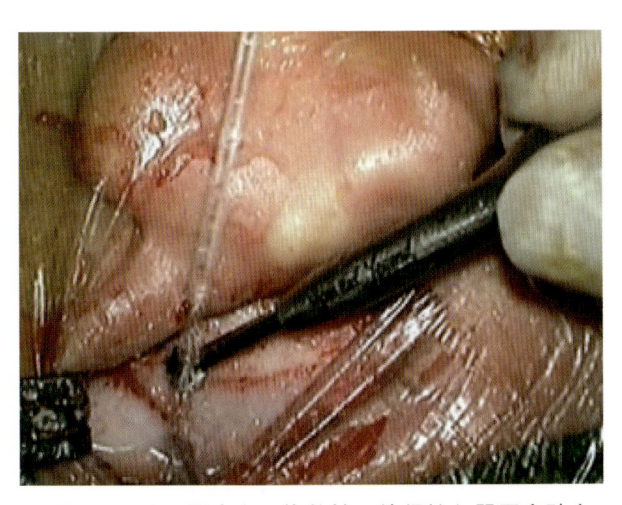

▲ 图 32-27 下界磨出一檐状棱，使得植入器严密贴合。这一过程偶尔会显露硬膜。任何缺损须用骨蜡封闭

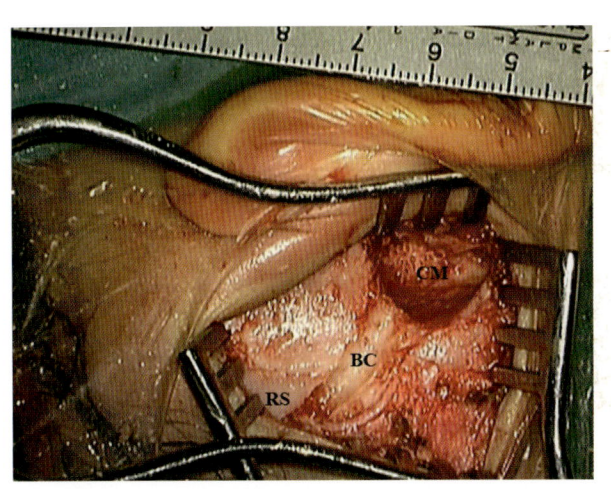

▲ 图 32-30 接收 – 刺激器骨床、乳突切除术区和两者之间的骨槽的视图
BC. 骨槽；CM. 乳突切除术区；RS. 接收 – 刺激器骨床

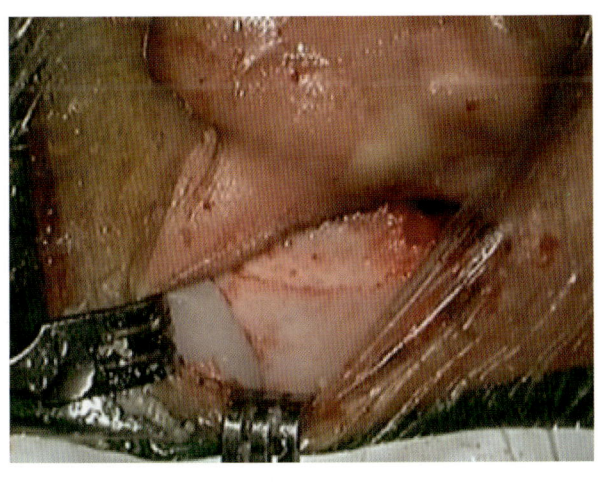

▲ 图 32-28 模具放到骨床，同时不断用磨钻打磨使之固定合适

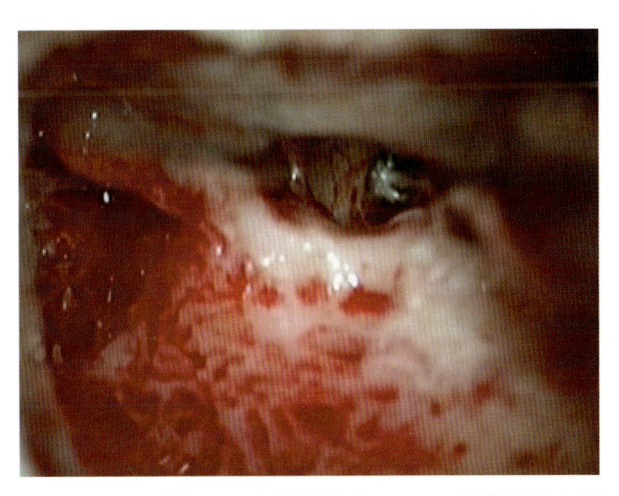

▲ 图 32-31 用 1mm 金刚砂钻或 Skeeter 显微耳钻自圆窗龛前方和上方行耳蜗造孔术，直到显露耳蜗骨内膜

207

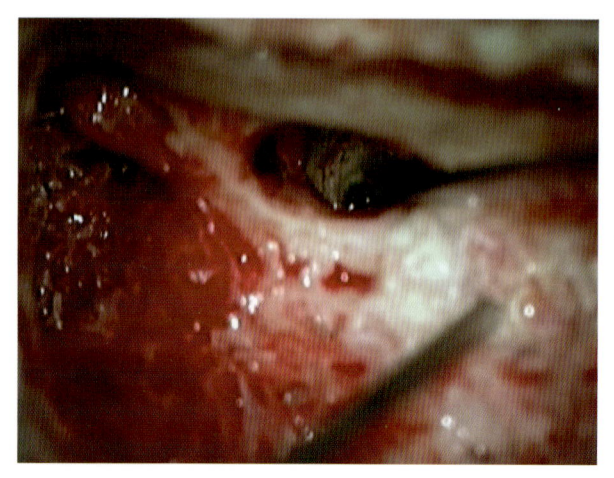

▲ 图 32-32 体积 1ml（4mg）的地塞米松溶液注入中耳，以减轻电极植入时对内耳造成的炎症损伤，然后用直钩针挑开骨内膜

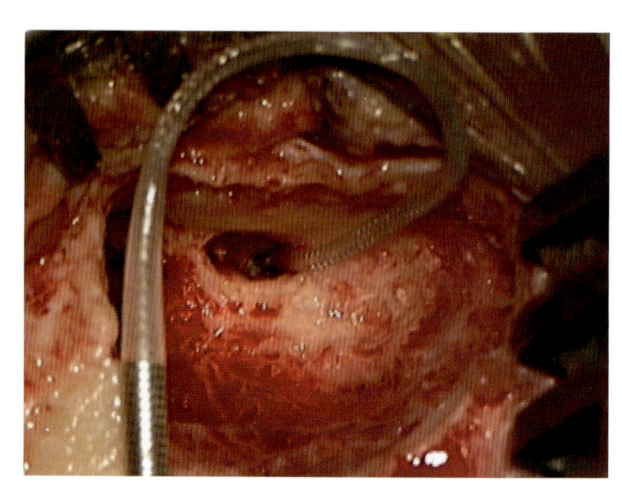

▲ 图 32-35 最终电极完全植入

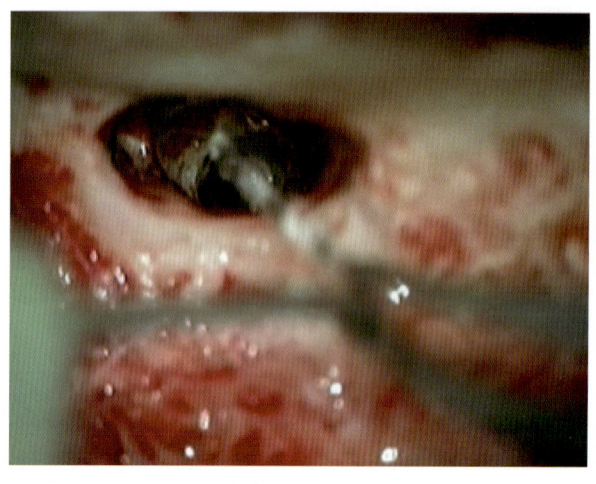

▲ 图 32-33 一只手持稳电极，另一只手用耳蜗镊将电极轻柔送入耳蜗孔内

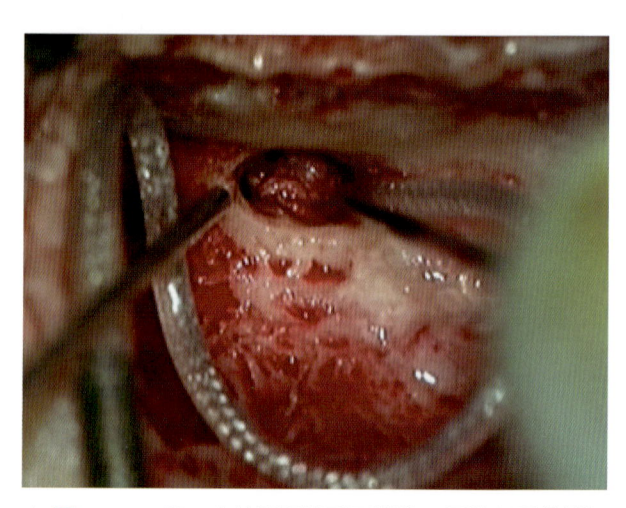

▲ 图 32-36 取一小片颞肌放到耳蜗造口周边以妥善封闭

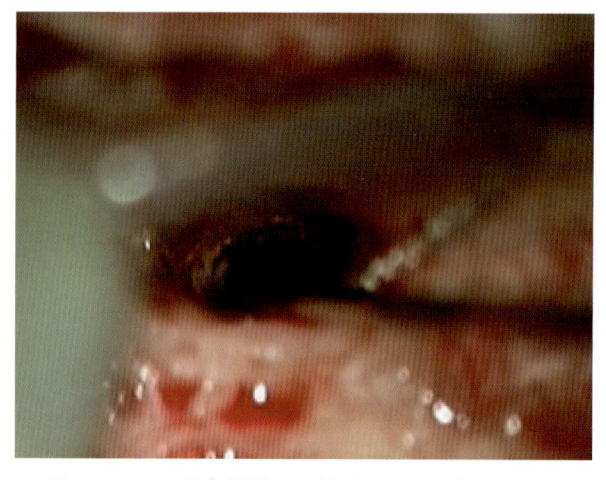

▲ 图 32-34 一旦电极进入耳蜗后，用爪形镊进一步向前推入电极，直到最后一个标记环

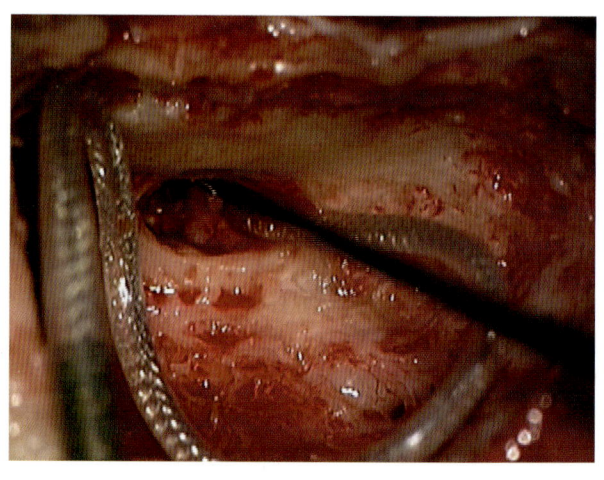

▲ 图 32-37 电极盘旋放在乳突腔内，使之位于骨檐下方以固定牢靠

技巧与要点

- 外耳道后壁应当足够薄，它的外侧缘可能会占用几毫米。足够薄的外耳道后壁有助于后鼓室开放时提供更好的照明。
- 将患者向远离术者方向旋转或者调节显微镜有利于更好地显露圆窗龛。
- 圆窗有时被软组织或骨质突起遮挡，切除之有利于获得更好显露。术者这样才能进一步施行圆窗置入。
- 在旋转的耳蜗内，在圆窗龛前方和下方行耳蜗切开更好。

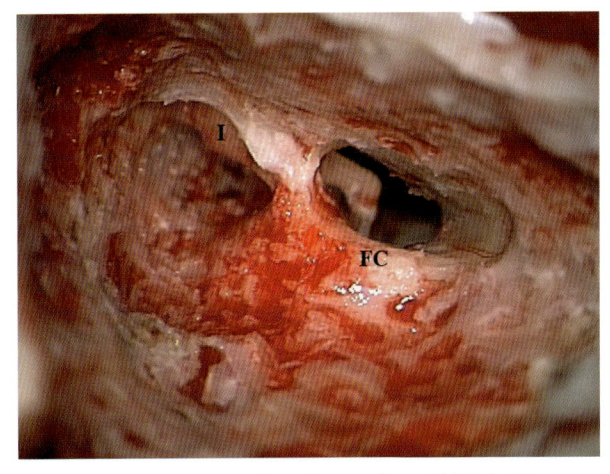

▲ 图 32-38 乳突骨皮质切除，后鼓室切开
FC. 面神经管；I. 砧镫关节

三、传导性/混合性耳聋手术（振动声桥）

【适应证与准入标准】

1. 颞骨外侧切除，或者扩大乳突切除术后鼓室成形失败，或者外耳道闭塞/盲端封闭引起的传导性或混合性耳聋。
2. 内耳和神经听觉通路必须完整。
3. 标准手术步骤为"砧骨振动成形术"。当完整的听小骨链不存在时，可行圆窗振动成形术或名为"耦合"的附加修复术。

【手术步骤】（砧骨振动成形术）

1. 如前所述（耳蜗置入术），行耳后切口，切除乳突骨皮质，切开后鼓室。在乳突腔的后上方磨出用于放置振动听骨链重建假体（VORP）调制器（图 32-38）。
2. 植入物的振动部（漂浮质量传感器，FMT）与钛夹相连。钛夹用直剥离子扩大（图 32-39 和图 32-40）。
3. FMT 放置要与镫骨平行（图 32-41 至图 32-45）。

▲ 图 32-39 检查漂浮物体传感器
C. 钛夹；FMT. 漂浮物体传感器

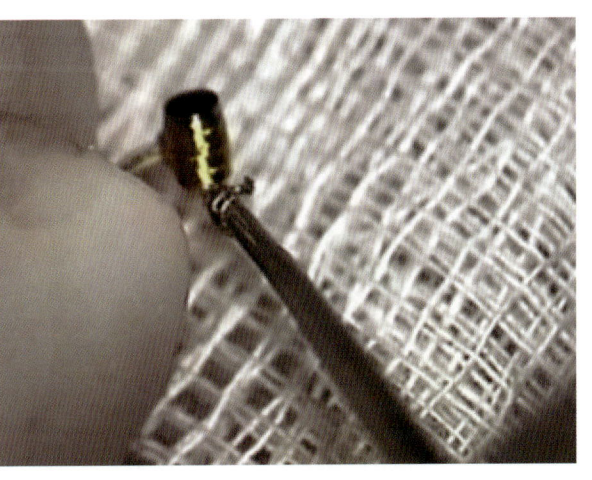

▲ 图 32-40 直剥离子扩大钛夹

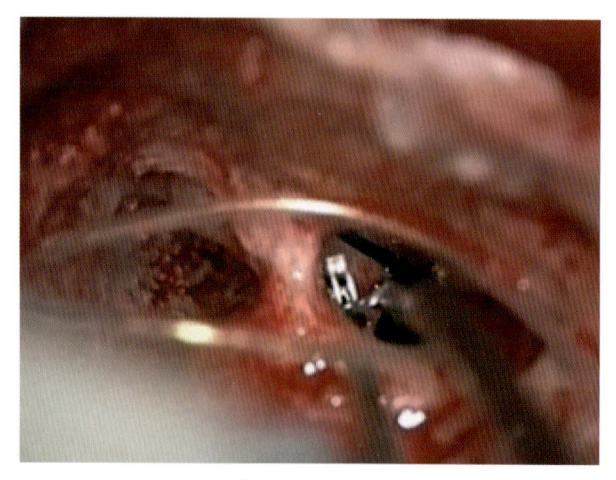

▲ 图 32-41　使用显微吸引器和直剥离子将钛夹与砧骨长脚固定在一起

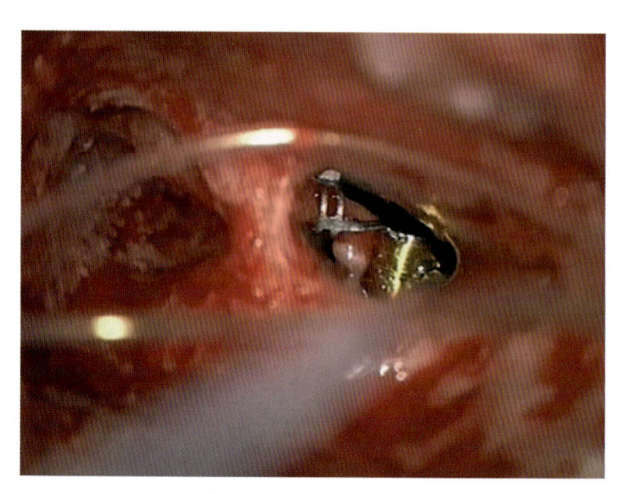

▲ 图 32-44　砧骨振动成形术终观，FMT 与镫骨夹平行，钛夹夹在砧骨长脚上

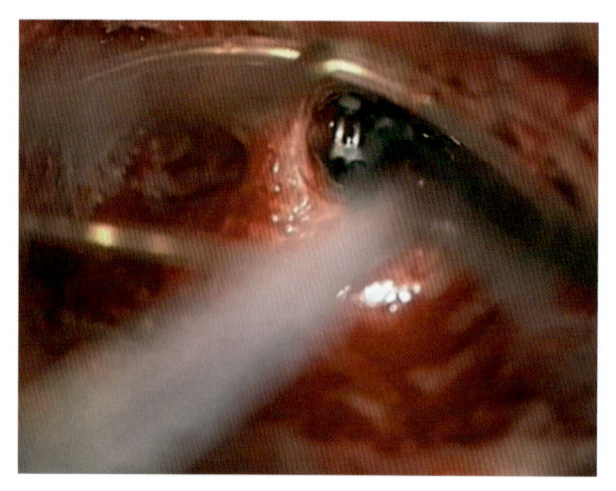

▲ 图 32-42　用成形钳将钛夹牢固固定在砧骨长脚上。固定应当牢靠但不要太紧，因为会影响砧骨长脚的血供

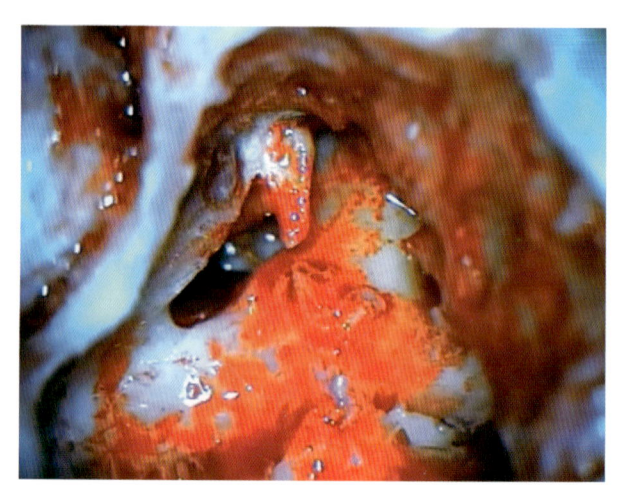

▲ 图 32-45　面神经隐窝已扩大，砧骨桥已移除，更好地显露并到达中耳

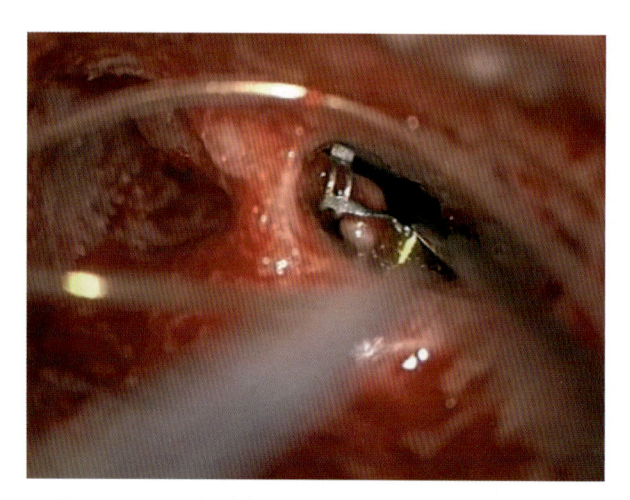

▲ 图 32-43　用直剥离子调节 FMT 的位置到位。它应当与镫骨平行，且不能与周围结构有接触

技巧与要点

- 后鼓室开放必须足够宽才能置入器件并在内耳中调整 FMT。可移除砧骨桥以方便本步骤操作。
- 在变异或者复杂解剖，在进一步的下方分离前，从上方进入中耳更加安全，即通过上鼓室，确认颅中窝、砧锤复合体和外半规管。

索 引
Index

B

Bill 嵴	013, 021, 022, 023
半规管总脚	066
被盖乳突	153
鼻咽部	054

C

齿突	007
锤骨	007, 008, 009, 012, 034, 138, 139, 174, 175, 183
锤骨柄	176, 186
锤骨头	184, 187

D

大脑后动脉	133
胆脂瘤	170, 174, 175
导静脉	017
镫骨	005, 009, 012, 034, 035, 046, 066, 093, 174, 176, 181, 183, 184, 185
动脉襻	117
动眼神经	133, 134
窦房角	004
窦脑膜角	003, 007, 170, 171

E

额叶	131, 132, 133, 134
耳大神经	031, 041

211

耳屏软骨	187
耳屏软骨移植物	186
耳蜗	014, 035, 036, 037, 038, 039, 040, 046, 047, 048, 049, 053, 067, 068, 069, 082, 083, 085, 086, 087, 088, 192
二腹肌	036, 165
二腹肌嵴	011, 012, 017, 019

F

副神经	014, 033, 038, 039, 042, 061, 110, 113, 116, 125, 160
覆盖侧裂的蛛网膜	131
覆盖蝶骨嵴内侧的蛛网膜	131, 132
覆盖蝶骨嵴内侧硬脑膜	131, 132, 133, 134

G

弓状隆起	101, 102
弓状下动脉	014, 157
骨瓣	092
骨瓣位置	093
骨槽	207
骨粉	094
骨孔	108
骨屑	177
鼓窦	002
鼓窦入口	003
鼓骨	037
鼓骨盖板	139, 140
鼓岬	005, 011, 012, 138, 140, 170, 206
鼓膜	174, 183, 184, 186, 187
鼓膜张肌	009
鼓膜张肌管	012
鼓室段和迷路段面神经	186
鼓室上隐窝	176
鼓室天盖	007, 008, 138, 190
鼓索	005, 006, 009, 011, 012, 140, 183, 184

索 引
Index

H

横窦	060, 108, 115, 159
横嵴	023
后半规管	003, 004, 005, 007, 008, 009, 011, 017, 019, 036, 057, 058, 059, 060, 061, 065, 066, 153, 154, 155, 157, 170, 171, 172, 157
后半规管壶腹端	011
后组脑神经	039, 109
壶腹上神经	068
滑车神经	078, 133, 134
寰椎横突	057

J

肌骨膜瓣	090, 177
基底动脉	071,
棘孔	051
接收 – 刺激器骨床	207
茎乳动脉	014
茎乳孔	012, 014, 036, 037, 073, 143
茎突	038
颈动脉孔	038
颈静脉球	011, 019, 021, 023, 038, 039, 046, 057, 058, 059, 060, 061, 065, 067, 070, 073, 075, 076, 077, 153, 154, 157
颈静脉球瘤	038, 039
颈内动脉	014, 033, 038, 039, 040, 041, 042, 046, 047, 048, 049, 053, 054, 057, 060, 061, 069, 070, 071, 073, 075, 076, 077, 078, 082, 085, 086, 098, 132, 133, 134, 147, 165, 166
颈内动脉海绵窦段	101
颈内静脉	033, 038, 039, 046, 057
颈髓	125, 127, 128
颈髓硬膜	124, 125, 127
颈外动脉	033, 165, 166
颈总动脉	165, 166
静脉襻	117

L

犁骨	054
瘤腔	110
颅后窝硬脑膜	017, 018, 019, 020, 021, 039, 041, 065, 070, 077, 088, 109, 111, 116, 123, 124, 125, 154, 155, 159, 161
颅后窝硬脑膜切缘	071, 076
颅中窝脑板	037, 039, 041, 053
颅中窝硬脑膜	020, 021, 023, 034, 035, 046, 047, 048, 053, 067, 070, 073, 075, 076, 077, 087, 088, 092

M

迷走神经	013, 014, 033, 061, 110, 113, 116, 160
面动脉	165
面神经	011, 012, 013, 023, 024, 034, 035, 036, 037, 038, 040, 041, 045, 046, 067, 068, 069, 070, 073, 075, 076, 077, 083, 085, 086, 088, 138, 143, 144, 161, 181, 186, 190, 196
面神经额支	045
面神经管	003, 004, 005, 006, 007, 008, 009, 011, 017, 018, 019, 020, 021, 022, 023, 034, 035, 057, 058, 059, 060, 061, 065, 066, 067, 073, 093, 094, 138, 139, 140, 153, 154, 157, 170, 171, 172, 176, 184, 185, 206, 209
面神经嵴	090, 091, 174, 175, 176
面神经迷路段	192
面神经桥	008
面听神经束	160
磨除后的枕髁	124, 125

N

脑干	088/ 112, 125, 133, 134
脑膜脑膨出	090, 091
脑膜中动脉	014, 046, 051, 081, 086, 100
脑桥小脑三角	192
脑桥小脑三角蛛网膜	024
内耳门	020, 021, 022
内淋巴管	019
内淋巴囊	058, 153, 154, 155
内听道	014, 021, 067, 070, 073, 082, 083, 085, 086, 087, 088, 098, 111, 160, 161

内听道硬脑膜	023
颞部小骨窗	092
颞骨鳞部	002, 080
颞肌	032, 033, 042, 045, 080, 081, 169
颞肌筋膜瓣	092, 094
颞前静脉	132
颞线	002, 078, 081, 083, 131, 132, 133, 134

P

漂浮物体传感器	209
破裂孔	047, 053, 054, 097

Q

前半规管	003, 004, 005, 006, 007, 008, 009, 011, 017, 019, 057, 058, 059, 065, 066, 082, 083, 085, 086, 087, 088, 140, 153, 154, 157, 170, 171, 185, 192
前床突	097
前拱柱	009
前鼓室	008
前庭	019, 066, 082, 085, 086, 157
前庭上神经	013, 022, 083
前庭神经	161
前庭神经鞘瘤	021, 022, 023, 024, 083
前庭蜗神经	013, 068, 069
前庭下神经	013, 022
颧骨	080
颧弓	045
颧弓根处的骨槽	037

R

乳突	108
乳突窦	017/ 019
乳突后缘	002
乳突尖	002, 035
乳突皮质	090, 138, 169, 182
乳突腔	170

乳突切除术区	207
乳突天盖	002, 003, 004, 005, 007, 009, 017, 018, 019, 057, 058, 059, 065, 066, 068, 091, 153, 157, 170, 171, 172, 179

S

腮腺组织	036, 037, 040
三叉神经	022, 078, 112, 113, 116, 117, 118, 134
三叉神经半月节	052, 053, 085, 086
上瓣	094
上鼓室外侧壁	169, 170
舌下神经	033, 038, 165, 166, 196
舌咽神经	013, 014, 061, 110, 113, 116, 160
神经上皮	019
神经移植物	192, 196
视神经	132
匙突	012, 065, 066, 067, 185

T

钛夹	209
天盖	069

W

外半规管	002, 003, 004, 005, 006, 007, 008, 009, 011, 012, 017, 018, 019, 035, 036, 038, 040, 041, 057, 058, 059, 060, 061, 065, 066, 085, 086, 093, 094, 138, 139, 140, 144, 153, 154, 155, 157, 170, 171, 172, 175, 176, 181, 185
外耳道	002, 005, 032, 057, 137, 138, 139, 142, 168, 169, 182
外耳道后壁	002, 003, 004, 005, 006, 007, 008, 018, 019, 024
外耳道前壁	070
外耳道下皮瓣	094
外展神经	061, 071, 076, 078, 113
蜗神经	023, 024, 161

X

膝状神经节	014, 035, 036, 037, 066, 067, 073, 082, 085, 086, 185, 186, 190
下瓣	094

下鼓室	006
下颌骨髁突	046, 047, 048, 139, 143
下颌骨髁突上方的关节盘	046
小脑	061, 109, 110, 116, 125, 150, 159, 160
小脑后下动脉	125
小脑幕	132, 133, 134
小脑幕切迹	078
小脑前下动脉	014, 071, 076
小脑上动脉	078, 113, 116, 118
小脑延髓池	109
斜坡	071, 076
胸锁乳突肌	031, 032, 033, 041, 042, 164
嗅神经	132

Y

延髓	014, 061
岩部硬脑膜	110
岩骨嵴	081
岩尖	047, 048, 049, 070, 073, 075, 076, 147, 192
岩尖骨	048
岩尖区	073
岩尖三叉神经半月节	098
岩浅大神经	012, 014, 067, 068, 081, 082, 083, 085, 086
岩上窦	020, 021, 023, 077, 078, 082, 083, 085, 086, 098
岩上静脉	116
岩下窦	039, 049, 060, 070, 071, 076, 077
咽鼓管	009, 012, 037, 041, 046, 047, 051, 052, 069, 144
咽升动脉	165
乙状窦	002, 003, 004, 005, 006, 007, 011, 012, 017, 018, 019, 020, 021, 022, 023, 034, 035, 036, 037, 038, 039, 040, 041, 042, 046, 057, 058, 059, 060, 065, 066, 067, 068, 069, 070, 073, 075, 076, 077, 078, 108, 115, 140, 142, 143, 144, 153, 154, 155, 157, 159, 179
乙状窦表面的 Bill 岛	018
翼腭窝	052
翼管神经	053, 053
翼内板基底	054
翼外板	052

硬脑膜	150
圆窗	005, 006, 011, 185, 206
圆孔	052

Z

砧镫关节	209
砧骨	003, 005, 006, 007, 008, 009, 011, 012, 034, 085, 086, 138, 139, 183, 206
枕骨	108, 123
枕骨大孔	098
枕髁	059, 123
脂肪	024
植入的骨瓣	093
中耳	091, 169, 170, 190
中间神经	083
肿瘤	023, 035, 038, 041, 047, 048, 057, 059, 060, 087, 088, 109, 111, 112, 125, 133, 134, 164, 165
椎动脉	071, 076, 123, 124, 125
锥隆起	012

中国科学技术出版社·荣誉出品

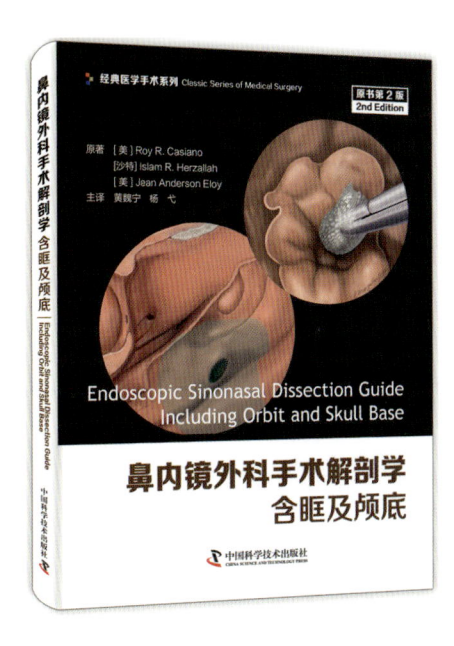

鼻内镜外科手术解剖学：含眶及颅底（原书第 2 版）

原　著　[美] Roy R. Casiano 等
主　译　黄魏宁　杨　弋
定　价　108.00 元（大 16 开）

本书为全新的第 2 版，涵盖了原著者 30 年来从事鼻内镜手术的独特经验，并总结了鼻内镜下手术操作的安全径路及通过鼻腔、鼻窦、眶、颅底的外科手术技巧，增加了鼻内镜外科应用于颞下、眶及前颅底章节，特别详细地介绍了如何通过关键解剖标识来精准定位安全的手术窦入口。

编写中，每章都配有大量高清细致的彩色插图，并按照手术步骤顺序展现全彩解剖图像，这种循序渐进、插图丰富、重点突出的编写特点，将帮助读者轻松理清思路，准确掌握关键解剖标识和实践操作技巧，大大促进高级鼻内镜外科手术的顺利开展，是一部高质量的鼻内镜专科医师、耳鼻咽喉 - 头颈外科医师手术参考用书。

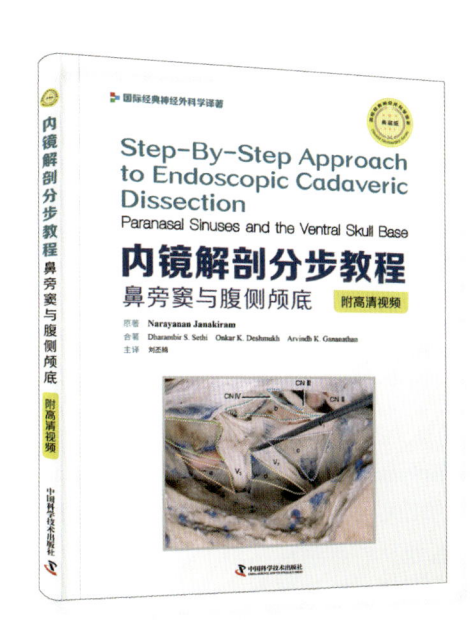

内镜解剖分步教程：鼻旁窦与腹侧颅底

原　著　Narayanan Janakiram 等
主　译　刘丕楠
开　本　128.00 元（大 16 开）

本书引进自世界知名的 Thieme 出版社，是一部有关内镜下腹侧颅底解剖的实用操作教程。全书共 8 章，首先介绍了内镜的器械和基本操作过程，以及有关内镜手术的 15 条原则，之后开始介绍到达复杂颅底结构的各种入路，包括内镜入路到达鼻旁窦、腹侧颅底、脑神经及颅内间隙等。作者将内镜颅底外科整个手术通路的解剖结构做了层层递进式的描述，系统地展示了内镜下经鼻逐步显露的各个重要环节，并通过精美生动的影像和图片全面展示了双人四手操作的精髓。本书内容新颖独特，图文并茂，适合有志从事神经内镜专科诊疗的医师、耳鼻咽喉科医师及神经外科医师阅读参考。

中国科学技术出版社·荣誉出品

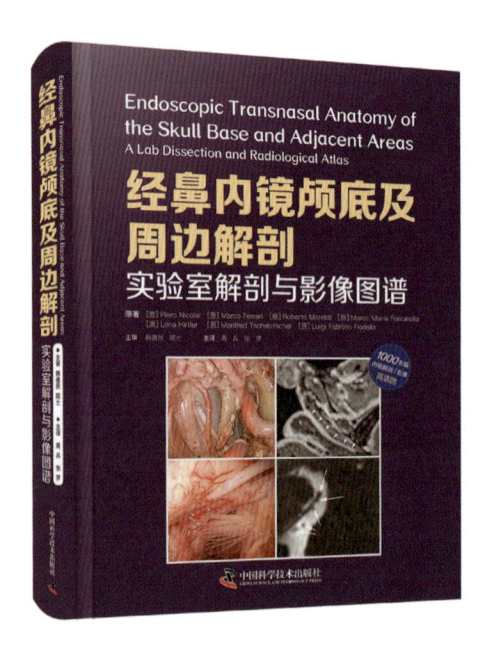

经鼻内镜颅底及周边解剖：实验室解剖与影像图谱

原　著　[意] Piero Nicolai 等
主　审　韩德民　院士
主　译　周　兵　张　罗
定　价　298.00 元（大 16 开）

本书引进自世界知名的 Thieme 出版社，由来自意大利布雷西亚大学多学科团队的多位专家教授联袂编写。著者将内镜和影像图片及与其对应的外科意义和临床应用相融合，全面细致地介绍经鼻进入颅底和周围区域的手术解剖入路。全书共 24 章，均按照手术径路的解剖与临床概述、影像解剖和内镜分步解剖的形式编写，从不同手术入路循序渐进地介绍了鼻腔及颅底手术过程中涉及的解剖结构及毗邻关系，并附有高质量的内镜和影像解剖图片，帮助读者在学习解剖的同时，掌握针对鼻颅底相关外科技术的操作原则，体现了"解剖学－放射学－外科学"三位一体的理念。本书不仅可作为学习内镜经鼻颅底解剖的范本和指导解剖的操作手册，还可作为学习经鼻颅底手术入路的教科书，适合鼻科、头颈外科、神经外科、放射科医生及其他对该区域解剖感兴趣的专业人士阅读参考。

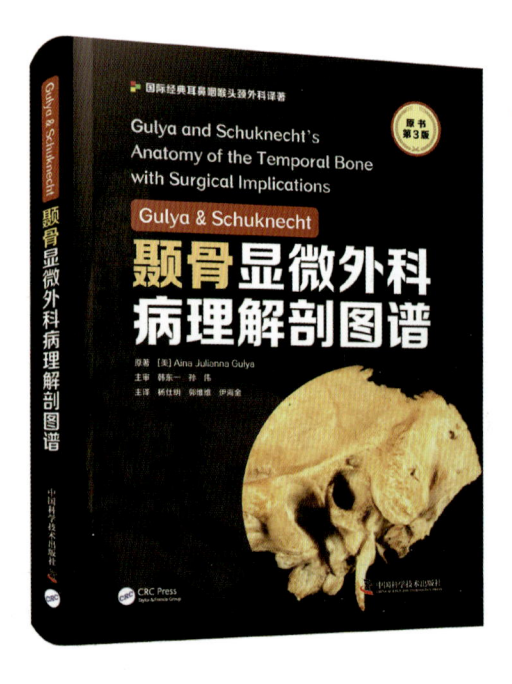

Gulya & Schuknecht 颞骨显微外科病理解剖图谱（原书第 3 版）

原　著　[美] Aina Julianna Gulya
主　审　韩东一　孙　伟
主　译　杨仕明　郭维维　伊海金
定　价　258.00 元（大 16 开）

本书引进自世界知名的 CRC 出版社，是一部颞骨手术解剖的实用图谱，亦是国际上研究颞骨组织学及手术解剖学的经典之作，由美国乔治·华盛顿大学 Aina Julianna Gulya 教授领衔编写。本书为全新第 3 版，着重阐述了颞骨手术解剖的相关内容，不仅涵盖了颞骨连续标本切片及颞骨外科显微解剖，而且包括各种病理状态下外科手术操作图谱。书中图文并茂地展示了人类颞骨的精细解剖结构，从临床实际应用出发，紧密结合各种耳科疾病特点，可作为颞骨解剖的教学工具书，亦可供耳鼻咽喉头颈外科、神经外科、神经内科等专业基础研究人员及相关临床医师等阅读参考。